Dr. med. William Li

Richtig essen, länger leben – Eat to Beat Disease

Dr. med. William Li

RICHTIG ESSEN, LÄNGER LEBEN – EAT TO BEAT DISEASE

Die 5 Verteidigungssysteme des Körpers –
wie die richtigen Nahrungsmittel Ihr Leben retten können

Aus dem Amerikanischen
von Katy Albrecht

HEYNE

Die Originalausgabe erschien 2019 unter dem Titel »Eat to Beat Disease: The New Science of How Your Body Can Heal Itself« bei Grand Central Publishing, Hachette Book Group

Dieses Werk wurde vermittelt durch die Literarische Agentur Thomas Schlück GmbH, 30161 Hannover

MIX
Papier | Fördert gute Waldnutzung
FSC® C010328

Penguin Random House Verlagsgruppe FSC® N001967

5. Auflage
Deutsche Erstausgabe 2020

in der Penguin Random House Verlagsgruppe GmbH,
Neumarkter Straße 28, 81673 München
produktsicherheit@penguinrandomhouse.de
(Vorstehende Angaben sind zugleich Pflichtinformationen nach GPSR.)

Redaktion: Angelika Lieke
Umschlaggestaltung: Hauptmann & Kompanie Werbeagentur, Zürich
unter Verwendung eines Entwurfs von Pete Garceau, Hanover, NH 03755
Herstellung: Helga Schörnig
Satz: Vornehm Mediengestaltung GmbH, München
Druck und Bindung: Alföldi Nyomda, Zrt., Debrecen
Printed in Hungary
ISBN 978-3-453-20717-2

www.heyne.de

Dieses Buch ist meiner Familie gewidmet sowie meinen Mentoren und den Patienten, die mich angespornt haben, die Gesundheit der Zukunft schon heute denen zu vermitteln, die sie jetzt brauchen.

INHALT

EINLEITUNG

Wir stehen heute an einem Wendepunkt im Kampf gegen Krankheiten. Jeder von uns hat jederzeit die Möglichkeit, Verantwortung für das eigene Leben zu übernehmen und mithilfe der Ernährung seine Gesundheit zu beeinflussen. Wir können heute selbst wählen, was wir essen und trinken wollen, und haben nun auch die Gelegenheit, diese Entscheidungen auf der Grundlage wissenschaftlicher Forschungen zu treffen. Heutzutage werden Lebensmittel nämlich umfassend und mit denselben Verfahren getestet, die normalerweise zur Entwicklung und Prüfung von Medikamenten verwendet werden. Die Ergebnisse dieser Testverfahren belegen, dass unsere Lebensmittel unsere Gesundheit auf einzigartige Weise beeinflussen.

Zunächst aber möchte ich mich kurz vorstellen: Ich bin Arzt, genauer gesagt Internist, und arbeite zusätzlich in der medizinischen Forschung. Ich habe Biochemie studiert (heute nennt man das Molekular- und Zellbiologie) und danach die erste Hälfte meines Berufslebens in der Welt der Biotechnologie verbracht. In den vergangenen 25 Jahren habe ich zudem die Non-Profit-Organisation *Angiogenesis Foundation* geleitet, die ich 1994 mitgegründet habe. Das Ziel der *Angiogenesis Foundation* ist es, die Gesundheit der Menschen weltweit zu verbessern, indem wir uns auf den »gemeinsamen Nenner« zahlreicher Krankheiten konzentrieren: die Angiogenese. Dies ist der Prozess, mit dem unser Körper neue Blutgefäße produziert.

Für mich als Wissenschaftler ist die Suche nach dem gemeinsamen Nenner unterschiedlicher Krankheiten schon lange ein Steckenpferd. Die meisten Forschungsvorhaben suchen nach Heilungsmöglichkeiten, indem sie die Einzigartigkeit einer bestimmten Krankheit herausarbeiten und versuchen, das eine Merkmal aufzuspüren, das diese von allen anderen Krankheiten unterscheidet. Ich arbeite genau umgekehrt: Da ich nach dem gemeinsamen Nenner vieler Krankheiten gesucht habe, um daraus neue Behandlungsmöglichkeiten abzuleiten, habe ich erkannt, dass man auf diese Weise nicht nur eine einzige Krankheit behandeln kann, sondern viele verschiedene Krankheiten gleichzeitig.

Bereits am Anfang meines Berufslebens habe ich beschlossen, mich mit Angiogenese zu beschäftigen. Blutgefäße sind ja ein entscheidender Faktor für die Gesundheit, denn sie transportieren Sauerstoff und Nährstoffe in jede Zelle unseres Körpers. Mein Mentor in Harvard war Judah Folkman, ein ebenso großartiger Arzt wie Wissenschaftler, der als Erster auf die Idee kam, sich jene Blutgefäße einmal näher anzusehen, die untypisch reagieren und dadurch Krebs fördern. So konnte er Krebspatienten auf eine ganz neue Weise behandeln. Eine fehlgeleitete Angiogenese, also eine Über- oder Unterproduktion neuer Blutgefäße, ist nämlich nicht nur bei Krebs ein Problem, sondern auch der gemeinsame Nenner, der diese Krankheit mit mehr als 70 anderen verbindet, darunter die häufigsten Todesursachen unserer Zeit: Herzinfarkt, Schlaganfall, Diabetes, Alzheimer, Übergewicht und viele mehr. Im Jahr 1993 kam mir dann ein entscheidender Gedanke: Was wäre, wenn man einzig durch Überwachung der Entwicklung von Blutgefäßen all diese schweren Krankheiten behandeln könnte?

Und genau daran hat die *Angiogenesis Foundation* in den vergangenen 25 Jahren gemeinsam mit zahlreichen hervorragenden Ärzten, Wissenschaftlern und Unterstützern gearbeitet. Wir haben Forschungsarbeiten koordiniert und uns für neue Behandlungsmethoden mit dem Grundgedanken des gemeinsamen Nenners eingesetzt.

Wir haben nicht nur mit mehr als 300 sehr klugen Wissenschaftlern und Klinikern aus Nordamerika, Europa, Asien, Australien und Lateinamerika zusammengearbeitet, sondern auch mit mehr als 100 fortschrittlichen Unternehmen, die in der Biotechnologie, der Entwicklung von Medizinprodukten sowie im Bereich diagnostischer und bildgebender Verfahren tätig sind. Hinzu kamen noch Visionäre der *National Institutes of Health,* der *Food and Drug Administration* und anderer großer Gesundheitsorganisationen aus der ganzen Welt.

Es gibt bereits einige Erfolge zu verbuchen, beispielsweise konnte durch diese Zusammenarbeit ein neues Feld der Medizin erschlossen werden, die antiangiogenetische Therapie. Mithilfe einiger der neuen Behandlungsmethoden werden die Blutgefäße daran gehindert, in erkranktem Gewebe weiter zu wachsen, wie es bei Krebs der Fall ist oder auch bei Augenkrankheiten, die zur Erblindung führen, wie die neovaskuläre altersbedingte Makuladegeneration oder die diabetische Retinopathie. Andere neuartige Behandlungsmethoden, die die medizinische Praxis verändert haben, führen dazu, dass die Blutgefäße sich in gesundem Gewebe ausbreiten, wie es beim diabetischen Fuß und bei chronisch-venöser Insuffizienz notwendig ist. Heute stehen uns mehr als 32 von der *Food and Drug Administration* zugelassene Medikamente, Medizinprodukte und Gewebeprodukte zur Verfügung, die alle auf die Angiogeneseforschung zurückgehen.

Es ist noch gar nicht so lange her, da waren diese Methoden kaum mehr als Ideen und Hoffnungsschimmer am Horizont. Inzwischen haben sie in der Onkologie, der Augenheilkunde und der Wundversorgung neue Maßstäbe gesetzt und dazu beigetragen, dass die Patienten ein besseres und längeres Leben führen können. Sogar mit Veterinärmedizinern haben wir zusammengearbeitet und gemeinsam neue Heilmethoden entwickelt, die Hunden, Delfinen, Korallenfischen, Raubvögeln, einem Nashorn und sogar einem Eisbären das Leben gerettet haben. Ich bin stolz darauf, an diesen wissenschaftlichen Errungenschaften mitgearbeitet zu haben, und bin sicher, dass wir – angesichts von derzeit mehr als 1500 laufenden klinischen Versuchsreihen – noch viel mehr erreichen werden.

* * *

Trotz all dieser Erfolge bleibt die ernüchternde Tatsache bestehen, dass die Zahl der Neuerkrankungen rasant ansteigt. Die größten Gefahren stellen weltweit nicht übertragbare Krankheiten wie Krebs, Herzerkrankungen, Schlaganfall, Diabetes, Übergewicht und Neurodegenerative Erkrankungen dar. Jeder von uns kennt jemanden, der von einer dieser Krankheiten betroffen ist oder war. Nach Angaben der Weltgesundheitsorganisation WHO (*World Health Organization*) sind im Jahr 2015 17,7 Millionen Menschen an Herz-Kreislauf-Erkrankungen gestorben, 8,8 Millionen an Krebs und 1,8 Millionen an Diabetes.

Trotz bedeutender Fortschritte bei der Behandlung dieser Krankheiten und der Medikamenten-Zulassungen durch die FDA (Food and Drug Administration), kann die Behandlung allein keine nachhaltige Lösung im Umgang mit nicht übertragbaren Krankheiten sein, unter anderem deshalb nicht, weil neue Medikamente so immens teuer sind. Die Entwicklung eines einzigen neuen Biotech-Medikaments kann mehr als zwei Milliarden Dollar verschlingen. Der finanzielle Aufwand für den Einsatz eines neuen, gerade erst von der FDA zugelassenen Medikaments ist gigantisch; er liegt zwischen 200 000 und 900 000 Dollar pro Jahr. Natürlich kann sich das nicht jeder Patient und nicht jede Praxis oder Klinik leisten, deshalb können diejenigen, die sie am dringendsten benötigen, meist gar nicht von den neuesten Behandlungsmethoden profitieren. Und das alles, während unsere stetig wachsende und immer älter werdende Weltbevölkerung zunehmend kränker wird.

Die medikamentöse Behandlung allein kann also unsere Gesundheit nicht erhalten. Daraus ergibt sich die Frage, wie wir von vornherein Krankheiten besser vorbeugen können, statt sie später heilen zu müssen. Die neue Antwort lautet: Ernährung. Jeder Arzt weiß, dass ungesunde Ernährung eng mit vermeidbaren Krankheiten verbunden ist, und die Ernährung gewinnt als Thema in der Medizin zunehmend an Bedeutung. Einige besonders fortschrittliche medizinische Fakultäten haben bereits ernährungswissenschaftliche Kurse in den Lehrplan für künftige Ärzte aufgenommen. Nahrungsmittel sind für alle zugänglich, und eine Ernährungsumstellung erfordert keine teure medikamentöse Behandlung.

Allerdings sind nicht viele Ärzte in der Lage, mit ihren Patienten über eine gesunde Ernährung zu sprechen. Das ist nicht ihr Fehler, es liegt vielmehr daran, dass sie selbst ernährungswissenschaftlich nicht ausreichend geschult worden sind. Der Harvard-Professor David Eisenberg hat herausgefunden, dass Ernährungslehre nur in jeder fünften medizinischen Fakultät der USA ein Pflichtfach ist. Im Durchschnitt bieten die Universitäten ihren Medizinstudenten insgesamt 19 Kursstunden zu ernährungswissenschaftlichen Themen an, und auch für Doktoranden und bereits praktizierende Ärzte gibt es nach dem Studium nur wenige Fortbildungsmöglichkeiten in diesem Bereich.

Was das Problem aber noch verschärft, ist die Tatsache, dass die wissenschaftlichen Fachbereiche, die sich mit der Ernährung einerseits und der Gesundheit andererseits beschäftigen, in der Vergangenheit alle unabhängig voneinander gearbeitet und sich als eigene Wissenschaftsfelder entwickelt haben. Ein Lebensmitteltechniker beschäftigt sich mit den chemischen und physikalischen Eigenschaften essbarer Stoffe. Biowissenschaftler beschäftigen sich mit lebenden Organismen, einschließlich Menschen. Epidemiologen beschäftigen sich mit dem Gesundheitszustand ganzer Bevölkerungsgruppen. Jedes Wissenschaftsfeld liefert interessante Perspektiven und Ansätze, doch nur selten berühren sich diese Felder so, dass sie tatsächlich praktische Antworten auf Fragen wie diese finden: Welche Lebensmittel und Getränke könnten für die Gesundheit der Menschen förderlich sein? In welcher Dosierung? Welcher Inhaltsstoff ist für diese Wirkung verantwortlich?

Das bedeutet nun für jeden Einzelnen von uns, dass unser Arzt, der sicher hervorragend ausgebildet ist und über großes medizinisches Wissen verfügt, wahrscheinlich dennoch nicht genau weiß, was wir essen müssen, um einer Krankheit den Kampf anzusagen.

Genau das habe ich selbst als Arzt erlebt, als ich in einem Veteranenkrankenhaus ältere Patienten behandelt habe. Ich habe mich oft gefragt, was mit ihrem Körper passiert ist, denn diese Patienten waren einst Modellathleten, sie waren dazu ausgebildet, als Soldaten ihr Land zu verteidigen. Als ich sie Jahrzehnte später sah, waren viele übergewichtig, manche sogar adipös, etliche hatten Diabetes, Krebs oder waren mit schrecklichen Herz- oder Lungenkrankheiten geschlagen.

Als Arzt musste ich ihnen die schlechte Nachricht ihrer Diagnose überbringen. Und sie haben mich gefragt: »Wie schlimm ist es? Welche Behandlungsmöglichkeiten gibt es? Wie lange habe ich noch?« Ich habe versucht, ihre Fragen so realistisch wie möglich zu beantworten. Und dann, kurz vor dem Rausgehen, haben sie sich noch einmal umgedreht und gefragt: »Gibt's vielleicht irgendwas, was ich essen kann, das gut für mich ist?«

Auf diese Frage hatte ich keine Antwort, ganz einfach, weil mich weder Studium noch Beruf darauf vorbereitet hatten. Mir erschien diese Ausbildungslücke einfach untragbar, deshalb habe ich mich darangemacht, Antworten zu finden, die schließlich zu diesem Buch geführt haben.

* * *

Um aber ganz genau zu verstehen, in welcher Hinsicht die Ernährung für unsere Gesundheit gut sein kann, müssen wir zuerst genau klären, was Gesundheit eigentlich ist. Für die meisten Leute ist gesund sein identisch mit nicht krank sein. Tatsächlich ist Gesundheit aber sehr viel mehr, und wir müssen den Begriff »gesund« neu definieren.

Unsere Gesundheit ist im Grunde ein variabler Zustand, der durch eine ganze Reihe wunderbarer Verteidigungssysteme in unserem Körper geschützt wird, die vom ersten bis zum letzten Tag unseres Lebens aus allen Rohren feuern, damit unsere Zellen und Organe reibungslos funktionieren. Manche dieser Verteidigungssysteme haben so viel Einfluss, dass sie sogar Krankheiten wie Krebs rückgängig machen können. Zwar funktionieren sie als eigenständige Systeme nebeneinander, doch beeinflussen und unterstützen sie sich auch gegenseitig. Diese Verteidigungssysteme sind die gemeinsamen Nenner der Gesundheit. Wenn wir nun mit diesem neuen Ansatz Krankheiten vorbeugen und uns auf die gemeinsamen Nenner konzentrieren, können wir mit diesem umfassenden Konzept Krankheiten abfangen, noch bevor sie ausbrechen. Möglicherweise wird dieser Ansatz genauso einflussreich werden wie der vor 20 Jahren, als wir anfingen, gemeinsame Nenner herauszuarbeiten, um Krankheiten zu behandeln.

Fünf Verteidigungssysteme bilden die Stützen unserer Gesundheit. Und jedes dieser Verteidigungssysteme steht unter dem Einfluss unserer Ernährung. Wenn wir herausgefunden haben, mit welchen Nahrungsmitteln wir jedes unserer Verteidigungssysteme fördern können, wissen wir auch, wie wir mithilfe unserer Ernährung gesund bleiben und Krankheiten vorbeugen können.

Wenn ich heute andere Ärzte und Studenten über Ernährung und Gesundheit unterrichte, benutze ich das Bild einer Festung. Unser Körper ist wie eine mittelalterliche Burg, die nicht nur durch ihre steinernen Wände geschützt ist, sondern auch über eine ganze Reihe von weiteren, klug verankerten Verteidigungsanlagen verfügt. Tatsächlich waren diese Verteidigungsanlagen wie Erdwall, Fallgrube und Schießscharten für den Feind erst dann sichtbar, wenn er versuchte, sich Einlass zu verschaffen. Stellen wir uns unsere Verteidigungssysteme vor wie die versteckten Verteidigungsanlagen unserer Körper-Burg. Diese Systeme heilen den Körper von innen, sodass wir nun in der Lage sind, systematisch zu untersuchen, wie wir unsere Gesundheit fördern können.

Unsere fünf Verteidigungssysteme heißen Angiogenese, Regeneration, Mikrobiom/Darmflora, DNA-Schutz und Immunsystem.

Angiogenese

Unser Körper wird von Blutgefäßen durchzogen, die eine Gesamtlänge von fast 100 000 Kilometern haben. Sie transportieren Sauerstoff und Nährstoffe zu allen Zellen und Organen. Angiogenese ist der Prozess, bei dem Blutgefäße gebildet werden. Lebensmittel wie Soja, grüner Tee, Kaffee, Tomaten, Rotwein, Bier und auch Hartkäse können das Angiogenese-Verteidigungssystem stärken.

Regeneration

Unser Körper erneuert sich täglich selbst. Und zwar dadurch, dass jeden Tag in unserem Knochenmark, den Lungen, der Leber und fast allen Organen rund 750 000 Stammzellen ausgeschüttet werden. Diese Stammzellen halten unseren Körper instand, reparieren und erneuern ihn unser ganzes Leben hindurch immer wieder. Einige Lebensmittel wie dunkle Schokolade, schwarzer Tee und Bier können sie mobilisieren und bei der Regeneration helfen. Andere Lebensmittel, beispielsweise die blaue Kartoffel, sind in der Lage, Stammzellen zu vernichten, die das Krebswachstum fördern.

Mikrobiom und Darmflora

In unserem Körper leben fast 40 Billionen Bakterien, die meisten sind damit beschäftigt, unsere Gesundheit zu verteidigen. Diese Bakterien produzieren aus den Nahrungsmitteln, die wir zu uns nehmen und an unseren Darm abgeben, nicht nur gesundheitsfördernde Stoffwechselprodukte, sondern sie überwachen auch unser Immunsystem, beeinflussen die Angiogenese und tragen dazu bei, jene Hormone zu produzieren, die unser Gehirn und unser Sozialverhalten steuern. Wir können unser Mikrobiom unterstützen, indem wir Nahrungsmittel wie Kimchi, Sauerkraut, Cheddarkäse und Sauerteigbrot zu uns nehmen.

DNA-Schutz

Unsere DNA ist unser genetischer Fingerabdruck, aber sie fungiert auch als Verteidigungssystem, denn sie verfügt über erstaunliche Reparaturmechanismen, die uns vor Schäden durch Sonnenstrahlen, Reinigungsmittel, Stress, Schlafstörungen, schlechte Ernährung und andere schlechte Einflüsse schützen. Gewisse Lebensmittel können die DNA nicht nur anregen, sich selbst zu reparieren, sondern manche stimulieren förderliche Gene sogar und hemmen schädliche, während wieder andere Lebensmittel unsere Telomere verlängern, jene Endkappen auf unseren Chromosomen, die unsere DNA schützen und den Alterungsprozess verlangsamen.

Immunsystem

Das Immunsystem schützt unsere Gesundheit auf eine ausgeklügelte Weise, die wesentlich komplexer ist, als wir bislang angenommen haben. Es wird durch unseren Darm beeinflusst und kann so gesteuert werden, dass es auch bei älteren Menschen Krebs erfolgreich bekämpft. Dank neuer Forschungsergebnisse wissen wir heute sehr viel mehr über unser Immunsystem. Nahrungsmittel wie Brombeeren, Walnüsse und Granatäpfel können unser Immunsystem ankurbeln, während andere Nahrungsmittel seine Aktivität hemmen und so dazu beitragen, die Symptome von Autoimmunkrankheiten zu lindern.

* * *

Dieses Buch möchte Ihnen Wissen zum Thema Ernährung vermitteln und genau das Werkzeug an die Hand geben, das Sie benötigen, um tagtäglich die richtigen Lebensmittel auszuwählen. Ich habe es geschrieben, damit Sie länger leben – mithilfe von Nahrungsmitteln, die Sie gerne essen. Wenn Sie fit und gesund sind und genau so bleiben wollen, ist dieses Buch das richtige für Sie. Wenn Sie das Gefühl haben, langsam älter zu werden, aber gesundheitlichen Einschränkungen vorbeugen und chronische Erkrankungen abwehren möchten, ist dieses Buch das richtige für Sie. Wenn Sie wie Millionen von Menschen mit einer Herzerkrankung, Diabetes, einer Autoimmunkrankheit oder einer anderen chronischen Erkrankung leben müssen, ist dieses Buch das richtige für Sie. Und falls Sie im Moment gegen eine bedrohliche Krankheit ankämpfen oder aufgrund Ihrer Familiengeschichte das Risiko besteht, dass dies irgendwann der Fall sein wird, ist dieses Buch das richtige für Sie.

Ich möchte aber noch einmal ausdrücklich betonen, dass dieses Buch keinen detaillierten Diätplan enthält. Es ist auch nicht meine Absicht, bestehende spezielle Ernährungspläne zu ersetzen, die Sie vielleicht befolgen, um abzunehmen, oder die Sie aufgrund einer Glutenallergie, eines zu hohen Blutzuckerspiegels, einer Alzheimererkrankung oder nach einem Herzinfarkt einhalten müssen. Ich möchte Sie mit den wissenschaftlichen Erkenntnissen über Nahrungsmittel vertraut machen, die Sie in Ihren Ernährungsplan aufnehmen können, damit dieser noch wirkungsvoller wird. Genau dafür habe ich auch ein paar leckere Rezepte angefügt.

Jeder hat Angst vor Krankheiten. Wenn Sie vorhaben, gesund zu bleiben – und besonders dann, wenn Sie derzeit gegen eine Krankheit kämpfen müssen –, brauchen Sie verlässliche Informationen, die auf wissenschaftlichen Belegen und Tatsachen beruhen, und Sie möchten gangbare Wege aufgezeigt bekommen, die Sie sofort betreten können, um Ihre Lage zu verbessern. Die Ratschläge zu Nahrungsmitteln, die ich in diesem Buch gesammelt habe, sollen nicht etwa gute medizinische Hilfe ersetzen. Ich gehöre nämlich nicht zu den Ärzten, die westliche Biomedizin verteufeln und Ernährung für eine Zauberlösung halten. Ganz im Gegenteil: Bei Diagnose und Behandlung ist meine Ausbildung und Erfahrung als Internist der Maßstab für wohlüberlegten Einsatz evidenzbasierter Medizin, einschließlich operativer Eingriffe und hochmoderner Medikamente.

Was im Arzneikoffer der meisten Ärzte allerdings leider fehlt, ist die Fähigkeit, den einzelnen Menschen – egal ob krank oder gesund – dahingehend anzuleiten, dass dieser Nahrungsmittel gegen Krankheiten einsetzen kann. Unzählige Menschen haben ihren Arzt gefragt, was sie essen sollten, damit es ihnen besser geht, und entweder ein Achselzucken oder ein lapidares »alles, was Sie wollen« zur Antwort bekommen. Dieses Buch gibt Ihnen völlig andere und sehr viel ermutigendere Antworten.

Richtig essen, länger leben ist in drei Abschnitte unterteilt. In Teil I erzähle ich Ihnen die unglaubliche Geschichte von der Macht der Verteidigungssysteme: Wie sie entdeckt wurden, wie sie funktionieren und wie wir ihre Heilkräfte ankurbeln können. Besonders interessant ist dabei, dass Wissenschaftler heute unsere Nahrungsmittel mit den gleichen Geräten und Verfahren prüfen, mit denen sonst medikamentöse Anwendungen getestet werden. In Teil II lege ich dar, welche Nahrungsmittel die Verteidigungssysteme aktivieren – und dabei dürfen Sie sich auf ein paar Überraschungen gefasst machen. Ich werde Ihnen von faszinierenden Studien zu mehr als 200 Nahrungsmitteln erzählen, die alle unsere Gesundheit fördern. Und auch hier werden Sie bei einigen Ergebnissen große Augen machen. In Teil III stelle ich Ihnen einfache und praktische Möglichkeiten vor, wie Sie diese Nahrungsmittel in Ihren Alltag integrieren können. Ich habe ein praktisches Tool entwickelt, das 5 × 5 × 5-Gerüst, mit dem Sie Ihre Gesundheit ganz einfach verbessern können, indem Sie jeden Tag die Nahrungsmittel auswählen, die Ihnen schmecken.

Ich empfehle Ihnen, dieses Buch zuerst einmal komplett von Anfang bis Ende durchzulesen, damit Sie einen Überblick darüber bekommen, wie Sie sich am besten ernähren, um für sich selbst das Maximum herauszuholen.

Danach sollten Sie sich die zahlreichen Tabellen und Diagramme vornehmen, in denen die verschiedenen Lebensmittel und Getränke zusammen mit ihren positiven Wirkungsweisen vorgestellt werden. Achten Sie besonders auf Nahrungsmittel, von denen Sie genau wissen, dass Sie sie mögen, und auch auf diejenigen, die Sie vielleicht noch nicht probiert haben, die Sie aber interessieren. Man sollte überhaupt nur Dinge essen, die man mag und für die man sich interessiert.

Wenn Sie damit fertig sind, nehmen Sie sich bitte noch einmal Teil III vor, diesmal aber mit Papier und Bleistift in der Hand. Sie stellen sich nun Ihre eigene persönliche Favoritenliste zusammen und füllen die 5 × 5 × 5-Übersicht in Anhang A so aus wie in Kapitel 11 beschrieben. Dann geht es endlich los: Sie entscheiden mithilfe Ihres Arbeitsblattes, was Sie jeden Tag zu sich nehmen möchten, um sich vor Krankheiten zu schützen.

* * *

Es gibt keine Patentlösung, weder für irgendeine Krankheit noch für immerwährende Gesundheit oder ein langes Leben. Es gibt nicht den einen Faktor, der darüber entscheidet, ob man krank wird oder nicht. Meine Forschungen haben aber etwas viel Besseres ans Licht gebracht: Wir können unsere Verteidigungssysteme so mobilisieren, dass unser Körper sich selbst heilt. Diese Erkenntnisse haben uns gezeigt, was wir bislang massiv unterschätzt haben: die Tatsache, dass wir selbst in der Lage sind, Verantwortung für unsere Gesundheit zu übernehmen.

Da es sicherlich Ihr Ziel ist, möglichst viele Jahre lang gesund zu leben, können Sie mit der Auswahl Ihrer Nahrungsmittel maßgeblich dazu beitragen. Wenn wir unsere Verteidigungssysteme mobilisieren und immer gut in Schuss halten, haben wir erheblich bessere Chancen, mithilfe gesunder Ernährung unser Leben nicht nur länger, sondern auch sehr viel besser zu gestalten.

Unser ganzes Leben hindurch treffen wir bei der Auswahl unserer Nahrungsmittel Entscheidungen, jede einzelne davon ermöglicht es uns, gesund zu bleiben und dabei unser Leben maßgeblich zu verbessern. Wenn wir abends vor dem Schlafengehen noch mal kurz aufstehen und die Haustür abschließen oder wenn wir nachschauen, ob der Herd ausgeschaltet ist, bevor wir das Haus verlassen, folgen wir damit unserem gesunden Menschenverstand. Die gleichen Vorsichtsmaßnahmen sollten wir auch bei der Ernährung treffen. Kombiniert mit regelmäßiger Bewegung, erholsamem Schlaf, effektivem Stressmanagement und starken sozialen Bindungen kann unsere Ernährung dazu beitragen, dass jeder von uns so gesund wie möglich bleibt.

Wir machen heute so bewundernswerte und maßgebliche wissenschaftliche Fortschritte, dass eigentlich jeder Mensch ein gesundes Leben führen könnte. Trotz immer neuer hochmoderner Behandlungsmethoden erkranken Millionen von Menschen an nicht übertragbaren chronischen Krankheiten, und etliche sterben daran. In einer Welt steigender Gesundheitsausgaben sowie einer immer stärker belasteten Umwelt ist die Förderung der individuellen Gesundheit ein Thema, das uns alle angeht. Die erdrückenden Kosten medizinischer Behandlungen steigen immer weiter an, sodass eine gefährliche Gesamtsituation entsteht, welche die gesamte moderne Medizin an den Rand des Zusammenbruchs bringt. Es wäre also nur vernünftig, die Gesundheitsaufwendungen zu reduzieren, indem man verhindert, dass weiterhin so viele Menschen erkranken.

Mit den Nahrungsmitteln, die wir für uns selbst und unsere Lieben auswählen, kann jeder Einzelne von uns seinen Teil dazu beitragen, unsere Welt jeden Tag ein bisschen gesünder zu machen. Gesundsein ist mehr als nur nicht krank sein. Wir müssen endlich anfangen, uns jeden Tag so gut wie möglich zu ernähren. *Bonne santé* und *bon appétit.*

TEIL I

GESCHAFFEN FÜR EIN GESUNDES LEBEN

Die natürlichen Verteidigungssysteme unseres Körpers

Die wirksamste Medizin ist die natürliche Heilkraft,
die im Inneren eines jeden von uns liegt.

HIPPOKRATES

Gesundheit ist mehr als nur die Abwesenheit von Krankheit, sie ist vor allem ein aktiver Zustand. Unser Körper besitzt fünf Verteidigungssysteme zum Schutz unserer Gesundheit: Angiogenese, Regeneration durch Stammzellen, Mikrobiom/Darmflora, DNA-Schutz und Immunsystem. Diese fünf Systeme kümmern sich darum, unsere Gesundheit zu erhalten und den allgegenwärtigen Gefahren entgegenzuwirken, die täglich im Alltag auf uns einwirken; sie heilen uns, wenn unser Körper krankheitsbedingt Schaden genommen hat. Da wir wissen, dass diese Systeme unseren Körper wie eine Burg schützen, können wir uns ihre Heilkräfte zunutze machen, um ein längeres und gesünderes Leben führen zu können.

Jedem einzelnen dieser Verteidigungssysteme liegt eine faszinierende Geschichte von Forschung und Entdeckung zugrunde. Jedes dieser Systeme wird von einem bestens eingespielten Team aus Organen, Zellen, Proteinen und vielem mehr unterstützt. Und jedes stellt einen gemeinsamen Nenner dar, mit dem es nicht nur einer einzigen, sondern vielen Krankheiten vorbeugen kann. Alle fünf Verteidigungssysteme wirken so zusammen, dass sie unsere Gesundheit bestens schützen – und zwar vom ersten Moment im Leib unserer Mutter an bis zu unserem letzten Atemzug. Begleiten Sie mich in den folgenden fünf Kapiteln auf einer Kennenlerntour zu diesen fünf Verteidigungssystemen, und schauen wir uns gemeinsam an, was sie Gutes zu bieten haben.

KAPITEL 1

ANGIOGENESE

Im Körper eines jeden von uns wachsen Krebszellen. Wirklich in jedem, auch in Ihrem.

Während wissenschaftlicher Obduktionen von Menschen, bei denen nie Krebs diagnostiziert wurde, entdeckte man bei fast 40 Prozent der Frauen im Alter zwischen 40 und 50 mikroskopisch kleine Tumore in der Brust, fast die Hälfte aller Männer zwischen 50 und 60 hatte mikroskopisch kleinen Prostatakrebs, und fast 100 Prozent aller Menschen über 70 hatte mikroskopisch kleine Schilddrüsentumore.[1] Solche Tumore entstehen, wenn gesunde Zellen bei der Zellteilung einen ganz natürlichen Fehler machen oder wenn die DNA einer Zelle durch Umwelteinflüsse verändert wird. In der DNA passieren jeden Tag bei der Zellteilung bis zu 10 000 solcher Fehler in unserem Körper, was bedeutet, dass die Entstehung von Krebszellen nicht nur ein normaler Vorgang ist, sondern sogar unvermeidlich.[2] Dennoch ist so ein mikroskopisch kleiner Krebs völlig harmlos, die meisten davon werden auch nicht gefährlich. Sie fangen ganz klein an, kleiner als die Spitze eines Kugelschreibers, und solange sie nicht größer werden und in Organe eindringen, können sie sich auch nicht ausbreiten und lebensbedrohlich werden.

Unser Körper besitzt bemerkenswerte Verteidigungssysteme, die dafür sorgen, dass der mikroskopisch kleine Krebs auch klein bleibt und keinen Zugang zu Blutversorgung und Nährstoffen bekommt, die er zum Wachsen benötigt. Mit unserer Ernährung können wir dafür sorgen, dass diese Verteidigungssysteme fit und gesund bleiben. Es gibt mehr als 100 Nahrungsmittel, die unseren Körper so stärken, dass der Krebs hungert und diese Tumore klein und harmlos bleiben: beispielsweise Soja, Tomaten, Brombeeren, Granatäpfel und auch ein paar Überraschungen wie Süßholz, Bier und Käse. Wir finden die Waffen, mit denen unsere Verteidigungssysteme Tumore in Schach halten, im Supermarkt, auf dem Wochenmarkt und in unserem eigenen Garten.

Eines unserer Verteidigungssysteme, das den Krebs auf diese Weise abfangen kann, ist die Angiogenese, der Prozess, mit dem unser Körper Blutgefäße bildet und instand hält. Unter normalen Umständen sind Blutgefäße dazu da, Leben zu spenden, indem sie Sauerstoff und lebenswichtige Nährstoffe in all unsere Organe transportieren. Wenn sich jedoch krankhaft veränderte Blutgefäße bilden, können diese auch mikroskopisch kleinen Krebs nähren. Ein gesundes Angiogenese-System bestimmt, wann und wo neue Blutgefäße entstehen, und kann dafür sorgen, dass sich Tumore keine private Blutversorgung abzweigen, um so an den Sauerstoff zu kommen, den sie zum Wachsen benötigen. Wenn aber der Körper seine Blutgefäße nicht mehr unter Kontrolle halten kann, kommt es möglicherweise zu Erkrankungen, eventuell auch zu Krebs.

Solange aber das Angiogenese-System sorgfältig arbeitet, wachsen zum richtigen Zeitpunkt am richtigen Ort Blutgefäße, nicht zu viele, nicht zu wenige, eben genau die richtige Menge. Der Erhalt dieses Gleichgewichts im Blutkreislaufsystem ist von zentraler Bedeutung für den Gesundheitsschutz durch Angiogenese, weil es uns im sogenannten Homöostase-Zustand hält. Man spricht vom Zustand der Homöostase, wenn im Körper ein stabiles Gleichgewicht herrscht, das notwendig ist, damit der Körper nicht nur die normalen Funktionen erhalten, sondern sich auch auf schwankende Einflüsse von außen einstellen kann. Die Angiogenese ist für uns lebenswichtig, denn sie baut unser gesamtes Kreislaufsystem nicht nur auf und hält es instand, sondern passt es im Laufe unseres Lebens auch den unterschiedlichsten Gegebenheiten an, um unsere Gesundheit zu schützen.

Unsere Angiogenese ist ein so starkes Gesundheitsverteidigungssystem, das die Blutzufuhr zu Tumoren von selbst kappt, sodass Krebs nicht notwendigerweise eine tödliche Krankheit ist.[3] In Teil II dieses Buches stelle ich Ihnen vor, welchen Einfluss die aktuelle Angiogenese-Forschung auf unser Wissen über Ernährung hat: welche Nahrungsmittel dafür sorgen, dass unsere Angiogenese die Homöostase erhält; was wir essen können, um Krebs auszuhungern; mit welchem Essen wir neue Blutgefäße wachsen lassen, die dann unser Herz stärken, oder wie wir tödliche Krankheiten abwenden, damit wir länger und gesünder leben. Um jedoch wirklich wertschätzen zu können, wie groß der Einfluss von Lebensmitteln auf die Angiogenese und unsere Gesundheit ist, sollten wir uns zuerst genau ansehen, was unsere Blutgefäße tagtäglich für uns leisten.

Die Arbeit der Angiogenese

In unserem Inneren verlaufen Blutgefäße mit einer Gesamtlänge von fast 100 000 Kilometern. Sie sorgen dafür, dass Sauerstoff und Nährstoffe an die Zellen geliefert werden, damit diese gesund bleiben. Es sind diese lebenswichtigen Gefäße, die unsere gesunden Organe versorgen und uns vor Krankheiten schützen. Würde man alle unsere Blutgefäße aneinanderreihen, würden sie zweimal um die Erde reichen. Erstaunlicherweise dauert es dennoch nur 60 Sekunden, einen Tropfen Blut vom Herzen durch den gesamten Körper und zurück zu pumpen.

Die kleinsten Blutgefäße sind die Kapillaren, sie sind dünner als ein Haar, und wir haben in unserem Körper 19 Milliarden davon. Die Kapillaren pflegen ein besonderes Verhältnis zu anderen Zellen, weil sie das Verbindungsstück zwischen dem Versorgungssystem der Blutgefäße und der Zelle sind. Sie stellen quasi die Endstücke dar, weswegen keine Zelle unseres Körpers weiter als 200 Mikrometer von einem Kapillargefäß entfernt ist.[4] Das ist sehr nah, kaum mehr als eine Haaresbreite. Die Dichte und das Muster der Kapillargefäße variieren von Organ zu Organ, je nachdem, wofür das Organ zuständig ist und wie viel Blutzufluss benötigt wird. Unsere Muskeln brauchen beispielsweise sehr viel Sauerstoff, was bedeutet, dass sie eine viermal höhere Blutversorgung benötigen als unsere Knochen, die nur eine stabilisierende Funktion haben. Zu den versorgungsintensiven Organen mit hohem Blutbedarf zählen auch Gehirn, Herz, Nieren und Leber, die alle eine Kapillardichte von 3000 Blutgefäßen pro Kubikmillimeter aufweisen, was 30-mal so viel ist wie im Knochen.

Wenn man sie unter dem Mikroskop anschaut, sehen die Kapillargefäße wie winzige Kunstwerke aus, die an das jeweilige Organ angepasst wurden. Diejenigen, die unsere Haut versorgen, gleichen Klettverschlüssen, deren endlose Reihen von Gefäßhäkchen das Blut bereitstellen, das Wärme und Farbe an unsere Körperoberfläche bringt. Entlang unserer Nerven ziehen sich die Kapillargefäße wie Überlandleitungen vom Rückenmark bis zu den Fingerspitzen, sie versorgen die Nervenzellen und halten damit unsere Sinne wach. Im Dickdarm formen die Kapillargefäße ein wunderschön angeordnetes Wabenmuster, das sich mit dem Darm ausdehnen kann, wenn dieser sich mit Verdautem füllt. Dennoch bedecken diese Kapillaren so viel Fläche wie möglich, um Flüssigkeiten wieder in den Blutkreislauf aufzunehmen.

Die Bedeutung der Angiogenese ist für unser Leben derart entscheidend, dass sie bereits vor der Empfängnis beginnt, denn wenn das Sperma auf eine Eizelle trifft, ist die Gebärmutterschleimhaut schon bereit und mit neuen Blutgefäßen ausgestattet, die das befruchtete Ei aufnehmen und versorgen. Falls keine Schwangerschaft zustande kommt, wird diese Erstausstattung jeden Monat während der Menstruation abgestoßen. Falls sich aber ein befruchtetes Ei einnistet, stellen diese Blutgefäße die Erstversorgung für den entstehenden Fötus. Etwa acht Tage nach dem Einnisten bildet sich mit der Plazenta ein neues Gefäßorgan, das Blut von der Mutter zum Fötus transportiert.[5] In den folgenden neun Monaten finden beim Fötus eine ganze Reihe von Angiogeneseprozessen statt, die bei null anfangen, ein komplettes Kreislaufsystem aufzubauen und dann jedes einzelne Organ im entstehenden Körper zu füllen. Wenn sich der Körper gegen Ende der Schwangerschaft auf die Geburt vorbereitet, schüttet die Plazenta mit dem vaskulären endothelialen Wachstumsfaktor VEGFR-1 einen natürlichen Anti-Angiogenesestoff aus, der das Gefäßneuwachstum verlangsamt. Diese Fähigkeit des An- und Abschaltens ist das Kennzeichen der Angiogenese im Dienste unserer Gesundheit, und zwar nicht nur, um während der Schwangerschaft neues Leben zu ermöglichen, sondern auch, um ein Leben lang unsere Gesundheit zu verteidigen.

Der Schutz durch die Angiogenese ist das System, von dem alle Tiere profitieren, die über ein Kreislaufsystem verfügen, auch wir Menschen. Wenn man beispielsweise eine tiefe Schnittwunde hat, sei es durch eine Operation oder eine Verletzung, kann man bei sich selbst beobachten, dass sich die verwundete Fläche sekundenschnell verändert und einen Prozess ankurbelt, der fortschreitet, bis die Wunde schließlich verheilt ist. Wenn man sich das Knie aufgeschlagen hat, sieht man, dass es erst blutet und sich anschließend eine Kruste bildet. Falls sich diese vorzeitig löst, kann man den folgenden Prozess mit eigenen Augen beobachten: Unter der Kruste ist das Gewebe hellrot und glitzernd. An dieser roten Stelle wachsen in der Wunde Tausende von neuen Blutgefäßen, die das verletzte Gewebe heilen.

Wer hier genau hinschaut, wird Zeuge der Angiogenese, die in dem Moment in Gang gesetzt wird, wo eine Wunde zu bluten beginnt. Auslöser dafür ist eine Hypoxie, ein Sauerstoffmangel im Gewebe, der auftritt, wenn der normale Blutfluss bei einer Verletzung unterbrochen wird. Sauerstoffmangel ist das Signal für die Bildung neuer Blutgefäße, damit Sauerstoff angeliefert werden kann. Diese Hypoxie bringt verwundete Zellen dazu, Proteinsignale auszusenden, also Wachstumsfaktoren, deren Aufgabe es ist, die Angiogenese anzukurbeln. Auch die Entzündung ist für den Beginn des Heilungsprozesses wichtig, denn Entzündungszellen wie Makrophagen und neutrophile Granulozyten krabbeln in die Wunde und säubern sie von Bakterien und Schmutz. Diese Zellen schütten ihrerseits eigene Wachstumsfaktoren aus, setzen die Angiogenese in Gang und treiben somit den Regenerationsprozess der Blutgefäße weiter voran.

An diesem Punkt treten nun auf Zellebene mehrere Ereignisse ein: Dank der Endothelzellen, mit denen die Gefäßwände unserer Venen ausgekleidet sind, steht auch ein Notfall-Team bereit, das die Signale der Wachstumsfaktoren aufnimmt und die Endothelzellen aufmarschieren lässt. Die Gefäßwände unserer Blutgefäße bestehen zusammengenommen aus etwa 10 Billionen Endothelzellen und sind damit eine der am häufigsten in unserem Körper vorkommenden Zellarten. Stellen wir uns diese Endothelzellen wie einen Automotor vor, jede einzelne ist mit einem Zündschloss versehen. Nun stellen wir uns vor, dass die Wachstumsfaktoren, die vom Ort der Verletzung ausgesendet wurden, Autoschlüssel sind. Sie passen in bestimmte Rezeptoren, die an der Oberfläche der Endothelzellen sitzen, genau so, wie ein Autoschlüssel in ein Zündschloss passt. Wenn der richtige Schlüssel ins richtige Schloss gesteckt wird, springt der Motor an, und die Endothelzellen machen sich bereit, an die Quelle der Proteinwachstumsfaktoren zu wandern. Dort beginnen sie sich zu teilen und Röhrchen zu formen, die schließlich zu neuen Blutgefäßen werden. Zuerst aber müssen die Endothelzellen aus der Vene heraustreten. Sie setzen Enzyme frei, welche die Schutzhülle an der Außenseite der Vene auflösen, wodurch winzige Löcher in der Venenwand entstehen. Nun fangen die in Bewegung gesetzten Endothelzellen an, aus diesen Löchern zu sprießen, und folgen der Dichte der Wachstumsfaktoren, die aus der Wunde gesendet werden. So entstehen neue Blutgefäße. Die Blutgefäßkeime werden länger, rollen sich längsseits auf und bilden Röhrchen. Diese Röhrchen verbinden sich an den Spitzen und bilden Kapillarnetze. Wenn sich nun immer mehr dieser Netze in der regenerierenden Region formieren, entsteht eine neuer, heilender Teil des Blutkreislaufs.

Frisch entstandene Blutgefäße sind allerdings noch viel zu schwach, um eigenständig zum Blutkreislauf beitragen zu können, daher werden sie bei der Reifung von einer anderen Zellart, den Perizyten, unterstützt. Perizyten helfen auf verschiedene Weise: Zuerst wickeln sie sich wie eine Bandage um die Endothel-Röhrchen, um diese zu stabilisieren. Gleichzeitig verlangsamen die Perizyten die Angiogenese, damit kein Überangebot an Blutgefäßen entsteht.[6] Perizytzellen sind Gestaltwandler, denn wenn sie sich einmal an ein Blutgefäß geheftet haben, fahren sie tentakelartige Arme aus, die in der Umgebung Endothelzellen einfangen. Eine einzige Perizytzelle kann gleichzeitig bis zu 20 weitere Zellen berühren und dabei ein chemisches Signal aussenden, das die hektische Betriebsamkeit der Angiogenese abschaltet.[7]

Sobald neue Gefäße entstanden und stabilisiert worden sind, beginnt die Durchblutung. Dadurch wird ein Schwall neuen Sauerstoffs herangespült, der die Signale der Wachstumsfaktoren abschaltet und die Motoren der Angiogenese herunterfährt, bis diese schließlich zum Stillstand kommen. Gleichzeitig werden in der Region natürliche Angiogenese-Hemmer freigesetzt, die weiteres Gefäßwachstum unterbinden. Wenn sich die neuen Blutgefäße stabil eingerichtet haben, schütten die sie umgebenden Endothelzellen Proteine aus, sogenannte Überlebensfaktoren, die dazu beitragen, Zellen in der Angiogenese-Region zu heilen. Sofern sie intakt sind, bleiben diese Zellgefäße ein Leben lang bestehen und halten Haut und Organe am Leben.

Das Angiogenese-System prüft permanent, wann und wo mehr Blutgefäße benötigt werden, damit die Organe gesund und funktionsfähig bleiben. Wie geschickte Baumeister erkennen die Blutgefäße beispielsweise nach dem Sport den Bedarf in unseren Muskeln: Um den Muskel aufzubauen, wird eine stärkere Durchblutung benötigt. Andererseits hält das System auch ständig Ausschau nach Stellen, wo Blutgefäße gekappt werden müssen. Nicht zu wenige, nicht zu viele, gerade die richtige Anzahl und Mischung von Blutgefäßen, genau das kann ein gesundes Angiogenese-System bewerkstelligen, und zwar 24 Stunden am Tag.

Im Grunde funktioniert es wie ein Dimmer an der Lampe: Bei Bedarf kann die Intensität hochgefahren werden, um mehr Blutgefäße zu produzieren, und wenn sie heruntergefahren werden muss, hat unser Körper endogene, also körpereigene, Angiogenese-Hemmer, die den Prozess zum Erliegen bringen. Sowohl die Stimulatoren als auch die Gegenmaßnahmen befinden sich überall in unserem Körper, auch in unseren Muskeln, unserem Herz, Gehirn, in der Muttermilch und sogar im Sperma.

Um unsere Gesundheit so gut wie möglich zu erhalten, muss der Körper die absolute Kontrolle über die Angiogenese behalten. Im Laufe des Lebens können zahlreiche Faktoren auftreten, die dieses Verteidigungssystem schwächen, was entweder zu übermäßiger Angiogenese führt, die dann krankes Gewebe nährt, oder im Gegenteil zu unzureichender Angiogenese, was zu Gewebeverlust und zum Tod führen kann. In Teil II dieses Buches lernen Sie diejenigen Nahrungsmittel kennen, die Ihr Angiogenese-Verteidigungssystem auf Vordermann bringen, damit Ihr Körper Krankheiten abwehren kann. Zunächst aber wenden wir uns wieder dem mikroskopisch kleinen Krebs in unserem Körper zu und beobachten, warum das Verteidigungssystem manchmal zusammenbricht, was furchtbare Konsequenzen haben kann. Daraus können wir ablesen, wie wichtig es ist, die richtigen Nahrungsmittel für unsere Gesundheit zu uns zu nehmen. Der Hauptgrund, weswegen der mikroskopisch kleine Krebs nicht wächst, liegt bei den körpereigenen Angiogenese-Hemmern. Deren Maßnahmen halten Tumore in Schach, indem sie ihnen die Blutversorgung kappen. Schon 1974 haben Forscher der Harvard Medical School herausgefunden, dass Krebszellen so lange ruhend und harmlos bleiben, wie es keine Blutgefäße gibt, die den Tumor versorgen. Unser Immunsystem, mit dem wir uns in Kapitel 5 eingehend beschäftigen werden, findet sie irgendwann und zerstört sie. Im Laufe der Zeit kann es aber vorkommen, dass winzig kleine Krebsnester das Verteidigungssystem überwinden und die Gegenmaßnahmen der Angiogenese unterwandern, und zwar indem sie riesige Mengen genau jenes Wachstumsfaktors ausschütten, der an der Wundheilung beteiligt ist. Labortests haben ergeben, dass sich ein Tumor, sobald ein Blutgefäß in ein kleines Knäuel von Krebszellen hineinreicht, exponentiell ausbreitet und nur zwei Wochen nach Beginn der Angiogenese um das 16 000-Fache gewachsen ist.[8] Wenn Tumore das Angiogenese-Verteidigungssystem kapern, um ihre eigene Blutversorgung aufzubauen, kann ein harmloser Krebs schnell lebensgefährlich werden. Schlimmer noch: Dieselben Blutgefäße, die den Tumor versorgen, stellen auch das Schlupfloch dar, durch das die bösartigen Zellen in den Blutkreislauf gelangen. Man spricht hier von einer Metastase, dem gefährlichsten Aspekt einer Krebserkrankung. Krebspatienten sterben selten am ursprünglichen Tumor, der oftmals operativ entfernt wird, sondern an den Metastasen, die den Körper wie mit Schrotkugeln beschießen.

Wenn wir unserem Körper dabei helfen, exzessiver Angiogenese vorzubeugen, können wir damit auch Krebs zurückdrängen. Das Ziel ist, unser Angiogenese-Verteidigungssystem zu stärken, indem wir unserem Körper helfen, die Blutgefäßproduktion im Gleichgewicht zu halten. So bekommen Krebszellen gar nicht erst die Chance, sich zu versorgen und zu wachsen. Der erste Patient, bei dem eine Anti-Angiogenese-Behandlung angeschlagen hat, war der zwölfjährige Tom Briggs aus Denver, Colorado. Bei ihm war eine kapilläre pulmonale Hämangiomatose (auch: pulmonale Venenverschlusskrankheit) diagnostiziert worden, bei der in seiner Lunge Tumore entstanden. Als sich die Tumore ausbreiteten, bekam er Atemprobleme und konnte seinen Lieblingssport Baseball nicht mehr ausüben. Manchmal war es so schlimm, dass er nicht einmal mehr nachts gut schlafen konnte. Als allerletzten Versuch gaben seine Ärzte ihm ein Medikament (*Interferon alfa*), das erwiesenermaßen die Angiogenese stoppt. Im Laufe eines Jahres schrumpften seine Lungentumore zusammen, und Tom konnte wieder das Leben eines normalen Teenagers führen. Toms Geschichte ist so eindrucksvoll, dass dieser »erste Fall beim Menschen« im *New England Journal of Medicine* als Zukunftsvision der Tumortherapie veröffentlicht wurde.[9]

Die Biotechnologiebranche begann bereits in den 1990er-Jahren, zielgerichtete Wirkstoffe zu entwickeln, um die Tumor-Angiogenese anzugehen. Darmkrebs war die erste Krebsform, die auf die Anti-Angiogenese-Therapie ansprach, wobei durch die Behandlung mit dem Medikament *Avastin* die Überlebenschancen der Patienten verbessert wurden. Wo mit Unterstützung von *Avastin* und einem guten Dutzend weiterer neu entwickelter Medikamente die Anti-Angiogenese-Maßnahmen im Körper gestärkt werden, sind inzwischen zahlreiche weitere Krebsarten mit einer Anti-Angiogenese-Therapie behandelbar geworden: unter anderem Nieren- und Hirntumore, Lungen-, Leber- und Schilddrüsenkrebs, Gebärmutterhals-, Eierstock- und Brustkrebs sowie das Multiple Myelom (Morbus Kahler). Im Jahr 2004 erklärte Mark McClellan von der *Food and Drug Administration* (FDA), dass die Angiogenese-Hemmer nun auch offiziell als vierte Behandlungsmethode der Krebstherapie anerkannt werden sollten, hinter dem chirurgischen Eingriff, der Chemotherapie sowie der Bestrahlung.[10]

Ungewollte Angiogenese wirkt nicht nur bei Krebs krankheitsfördernd, sondern begünstigt auch zahlreiche andere Leiden, wie etwa den Verlust der Sehkraft. Ein gesundes Auge kann sehen, weil durch eine kristallklare Flüssigkeit Licht auf die Netzhaut fällt und im Gehirn verarbeitet wird, ohne dass irgendein Blutgefäß daran beteiligt wäre. Im Auge unterliegt die Angiogenese nämlich einer so starken Kontrolle, dass sich die Endothelzellen, welche die Blutgefäße der Netzhaut auskleiden, nur zweimal im Laufe eines

Menschenlebens teilen. Bei altersbedingter Makuladegeneration jedoch, der häufigsten Ursache für Erblindung bei Menschen über 65 Jahren, führt die Angiogenese ebenso wie auch bei diabetischer Retinopathie dazu, dass Gefäßmissbildungen entstehen, die bluten und Flüssigkeit verlieren. Die dramatische Folge exzessiver Angiogenese ist die Zerstörung der Sehkraft. Glücklicherweise jedoch kann man dieses Leiden inzwischen behandeln, indem zugelassene Medikamente vom Augenarzt ins Auge injiziert werden. Diese Medikamente bremsen die zerstörerische Angiogenese, stoppen den Flüssigkeitsverlust und schützen damit die Sehkraft. Manche Patienten gewinnen sogar bereits verlorene Sehkraft zurück, wie eine meiner Patientinnen, die durch Makuladegeneration beinahe blind geworden war. Sie konnte nicht mehr Auto fahren und auch nicht mehr ihrem liebsten Hobby, dem Golfspielen, nachgehen. Nach der Behandlung war sie wieder in der Lage, sicher zu fahren, und ist gerade dabei, auf dem Golfplatz ihren Rückschwung zu verbessern.

Sowohl bei rheumatischer Arthritis wie auch bei Arthrose führt eine Entzündung im Gelenk dazu, dass neue Blutgefäße entstehen, die dann zerstörerische Enzyme freisetzen. Diese Enzyme zerstören den Knorpel, wodurch lähmende Schmerzen entstehen. Bei der Psoriasis, der mitunter entstellenden Schuppenflechte, führt die krankhaft veränderte Angiogenese unter der Haut dazu, dass sich erhabene gerötete Hautstellen bilden, oftmals begleitet von Schwellungen, lästigem Jucken und Schmerzen.

Man hat festgestellt, dass bei Alzheimer ebenfalls übermäßige und krankhaft veränderte Angiogenese eine Rolle spielt. Zusammen mit dem Psychiater Dr. Anthony Vagnucci habe ich 2003 in der Medizinzeitschrift *The Lancet* die These vorgestellt, dass Anomalien in Blutgefäßen Alzheimer im Gehirn fördern.[11] Heute wissen wir, dass die Blutgefäße in einem alzheimerkranken Gehirn untypisch agieren und nicht etwa den Blutfluss fördern, sondern vielmehr Neurotoxine, also Nervengifte freisetzen, die Hirnzellen töten.

Eine ebenso große Rolle spielt die Angiogenese im Falle von Adipositas. Zwar handelt es sich hierbei um eine Krankheit, bei der zahlreiche verschiedene Faktoren zusammenwirken, doch diejenigen, die eine besonders große Anzahl an die Angiogenese stimulierender Wachstumsfaktoren im Blutkreislauf hervorbringen, sind übermäßiges Essen und falsche Nahrungsmittel.[12] Ebenso wie ein Tumor benötigen auch Fettmassen neue Blutgefäße, um wachsen und die Zellen versorgen zu können.[13] Für diese wie auch viele weitere gesundheitliche Probleme gibt es inzwischen neue, speziell gegen die Angiogenese gerichtete medikamentöse Behandlungsformen, die bereits in Labors und klinischen Studien erste Erfolge erzielt haben.

Zwar ist es wichtig, überschüssige Blutgefäße zu kappen, doch genauso wichtig ist es, die körpereigene Fähigkeit zu erhalten, ein angemessenes Blutkreislaufsystem aufzubauen, um damit diejenigen Organe zu schützen, deren Blutversorgung mal aufgestockt und mal wiederhergestellt werden muss. Mit zunehmendem Alter kann unser Blutkreislauf schwächer werden, doch müssen wir genau diese Fähigkeit stärken und anregen, um gesundes Gewebe und gesunde Organe zu versorgen und zu erhalten. Wenn die Fähigkeit, unser Angiogenese-System zu stärken, beeinträchtigt ist, kann das schwerwiegende Konsequenzen haben.

Eine mögliche Konsequenz ist eine Neuropathie, die auftritt, wenn die Nerven nicht mehr richtig funktionieren. Man nimmt dies als Taubheitsgefühl oder Schmerz wahr, der auf einer Skala von leicht bis unerträglich rangieren kann.

Unser peripheres Nervensystem ist so etwas wie die Stromversorgung unseres Körpers, die Anweisungen vom Gehirn an unsere Muskeln weiterleitet, damit diese sich anspannen oder entspannen. Die Nerven schicken ebenfalls Empfindungen von der Haut und aus den Muskeln zurück zum Gehirn. All diese elektrischen Leitungen haben ein eigenes kleines Blutkreislaufsystem, *Vasa nervorum* genannt, das die Nerven mit Blut versorgt. Wenn dieses System schwächelt, sterben Nerven ab; die Symptome reichen von einem leichten Kribbeln über unerträgliche Schmerzen bis hin zu komplettem Taubheitsgefühl in Händen, Beinen und Füßen.

Auch bei Patienten mit Diabetes kann es passieren, dass Nerven nicht ausreichend mit Blut versorgt werden, vor allem dann, wenn der Blutzuckerspiegel nicht gut eingestellt ist. Diabetes verlangsamt die Angiogenese, was die Nerven schädigt, daher arbeiten Wissenschaftler an neuen Maßnahmen, welche die Durchblutung mithilfe therapeutischer Angiogenese verbessern. Im Labor injizierten die Wissenschaftler Tieren mit Diabetes ein Gen für das angiogenesefördernde Protein VEGF (Abkürzung für den englischen Namen des Signalmoleküls *Vascular Endothelial Growth Faktor*) und fanden heraus, dass sie damit den Blutfluss hin zu den Nerven steigern und diese in ihrer Funktion beinahe bis zum Normalzustand wiederherstellen konnten.[14] Eine andere häufig auftretende Ursache für eine periphere Neuropathie ist die Chemotherapie bei der Krebsbehandlung, die leider nicht nur Krebszellen tötet, sondern auch äußerst schädlich für die Nerven ist und ihr kleines Kreislaufsystem zerstören kann. Im Labor hat die Gentherapie mit VEGF die Nerven sowie auch ihren Blutkreislauf gegen Funktionsverlust vollständig geschützt.[15]

Falls unser Angiogenese-Verteidigungssystem ausgeschaltet ist, können sich zahlreiche andere Krankheiten in unser Leben drängen, so zum Beispiel chronische Wunden. Während normale Wunden in weniger als einer Woche verheilen, dauert es bei chronischen Wunden sehr viel länger – oder sie heilen gar nicht ab. Die offenen Wundstellen entzünden sich, und es entsteht Wundbrand, nicht selten müssen in einem solchen Fall betroffene Gliedmaßen amputiert werden. Allein in den USA sind mehr als acht Millionen Menschen betroffen, in Deutschland ist es etwa eine Million, und besonders häufig trifft es Menschen mit Diabetes, Arteriosklerose oder venöser Insuffizienz der Beinvenen, hinzukommen Menschen, die ans Bett gefesselt sind oder im Rollstuhl sitzen. Diese Krankheit verläuft ebenso schleichend wie tödlich, die Mortalitätsrate ist höher als bei Brust- oder Darmkrebs.[16] Wenn Sie an einer chronischen Wunde leiden, sollte Ihr Arzt als Erstes Ihre Angiogenese wieder in Gang bringen, damit sich die Durchblutung verbessert und die Heilung vorangeht. Dies kann mithilfe verschiedener medizinischer Behandlungen und Techniken erfolgen, einschließlich der Ernährung. Die angiogeneseanregende Ernährung stelle ich Ihnen in Kapitel 6 vor.

Auch unser Herz und unser Hirn bauen auf das Angiogenese-Verteidigungssystem, um damit jedweden Angriff auf das Blutkreislaufsystem zu parieren. Den Blutfluss zu diesen Organen möglichst schnell wiederherzustellen ist im wahrsten Sinne des Wortes eine Frage von Leben oder Tod. Wenn, wie im Falle von Arteriosklerose, der Zufluss zu den Blutgefäßen verstopft ist, springt das Verteidigungssystem an und produziert neue Blutgefäße, es baut quasi einen natürlichen Bypass um die verstopften Gefäße herum. Die natürlichen Bypässe (auch Kollaterale, Nebengefäß, Umgehungsgefäß oder Ausweichgefäß genannt) werden gebildet, sobald durch das stetige Verengen von Koronargefäßen oder Halsschlagader nach und nach Verstopfungen entstehen. Man kann Jahre und Jahrzehnte mit einer koronaren Herzkrankheit oder einer Karotisstenose leben, solange das Angiogenese-Verteidigungssystem intakt ist. Sogar wenn eine plötzliche Verstopfung auftritt – wie bei einem Herzinfarkt oder einem Hirninfarkt –, springt der Angiogeneseschutz an und bildet, sofern der Patient den Infarkt überlebt, natürliche Bypässe.

Dieses Verteidigungssystem kommt aber leider nur sehr langsam in Gang, wenn die Patienten ein gesundheitliches Problem haben, das die Angiogenese beeinträchtigt (Diabetes oder Hypercholesterinämie) oder aber Raucher sind oder sich im fortgeschrittenen Alter befinden. Klinische Tests mit Therapien, die in Herz und Hirn angiogenesestimulierend wirken, haben ergeben, dass es möglich ist, neue Therapien einzuführen, die den Prozess beschleunigen, jedoch sind diese noch im Versuchsstadium, und es wird Jahre dauern, bis die ersten Patienten damit behandelt werden können. In Teil II dieses Buches stelle ich Ihnen Nahrungsmittel vor, mit denen Sie zu Hause die kardiovaskuläre Angiogenese und den Heilungsprozess unterstützen können.

Nahrungsmittel und Angiogenese

Ein voll funktionsfähiges Angiogenese-System schützt uns ganz natürlich gegen viele Krankheiten. Unsere Gesundheit hängt aber vom normalen Gleichgewicht des Blutkreislaufsystems ab, das nur dann perfekt ausbalanciert ist, wenn unsere Organe weder über zu viele noch zu wenige Blutgefäße verfügen. In dem Moment, wo dieses Gleichgewicht gestört ist, braucht unser Körper Hilfe. Deshalb arbeiten Wissenschaftler in Pharmaunternehmen wie auch in der Biotechnologie mit Hochdruck daran, neue Behandlungsmethoden zu entwickeln, die Gliedmaßen, Sehkraft und Leben retten: Die Entwicklung eines neuen Medikaments dauert jedoch mindestens zehn Jahre, verschlingt oft mehr als eine Milliarde Dollar und ist aus Kosten- und Verfügbarkeitsgründen selbst dann, wenn sich das Medikament als wirksam erwiesen hat, immer noch nicht für alle verfügbar, die es benötigen. Darüber hinaus sind diese Medikamente nur dazu gedacht, bereits vorhandene Krankheiten zu behandeln, nicht aber, ihnen vorzubeugen.

Unsere Ernährung dagegen können wir sowohl zur Prävention als auch zur Unterstützung in der Behandlung von Krankheiten einsetzen. Studien aus aller Welt haben ergeben, dass bestimmte – bekannte und wohlschmeckende – Lebensmittel und Getränke unser Angiogenese-Verteidigungssystem beeinflussen können – und zwar sowohl, indem sie es ankurbeln, als auch, indem sie es hemmen. Sogar die Art und Weise, wie wir unsere Nahrungsmittel kombinieren oder zubereiten, hat Einfluss auf die Angiogenese, was uns einen ganz neuen Blick darauf ermöglicht, was wir zu uns nehmen und auf welche Weise wir es tun. Zusätzlich eröffnen sich neue Wege, um mithilfe der Angiogenese unsere Chancen bei der Vorbeugung bestimmter Krankheiten zu verbessern. Falls Sie gerade gegen ein gesundheitliches Problem ankämpfen, bei dem Angiogenese eine Rolle spielt, kann die Wahl der richtigen Nahrungsmittel helfen, die Krankheit in den Griff zu bekommen oder sogar zu besiegen.

Die Zahl der Beweise dafür, dass dies der richtige Ansatz ist, nimmt stetig zu. Menschen in Asien beispielsweise, die sich mit sehr viel Soja, Gemüse und Tee ernähren, haben ein sehr viel geringeres Risiko, an Brustkrebs oder anderen Krebsarten zu erkranken. In Japan gibt es mehr als 69 000 Menschen, die älter als 100 Jahre sind, und auch in China steigt die Zahl der Hundertjährigen.[17] Wie zum Beispiel mein Großonkel, der in Changshu, in der Nähe von Shanghai lebte, am Fuße des »Jadebergs« Yushan, wo grüner Tee angebaut wird. Er war bis zu seinem Tod mit 104 Jahren gesund. Und die agilen Hundertjährigen, die auf der griechischen Insel Ikaria und in den Bergen Sardiniens leben: Sie ernähren sich nach der sogenannten Mittelmeerdiät, die nicht etwa strikt vegan ist, sondern voller angiogenesestärkender Inhaltsstoffe steckt. Man weiß heute, dass die Angiogenese zu den wichtigsten Verteidigungssystemen unserer Gesundheit gehört und (jenseits unseres Gesundheitssystems) als Schlüssel zum Geheimnis lang anhaltender Gesundheit in unserem eigenen Körper steckt.

Gesundheitliche Probleme, bei denen das Angiogenese-System beeinträchtigt wird:

Exzessive Angiogenese:

Adipositas
Altersbedingte Makuladegeneration
Alzheimer
Brustkrebs
Darmkrebs
Diabetische Retinopathie
Eierstockkrebs
Endometriose
Gebärmutterhalskrebs
Hirntumor
Leberkrebs
Leukämie
Lungenkrebs
Lymphdrüsenkrebs
Multiples Myelom
Nierenkrebs
Prostatakrebs
Psoriasis (Schuppenflechte)
Rheumatoide Arthritis
Schilddrüsenkrebs

Unzureichende Angiogenese:

Dekubitus
Diabetischer Fuß
Erektile Dysfunktion
Herzinsuffizienz
Koronare Herzkrankheit
Kreisrunder Haarausfall
Neuropathie
Periphere arterielle Verschlusskrankheit
Periphere Neuropathie
Venöse Beingeschwüre (»offenes Bein«)

KAPITEL 2

REGENERATION DURCH STAMMZELLEN

Wenn wir davon ausgehen, dass die Angiogenese neue Blutgefäße bildet, damit unsere Organe zum Schutz unserer Gesundheit versorgt werden können, stellt sich die Frage, wodurch die Organe wachsen und instand gehalten werden. Die Antwort ist: Es liegt an unseren Stammzellen. Sie sind für unsere Gesundheit so ausschlaggebend, dass wir binnen einer Woche tot wären, wenn sie plötzlich aufhörten zu arbeiten. Vom Augenblick unserer Empfängnis an spielen die Stammzellen eine entscheidende Rolle, sie erzeugen und erhalten unseren Körper und unsere Gesundheit. Im Grunde bestehen wir aus Stammzellen. Etwa fünf Tage, nachdem das Sperma unseres Vaters die Eizelle unserer Mutter befruchtet hat, begann unser Leben als kleine Kugel aus 50 bis 100 embryonalen Stammzellen in der Gebärmutter. Interessant ist, dass diese Stammzellen pluripotent sind, was bedeutet, dass sie jede Art von Zelle oder Gewebe im Körper bilden können, sei es Muskel oder Nerv, Haut, Hirn oder Augapfel. In der Zeit, wo wir als Embryo zwölf Wochen lang heranreifen und zum Fötus werden, bilden die Stammzellen die großen Organe, indem sie sich in spezialisiertere Zellen verwandeln, um dann die Aufgaben der einzelnen Organe auszuführen. Bald schon gibt es im wachsenden Körper mehr spezialisierte Organzellen als Stammzellen.

Die Stammzellen des Fötus sind jedoch nicht nur dazu da, den Organismus aufzubauen, sondern haben gleichzeitig die Aufgabe, die Gesundheit zu erhalten, und zwar auch die der Mutter. Forscher der Mount Sinai School of Medicine in New York City führten eine wegweisende Studie durch, bei der sie Herzinfarkte bei schwangeren Mäusen beobachteten. Die Infarkte waren so gravierend, dass die Hälfte der linken Herzkammer zerstört wurde, beim Menschen würde ein Schaden dieses Ausmaßes zu massiven Herzproblemen oder sogar zu einem raschen Tod führen.[1] Bei den überlebenden Mäusen beobachteten die Forscher in den Wochen nach dem Herzinfarkt, dass Stammzellen des Fötus aus der Gebärmutter in den Blutkreislauf der Mutter gewandert waren. Von da aus nisteten sich die fetalen Stammzellen bemerkenswerterweise in der beschädigten Region des mütterlichen Herzens ein und begannen diese zu erneuern und wiederherzustellen. Einen Monat nach dem Herzinfarkt waren aus etwa der Hälfte der ins mütterliche Herz gewanderten fetalen Stammzellen erwachsene Herzzellen geworden, die imstande waren, spontan zu pulsieren. Diese Studie gehörte zu den ersten, die bewies, dass fetale Stammzellen dazu beitragen können, die Gesundheit der Mutter zu schützen.

Zum Zeitpunkt der Geburt haben die meisten Zellen des werdenden Menschen ihre endgültige Organform angenommen, nur eine kleine Anzahl Stammzellen bleibt übrig. Nach der Geburt sitzen immer noch einige Stammzellen in der Nabelschnur und an der Plazenta fest, diejenigen aus der Nabelschnur können als Nabelschnurblut aufgefangen werden, das an eine Stammzellenbank geschickt, dort eingefroren und so lange eingelagert wird, bis sie zu medizinischen Zwecken benötigt werden. Diese Stammzellen können eines Tages für Ihr Kind oder sogar für Sie und andere Familienmitglieder nützlich sein, wenn geschädigte Organe bei der Regeneration oder Heilung unterstützt werden müssen. Es ist eine einmalige Chance, und ich empfehle auf jeden Fall, Nabelschnurblut aufzufangen und einzulagern.

Trotz ihrer geringen Anzahl spielen die Stammzellen auch im Erwachsenenleben noch eine entscheidende Rolle, denn sie regenerieren hinter den Kulissen »heimlich, still und leise« die meisten unserer Organe, während wir älter werden. Dieser Prozess spielt sich in einem eigenen Rhythmus ab, der bei jedem Organ anders ist:

- Unser Dünndarm regeneriert sich alle zwei bis vier Tage,
- unsere Lunge und der Magen alle acht Tage,
- unsere Haut alle zwei Wochen,
- unsere roten Blutkörperchen alle vier Monate,
- unsere Fettzellen alle acht Jahre,
- unsere Knochen alle zehn Jahre.[2]

Der Rhythmus der Regeneration verändert sich mit zunehmendem Alter. Wenn man 25 ist, wird pro Jahr ein Prozent der Herzzellen regeneriert, aber mit der Zeit verlangsamt sich dieser Prozess. Wenn wir 75 sind, erneuern sich pro Jahr nur noch 0,45 Prozent der Herzzellen.[3]

Immunzellen werden alle sieben Tage regeneriert, wenn aber unsere Stammzellen nicht mehr da wären, würden wir sehr bald an einer Infektion sterben. Falls wir diese Infektion doch irgendwie überlebten, würden wir an Blutverlust sterben, denn die Blutplättchen, die dafür sorgen, dass unser Blut gerinnt, werden alle zehn Tage regeneriert. Selbst wenn wir das noch überstehen würden, fiele uns binnen sechs Wochen die Haut ab. Danach würden unsere Lungen kollabieren, und wir würden ersticken. Unsere Stammzellen schützen unsere Gesundheit, sie sind lebenswichtig.

Die Heilkraft der Stammzellen

Unser Wissen über die Stammzellen unseres Körpers geht auf die Atombombe zurück. Bei der Zerstörung von Hiroshima und Nagasaki 1945, am Ende des Zweiten Weltkriegs, wurden schätzungsweise 200 000 Menschen getötet. Die Ärzte beobachteten aber, dass einige Menschen, die den eigentlichen Schlag überlebt hatten, in einer zweiten Todeswelle verstarben. Sie waren radioaktiver Strahlung ausgesetzt gewesen, die ihrem Körper die Fähigkeit nahm, die eigenen Zellen im Knochenmark zu regenerieren. Während die Regierung sich auf künftige Atomkriege vorbereitete, machten sich Wissenschaftler auf die Suche nach Stammzellen, mit denen die Überlebenden behandelt und vor radioaktiver Strahlung geschützt werden konnten. Die zwei kanadischen Forscher James E. Till und Ernest A. McCulloch konnten 1961 Stammzellen im Knochenmark und in der Milz nachweisen, die in der Lage waren, Blutzellen zu regenerieren. Till und McCulloch entdeckten, dass diese Stammzellen, sofern sie rechtzeitig injiziert wurden, Labortiere retten konnten, die einer tödlichen Menge radioaktiver Strahlung ausgesetzt worden waren.[4]

Aus der Arbeit der beiden Kanadier ging die Entwicklung der Knochenmarktransplantation hervor, eine lebensrettende Maßnahme, die heute überall auf der Welt durchgeführt wird, um Krebspatienten zu retten, die mit schärfsten Chemotherapien und hochdosierter Bestrahlung behandelt werden. Zwar töten sowohl die Chemotherapie als auch die Bestrahlung Krebszellen, doch leider vernichten sie gleichzeitig gesunde Stammzellen im Knochenmark. Ohne Stammzellen bricht das Immunsystem des Patienten zusammen, der dann an einer Infektion sterben kann. Wenn aber dem Krebspatienten Stammzellen aus dem Knochenmark eines Spenders eingepflanzt werden, können die Ärzte diesen Patienten vor dem sicheren Tod bewahren. Die Spenderstammzellen gelangen über den Blutkreislauf ins Knochenmark des Krebspatienten, nisten sich dort ein und beginnen das Immunsystem wiederherzustellen. Die Knochenmarktransplantation durch Spenderzellen galt als medizinischer Durchbruch, und dem Pionier dieses Verfahrens, E. Donnall Thomas, wurde 1990 der Nobelpreis für Medizin verliehen, ebenso wie dem Pionier der Nierentransplantation Joseph E. Murray. Auch ohne Schäden durch Chemotherapie oder radioaktive Strahlung braucht unser Körper Stammzellen, damit er sich permanent von innen heraus erneuern kann.

Von den 37,2 Billionen Zellen in unserem Körper machen die Stammzellen nur eine geringe Teilmenge aus, nämlich 0,002 Prozent, und doch sind sie in der Lage, unsere Gesundheit wiederherzustellen.[5] Stammzellen reparieren, ersetzen und erneuern nach Bedarf tote und ausgelaugte Zellen. Wie eine Spezialeinheit in unserem Körper sammeln sie Informationen, schicken Spähtrupps aus und führen Kampfeinsätze durch, damit unsere Organe in optimalem Zustand bleiben. Sobald wir uns verletzen oder krank werden, legen die Stammzellen los: Sie bilden neues, heilendes Gewebe oder helfen dem Körper anderweitig, mit dem Problem fertigzuwerden. Sie sind unser regenerierendes Verteidigungssystem. Genau wie bei dem Angiogenese-System gibt es auch hier neueste Studien, die beweisen, dass unsere Stammzellen stark von unserer Ernährung beeinflusst werden.

Egal ob Sie nun als Sportler Muskulatur aufbauen wollen oder schwanger sind und einen Fötus versorgen oder ob Sie gegen den Alterungsprozess ankämpfen – die richtigen Nahrungsmittel können in jedem Fall dazu beitragen, die Anzahl und die Funktionstüchtigkeit Ihrer Stammzellen zu steigern. Und damit deren Fähigkeit, Ihren Körper zu regenerieren. Wir können essen, um unser Herz zu schützen, unseren Geist fit zu halten (Regeneration im Gehirn), Wunden zu heilen und unseren Körper jung zu halten. Ich werde Ihnen in Teil II die Nahrungsmittel vorstellen, die unseren Stammzellenschutz unterstützen können, zunächst aber möchte ich Ihnen eine Einführung in das Thema Regeneration geben, um Ihnen aufzuzeigen, weshalb uns die richtigen Nahrungsmittel das Leben retten können.

Stammzellen und Verletzungen

Das Regenerationsverteidigungssystem ist so angelegt, dass es im Falle einer Verletzung oder eines Traumas jederzeit eingreifen kann. Stammzellen von Erwachsenen, sogenannte adulte Stammzellen, bleiben so lange unspezifisch und im Wartezustand, bis sie gebraucht und zum Einsatz gerufen werden. Sie können ihre Pluripotenz bewahren, auch wenn sie sich selbst durch Zellteilung regenerieren und wiederherstellen: Sobald sie im Einsatz sind, prüfen sie ihre Umgebung und reagieren auf Hinweise, indem sie sich in genau jenen Zelltyp verwandeln, der regeneriert werden muss. Wenn sie in der Lunge sitzen, werden sie Teil der Lunge, wenn sie in der Leber sind, werden sie Teil der Leber.

Um verstehen zu können, wie die Stammzellen in der Lage sind, diese Schutzfunktion auszuüben, müssen wir uns ansehen, wo sie leben, wenn sie noch inaktiv, unspezifisch und regenerierbar sind. Sie verstecken sich in sogenannten Nischen, die sich in der Haut befinden, den Darmwänden, Haarwurzeln, in Eierstöcken und Hoden, im Körperfett, in Herz und Hirn und vor allem im Knochenmark, jenem schwammartigen Gewebe in den Hohlräumen unserer Knochen.

Das Knochenmark fungiert als eine Art Lagerraum für mindestens drei verschiedene Stammzelltypen: erstens die hämatopoetischen Stammzellen (oder auch Blutstammzellen), die zu blutbildenden Zellen werden; zweitens die mesenchymalen Stammzellen, dies sind Vorläuferzellen, die später zu Muskeln, Körperfett, Knorpel, Knochen und anderen nicht blutbildenden Körperteilen werden; und drittens die endothelialen Vorläuferzellen, die dazu beitragen, dass in den regenerierenden Organen neue Blutgefäße entstehen. Zusammenfassend werden sie als Knochenmarkstammzellen bezeichnet, da sie alle im Knochenmark sitzen.

Wenn ein Körperteil, das regeneriert werden muss, Stammzellen zu Hilfe ruft, wird eine Reihe von Prozessen in Gang gesetzt, die dann die Stammzellen aus ihren Nischen in den Blutkreislauf transportieren. Im Knochenmark werden zunächst die Stammzellen durch Wachstumssignale alarmiert, die von dem in Not geratenen Organ ausgesendet werden. Vor allem die vaskulären endothelialen Wachstumsfaktoren sind besonders starke Stammzellstimulatoren. Das Notsignal gelangt über Blutbahnen, die den Knochen durchziehen, zum Knochenmark. Sobald es dort angekommen ist, wandern Signalmoleküle durch Sinusoiden, ein Kapillarsystem im Knochenmark, wo die Signalmoleküle an die Stammzellen in den Nischen an den Kanalwänden weitergegeben werden. Für die Stammzellen ist dies wie ein chemischer Wecker, auf den sie entsprechend reagieren: Wie Bienen aus dem Bienenstock schwärmen die Stammzellen auf den Notruf hin aus dem Knochenmark in den Blutkreislauf des Körpers.[6] Man nennt dies Stammzellmobilisierung, ein wichtiger Schritt zur Regenerierung eines verletzten Körperteils.

Danach bekommen wir vorgeführt, wie klug die Stammzellen für ihre Arbeit konzipiert sind. In einem Notfall gehen die Stammzellen dahin, wo es wehtut, an die vorderste Front der Verletzung. Getragen vom Sog des Blutflusses und mit dem Herzschlag vorangetrieben, nutzen sie eine Art biologischen Peilsender, um den exakten Standort im Organ zu lokalisieren, wo der Notfall eingetreten ist. Wie eine ferngesteuerte Rakete visieren die Stammzellen ihr Ziel an und finden ihren Landeplatz. Die Proteine an der Stammzelle, sogenannte Rezeptoren, legen sich an die Proteine am Landeplatz, wo sie sich wie ein Klettverschluss aus Zellen anhaken und damit sicherstellen, dass die Stammzellen nur an der verletzten Stelle anlegen.[7] All dies passiert innerhalb kürzester Zeit, nachdem das Notsignal ausgesendet wurde. Man hat in Studien nachgewiesen, dass nur 48 Stunden, nachdem ein Chirurg einen Schnitt angesetzt hatte, die Anzahl der endothelialen Vorläuferzellen aufgrund des Heilungsprozesses bereits 14-mal höher war als vor dem Eingriff.[8]

Wenn sich die Stammzellen an dem Landeplatz angeheftet haben, machen sie quasi eine Inventur ihrer aktuellen Umgebung, nehmen Hinweise auf und führen ihren Einsatz gemäß dessen durch, was sie aus der Umgebung erfahren. Wenn sie in der Haut sind, werden sie zu Hautzellen und reagieren so, wie es dem Bedarf der Haut gerade entspricht. Wenn sie im Herzen sind, werden sie zu Herzmuskelzellen und arbeiten entsprechend dem Bedarf des Herzens. Die Stammzellen sind nach einer Verletzung allerdings nur Teil eines größeren Hilfstrupps. Tatsächlich kommt ein komplettes Katastrophenschutzteam mit vielfältiger Zusammensetzung zum Einsatz, von den Entzündungszellen über andere Immunzellen und Blutgefäßzellen bis zu Blutgerinnungszellen.

Was die Stammzellen aber genau machen, wenn sie einmal im verletzten Gewebe integriert sind, ist noch immer ungeklärt. Wir wissen zwar, dass sie sich in das jeweils örtliche Gewebe differenzieren und dies regenerieren, aber die Stammzellen bleiben höchstens ein paar Tage dort. Wissenschaftler versuchen zu dokumentieren, was dann tatsächlich mit ihnen geschieht. Es gibt hierzu mehrere Theorien: Entweder verändern die Stammzellen ihre Gestalt und verschwinden so im Hintergrund, dass sie vom normalen Gewebe, das sie gerade reparieren, nicht zu unterscheiden sind. Oder aber sie spielen möglicherweise eine entscheidende, jedoch nur kurzlebige Rolle und sterben einfach ab, wenn ihr Einsatz beendet ist.

Wir wissen aber, dass Stammzellen eine Art Proteinfabrik sind, die Wachstumsfaktoren, Zytokine und Überlebensfaktoren herstellen. All diese Proteine werden in Organen benötigt, die wachsen oder gerade repariert werden. Sie können ebenfalls spezielle Transportvehikel, sogenannte Exosome und Mikrovesikel ausschütten, die dann Proteine und genetische Informationen enthalten. Wenn diese nun in ein Organ abgegeben werden, leiten sie Informationen an andere Zellen darüber weiter, was als Nächstes zu tun ist, damit der Schaden behoben werden kann.[9] Stammzellen schütten ihre Fracht aus, um damit andere Zellen zu veranlassen, ihre Landezone in eine gesündere Umgebung zu verwandeln. Man spricht hier von parakriner Sekretion. Eine Studie zur Knochenregeneration hat gezeigt, dass Stammzellen mindestens 43 verschiedene Wachstumsfaktoren ausschütten können, die dann dazu beitragen, dass sich die Umgebung eines verletzten Knochens erholt.[10]

Einige an der Stammzellreaktion beteiligte Wachstumsfaktoren gehören auch zu denen, die die Angiogenese auslösen, was wiederum diese beiden Verteidigungssysteme miteinander verbindet. Wenn nämlich aufgrund von Sauerstoffmangel (Hypoxie) ein vaskulärer endothelialer Wachstumsfaktor ausgeschüttet wird, wird vor Ort die Angiogenese ausgelöst, während weiter entfernt in den Nischen des Knochenmarks die Stammzellen von diesem Faktor alarmiert werden. Frische Blutversorgung wird immer dort benötigt, wo neues Gewebe regeneriert wird. Die Angiogenese springt an diesem Punkt ein und sorgt durch das Bilden neuer Blutgefäße dafür, dass das regenerierende Gewebe ausreichend mit Nahrung versorgt wird. Umgekehrt helfen die Stammzellen auch beim Bilden neuer Blutgefäße, es ist also eine Beziehung, von der beide profitieren. Der Anteil der neuen Blutgefäße, die aus Stammzellen hervorgegangen sind, liegt zwischen 2 und 25 Prozent.

Ursachen für Stammzellschäden

Im gleichen Maße wie das regenerative Verteidigungssystem über den Erhalt unserer Gesundheit und unseren Heilungsprozess entscheidet, sind unsere Stammzellen leider auch anfällig für alltägliche Faktoren, die unseren Körper im Laufe unseres Lebens angreifen. Mit am meisten Schaden wird durch Tabakqualm verursacht. Dadurch nämlich, dass Sauerstoffmangel entsteht, wenn ein Raucher Zigarettenqualm einatmet, wird im Blutkreislauf der Rekrutierungsprozess für Stammzellen gestartet. Regelmäßiges Rauchen verringert die Zahl der Stammzellen derart, dass irgendwann nicht mehr genügend für Regeneration und Reparaturen zur Verfügung stehen.[11] Schlimmer jedoch ist, dass bei Rauchern die verbleibenden

Stammzellen nicht mehr richtig funktionieren: Ihre Fähigkeit, sich zu vervielfachen, reduziert sich um 80 Prozent, und ihr Mitwirken an Regenerationsprozessen um 40 Prozent.[12] Diese Verknappung sowohl der Anzahl als auch der Funktion von Stammzellen erklärt zumindest teilweise, warum Rauchen, abgesehen vom direkten Schaden, den es den Blutgefäßen zufügt, ein erhöhtes Risiko für Herz-Kreislauf-Erkrankungen und Lungenleiden bedeutet.

Auch ein Nichtraucher kann sich nicht in Sicherheit wiegen, wenn Menschen in seiner Nähe rauchen, denn Passivrauchen ist fast ebenso gefährlich: Bereits wenn man nur eine halbe Stunde lang dem Zigarettenqualm ausgesetzt ist, den ein anderer ausatmet, werden die Stammzellen aufgeschreckt.[13] Es ist daher wenig überraschend, dass Luftverschmutzung in ähnlichem Maße schädlich ist. Wissenschaftliche Untersuchungen von Menschen, die in Gemeinden mit hoher Luftverschmutzung leben, haben ergeben, dass sich in Zeiten hoher Feinstaubbelastung die Anzahl der endothelialen Vorläuferzellen im Blut dieser Menschen reduzierte.[14]

Hoher Alkoholkonsum tötet ebenfalls Stammzellen. Überhaupt beeinträchtigt der Alkohol unsere Stammzellen auf mehrerlei Weise. Man hat zum Beispiel Affen wissenschaftlich untersucht und ihnen dabei täglich eine geringe Menge Alkohol zu trinken gegeben. Interessanterweise hatten diese Affen mehr Stammzellen im Blutkreislauf als die Abstinenzleraffen. Allerdings waren die Stammzellen der trinkenden Affen angegriffen und konnten den Regenerationsprozess daher nicht so wirksam unterstützen.[15] Wir können uns diese wie alkoholisierte Stammzellen vorstellen, die nicht mehr geradeaus gehen können. Wenn schwangere Frauen viel Alkohol trinken, ist das fetale Alkoholsyndrom die katastrophale Folge: Der Fötus erleidet einen bleibenden Hirnschaden und Wachstumsanomalien. Alkohol ist Gift für Stammzellen. Die Zerstörung, die beim fetalen Alkoholsyndrom entsteht, geht daher wohl teilweise auf geschädigte Stammzellen zurück, was von Wissenschaftlern der Louisiana State University bestätigt wurde, die die fetale Entwicklung von Labormäusen untersucht haben.[16] Ein weiterer Schlag für die Gesundheit unserer Stammzellen ist das sogenannte Komasaufen. Wissenschaftler der University of Kentucky haben festgestellt, dass exzessiver Alkoholkonsum die Aktivität der Hirnstammzellen, der sogenannten Oligodendrozyten-Vorläufer, reduziert, die eigentlich gebraucht werden, um neue Neuronen zu bilden. Vor allem in der Hirnregion des Hippocampus konnte dieser Prozess beobachtet werden. Diese Hirnregion ist für das Ausbilden sowohl des Kurz- wie auch des Langzeitgedächtnisses verantwortlich.[17] Die gute Nachricht aber ist, dass der Schaden wieder behoben werden konnte, sobald der exzessive Alkoholkonsum eingestellt wurde.

Wir können das Risiko für unsere Stammzellen dadurch eindämmen, dass wir uns nach Möglichkeit von Luftverschmutzung, Tabak und Alkohol fernhalten, es gibt allerdings auch Risikofaktoren, denen wir nur schwer aus dem Weg gehen können. Der Alterungsprozess beispielsweise verschleißt unsere Regenerationsfähigkeit unerbittlich. Je älter wir werden, desto weniger Stammzellen haben wir in unserem Knochenmark zur Verfügung. Leider ist es nicht nur so, dass die Reserven langsam aufgebraucht werden, auch sind die verbleibenden Stammzellen weniger aktiv als in unserer Jugend.[18] Ein hoher Cholesterinspiegel beeinträchtigt die Funktion der Stammzellen zusätzlich, wenn auch Cholesterin nicht gleich Cholesterin ist.[19] Das »gute« Cholesterin HDL (High-Density Lipoprotein) verlangsamt das vorprogrammierte Zellsterben der endothelialen Vorläuferzellen, und Ernährungsmaßnahmen, welche die HDL-Produktion anregen, schützen damit auch diese Zellen.[20] Auf diese Weise macht unsere Gesundheit satte Gewinne, denn die endothelialen Vorläuferzellen können Arteriosklerose vorbeugen und uns dagegen schützen, dass an den Blutgefäßen Fettablagerungen entstehen, die den Blutfluss hemmen – und sie können die Wände der Blutgefäße reparieren. Dieser Gefäßschutz durch Stammzellen ist einer der Gründe, weshalb man HDL als das »gute« Cholesterin bezeichnet.

Auch chronische Krankheiten können eine schädliche Wirkung auf die Stammzellen ausüben, Diabetes beispielsweise ist ein Stammzellenkiller. Diabetespatienten haben weniger Stammzellen und die bestehenden arbeiten nicht ordentlich. Das Problem ist hier der hohe Blutzuckerspiegel, denn in zuckerreicher Umgebung können Stammzellen das Gewebe nicht so gut regenerieren. Sie können sich nicht normal vermehren und sich auch nicht besonders gut von einem Ort im Körper zum anderen bewegen, was bedeutet, dass sie nicht in der Lage sind, ausreichend zur Bildung von neuem Gewebe beizutragen und ihrer Umgebung zu nützen. Hinzu kommt, dass sie weniger Stammzellfaktoren abgeben als in normaler Stammzellenumgebung.[21] Es ist wissenschaftlich erwiesen, dass ein hoher Blutzuckerspiegel selbst bei normal gesunden Erwachsenen ohne Diabetes die Stammzellen beeinträchtigt.[22] Auch aus diesem Grund sollte man darauf achten, wie viel Zucker man zu sich nimmt.

Sowohl bei Diabetes Typ 1 wie auch bei Typ 2 treten Stammzellenschäden auf. Bei Diabetes Typ 1 zerstört das eigene Immunsystem im Körper die insulinproduzierenden Zellen, die auch den Zuckerstoffwechsel regulieren. Bei Diabetes Typ 2 besteht ebenfalls ein Stoffwechselproblem beim Blutzucker, doch hier ist die Ursache keine Autoimmunkrankheit. Egal ob aufgrund genetischer Disposition oder/und aufgrund von Adipositas, bei Diabetes Typ 2 reagiert der Körper nicht mehr ausreichend auf Insulin oder produziert nicht mehr genügend davon. Eine Studie der New York University hat gezeigt, dass die endothelialen Vorläuferzellen derart beeinträchtigt werden, dass bei Diabetes Typ 2 ihre Wachstumsfähigkeit um fast 50 Prozent eingeschränkt ist. Noch größere Schäden sind möglich, wenn bei den Patienten der Blutzuckerspiegel unzureichend eingestellt ist.[23] Als Forscher die Leistungsfähigkeit der endothelialen Vorläuferzellen bei der Neubildung von Blutgefäßen getestet haben, stellte sich heraus, dass die Wahrscheinlichkeit, diesen Prozess unterstützen zu können, um das 2,5-Fache geringer war als bei Stammzellen ohne Diabetesbelastung. Holländische

Wissenschaftler haben bei Stammzellschäden aufgrund von Diabetes Typ 1 sehr ähnliche Auswirkungen beobachtet.[24]

Wenn man sich vor Augen führt, dass Diabetes eigentlich eine Pandemie ist, an der mehr als 422 Millionen Menschen auf der ganzen Welt leiden und die jedes Jahr 1,6 Millionen Todesopfer fordert, erscheint die Lähmung von Stammzellen plötzlich als Problem gigantischen Ausmaßes. Diabetes gehört mit zu den Hauptauslösern für Erkrankungen wie Herzinfarkt, Schlaganfall, Erblindung, Nierenversagen, chronische Wunden und Behinderungen aufgrund von Amputationen der unteren Extremitäten. All diese medizinischen Komplikationen gehen mehr oder weniger auf dysfunktionale Stammzellen zurück. Alles, was die Funktion der Stammzellen bei Diabetes, Hyperlipidämie oder Alterserscheinungen schützt oder verbessert, könnte sich als lebensrettend erweisen.[25]

Die periphere arterielle Verschlusskrankheit ist eine ernsthafte Erkrankung, die meist zusammen mit Arteriosklerose und in der Folge von langjährigem Diabetes auftritt. Dabei sorgt die starke Arterienverengung aufgrund der Arteriosklerose dafür, dass die Sauerstoffversorgung in die Beine gedrosselt wird. Diese Erkrankung verschlimmert sich zunehmend, da immer weniger Blut zu den Muskeln und Nerven in den Beinen sowie zur darüberliegenden Haut gelangt. Die Zellen in den Beinen erleiden Sauerstoffmangel und sterben ab, was Hautschäden wie Dekubitus und offene Beine zur Folge haben kann. Da die Wundheilung bei Diabetes ohnehin verlangsamt ist, kommt es beim offenen Bein leicht zusätzlich zu Infektionen bis hin zum Wundbrand. Nicht selten ist es lebensnotwendig, dem Patienten das Bein zu amputieren. An der Universität im italienischen Padua haben Wissenschaftler zirkulierende Stammzellen von Patienten mit Diabetes Typ 2 und peripherer arterieller Verschlusskrankheit untersucht und diese mit gesunden Zellen von Menschen ohne Diabetes verglichen.[26] Die Patienten mit diabetisch bedingter arterieller Verschlusskrankheit hatten um 47 Prozent weniger Stammzellen, von denen diejenigen mit den wenigsten Stammzellen gleichzeitig ein offenes Bein hatten. Dies zeigt, wie wichtig die Stammzellen für die Wundheilung und die Hautreparatur sind.

Wir lernen daraus, dass gutes Diabetesmanagement für den Schutz unseres regenerativen Verteidigungssystems absolut entscheidend ist. Je besser der Blutzucker eingestellt ist, desto gesünder sind die Stammzellen. Umgekehrt bedeutet dies aber auch: Je schlechter der Blutzuckerspiegel kontrolliert wird, desto stärker wird die Funktion der Stammzellen beeinträchtigt. Die Anzahl der endothelialen Vorläuferzellen sowie deren Funktion können mit verbesserter Blutzuckerkontrolle gesteigert werden. Wer an Diabetes leidet, sollte daher seinen Blutzucker stets optimal eingestellt haben, denn das kann tatsächlich das eigene Leben retten.[27]

Der Nutzen des Stammzellenaufbaus

Wenn unser Stammzellensystem schwächelt, geht es auch mit unserer Gesundheit bergab. Wenn wir aber etwas tun, um unsere Stammzellen aufzubauen, kann dies durchaus positive Auswirkungen auf unseren Körper haben, zum Beispiel bei einer Herz-Kreislauf-Erkrankung. Wissenschaftler aus dem saarländischen Homburg haben im *The New England Journal of Medicine* eine Studie mit 519 Patienten veröffentlicht, die gezeigt hat, dass man voraussagen kann, ob ein Mensch in den folgenden zwölf Monaten einen Herzinfarkt oder Schlaganfall erleiden wird, wenn man zu Behandlungsbeginn die Anzahl der endothelialen Vorläuferzellen im Blutkreislauf misst. Diese Messung konnte sogar Aufschluss darüber geben, ob die Person den Infarkt bzw. Schlaganfall überleben würde oder nicht.[28] Bei Patienten dieser Studie, die zu Behandlungsbeginn mehr endotheliale Vorläuferzellen besaßen, war das Risiko einer Ersterkrankung um 26 Prozent verringert. Auch das Risiko, an einer Herz-Kreislauf-Erkrankung zu sterben, war bei den Patienten mit höheren Stammzellwerten um 70 Prozent geringer.

Eine weitere wegweisende Studie, die *Malmö Diet and Cancer Study* aus Schweden, untersuchte die Verbindung zwischen Stammzellwerten und Herz-Kreislauf-Erkrankungen.[29] Die Studie startete 1991 mit einer Reihe von Probanden mittleren Alters, deren Gesundheitszustand 19 Jahre lang von Wissenschaftlern beobachtet wurde. Den Probanden wurde regelmäßig Blut abgenommen, und sie beantworteten Fragen zu ihrer Ernährung; so wollte man herauszufinden, welche Verbindungen es zu bestimmten Krankheiten gab. In dieser Probandengruppe maßen die Wissenschaftler bei 4742 Personen einen Blutmarker, den sogenannten Stammzellfaktor. Dieser Stammzellfaktor ist ein Protein aus dem Knochenmark, welches das Lager versorgt, in dem die Stammzellenreserve wartet. Das Protein befindet sich aber auch im Blutkreislauf, wo es die Mechanismen der Stammzellen dahingehend steuert, ob und wie sie sich vermehren, wohin sie wandern und ob sie sich schließlich nach Bedarf in bestimmtes Gewebe verwandeln, die sogenannte Differenzierung. Der Stammzellfaktor entscheidet über die Stammzellfunktion. So fanden die Wissenschaftler in Malmö heraus, dass diejenigen unter den Patienten mit dem höchsten Stammzellfaktor ein nur halb so großes Risiko trugen, ein Herzversagen zu erleiden, ein um 34 Prozent geringeres Risiko für Schlagfall und ein um 32 Prozent niedrigeres Risiko zu sterben als diejenigen mit dem niedrigsten Stammzellfaktor. Wenig überraschend war auch, dass die Personen mit dem niedrigsten Stammzellfaktor entweder Raucher waren, große Mengen Alkohol konsumierten oder Diabetespatienten waren, was wiederum die enge Verbindung verdeutlicht, die zwischen der Lebensweise, der Stammzellfunktion und dem Risiko besteht, an einem chronischen Leiden zu erkranken.

Die Stammzellen besitzen besondere Schutzfunktionen für unser Herz-Kreislauf-System. Endotheliale Vorläuferzellen tragen nicht nur dazu bei, dass in regenerierenden Organen neue Blutgefäße entstehen, sondern sie spielen auch eine wichtige Rolle, wenn an bestehenden Blutgefäßen Schäden behoben werden müssen.

Die Arteriosklerose, ein Prozess, bei dem unsere Arterien verhärten und enger werden, erhöht unser Risiko, einen Herzinfarkt oder Schlaganfall zu erleiden und an peripherer arterieller Verschlusskrankheit oder auch an erektiler Dysfunktion zu erkranken. An den Gefäßwänden bilden sich Eiweißablagerungen, die wachsen, wenn die Innenwand der Blutgefäße beschädigt ist, genau wie sich an verkratzten Rohren Rost ablagert.

Wenn der Schaden an der Gefäßwand nicht repariert wird, sammeln sich immer mehr Ablagerungen, sodass irgendwann derart viel angehäuft ist, dass sich der Durchmesser des Blutgefäßes verengt und der Blutstrom abgeschnitten wird. Wie emsige Näherinnen flicken die endothelialen Vorläuferzellen die innere Gefäßwand. Daher reduziert ein Schaden an unseren Stammzellen gleichzeitig auch unseren regenerativen Schutz gegen Arteriosklerose. Wenn wir dagegen unsere Stammzellen gesund erhalten, reduzieren wir damit das Risiko, dass Arteriosklerose überhaupt entsteht, und wir schützen uns zugleich vor Herz-Kreislauf-Erkrankungen.

Bei der Entstehung von Demenzerkrankungen gibt es eine Verbindung zum Verlust von Gehirnstammzellen.[30] Diese Stammzellen, sogenannte Oligodendrozyten-Vorläufer, regenerieren und ersetzen in unserem Gehirn Neuronen und sind mitentscheidend dafür, ob unsere geistige Fitness erhalten bleibt. Es sind übrigens dieselben Stammzellen, die von exzessivem Alkoholkonsum betroffen sind. Nun machen sich Wissenschaftler daran, Methoden zu finden, wie Gehirnstammzellen erhalten und aufgebaut werden können, um damit Alzheimer-Erkrankungen zu behandeln. Aus hämatopoetischen Stammzellen entwickeln sich weitere spezialisierte Gehirnzellen, die Mikroglia. Sie sind verantwortlich dafür, das Gehirn sauber zu halten und die hirntötenden Beta-Amyloid-Ablagerungen zu entsorgen, die Alzheimer verursachen. Im Labor haben Forscher der Universität für Wissenschaft und Technik Zentralchina in Huazhong Mäusen mit Alzheimer ein Protein namens SDF-1 ins Gehirn injiziert. Sie fanden heraus, dass dieses Protein die hämatopoetischen Stammzellen aus dem Knochenmark ins Gehirn rekrutieren konnte, wo sie dann zu Mikroglia wurden und den Säuberungsprozess von im Verlauf der Krankheit zunehmenden Beta-Amyloid-Ablagerungen verbesserten.[31]

Stammzellen in der Medizin

Die Bedeutung der Stammzellen für die Gesundheit ist nicht zu leugnen, daher wird weltweit in klinischen Studien daran gearbeitet, Stammzelltherapien zu entwickeln. Zwar gibt es verschiedene Möglichkeiten zur Entwicklung regenerativer Therapien, doch gebräuchlich ist die, in der dem Körper Stammzellen injiziert werden, um die Regeneration eines Organs zu unterstützen, beispielsweise bei Erkrankungen von Herz, Gehirn, Augen, Nieren, Bauchspeicheldrüse und Leber. Falls Sie sich für klinische Studien zu regenerativen Therapien interessieren, sollten Sie clinicaltrials.gov (in englischer Sprache) anklicken, weltweit die umfassendste Datenbank zur Forschung in der Humanmedizin. Die Webseite wird von der *U. S. National Library of Medicine* betrieben und bietet Patienten wie auch Pflegekräften wichtige Informationen über die aktuellen Behandlungsmethoden, an denen gerade geforscht wird. Klinische Studien zu regenerativer Medizin finden Sie, wenn Sie BM-MNC (kurz für »bone marrow derived molecular cells«, also dem Knochenmark entnommene Molekularzellen) oder »progenitor« oder »regenerative« und zusätzlich die Krankheit, die Sie behandeln möchten, eingeben. Für Europa gibt es die Seite eurostemcell.org, die auch auf Deutsch lesbar ist und die wichtigsten Fragen beantwortet.

Sie finden dort Informationen zu speziellen Studien: was wird getestet, wo wird die Studie durchgeführt, werden noch Teilnehmer gesucht und (sofern die Studie abgeschlossen ist) welche Ergebnisse liegen vor. Gegenwärtig laufen mehr als 6000 Studien zur Regeneration, was bedeutet, dass dieses Feld zu den derzeit am intensivsten beforschten in der Medizin gehört. Zu den umstrittensten und gleichzeitig faszinierendsten Studien zählen diejenigen, die darauf ausgerichtet sind, die Entwicklung von Krankheiten wie Multiple Sklerose, Parkinson und sogar Autismus zu verhindern.[32]

Die Stammzellen, die in der regenerativen Therapie eingesetzt werden, stammen aus unterschiedlichen Quellen, und es ist daher für Sie wichtig zu wissen, wie die Stammzelltherapie in medizinischen Einrichtungen angewendet wird. Üblicherweise werden die Stammzellen für diese Therapie aus dem Knochenmark, Blut, Fettgewebe und auch aus der Haut entnommen. Die Stammzellen aus dem Knochenmark werden beispielsweise entnommen, indem eine lange Nadel in den Hüftknochen eingeführt wird, mithilfe derer dann flüssiges Knochenmark abgesaugt wird. Alternativ können Stammzellen auch dem Blut entnommen und dann dem Patienten konzentriert wieder injiziert werden, man nennt diesen Prozess therapeutische Apherese oder auch Blutwäsche. Oftmals werden die gesammelten Stammzellen gewissen Verarbeitungsprozessen unterzogen, um zu gewährleisten, dass sie wirklich topfit sind. Erst dann werden sie den Patienten wieder zugeführt.

Man stelle sich Folgendes vor: Ein plastischer Chirurg führt eine Fettabsaugung durch, um adipöses Fettgewebe aus dem Bauch eines Patienten zu entfernen. Das abgesaugte Gewebe wird dann in der Klinik so verarbeitet, dass die adipösen Stammzellen vom Fett getrennt werden, dann werden sie einem bereits wartenden Kardiologen übergeben, der sie ins Herz des Patienten injiziert. In klinischen Studien wird dies bereits so praktiziert. Frühe Ergebnisse haben gezeigt, dass der Schaden durch einen Herzinfarkt um die Hälfte reduziert werden kann, wenn 20 Millionen Stammzellen aus Körperfett injiziert werden.[33]

Die Haut ist ebenfalls eine einzigartige Stammzellquelle, denn dort sitzen die sogenannten induzierten pluripotenten Stammzellen (iPS-Zellen). Dies sind keine herkömmlichen Stammzellen, vielmehr handelt es sich um maturierte Hautzellen, die tatsächlich in eine Stammzelle zurückverwandelt und dann so umprogrammiert werden können, dass sie sich zu einer differenzierten Zelle eines ganz anderen Organs entwickeln.

Nachdem der Medizinwissenschaftler Shinya Yamanaka dies im Jahre 2006 entdeckt hatte, mussten zahlreiche Lehrbücher aus Medizin und Biologie umgeschrieben werden. Gemeinsam mit Sir John B. Gurdon erhielt Yamanaka im Jahr 2012 für seine Arbeit den Nobelpreis für Physiologie oder Medizin. Diese wissenschaftliche Erkenntnis wird inzwischen in der Praxis angewendet. 2014 behandelte eine Gruppe von Wissenschaftlern des Riken Center im japanischen Kobe eine 70-jährige Frau, die aufgrund von altersbedingter Makuladegeneration (AMD) zunehmend ihre Sehkraft verlor.

Zur Behandlung entnahmen die Ärzte ihr ein Stück Haut, etwa so groß wie das ausgestanzte Rund von einem Locher. Von diesem Gewebe sammelten die Wissenschaftler iPS-Zellen, programmierten sie um, damit sie eine Schicht von Retinazellen bilden, die sich von Natur aus im Auge befinden, das sogenannte retinale Pigmentepithel (RPE). Danach transplantierten die Ärzte die regenerierten RPE-Zellen in die Netzhaut der Patientin und stellten bald fest, dass das transplantierte Gewebe angenommen und auch nach zwei Jahren noch nicht abgestoßen wurde. Auch bemerkten sie, dass diese Zellen einen weiteren Verlust der Sehkraft verhinderten und sogar dafür sorgten, dass ein Teil der verlorenen Sehkraft wiederhergestellt wurde.[34]

Zwar wird es noch einige Jahre dauern, bis Stammzellen der Regenerationsmedizin auch in größerem Umfang und für zahlreiche Anwendungen zur Verfügung stehen können, doch schon jetzt profitieren Patienten in klinischen Studien und einigen wenigen privaten Arztpraxen von dieser Behandlung. Ich konnte mich 2016 selbst davon überzeugen, als ich an der *Cellular Horizons*-Konferenz teilnahm, die vom Vatikan einberufen worden war und führende Mediziner, Wissenschaftler, Sponsoren und Geistliche aus aller Welt mit dem Ziel zusammengebracht hat, gemeinsam alle Möglichkeiten auszuschöpfen, die in der Schutz- und Heilkraft der Stammzellen liegen. Man hat mich gebeten, den neuartigen Ansatz vorzustellen, bei dem die Ernährung genutzt wird, um krankes Gewebe zu regenerieren, während andere Forscher ihrerseits ihre Arbeit und erstaunliche Ergebnisse präsentiert haben.

Zu den eindrucksvollsten Vorträgen gehörte der von Richard Burt von der Northwestern University in Illinois, der Patienten behandelte, die durch Autoimmunkrankheiten so sehr beeinträchtigt waren, dass sie künstlich beatmet werden mussten. Eine Frau, Grace Meihaus, war im Alter von 17 Jahren an Sklerodermie erkrankt, einer extrem schmerzhaften Krankheit, bei der das Immunsystem den Körper angreift, Entzündungen auslöst und im Übermaß Kollagen produziert. Bei der Sklerodermie werden Haut und Organe im Laufe der Zeit steinhart. Auch Grace hatte das Gefühl, ihr Körper würde fest und zu eng, zusätzlich litt sie unter Atemlosigkeit und wurde rasch müde. Eine andere junge Frau, Elizabeth Cougentakis, litt seit einiger Zeit an Myasthenie (Muskelschwäche), und ihre Muskulatur war so schwach geworden, dass sie bettlägerig wurde und sowohl künstlich beatmet wie auch ernährt werden musste. Mehr konnte ihr Hausarzt nicht für sie tun. Dr. Burt aber war der Meinung, die Regenerationstherapie könnte hier hilfreich sein, und spritzte beiden Patientinnen eigene Stammzellen.[35] Nicht lange nach der Behandlung verspürten beide Frauen enorme Verbesserungen und waren bald schon wiederhergestellt. Beide konnten normal weiterleben und gesund in den Vatikan reisen, um uns dort selbst von ihrer Behandlung zu berichten. Im April 2018 veranstaltete der Vatikan mit *Unite to Cure* erneut eine medizinische Konferenz, in der weitere eindrucksvolle Stammzellanwendungen vorgestellt wurden, so beispielsweise die Behandlung der Lähmungskrankheit Zerebralparese sowie Autismus. In beiden Fällen gibt es erste positive Ergebnisse.

Die Regenerationsmedizin beschränkt sich jedoch nicht auf das Injizieren von Stammzellen, man hat auch Behandlungsmethoden entwickelt, bei denen die Stammzellen des Patienten dazu stimuliert werden können, selbst aktiv zu werden. Auch müssen wir uns vor Augen führen, dass die Plazenta eine wahre Vorratskammer an Zellen und Proteinen ist, die während der Schwangerschaft für die Erneuerung des Gewebes benötigt werden. Die dünne innere Schicht der Plazenta, die sogenannte Amnionmembran, wird von Chirurgen zur Wundheilung eingesetzt, denn sie enthält 256 Wachstums- und Regenerationsfaktoren sowie Zytokine, die Stammzellen rekrutieren können. Wenn ein Chirurg diese Membran auf eine schlecht heilende Wunde auflegt, werden Regenerationsfaktoren freigesetzt, sodass Stammzellen vom Knochenmark des Patienten rekrutiert werden, die sich dann auf die Wunde zubewegen. Klinische Studien mit dieser Membran haben ergeben, dass im Vergleich zu konservativen Wundheilmethoden bei Patienten mit diabetischem Fuß sowie mit chronisch venöser Insuffizienz eine starke Verbesserung durch die Behandlung erzielt werden konnte.[36] Im Jahr 2012 entdeckte ich eine Methode, die patienteneigenen Stammzellen zu stimulieren, und habe dafür den Begriff Stammzell-Magnet-Effekt gefunden, der alle Methoden umfasst, bei denen mithilfe eines Geräts außerhalb des Körpers die patienteneigenen Stammzellen an diejenige Körperstelle geleitet werden, die der Regeneration bedarf.[37]

Eine andere Methode, um die Stammzellen eines Patienten zu Heilungszwecken zu rekrutieren, besteht darin, die Haut mit Ultraschallwellen zu behandeln. Ein Spezialgerät namens MIST sprüht einen Nebel feiner Wassertröpfchen vor einen Strahl Ultraschallwellen im niedrigen Frequenzbereich. Wenn die Wassertröpfchen auf die Wunde gerichtet werden, nimmt der Sprühstrahl die Schallenergie auf und zielt damit auf die Wunde, von wo aus diese Energie dann ins Gewebe geleitet wird. Dadurch wird ein Signal an die Stammzellen im Knochenmark abgegeben, die daraufhin in den Blutkreislauf gesogen und zur Wunde geleitet werden. Da mit dieser Methode das Gewebe von innen her regeneriert wird, hat man MIST auch zur Vorbeugung von Wundliegen bzw. Druckgeschwüren (Dekubitus) eingesetzt. Solche Dekubituswunden entstehen, wenn Patienten lange Zeit reglos in derselben Haltung liegen, beispielsweise im Pflegeheim, wo bis zu einem Drittel der Patienten Druckgeschwüre haben.[38] Aus einer Dekubituswunde kann schnell ein medizinischer Notfall werden, wenn etwa eine Infektion entsteht und die Wunde sich derart verschlimmert, dass Muskel und Knochen offenliegen. Bevor sich ein Druckgeschwür jedoch öffnet, stirbt das Gewebe unter der Haut ab, es entsteht eine sogenannte Nekrose. Wenn diese nicht behandelt wird, bricht die Haut auf, und es bildet sich eine tiefe, offene Wunde. Man hat die MIST-Technologie bereits zur Behandlung von tiefen Wunden benutzt, um Dekubitus und Nekrosen vorzubeugen; sie soll die Verletzung unterhalb der absterbenden, aber noch intakten Haut heilen.

Zusammengefasst: Die Regenerationsmedizin verändert bereits heute die Medizinpraxis und wird in Zukunft Wege für Methoden ebnen, mit denen zurzeit noch als unheilbar geltende Krankheiten besiegt werden können.

Nahrungsmittel und Stammzellen

Regeneration umfasst wesentlich mehr als die neuesten Technologien der Medizinpraxis. Heute kann man das körpereigene Regenerationsverteidigungssystem auch in der eigenen Küche stärken. Es gibt Lebensmittel und Getränke, die unsere Stammzellen aktivieren und unserem Körper dabei helfen, sich zu regenerieren und von innen heraus zu heilen. Für diesen neuen Regenerationsansatz braucht es weder Arzt noch Krankenhaus. Regeneration auf Ernährungsbasis zapft unseren eigenen Stammzellenvorrat an und macht uns gesund. Manche Nahrungsmittel fördern die Aktivität der Stammzellen und unterstützen die Regeneration, während andere, wie man festgestellt hat, Stammzellen verletzen und machtlos machen. Es ist natürlich normalerweise nicht wünschenswert,

Stammzellen außer Kraft zu setzen – es sei denn, es handelt sich um Krebsstammzellen. In diesem Fall könnte das sogar lebensnotwendig sein. Und es gibt einige Nahrungsmittel, die genau das bewirken. Es besteht immer die Möglichkeit, die Stammzellen so zu steuern, dass wir von innen heraus geheilt werden können, egal ob wir gesund sind und unsere Kräfte optimieren oder einfach nur in Würde altern möchten, oder ob wir an einer ernsthaften chronischen Krankheit leiden wie Alzheimer, Diabetes, einer Herzkrankheit oder sogar Krebs. In Teil II werde ich Ihnen die Lebensmittel vorstellen, die Einfluss auf unsere Stammzellen ausüben, und erklären, wie wir unsere Gesundheit verbessern können.

Liste der Krankheiten, bei denen Regeneration notwendig ist:

Akute Hirnverletzung
Altersbedingte Makuladegeneration
Alzheimer
Arterienverkalkung
Arthrose
Autismus
Cholesterinüberschuss
Chronische Wunden
Demenz
Depressionen
Diabetes
Erblindung
Erektile Dysfunktion
Haarausfall
Herzinfarkt
Herzversagen
Hirnatrophie
Krebs
Lebererkrankungen
Multiple Sklerose
Myasthenie (Muskelschwäche)
Nierenversagen
Osteoporose
Parkinson
Periphere arterielle Verschlusskrankheit
Rückenmarksverletzung
Schlaganfall
Sklerodermie
Tiefe Gewebeschädigung
Vaskuläre Demenz
Zerebrale Kinderlähmung

KAPITEL 3

MIKROBIOM UND DARMFLORA

Wir leben in Zeiten immer diversifizierterer Identitäten – und bekommen gleich eine neue dazu: Wir sind nicht mehr nur Menschen, wir sind Holobionten. Der Begriff Holobiont, also Gesamtlebewesen, bezeichnet einen Organismus, der als Ansammlung vielerlei Arten funktioniert, die sich gegenseitig von Nutzen sind. Wir sind Holobionten, weil unser Körper keine singuläre Einheit ist, sondern vielmehr ein hoch kompliziertes Ökosystem, in dem es von 39 Billionen Bakterien (die meisten davon gutartig) wimmelt, die sich in unserem Körper und auf der Haut befinden. Und es gibt reichlich Bakterien, ungefähr genauso viele, wie wir Körperzellen haben (etwa 37 Billionen), die zusammen etwa anderthalb Kilo wiegen, so viel wie unser Gehirn.[1] Diese Bakterien sind erstaunlich robust und halten sowohl Magensäure wie auch dem chemischen Cocktail unserer Därme stand.

Man glaubte in der Medizin früher, Mikroorganismen wären gefährliche Krankheitsüberträger, denen man mit Schrubben, Sterilisieren und Antibiotika entgegenwirken muss. Heute wissen wir, dass die Mehrzahl der Bakterien in unserem Körper in höchst raffinierter Weise dazu beitragen, unsere Gesundheit zu schützen, und dass sie darüber hinaus sogar unser Verhalten beeinflussen. Gesunde Bakterien, für die der Sammelbegriff Mikrobiom verwendet wird, sind keine passiven Hausbesetzer, sondern bilden ein komplexes Biosystem, das mit unseren Zellen und Organen in vielerlei Weise interagiert. (Teil dieses Systems sind auch Pilze, Viren und Archaeen, also Urbakterien; wir wollen uns in diesem Kapitel aber auf die Bakterien konzentrieren.)

Jeden Tag veröffentlichen Forscher aus der ganzen Welt neue Erkenntnisse über das Mikrobiom, seine gesundheitsfördernde Wirkung und wie es dabei hilft, Krankheiten wie Krebs zu besiegen. Einige Darmbakterien, wie beispielsweise *Lactobacillus plantarum, Lactobacillus rhamnosus* und *Bacillus mycoides,* besitzen endokrine oder hormonelle Funktionen und setzen im Gehirn die Neurotransmitter Oxytocin, Serotonin, GABA (Gamma-Aminobuttersäure) und Dopamin frei. Diese Stoffe aktivieren im Gehirn Informationen, die unsere Stimmung maßgeblich beeinflussen.[2] Einige Bakterien setzen Stoffwechselprodukte frei, die uns vor Diabetes schützen können, andere steuern das Bauchfettwachstum. Man hat herausgefunden, dass die Bifidobakterien im Darm durch ein einzigartiges Zusammenspiel von Darm und Gehirn Stress und Angst mindern.[3] Unsere Bakterien haben Einfluss auf die Angiogenese, die Stammzellen und das Immunsystem, sie können auf unsere Hormone, unsere sexuelle Leistungsfähigkeit und unser soziales Verhalten einwirken. Sie können unsere Körperzellen versorgen oder sie stören und sogar entzünden. Unsere Mikroorganismen entscheiden über Leben und Tod, darüber, ob eine schwere Erkrankung ausbricht oder ob wir sie rechtzeitig abwehren können.

Unsere Ernährung wiederum beeinflusst die Wirkung dieses Mikrobioms auf bemerkenswerte Weise, denn schließlich essen unsere Bakterien das, was wir essen. Sie verstoffwechseln die Lebensmittel und Getränke, die wir zu uns nehmen, und schaffen daraus nützliche (oder schädliche) Nebenprodukte, die Einfluss auf unsere Gesundheit haben. Bevor wir uns aber im Detail ansehen, in welcher Form Lebensmittel unsere Bakterien beeinflussen, möchte ich Ihnen noch berichten, was es über diese nützlichen Siedler in unserem Körper Neues gibt. Erstaunliche aktuelle Forschungsergebnisse zeigen, wo sie herkommen und was sie genau machen. Uns steht im Inneren unseres Körpers eine medizinische

Revolution des Mikrobiom-Verteidigungssystem bevor, denn mit dieser noch ungenutzten Macht kann man Krankheiten heilen und vorbeugen.

Das Verhältnis zwischen Mensch und Bakterien – gut und schlecht zugleich

Der Mensch lebt schon genauso lange auf diesem Planeten wie die Bakterien. Als sich vor rund 300 000 Jahren der *Homo sapiens* entwickelte, aßen unsere Vorfahren alles, womit man sich als Jäger und Sammler bevorraten konnte: Urgetreide, Nüsse, Hülsenfrüchte und Obst. Alles ballaststoffreiche Lebensmittel, auf denen Mikroben gedeihen.[4] Die Lebensmittel wurden von Hand vom Boden aufgelesen und von Bäumen und Sträuchern gepflückt, die alle gleichermaßen mit Bakterien besiedelt waren. Jeder Bissen, den unsere Vorfahren zu sich genommen haben, war voller Mikroben aus der Umgebung und landete schließlich in ihrem Darm. Als sich die Menschen etwa 10 000 vor Christus nicht mehr nur auf das Jagen und Sammeln verließen, sondern begannen Ackerbau zu betreiben, waren die Grundzutaten ihrer Ernährung pflanzlich. Diese Ernährungsweise mit zahllosen Bakterien aus der Umwelt und reichlich Ballaststoffen, welche die Mikroben ernähren, haben unseren Körper auf das Überleben und die Evolution vorbereitet.[5]

So eng unsere Schicksale auch miteinander verwoben sind, so interessant ist es, dass die Menschheit die meiste Zeit gar nicht wusste, dass es Bakterien überhaupt gibt. Schon gar nicht, welche Rolle gesunde Bakterien in unserem Körper spielen. In den letzten Jahrhunderten aber hat sich durch wissenschaftliche Erkenntnisse unser Wissen darüber, wie Bakterien sowohl zu Gesundheit wie auch zu Krankheit beitragen, wesentlich verändert. Mit den Krankheiten fing es an. In der Frühphase der Mikrobiologie beschäftigte man sich hauptsächlich mit den »schlechten« Bakterien. Aus gutem Grund, denn über Jahrhunderte hinweg sind verheerende Epidemien über die Erde gezogen und haben auf ihrem Weg zahllose Leben dahingerafft. Im frühen Mittelalter grassierten gefürchtete Krankheiten wie Typhus, Pest, Ruhr und Lepra, die Millionen von Menschen haben leiden und sterben lassen. Die damaligen Ärzte konnten über die Ursachen dieser Krankheiten nur spekulieren und wussten nicht einmal, dass die unhygienischen Verhältnisse an der Verbreitung der Bakterien schuld waren. Damals vermischten sich überall auf der Welt in den Häusern und auf den Straßen Fäkalien, ranzige Lebensmittel und Schädlinge, wodurch allgegenwärtige Kloaken entstanden, in denen Bakterien gediehen und sich verbreiten konnten.

Aufgrund einer epidemisch hohen Müttersterblichkeit im Jahr 1861 in Wien kam es zu einem medizinischen Aha-Erlebnis. Eine erschreckend große Zahl von Frauen war an einer Infektion gestorben, nachdem sie in einer bestimmten Entbindungsklinik ein Kind zur Welt gebracht hatten. Ignaz Semmelweis, ein Arzt dieser Klinik, erkannte ein Muster: Die Ärzte, welche die verstorbenen Mütter zuvor entbunden hatten, waren direkt aus der Leichenhalle gekommen, wo sie Autopsien an kurz zuvor gestorbenen Frauen durchgeführt hatten. Sie gingen von da aus direkt in den Kreißsaal, wo sie der nächsten Frau halfen, die in den Wehen lag. Semmelweis fragte sich nun: Konnte es sein, dass das, was die verstorbenen Frauen getötet hatte, mit den Ärzten zurückgebracht worden war und neue Opfer gefunden hatte? Er entwickelte eine damals revolutionäre Maßnahme: Die Ärzte sollten sich zwischen der Autopsie und der nächsten Entbindung die Hände mit einer »antiseptischen« Seife waschen, um die Gefahr zu bannen. Es funktionierte. Die Müttersterblichkeit aufgrund von Infektionen sank in den einstelligen Bereich.[6]

Die Erkenntnis von Ignaz Semmelweis war der entscheidende Faktor hin zur Entwicklung von sanitären Maßnahmen in der

Medizin. Der nächste Meilenstein bestand darin, dass der englische Arzt Joseph Lister (von dessen Name sich eine gewisse Mundspülung ableitet) warnte, dass es mit dem Händewaschen alleine nicht getan sei. Auch die chirurgischen Instrumente sollten in einer chemischen Lösung sterilisiert werden.[7] Das Ergebnis war ein Rückgang an Wundinfektionen nach chirurgischen Eingriffen. Diese und weitere Innovationen haben dazu geführt, dass wir inzwischen hohe Hygienestandards und ein großes Maß an Sterilität in Krankenhäusern, Operationssälen und Arztpraxen als selbstverständlich voraussetzen. Und noch heute retten diese Maßnahmen Millionen Menschen das Leben.

Es gab aber auch eine unbeabsichtigte Folge: Je mehr die Menschen lernten, die Bakterien, die zu Infektionen führen, zu kontrollieren und zu eliminieren, desto mehr griff die Vorstellung um sich, dass grundsätzlich alle Bakterien schädlich seien. Daraus entwickelte sich eine Phase des Wasch- und Putzzwangs, die bis heute andauert. Die meisten von uns sind damit aufgewachsen, möglichst überall Bakterien abzuwaschen, abzutöten und zu vermeiden. Die altbekannte Botschaft, dass Bakterien schlecht sind und vernichtet werden müssen, drang ins Gesundheitswesen und ins Bewusstsein der Bevölkerung ein. Desinfektionsmittel, desinfizierende Handlotionen und Seifen sind inzwischen normale Haushaltsprodukte geworden. In unserem Ernährungssystem sind Pestizide, Pasteurisierung und Antibiotika für Nutzvieh an der Tagesordnung und zerstören überall Bakterien. Natürlich hat die Entdeckung der Antibiotika die moderne Medizin von Grund auf verändert. Und die verheerenden Epidemien der Vergangenheit wurden weitgehend ausgelöscht, als man die bakterientötende Macht weltweit in die Hände von Ärzten, Krankenhäusern und Gesundheitsämtern gelegt hat.

Allerdings haben wissenschaftliche Forschungen in der Zwischenzeit auch gegenteilige Erkenntnisse gebracht. Manche Bakterien haben nämlich lebenswichtige Vorzüge für unsere Gesundheit.

Bereits 1907 begann Ilja Metschnikow, ein bekannter russischer Zoologe, nachzuforschen, ob denn die verbreitete Denkweise, dass alle Bakterien schlecht seien, tatsächlich stimmte. Während der Cholera-Epidemie 1892 in Frankreich mischte Metschnikow in einer Petrischale verschiedene Bakterien und fand heraus, dass einige von ihnen das Cholera-Wachstum anregten, andere hingegen dies zu seiner Überraschung verhinderten.[8] In der Folge überlegte er, ob es zur Vorbeugung tödlicher Krankheiten nützlich sein könnte, täglich ein paar der guten Bakterien zu sich zu nehmen. Darüber hinaus erstaunte es ihn, dass es durchaus gesunde sehr alte Menschen gab, obwohl diese auf dem Land unter widrigen Bedingungen und unter der schlechten Hygiene armer Leute lebten. In Bulgarien, so bemerkte er, gab es Kaukasusbauern, die 100 Jahre und älter wurden. Er beobachtete, dass die ältesten Dorfbewohner regelmäßig Joghurt aßen, der das Bakterium *Lactobacillus bulgaricus* enthielt. Metschnikow glaubte daher, eines der Geheimnisse eines langen Lebens sei der Verzehr nützlicher Bakterien. Dies stellte sich im Laufe der Zeit als richtig heraus und brachte ihm 1908 den Medizin-Nobelpreis für seine Forschung in der Immunologie ein.

Die Wissenschaft des Mikrobioms

Heute gehört das Mikrobiom zu den faszinierendsten und revolutionärsten Gebieten in der medizinischen Forschung. Es ist tatsächlich ein Wachstumssegment, denn noch im Jahr 2000 gab es lediglich 74 Artikel, die sich mit dem Mikrobiom beschäftigten, bis 2017 sind aber mehr als 9600 Forschungsarbeiten hinzugekommen. Die Wissenschaft schreitet so rasant voran, dass man die Entwicklung an dieser Stelle nicht so einfach in ein paar Stichpunkten zusammenfassen kann. Eines Tages werden ganze Enzyklopädien über unser bakterielles Selbst verfasst werden, und das daraus resultierende

Wissen wird nicht nur unsere Vorstellung von Gesundheit verändern, sondern auch die Medizinpraxis, das öffentliche Gesundheitswesen und die Art und Weise, wie die Lebensmittelindustrie, die Hersteller von Nahrungsergänzungsmitteln, die Pharmaindustrie und die Vertreiber diagnostischer Testverfahren in Zukunft ihre Waren produzieren.

Ich möchte nun die Erkenntnisse aktueller Spitzenforschung hervorheben, damit Sie schon heute besser über Ihre Nahrungsmittel entscheiden können. Um das Ganze etwas einfacher zu machen, werde ich beim Vorstellen von Lebensmitteln ein paar ausgewählte, als besonders gesundheitsförderlich geltende Bakterien nennen. Durch diese bewusste Vereinfachung eines sehr komplexen Themas haben Sie die Möglichkeit, Mikrobiom und Darmflora kennenzulernen, ohne sich dabei von Bakterienklassifizierungen und metagenomischen Forschungen verwirren zu lassen. Genauso wie beim allerersten Zoobesuch rate ich Ihnen, sich dabei auf die Hauptattraktionen zu konzentrieren, statt zu versuchen, sich jedes kleinste Detail eines jeden ausgestellten Tiers einzuprägen. Die lateinischen Namen der Bakterien sind kompliziert und schwer zu behalten, aber Sie sollten sich an sie gewöhnen, denn sie gehören zu Ihnen, und es steht bereits jetzt fest, dass uns in Zukunft einige dieser nützlichen Bakterien so vertraut sein werden, dass schon Grundschulkinder ihre Namen kennen.

Actinobacteria, Bacteroidetes, Firmicutes, Lactobacillus, Proteobacteria – dies sind nur einige der Namen, die Ihnen hier begegnen werden, aber es ist nur ein kleiner Teil. Man schätzt die Anzahl der Bakterienarten auf weltweit mehr als eine Milliarde. Die große Mehrzahl steht in keiner direkten Verbindung zum Menschen, aber es sind zahlreiche andere Arten entstanden, die in unserem Körper gedeihen. Man kennt allein mehr als 1000 verschiedene Arten von Darmbakterien. Mehr als 500 Bakterienarten hat man im menschlichen Mund gefunden, wobei jeder einzelne Mensch mindestens 25 verschiedene davon aufweist. Ein Milliliter Speichel (etwa ein Fünftel Teelöffel) enthält 100 Millionen Mundbakterien.[9] Das sind bei jedem Herunterschlucken mehr als dreimal so viele Bakterien, wie der Großraum Tokio Einwohner hat (37 Millionen Menschen).

Um das Rätsel des menschlichen Mikrobioms zu lösen, startete im Jahr 2008 das *Human Microbiome Project,* das angelehnt war an das Humangenomprojekt aus dem Jahr 1990.[10] Aus dem Projekt ging eine wegweisende Studie hervor, die 2012 in der Fachzeitschrift *Nature* veröffentlicht wurde. Für die Studie wurden bei 242 Probanden mehrmals eine Vielzahl von Körperstellen untersucht und die Bakterien im Mikrobiom dokumentiert. Zu den untersuchten Körperstellen gehörten Mund, Nase, Haut, Darm und Genitaltrakt. Die Wissenschaftler stellten fest, dass sich die Mikrobiome der Menschen stark voneinander unterschieden. Und zwar nicht nur hinsichtlich der Anzahl und der Vielzahl der unterschiedlichen Mikroorganismen, sondern auch in Bezug auf die Tatsache, dass an unterschiedlichen Stellen des individuellen Körpers auch sehr unterschiedliche Bakterien zu finden waren. Keine einzige Bakterienart war bei allen Probanden zu finden, auch nicht unter den gesunden.[11]

Bakterielle Vielfalt im Mikrobiom ist ein Zeichen von Gesundheit. Ebenso wie in menschlichen Gemeinschaften, so führt die Vielfalt auch im bakteriellen Ökosystem zu mehr Kraft und wirkungsvollerer Zusammenarbeit, wodurch die Gesundheit besser verteidigt werden kann. Je mehr Bakterien wir besitzen und je unterschiedlicher diese sind, desto gesünder werden wir. Wie ein schillerndes Korallenriff, an dem viele unterschiedliche Arten eng beieinander gedeihen, ist auch das Mikrobiom ein Ökosystem, das auf dem fragilen Gleichgewicht zwischen den Mitgliedern der Gemeinschaft basiert, die sich zu unserem Wohle gegenseitig dulden und zusammenarbeiten müssen.

Unser Mikrobiom nimmt in vielerlei Hinsicht Einfluss auf unsere Gesundheit, beispielsweise durch die Substanzen, die es bei der Nahrungsverarbeitung im Darm produziert. Die bekanntesten Substanzen, die kurzkettigen Fettsäuren, sind eigentlich bakterielle

Stoffwechselprodukte und entstehen als Nebenprodukte der Bakterienverdauung pflanzlicher Ballaststoffe. (Wenn Sie übrigens dem Begriff »präbiotisch« begegnen, ist oftmals dieser pflanzliche Ballaststoff gemeint, von dem sich die Bakterien ernähren, die dann kurzkettige Fettsäuren produzieren.) Kurzkettige Fettsäuren verfügen, wie man festgestellt hat, über eine ganze Reihe von Gesundheitsaspekten. Ihre entzündungshemmenden Eigenschaften schützen den Darm und damit unsere gesamte Gesundheit, und sie können unseren Körper beim Umwandeln von Glukose und Lipiden unterstützen.[12] Kurzkettige Fettsäuren verbessern auch unser Immunsystem, steuern die Angiogenese und helfen den Stammzellen – sie stellen so die Verbindung zwischen vier unserer Verteidigungssysteme für unsere Gesundheit her. Sowohl der *Lactobacillus* wie auch die *Bifidobacteria* werden als nützlich angesehen, eben weil sie kurzkettige Fettsäuren produzieren.

Die drei wichtigsten kurzkettigen Fettsäuren, Propionat, Butyrat und Acetat, spielen alle eine besondere Rolle in unserem Körper. Das Propionat kann beispielsweise den Cholesterinspiegel senken, Entzündungen reduzieren, der Entstehung von arteriosklerotischen Ablagerungen in Blutgefäßen vorbeugen und den Zustand des Verdauungstraktes verbessern.[13] Auch die Immunzellen werden dadurch aktiviert.[14] Butyrat stellt die Hauptform dar, in der Energie in Dickdarmzellen vorkommt, es fördert die Gesundheit des Dickdarms und hat ebenfalls eine entzündungshemmende Wirkung. Zusätzlich regt es die Angiogenese zur Wundheilung an und steuert die Stammzellen dahingehend, dass diese sich in unterschiedliche Organzellen verwandeln.[15] Acetat wird in peripheres Gewebe ausgeschüttet, wo es dann Leptin anregt, das wiederum den Hunger unterdrückt.[16]

Es gibt noch weitere mikrobiotische Stoffwechselprodukte, die unsere Gesundheit unterstützen, zum Beispiel das Bakterium *Lactobacillus plantarum.* Es produziert Stoffwechselprodukte, welche die entzündungshemmende Reaktion der Darmstammzellen auslösen.[17] So werden Darmirritationen beruhigt und die Darmheilung vorbereitet. In Studien zu Kimchi, dem würzig fermentierten Weißkohl, hat man festgestellt, dass das enthaltene *Lactobacillus plantarum* erwiesenermaßen ein bakterielles Produkt produziert, welches vor Influenza-A-Infektionen schützt.[18] Lignane sind pflanzliche Polyphenole, die eine präbiotische Wirkung haben. Sie werden von der Darmflora verstoffwechselt, um dann sekundäre Pflanzenstoffe wie Enterodiol und Enterolakton zu produzieren. Beide Substanzen verhindern nachgewiesenermaßen die Entstehung von Brustkrebs.[19] P-Kresol und Hippurat sind ebenfalls Stoffwechselprodukte, die im Darm entstehen und sowohl Stress als auch Ängste reduzieren (und man kann sie pushen, indem man Schokolade isst).[20] Wissenschaftler der Universität Ostfinnland haben herausgefunden, dass eine vollkorn- und ballaststoffreiche Ernährung dazu führt, dass die Bakterien Indolpropionsäure produzieren, ein weiteres Stoffwechselprodukt, das uns vor Diabetes Typ 2 schützt.[21]

Das Ganze hat aber leider auch eine Kehrseite, denn manche Substanzen, die unsere Darmflora produziert, können toxisch wirken, weshalb wir deren Produktion begrenzen möchten. Das Bakterium *Desulfovibrio* beispielsweise stellt Schwefelwasserstoff her, ein Gemisch, das nach faulen Eiern riecht und normalerweise in Vulkanen und heißen Quellen vorkommt. Schwefelwasserstoff ist pures Gift für unseren Darm, und wenn es durch *Desulfovibrio* entsteht, schädigt es die Darmwand, die normalerweise den aus Nahrungsmitteln und Abfällen bestehenden Darminhalt vom Rest des Körpers trennt. Durch solche Schäden wird die Darmwand undicht wie ein alter, poröser Neoprenanzug, sodass Nahrungspartikel und Abfälle aus dem Inneren des Darms austreten können. Austretende Nahrungspartikel rufen Entzündungen im Bauchraum hervor, wodurch allergische Reaktionen auf bestimmte Nahrungsmittel sowie Koliken entstehen können. Wenig überraschend ist, dass Bakterien, die Schwefelwasserstoff produzieren, im Stuhl von Patienten mit chronisch-entzündlichen Darmerkrankungen gefunden wurden.[22]

Immer und überall

Unser Mikrobiom ist überall im Körper verteilt, besonders auf der Haut und in Körperhöhlen. Die gesundheitsrelevanten Bakterien leben auf unseren Zähnen, am Gaumen, auf der Zunge, den Mandeln und in Nase, Lungen, Ohren, der Vagina, aber vor allem im Darm.

Der Darm ist ein Schlauch von guten neun Metern Länge, also etwa so lang wie zwei hintereinander geparkte Lieferwagen. Er beginnt im Grunde im Mund und endet am Anus, dazwischen liegen Magen, Dünndarm und Dickdarm, wobei der Dickdarm das am dichtesten besiedelte Gebiet des Mikrobioms ist. Auf seiner gesamten Innenfläche ist der Dickdarm mit einer dicken, schützenden Schleimschicht bedeckt. Diese Schleimhaut ist wie eine Absperrung, mit der aufgenommene sowie bei der Verdauung oder im Mikrobiom entstandene schädliche Substanzen innerhalb des Darms gehalten werden. Ärzte sprechen daher auch von einer mukosalen Barriere. Sowohl die Schleimhaut wie auch die Darminnenwand stehen unter dem Einfluss der Darmbakterien, manche davon blühen in der Schleimhaut förmlich auf. Der Darm ist viel mehr als nur ein simpler Verdauungsapparat, er ist die Kommandozentrale unserer Gesundheit unter dem Schutz des Mikrobioms.

Schon vor unserer Geburt werden die gesunden Bakterien, die den Darm besiedeln, an Ort und Stelle gebracht. Während meines Medizinstudiums habe ich allerdings noch gelernt, dass der Mutterleib steril ist und die nützlichen Bakterien erst während der Geburt in den Körper des Babys gelangen. Auf dem Weg durch den Geburtskanal nämlich kämen die Lippen des Babys mit den Vaginalbakterien in Kontakt, und so würden die künftigen Darmbakterien geschluckt. Die Vorstellung vom sterilen Mutterleib ist inzwischen längt überholt. Heute wissen wir, dass bereits während der Schwangerschaft gesunde Bakterien von der Mutter auf den Fötus übertragen werden.[23] Sowohl die Plazenta als auch das Fruchtwasser, in dem der Fötus neun Monate lang schwimmt, enthalten Bakterien, die den werdenden Menschen besiedeln, sein Mikrobiom bilden und seine Gesundheit beeinflussen werden.[24] Natürlich werden im Falle einer vaginalen Geburt zusätzlich Bakterien auf das Baby übertragen.

Auch nach der Geburt prägt die Mutter weiterhin das Mikrobiom des Babys. Neugeborene werden ihrer Mutter sofort in die Arme gelegt, um Körperkontakt und Nähe herzustellen. Dieser direkte Hautkontakt bringt das Neugeborene erneut mit Bakterien in Berührung. Beim Stillen nimmt das Baby dann weitere Bakterien auf.[25] Auch in diesem Punkt haben moderne Forschungsergebnisse alles über den Haufen geworfen, was man Ärzten an der Uni früher beigebracht hat, dass nämlich Muttermilch steril sei. Das ist falsch. Wir wissen heute, dass Zellen des mütterlichen Immunsystems, die sogenannten dendritischen Zellen, Bakterien aus ihrem Darm aufnehmen und diese durch die Lymphkanäle zu den Milchgängen in der Brust transportiert werden. Das bedeutet, dass Muttermilch randvoll ist mit gesunden Bakterien, die für den Darm des Neugeborenen bestimmt sind. Man geht davon aus, dass fast ein Drittel der Darmbakterien eines Neugeborenen tatsächlich aus der Muttermilch stammt. 10 Prozent stammen vom Saugen an der Brustwarze und dem Schlucken von Hautbakterien, der Rest stammt von frühem Kontakt mit der Umgebung.[26] Da ein Neugeborenes täglich etwa 800 Milliliter Muttermilch zu sich nimmt, vermutet man, dass es in 24 Stunden bis zu zehn Millionen Bakterien aufnimmt, jeden Tag aufs Neue. Vor diesem Hintergrund wird vorstellbar, welche Auswirkung ein Antibiotikum haben kann, das der Mutter oder dem Baby in dem Zeitraum rund um die Geburt verabreicht wird. Es könnte den Bestand lebenswichtiger gesunder Bakterien bei der Mutter herabsetzen oder deren Übertragung bei der Geburt und während der Stillzeit verhindern. Neugeborene, die mit künstlicher Babynahrung gefüttert werden, besitzen ein gänzlich anderes Mikrobiom als Babys, die zumindest in den ersten sechs Wochen nach der Geburt gestillt wurden.[27]

Wenn ein Baby auf feste Nahrung umgestellt wird, ändert sich die Darmflora erneut, weil Bakterien und Präbiotika aus den Nahrungsmitteln in den Darm eintreten. Erst im Alter von etwa drei Jahren hat ein Kind ausreichend Bakterienkolonien aufgebaut, um damit sein Leben lang die eigene Gesundheit zu schützen. Eine Studie mit 1095 »unglaublich gesunden Menschen« aller Altersgruppen (von drei bis über 100 Jahren), die weder gesundheitliche Probleme noch schwere Krankheiten in der Familiengeschichte aufwiesen, hat gezeigt, dass der Nenner, den Jung und Alt gemeinsam hatten, eine beinahe identisch zusammengesetzte Darmflora war.[28]

Die Medizinwelt beschäftigt sich heute damit, wie Antibiotika angewendet werden sollten. Als Arzt weiß ich aus eigener Erfahrung um die Bedeutung der Antibiotika und kenne den Nutzen, den sie – wohlüberlegt angewendet – haben können. Unser stets wachsendes Wissen über die Darmflora lehrt uns aber inzwischen, welche Folgen es haben kann, auch die »guten« Bakterien zu töten. Jeder Arzt hat in seiner Ausbildung eine Infektion mit *Clostridium difficile* gesehen, einem der häufigsten Krankenhauskeime. Dieses Bakterium ist aber gar kein fremder Eindringling, sondern tatsächlich Teil unseres normalen Mikrobioms, ein Darmbakterium, das allerdings durch andere Bakterien in Schach gehalten werden muss. Wenn kranke Patienten Antibiotika wie etwa den Wirkstoff Clindamycin einnehmen müssen, kann es passieren, dass die Population von *Clostridium difficile* übermäßig wächst und im Darm ein Aufruhr entsteht, der schwere Durchfälle, Fieber, Krämpfe und lebensgefährliche Komplikationen wie eine Perforation der Darmwand und Blutungen auslösen kann. Nun, da wir wissen, dass unsere Darmflora uns gesund hält, müssen wir auch darüber nachdenken, ob Veränderungen in unseren Darmbakterienpopulationen vielleicht im Zusammenhang zu sehen sind mit der mysteriösen Zunahme an Lebensmittelallergien, Diabetes, Adipositas, Herz-Kreislauf-Erkrankungen, Krebs, Alzheimer und auch Depressionen. Das Rätsel ist noch längst nicht gelöst, aber es sollte uns vor allzu leichtfertigem Gebrauch von Antibiotika und auch Antiseptika warnen. Unsere Ernährung ist hier ein möglicher Ansatz.

Wie die Ernährung unser Mikrobiom beeinflusst

Wie gut unser Mikrobiom im Darm funktioniert, liegt zum großen Teil an unserer Ernährung. Im Laufe unseres Lebens wandern etwa 60 Tonnen Nahrungsmittel durch unseren Verdauungstrakt.[29] Alles, was wir essen, versorgt auch unsere Bakterien. Präbiotische Nahrungsmittel zum Beispiel verbessern die Funktion der Bakterien. Wir können unserem Ökosystem auch neue Bakterien hinzufügen, indem wir Lebensmittel zu uns nehmen, die von Natur aus gesunde Mikroben enthalten. Dazu müssen wir einfach nur ein paar gewöhnliche fermentierte Nahrungsmittel essen, wie in Kapitel 8 beschrieben. Dies sind dann probiotische Nahrungsmittel. Wieder andere Nahrungsmittel verändern die Darmflora, so, dass sich einige Bakterien wohler fühlen.

Wir fügen unserem Körper im Laufe unseres Lebens immer wieder neue Bakterien zu, wir tauschen sogar welche mit Freunden und Verwandten aus, sodass diese dann Teil unseres Mikrobioms werden. Beim Küssen können bis zu 80 Millionen Bakterien pro Schmatzer übertragen werden.[30] Am häufigsten finden Bakterien jedoch über die Nahrung Zugang zu unserem Körper. Nahrungsmittel mit Einfluss auf unser Mikrobiom sind entweder prä- oder probiotisch. Probiotische Lebensmittel wie Joghurt, Sauerkraut, Kimchi und Käse enthalten lebende Bakterien und bereichern so unser inneres Ökosystem. Eine bekannte Käsesorte ist hierfür ein gutes Beispiel: Camembert, der weiche, pikante Kuhmilchkäse aus Frankreich. Wissenschaftler des französischen Instituts für Agronomieforschung *INRA* und der Université Paris Descartes haben die Wirkung von Camembert mit zwölf gesunden Freiwilligen getestet und ihnen vier Wochen lang zweimal täglich drei Käsewürfel à 40 Gramm vom selben Käselaib zu essen gegeben.[31] Die Forscher nahmen vor der Studie, zweimal während der Studie und einmal einen Monat nach Ende der Studie Stuhlproben der Probanden. Sie untersuchten die Käsestücke auf Mikroben und den Stuhl nach Veränderungen bei den Bakterien. Die Wissenschaftler fanden mehrere bemerkenswerte Organismen, unter anderem den Pilz *Geotrichum candidum,* der normalerweise nicht im Menschen vorkommt, sehr wohl aber in der Starterkultur für das Käsen von Camembert. Damit ist nachgewiesen, dass ein Mikroorganismus, der aus dem Käse stammt, unbeschädigt durch den gesamten Darm wandern kann. Das Bakterium *Leuconostoc mesenteroides,* das ebenfalls in der Bakterien-Starterkultur enthalten war, wurde gleichfalls in den Stuhlproben gefunden. Und der Anteil an *Lactobacillus plantarum,* einem Bakterium, das sowohl im Camembert als auch im Mikrobiom gesunder Menschen vorkommt, war bei den Menschen, die täglich Camembert gegessen hatten, erhöht. Käse fügt dem Körper also nicht nur neue Bakterien hinzu, sondern nimmt auch Einfluss auf die dort bereits befindlichen Bakterien.

Präbiotika sind unverdauliche Nahrungsmittel, welche die gesunden Bakterien im Darm versorgen. Sie selbst sind keine Mikroben, sondern verbessern die Funktion der gesunden Darmbakterien, indem sie ihnen die Nahrungsmittel liefern, die sie zum Gedeihen brauchen. Dadurch wiederum produzieren die Darmbakterien gesunde Stoffwechselprodukte oder beeinflussen das Immunsystem. Normalerweise sind Präbiotika Ballaststoffe, die von den Mikroorganismen zu unterschiedlichen nützlichen Stoffwechselprodukten umgewandelt werden, vor allem in die bereits erwähnten kurzkettigen Fettsäuren. Wir werden uns in Teil II noch genauer mit unterschiedlichen pro- und präbiotischen Lebensmitteln beschäftigen.

Die Ernährung kann unsere Darmflora auch auf andere Weise beeinflussen, zum Beispiel, indem das Ökosystem im Darm so verändert wird, dass daraus eine für gesunde Bakterien förderliche

Umgebung entsteht. Stellen wir uns die Bakterienstämme im Darm wie gegnerische Sportmannschaften vor. Jede trainiert und bereitet sich vor, um im entscheidenden Spiel die Nase vorn zu haben. Wenn ein Stamm das bevorzugte Nahrungsmittel erhält, kann dies dazu führen, dass er stärker wird als das gegnerische Team, und das wiederum kann im Wettkampf den Ausschlag geben. Wissenschaftler haben gerade diesen neuen Unterbereich der Mikrobiom-Ernährung entdeckt, bei der die Anteile von Zucker, Fett und Ballaststoffen im Essen letztendlich den Ausschlag dafür geben, welche Darmbakterien überwiegen.

Bereits geringe Änderungen in der Umgebung können daher einem Stamm dem anderen gegenüber einen Vorteil verschaffen. Einige Bakterien leben auch an der Darmwand in der Schleimhaut aus gallertartigen Kohlenhydraten, die helfen, die filmartige Struktur zu erhalten. Diese Kohlenhydrate werden von den Darmbakterien auch verwendet, um Nahrungsmittel zu verstoffwechseln; manche Nahrungsmittel können die Schleimhaut verändern und den Bakterien helfen, ihre Umgebung zu verbessern. *Akkermansia* gehört zu den nützlichen Bakterien unserer Darmflora und lebt und gedeiht in der Darmschleimhaut. Wenn wir Nahrungsmittel zu uns nehmen, die der Schleimhaut dienen (wie Granatäpfel und Cranberrys), unterstützen wir das Wachstum von *Akkermansia.* Mit diesen Lebensmitteln beschäftigen wir uns weiter in Teil II.

Mikrobiom und künftige Generationen

Genau jetzt, wo wir erkennen, welchen Einfluss die Bakterien in unserem Inneren auf unsere Gesundheit haben, gibt es weitere Forschungsergebnisse, die nachweisen, wie unser Mikrobiom als Vermächtnis unserer Lebensweise an künftige Generationen weitergegeben wird. Wie gesagt, je größer die Bakterienvielfalt in unserem Ökosystem Darm, desto gesünder sind wir. Wissenschaftler der renommierten US-Universitäten Stanford, Harvard und Princeton haben die Beziehung zwischen Ernährungsweisen und Darmflora untersucht und festgestellt, dass wir aufpassen müssen, nicht einige Darmbakterien ganz auszurotten, was Auswirkungen auf die Gesundheit künftiger Generationen haben kann. Die Wissenschaftler haben Experimente an bakterienfreien Mäusen durchgeführt und ihnen Darmbakterien eines gesunden Menschen eingepflanzt. Dazu musste eine kleine Menge Kot eines gesunden Freiwilligen in den Darm der Maus eingeführt werden, damit sich die Bakterien dort ansiedeln und so dasselbe Ökosystem schaffen konnten wie bei einem gesunden Menschen.

Die Forscher stellten nun sieben Wochen lang bei einer Gruppe von Mäusen die Ernährung von fettreduzierten, ballaststoffreichen Lebensmitteln (was einer vorwiegend vegetarischen Ernährung entspricht, die für den Menschen gesund und die Bakterien hilfreich ist) auf eine ungesunde fettreiche und ballaststoffarme Ernährung um (wie sie in Industrieländern leider üblich ist). Die Ernährungsumstellung veränderte die Darmflora der Tiere grundlegend. Bei sage und schreibe 60 Prozent unterschiedlicher Bakterien, die ursprünglich bei dem gesunden Freiwilligen nachgewiesen waren, zeigte sich die Reaktion auf die Ernährungsumstellung darin, dass sich ihre Population um die Hälfte reduzierte. Und es wurde noch schlimmer: Als die Wissenschaftler die Ernährung wieder zurück auf gesunde, vorwiegend vegetarische Nahrungsmittel umstellten, konnte nur ein Drittel der Bakterien mit gesunkener Anzahl wieder die ursprünglichen Werte erreichen. Auch 15 Wochen nach Ende des Experiments (was etwa 10 Prozent der Lebenserwartung einer Maus entspricht) waren die Darmflorawerte noch immer verändert. Die Wissenschaftler schlossen daraus, dass einige gesunde Bakterienstämme widerstandsfähig sind und Ernährungskrisen überstehen können, andere jedoch nicht. Sie drückten es mit den Worten aus, dass das Mikrobiom aufgrund der Ernährungsumstellung eine »bleibende Narbe« davongetragen habe.

Und nun wird es interessant, denn die Narbe im Mikrobiom der von den Wissenschaftlern gezüchteten Mäuse wurde von Generation zu Generation größer, da sie jede Generation der fettreichen, ballaststoffarmen Ernährung der Industrieländer aussetzten. Mit jeder Generation verschwanden aus ihrer Darmflora mehr der vom gesunden Menschen entnommenen Bakterien. In der vierten Generation, also der der Urenkel, konnten ernüchternde 72 Prozent der Mikroorganismen, die in der Darmflora der ursprünglich gesunden Mäuse der ersten Generation enthalten gewesen waren, nicht mehr nachgewiesen werden. Eine generationenlange Ernährung mit ungesunden, fettreichen und ballaststoffarmen Nahrungsmitteln hat immer weiter gesunde Mikroorganismen im Darm getötet.[32] Sie waren in diesen Mäusen ausgerottet und konnten auch durch eine gesunde, vorwiegend vegetarische Ernährung nicht wieder reaktiviert werden.

Ungesunde Ernährung richtet selbst dann, wenn es sich nur um eine kurzfristige Umstellung handelt, großes Unheil in unserem Mikrobiom an und hinterlässt eine Narbe, die auch dann nur langsam verblasst, wenn man wieder auf gesunde Ernährung umstellt. Die Narben können die gesamte Gesundheit aus dem Gleichgewicht bringen. Da nämlich das Mikrobiom mit anderen Verteidigungssystemen in Verbindung steht, kann eine ungesunde Ernährung über einen längeren Zeitraum hinweg dem Angiogenesesystem schaden, die Stammzellfunktionen durcheinanderbringen, dem Körper größere Schwierigkeiten bereiten, die DNA zu schützen, und das Immunsystem beeinträchtigen.[33] Das ist ein ernsthaftes Problem, denn einige Bakterien aktivieren unseren Immunsystemschutz, um uns gegen Krebs und Infektionen zu schützen, andere nützliche Bakterien fahren die Immunreaktion herunter und verhindern so allergische Reaktionen auf Lebensmittel, die in den Darm eintreten. Darüber aber mehr in Kapitel 5, wo wir uns genauer mit dem Immunsystem beschäftigen werden.

Mikrobiom und Krankheiten

Die moderne Zivilisationsgesellschaft hat zwar einen großen Teil des 20. Jahrhunderts damit verbracht, gegen durch Mikroben verursachte Krankheiten zu kämpfen, im 21. Jahrhundert aber werden wir wohl eher Krankheiten *mithilfe* von Bakterien bekämpfen. Mir wurde bewusst, welche Chancen darin liegen, als ich einen Vortrag von Susan Erdman hörte, die am Massachusetts Institute of Technology in Boston den Lehrstuhl für Komparative Medizin innehat. Als Mitvorsitzender einer jährlich stattfindenden Konferenz zum Thema Wundheilung hatte ich sie eingeladen, ihre Forschungsergebnisse über das Bakterium *Lactobacillus reuteri* vorzustellen, eine Bakterienart, die Teil der menschlichen Darmflora ist. Erdman berichtete über ihre Forschungen, die ergeben hatten, dass dieses Bakterium die Wundheilung beschleunigen kann. Ihr Vortrag war mitreißend, sie stellte verlässliche Statistiken darüber vor, dass *Lactobacillus reuteri,* der in manchen Joghurts vorkommt sowie in einigen Nahrungsergänzungsmitteln, bei Mäusen zu einer schnelleren Wundheilung führen kann, wenn es dem Trinkwasser zugefügt wird. Beim Menschen wirkt es, wenn es als probiotisches Nahrungsmittel verabreicht wird. Danach forschten Erdman und ich zusammen darüber, wie genau diese Bakterien zur schnelleren Wundheilung beitragen. Die Antwort lautet: *Lactobacillus reuteri* beschleunigt, wenn es geschluckt wird, die Angiogenese heilender Hautwunden. Wieder hatte sich eine Verbindung zwischen zwei Verteidigungssystemen ergeben.

Die Wundheilung war aber nur der Anfang. In Labortests hat der *Lactobacillus reuteri* bei Mäusen zusätzlich Bauchfett und Adipositas reduziert, und zwar auch dann, wenn sie Junkfood wie Kartoffelchips fraßen. *Lactobacillus reuteri* kann das Wachstum dicker, gesunder, glänzender Haare anregen, den Teint verbessern, das Immunsystem unterstützen und verhindern, dass im Dickdarm und in der Brust Tumore wachsen. Und das ist noch nicht alles. In Experimenten ist bewiesen worden, dass männliche Mäuse aufgrund von *Lactobacillus reuteri,* das ihnen ins Trinkwasser gegeben wurde, vergrößerte Hoden, eine gesteigerte Testosteron-Produktion und häufiger Sex hatten. Wirklich faszinierend war aber die Entdeckung, dass *Lactobacillus reuteri* das Gehirn dazu anregt, das Hormon Oxytocin freizusetzen, ein Neuropeptid, das mit zwischenmenschlichen Bindungen in Zusammenhang gebracht und normalerweise bei Umarmungen und Händeschütteln ausgeschüttet wird, vor allem aber bei enger Freundschaft, beim Küssen, beim Stillen und beim Orgasmus. Die Forschungsergebnisse waren so beeindruckend, dass die *New York Times* einen langen Artikel darüber veröffentlichte: »Microbes, a Love Story«.[34] Da die wissenschaftlichen Beweise seiner Wirkung und seines Nutzens so klar sind, muss man eigentlich gar nicht extra betonen, dass es durchaus lohnenswert ist, dieses Probiotikum zu sich zu nehmen.

Wenn das Mikrobiom aus dem Gleichgewicht gerät

Als Dysbiose bezeichnet man schwere Störungen im bakteriellen Ökosystem, ein Ungleichgewicht der Darmbakterien, das mit einer ganzen Reihe von Krankheiten in Verbindung gebracht wird: Diabetes, Adipositas, Autismus, chronisch-entzündliche Darmerkrankungen, infektiöse Darmentzündung, Reizdarmsyndrom, Krebs, Asthma, Schuppenflechte, Multiple Sklerose, Parkinson, Alzheimer, Arteriosklerose, Herzversagen, Zöliakie, Lebererkrankungen, chronisches Müdigkeitssyndrom, Karies, Schizophrenie und Depressionen.[35] Welcher Mikroorganismus oder welcher Mechanismus im Ungleichgewicht des Mikrobioms genau ausschlaggebend ist für die Entwicklung jeder einzelnen Krankheit und ob sie Ursache oder Wirkung sind, damit beschäftigen sich derzeit die künftigen Stars der Wissenschaft. Immerhin sind inzwischen auch die Gesundheitsbehörden auf das Thema aufmerksam geworden.

Man hat festgestellt, dass der früher weitverbreitete antimikrobielle Wirkstoff Triclosan, der heute in den USA verboten ist, aber lange Zeit in Zahnpasta, Seifen, Reinigungsmitteln und in mehr als 2000 Haushaltsprodukten zu finden war (und in Deutschland in einigen Produkten noch immer ist), bei neugeborenen Mäusen die Darmflora zerstört, Koliken verstärkt und das Tumorwachstum fördert.[36]

Die biotechnische Industrie möchte sich natürlich gerne die Macht der Darmflora zunutze machen und hat daher ein Verfahren namens Fäkale Mikrobiota-Transplantation (FMT) oder auch Stuhltransplantation entwickelt, um Dysbiosen zu behandeln. Es werden also schädliche Darmbakterien gegen nützliche Darmbakterien ausgetauscht, die zuvor einem gesunden Spender entnommen worden sind. Man wendet dieses Verfahren beispielsweise bei Patienten an, die an einer *Clostridium-difficile*-Kolitis leiden, die, wie bereits erwähnt, oftmals eine Nebenwirkung von Antibiotika ist. Zwar wird im Allgemeinen zur Abtötung von *Clostridium difficile* ein weiteres Antibiotikum eingesetzt, doch in 60 Prozent aller Fälle kehrt die Infektion zurück. Dann allerdings greifen die Ärzte auf die Stuhltransplantation zurück. Man bittet einen gesunden Spender um eine Stuhlprobe, die mit Wasser gemischt und dann mithilfe eines Colonoskops an die gesamte Innenseite des Dickdarms versprüht wird. Stuhltransplantationen sind zwar eine unappetitliche Vorstellung, doch die Verfechter des Verfahrens erklären, dass in 90 Prozent aller Fälle bereits nach einmaliger Anwendung Heilung eintritt. Es laufen noch klinische Studien, die zeigen werden, inwieweit die Stuhltransplantation auch zur Vorbeugung und Heilung wiederkehrender Harnwegsinfekte, chronischer Verstopfung, Diabetes, Colitis ulcerosa oder sogar Adipositas beitragen kann.

Einige Biotech-Firmen entwickeln gerade spezielle Formeln für Smoothies aus Probiotika, Ballaststoffen und pflanzlichen, bioaktiven Nahrungsergänzungsmitteln, die das Neuwachstum gesunder Bakterien im Darm fördern sollen, um so Diabetes, Adipositas und andere Leiden zu behandeln. Andere Firmen bieten Stuhlanalysen sowie eine mikrobiotische Auswertung zu diagnostischen Zwecken an. Der Stuhltest *SmartGut* beispielsweise sequenziert die DNA der Bakterien im Stuhl und zeigt an, ob etwas schiefläuft und Handlungsbedarf besteht. Der Vaginal-Mikroorganismen-Test *SmartJane* stellt nicht nur durch Sex übertragene Krankheiten fest, sondern identifiziert auch 23 Arten gesunder Vaginalbakterien.

Probiotische Nahrungsergänzungsmittel werden als einfache Möglichkeit beworben, gesunde Bakterien in unseren Darm zu bekommen, aber trotz der zahlreichen Hersteller und Produkte (allein in den USA wurden 2016 Probiotika für 36 Milliarden Dollar verkauft) steht der Beweis für die Wirksamkeit noch aus.[37] Probiotische Produkte, die *Lactobacillus* oder *Bifidobacterium* enthalten, kann man in jedem Supermarkt, Drogeriemarkt oder online kaufen. Das Problem ist, dass diese Massenprodukte im Gegensatz zu jenen Nahrungsmitteln, über die Sie in Kapitel 8 mehr erfahren, nicht besonders gut untersucht werden. Im Allgemeinen gelten sie aber für Menschen mit einem gesunden Immunsystem als sicher und als potenziell wirksam zur Linderung von Durchfällen und anderen Verdauungsbeschwerden.

Die Ernährung könnte das beste Werkzeug sein, um auf unser Mikrobiom einzuwirken. Natürliche Lebensmittel stellen nämlich vielfältige Quellen dar, Bakterien beispielsweise finden sich zuhauf in Joghurt, fermentierten Lebensmitteln und einigen Getränken. Und auch wenn wir dabei die probiotischen Bakterien nicht direkt zu uns nehmen, hat unsere Ernährung jeden Tag unmittelbare Auswirkungen auf unser Mikrobiom-Verteidigungssystem. Mit dem, was wir essen und trinken, können wir die Zahl unterschiedlicher Arten von Mikroorganismen im Darm innerhalb einer Stunde senken oder erhöhen. Die Nahrungsmittel, die wir zu uns nehmen, haben Auswirkungen darauf, wie gut unser Darm heilt – manchmal in wirklich überraschender Weise. In Teil II werde ich Ihnen zeigen, wie unterschiedliche Nahrungsmittelarten mit dem Mikrobiom zusammenwirken und es verbessern können. Man kann beispielsweise die Anzahl eines bestimmten nützlichen Bakteriums im Darm beeinflussen, was erwiesenermaßen seinerseits die Wirkung einiger Krebstherapien erhöht.

Zunächst einmal möchte ich Ihnen aber ein weiteres mächtiges Verteidigungssystem vorstellen, das in unserem Körper sitzt und uns gesund hält: der DNA-Schutz.

Krankheiten mit Mikrobiom-Dysbiose

Adipositas
Alzheimer
Arteriosklerose
Asthma
Autismus
Bauchspeicheldrüsenkrebs
Bipolare Störung
Brustkrebs
Chronisches Müdigkeitssyndrom
Chronisch obstruktive Lungenerkrankung
Colitis ulcerosa
Depressionen
Diabetes
Durchlässiger Darm
Gallenkrebs
Herzversagen
Kolorektales Karzinom
Lebensmittelallergien
Lebererkrankungen
Magenkrebs
Metabolisches Syndrom
Morbus Crohn
Multiple Sklerose
Parkinson
Reizdarmsyndrom
Rheumatoide Arthritis
Schizophrenie
Schuppenflechte
Speiseröhrenkrebs
Zöliakie

Wichtigste Bakterienabteilungen	
Bacteroidetes	Die Bacteroidetes stellen die zweitgrößte Gruppe im Mikrobiom dar, die meisten davon produzieren kurzkettige Fettsäuren.
Firmicutes	Die Firmicutes stellen die größte Gruppe im Mikrobiom dar und sind die vielschichtigste von allen. Die wichtigsten nützlichen Bakterien, die kurzkettige Fettsäuren produzieren, sind die der Bakterienabteilung Firmicutes, andere dieser Bakterienstränge dagegen haben sich als krankheitserregend erwiesen.
Proteobakterien	Die Proteobakterien gelten allgemein als gefährlich, wenn sie im Übermaß vorhanden sind. Mehrere Studien haben gezeigt, dass bei Stoffwechselstörungen und entzündlichen Darmerkrankungen die Anzahl der Proteobakterien ansteigt.
Actinobakterien	Actinobakterien gelten als allgemein nützlich. Zu dieser Bakterienabteilung gehören auch Bifidobakterien, die häufig probiotischen Nahrungsergänzungsmitteln zugefügt werden.
Verrucomicrobia	Die Verrucomicrobia sind eine sehr kleine, erst vor Kurzem entdeckte Abteilung, der das nützliche Bakterium *Akkermansia* angehört.

Bedeutende nützliche Bakterien		
Genus/Stamm	**Abteilung**	
Akkermansia muciniphila (Stamm)	Verrucomicrobia	Nützlich; wird durch bestimmte Polyphenole in der Ernährung verstärkt. Hilft, das Immunsystem zu steuern, verbessert den Blutzuckerstoffwechsel, lindert Magenentzündungen und bekämpft Fettleibigkeit. Verbessert die Wirksamkeit bestimmter Krebsbehandlungen.

Bedeutende nützliche Bakterien		
Genus/Stamm	**Abteilung**	
Bacteroides (Genus)	Bacteroidetes	Neutral; steht in Verbindung mit erhöhtem Verzehr von Proteinen und tierischem Fett. Verantwortlich für die Glykan-Aufspaltung.
Bifidobakterien (Genus)	Actinobakterien	Nützlich; häufig in probiotischen Nahrungsergänzungsmitteln enthalten. Produziert kurzkettige Fettsäuren.
Lactobacillus casei (Stamm)	Firmicutes	Nützlich; häufig in probiotischen Nahrungsergänzungsmitteln enthalten, kommt in fermentierten Milchprodukten natürlich vor. Schützt vor Gastroenteritis, Diabetes, Krebs, Adipositas und sogar postpartalen Depressionen.
Lactobacillus plantarum (Stamm)	Firmicutes	Nützlich; häufig in probiotischen Nahrungsergänzungsmitteln enthalten. Natürlich vorkommend in fermentierten Lebensmitteln wie Sauerkraut und Gouda. Produziert das Riboflavin, ein Vitamin aus dem B-Komplex, auch als Vitamin B_2 bezeichnet.
Lactobacillus reuteri (Stamm)	Firmicutes	Nützlich; kommt in probiotischen Nahrungsergänzungsmitteln, fermentierten Milchprodukten und Sauerteigbrot vor. Nützt dem Immunsystem, verhindert die Entwicklung von Brust- und Darmtumoren, beeinflusst die Darm-Hirn-Achse und produziert so das Sozialhormon Oxytocin, regt die Angiogenese an.
Lactobacillus rhamnosus (Stamm)	Firmicutes	Nützlich; kommt in probiotischen Nahrungsergänzungsmitteln und fermentierten Milchprodukten vor. Fast immer im gesunden weiblichen Genitourinaltrakt vorkommend, hilfreiche Ergänzung im Falle von Infektionen durch bakterielle Fehlbesiedelung und Überwucherung.

Bedeutende nützliche Bakterien		
Genus/Stamm	**Abteilung**	
Prevotella (Genus)	Bacteroidetes	Nützlich; wird mit Ernährung auf vorwiegend pflanzlicher Basis in Verbindung gebracht. Produziert kurzkettige Fettsäuren.
Ruminococcus (Genus)	Firmicutes	Nützlich; in probiotischen Nahrungsergänzungsmitteln nachgewiesen, steht in Verbindung mit erhöhtem Verzehr von Bohnen. Produziert kurzkettige Fettsäuren.

Schädliche Bakterien		
Genus/Stamm	**Abteilung**	
Clostridium (Genus)	Firmicutes	Schädlich; dieses Genus enthält mehrere krankheitserregende Bakterienstämme, unter anderem Clostridium difficile (verursacht Durchfälle) und Clostridium botulinum (verursacht die Lebensmittelvergiftung Botulismus).
Clostridium histolyticum (Stamm)	Firmicutes	Schädlich; krankheitserregender Bakterienstamm im Clostridium-Genus. Bekannt als Verursacher von Gasbrand.
Desulfovibrionales (Genus)	Proteobacteria	Schädlich; dieses Bakterium reduziert den Sulfatgehalt. Schwefelwasserstoff verletzt die Darmwand. Kann zu Darmdurchbruch und Entzündung führen.

KAPITEL 4

DNA-SCHUTZ

Wir können uns die DNA als unseren persönlichen genetischen Bauplan vorstellen, der wie eine Wendeltreppe gedreht (Doppelhelix genannt) und so weit verkleinert wurde, dass er in eine Körperzelle passt. Die Wendeltreppe besteht aus den Genen, die wir von unseren Eltern geerbt haben, und bildet den Quellcode, auf dem jedes Detail unserer Gesundheit basiert, der uns am Leben hält und dafür sorgt, dass wir normal funktionieren. Dennoch ist die DNA anfällig und wird im Laufe eines Lebens häufig Ziel gefährlicher Angriffe.

Unsere DNA hält jeden Tag mehr als 10 000 natürlichen Vorfällen stand, die kleine Schäden anrichten.[1] Manche der daraus resultierenden Fehler sind spontane Ausfälle, die zufällig passieren, wenn Billionen von Zellen Tag für Tag nonstop arbeiten und sich teilen. Andere Fehler passieren als Nebeneffekte destruktiver Ereignisse im Körper, beispielsweise einer Entzündung oder Infektion. Wieder andere sind auf giftige Chemikalien zurückzuführen, die wir einatmen, mit der Nahrung zu uns nehmen oder auf anderem Weg durch die Haut aufnehmen, sei es aus Haushaltsprodukten oder durch Umwelteinflüsse. Egal wie ein Fehler passiert, jeder einzelne kann unsere DNA aus der Bahn werfen und unserer Gesundheit schweren Schaden zufügen. Wenn man bedenkt, wie viel Schaden unserer DNA tagtäglich zugefügt wird, ist es fast ein Wunder, dass wir nicht öfter krank werden. Es liegt einfach daran, dass unsere DNA so konstruiert ist, dass sie sich selbst verteidigt und schützt und damit auch unsere Gesundheit gegen die Folgen dieser Schädigungen.

Vieles, was wir über die DNA hören, betrifft unsere Abstammung, aber es gibt auch beim Gen-Screening einschneidende Erkenntnisse, die dabei helfen, unser persönliches genetisches Risiko für Erbkrankheiten und andere Erkrankungen einzuschätzen. Die Genomsequenzierung wird auch benutzt, um die Krebstherapie ins neue Zeitalter der personalisierten Medizin zu geleiten. Vielleicht haben Sie schon von Technologien gehört, die eingesetzt werden können, um DNA zielgerichtet zu verändern und defekte Gene durch gesunde zu ersetzen. Die beeindruckendste Geschichte über die DNA ist jedoch die, die ich Ihnen nun erzählen möchte: Wie sie als Verteidigungssystem zum Wohle unserer Gesundheit arbeitet.

Durch Schäden an unserer DNA kann die Art und Weise, wie die genetischen Befehle im Körper befolgt werden, fehlerhaft werden. Ererbte Genmutationen können schwere Erkrankungen zur Folge haben. Und je älter wir werden, desto mehr nutzt sich unsere DNA ab. Im Laufe unseres Lebens können Entscheidungen, die wir treffen – beispielsweise wo und wie wir leben und was wir essen –, unserer DNA entweder nutzen oder schaden. Der Schutz unserer DNA ist jedoch von entscheidender Bedeutung für unsere Gesundheit. Solange der genetische Code im Menschen perfekt arbeitet, sind wir gesund. Wenn er allerdings nicht mehr funktioniert oder mutiert, ist unsere Gesundheit in Gefahr.

Unsere DNA schützt sich selbst mit unterschiedlichen Maßnahmen. Unsere Zellen beispielsweise haben einen leistungsfähigen Reparaturprozess entwickelt, der unsere DNA permanent auf strukturelle Unregelmäßigkeiten hin prüft. Falls welche entdeckt werden, sichtet das Reparaturteam verschiedene Sets mit identischer genetischer Information aus der DNA. Die beschädigten Teile der DNA werden von molekularen Scheren in unseren Zellen herausgeschnitten und gegen die richtige Struktur und Sequenz ausgetauscht. So wird verhindert, dass ein Großteil der Unregelmäßigkeiten, die in unserer DNA entstehen, weitergegeben wird, wenn sich die DNA repliziert.

Eine weitere Maßnahme des DNA-Verteidigungssystems ist eine epigenetische Veränderung. Dadurch kann die DNA auf Einflüsse aus der Umwelt oder die Lebensweise, zu der auch die Ernährung gehört, mit der Stärkung nützlicher Gene und der Blockierung schädlicher Gene reagieren. So wird sichergestellt, dass bestimmte Gene situationsabhängig in größerer oder kleinerer Menge zur Verfügung stehen.

Auch die Telomere sind ein Schlüssel zum Schutz der DNA. Telomere sind eine Art kleiner Schutzkappen, die an beiden Enden unserer Chromosomen sitzen. Sie schützen unsere DNA vor der Abnutzung im Alter. Gute Ernährung, ausreichend Schlaf, regelmäßige Bewegung und andere gesunde Maßnahmen wiederum schützen unsere Telomere.

Die Ernährung ist enorm wichtig, wenn das DNA-Verteidigungssystem optimal arbeiten soll. In Teil II werde ich detailliert erklären, welche Nahrungsmittel erwiesenermaßen die DNA-Instandhaltung unterstützen, welche gesundheitsförderliche epigenetische Veränderungen hervorrufen und welche die Telomere schützen bzw. sogar stärken. Wir machen heute nicht nur große Fortschritte bei Gentests, Genveränderungen und Gentherapien, sondern verstehen endlich auch, welchen Einfluss die Ernährung auf das DNA-Verteidigungssystem für unsere Gesundheit hat. Um aber wirklich erkennen zu können, wie weit wir schon gekommen sind, und um die Rolle der Ernährung zu begreifen, sollten wir kurz auf den Anfang der DNA-Forschung zurückblicken.

Die Geschichte der DNA

Heutzutage lernen schon Grundschulkinder den Begriff DNA, dabei kennen wir die DNA erst seit etwa 150 Jahren, und den genetischen Code haben wir erst in den letzten 50 Jahren geknackt. Die Erforschung der Vererbung geht auf einen Wissenschaftler und

Augustinermönch aus Schlesien namens Gregor Mendel zurück. Mendel stellte fest, dass er die Erbsen in seinem Klostergarten in bestimmten Kombinationen kreuzen und dadurch bestimmte Eigenschaften wie Farbe und Form hervorbringen konnte. Im Jahr 1866 veröffentlichte er seine Forschungsergebnisse und bewies, dass Eigenschaften aufgrund gewisser Gesetzmäßigkeiten von einer Generation an die nächste weitergegeben werden.[2] Man nennt dies die »Mendel'schen Regeln der Vererbung«, und bereits Mendel mutmaßte, dass gewisse unsichtbare Faktoren (Gene) Informationen transportieren mussten, welche die Eigenschaften eines jeden Organismus bestimmten.

Den ersten physischen Beweis für die Existenz der DNA erbrachte der in Tübingen forschende Arzt Friedrich Miescher bereits 1869.[3] Miescher untersuchte den Wundeiter, der den Verbänden im Krimkrieg verwundeter Soldaten entnommen war. Dort entdeckte er ungewöhnliches Material, von dem er glaubte, dass es aus dem Inneren der Zellen käme, er nannte es Nuklein. Zwölf Jahre später, im Jahr 1881, sah sich Mieschers ehemaliger Professor, der deutsche Biochemiker Albrecht Kossel, dessen Erkenntnisse noch einmal genauer an. Kossel fand heraus, dass Nuklein aus Desoxyribonukleinsäure besteht, und prägte den Begriff der DNS bzw. DNA. Für diese Entdeckung wurde ihm 1910 der Nobelpreis verliehen, der erste von zahlreichen Preisen, die im Rahmen der DNA-Forschung vergeben wurden.

Die wahre Natur der DNA blieb jedoch noch weitere 71 Jahre lang ein ungelöstes Rätsel. Dann aber, im Jahr 1952, konnte Rosalind Franklin am Londoner King's College die ersten hochauflösenden Röntgenbilder der DNA machen. Nach diesen Bildern arbeiteten die Cambridger Wissenschaftler James Watson und Francis Crick im Jahr darauf die Struktur der DNA heraus und entschlüsselten das Erbgut, wofür ihnen 1962 der Nobelpreis verliehen wurde. Danach machten sich Zehntausende von Wissenschaftlern daran, die letzten Geheimnisse des Quellcodes zu lüften, der uns zum Menschen macht.

1990 begann dann eines der ehrgeizigsten Projekte der Menschheitsgeschichte: das Humangenomprojekt. Ziel dieses Großforschungsprojekts, an dem mehr als 20 Universitäten aus den USA, Frankreich, Deutschland, Spanien, Großbritannien, China und Japan beteiligt waren sowie die amerikanische Gesundheitsbehörde NHS und ein Privatunternehmen namens *Celera Genomics,* war es, jedes einzelne Gen im menschlichen Körper zu bestimmen. Am 14. April 2003 ließ die US-Regierung verlautbaren, dass nun offiziell das gesamte Erbgut des Menschen entschlüsselt sei – zwei Jahre vor der selbst gewählten Deadline. Die Arbeit an diesem wissenschaftlichen Meilenstein wurde von zwei Forschungspionieren geleitet, nämlich Francis Collins und Craig Venter.[4] Seitdem hat man sich mit der vollständigen Sequenzierung des menschlichen Genoms nicht zufriedengegeben, sondern sie noch auf einige Tierarten wie Schimpansen, Hunde, Mäuse und sogar Frösche ausgeweitet.

Die DNA-Forschung

Der Quellcode der DNA wird als chemische Formel mit Namen geschrieben, die mit einem von vier Buchstaben beginnen: A (Adenin), T (Thymin), C (Cytosin) und G (Guanin). Die Stufen der Wendeltreppe bestehen aus verschiedenen Kombinationen von Buchstabenpaaren (A-T und C-G). Eine Sequenz dieser Paare, welche die Informationen für den Bau eines kompletten Proteins enthält, wird Gen genannt. Das wiederum entspricht einer Gruppe von Stufen auf der Wendeltreppe. Zusammengenommen stellen unsere Gene alle Informationen dar, die gebraucht werden, um die etwa 10 000 Proteine herzustellen, die unser Körper zum Überleben benötigt.

Bemerkenswerterweise ist jede Zelle unseres Körpers in der Lage, diesen Quellcode zu lesen. Die Zellen nutzen den Code, indem sie ihn quasi in eine Art Zellfabrik herunterladen, die wie ein winziger 3-D-Drucker Proteine auf Basis des Quellcodes herstellt. Die Proteinproduktion findet hinter den Kulissen statt, in jedem Augenblick unseres Lebens, von der Sekunde unserer Empfängnis an bis zu dem Moment, in dem wir sterben. Der Begriff Humangenom bezieht sich auf eine ganze Reihe von Genen aus unserer DNA, die benötigt werden, um das zu codieren, was unser Körper im Laufe unseres Lebens brauchen wird.

Um die richtigen Bedingungen dafür zu schaffen, dass unser Genom gesund bleibt, müssen wir uns erst einmal vor Augen führen, welch eine gewaltige Menge an DNA wir in unserem Körper haben. Jede Zelle enthält DNA in einer Länge von etwa 1,80 m, die spiralförmig zu kleinen Päckchen gedreht sind, den sogenannten Chromosomen. Jede Zelle hat 46 dieser Chromosomenpäckchen in ihrem Zellkern, 23 von der Mutter, 23 vom Vater. Wenn man nun die DNA aus allen Zellen des Körpers ziehen und abrollen würde, hätte man einen genetischen Super-Highway mit einer Länge von 67,5 Milliarden Kilometern.[5] Das wäre zehnmal von der Erde bis zum Pluto! Und jetzt kommt das Interessanteste: Nur etwa 3 Prozent von diesem Super-Highway sind tatsächlich unsere Gene. Die restlichen 97 Prozent sind so etwas wie die Flugsicherung, mit der unser Körper so gesteuert wird, dass die Gene richtig genutzt werden.

Wie auf einem geschäftigen Flughafen, wo hoch qualifizierte Mitarbeiter der Flugsicherung dafür sorgen, dass Flugzeuge sicher starten und landen, ist Präzision in den Abläufen der DNA das A und O. Fehler können katastrophale Folgen haben. Wenn der Quellcode beschädigt ist, könnte es sein, dass die 3-D-Drucker in unseren Zellen zu viel von einem schädlichen Protein produzieren oder zu wenig eines nützlichen – oder aber, dass sie das falsche Protein herstellen oder ein defektes. Solche Fehler können schwerwiegende Konsequenzen haben, genauso wie falsche Informationen der Flugsicherheit zu Beinahekollisionen, kleineren Unfällen oder sogar dem vollständigen Verlust eines Flugzeugs einschließlich der Passagiere führen können.

Risiken für Schäden an der DNA

Bedauerlicherweise ist unsere Welt ein ziemlich gefährliches Pflaster für unsere DNA. Es gibt viele externe Faktoren, die gefährlich sind, weil sie unseren genetischen Code stören und schädigen können. Zwar gehen viele Bedrohungen von der Industrie aus, doch nicht alle Gefahren sind menschengemacht. Zu den für die DNA gefährlichsten Faktoren zählen die ultravioletten Strahlen. Sonnenschein also. Denken wir immer daran, uns jedes Mal mit Sonnenmilch einzucremen, wenn wir das Haus verlassen? Wissenschaftliche Forschungen haben ergeben, dass die schädliche UV-Strahlung, die unsere Haut durchdringt, 100 000 Läsionen an der DNA verursachen kann, wenn die Haut ungeschützt ist – und zwar pro Stunde![6] Und wenn wir dann ins Haus gehen, nachdem wir stundenlang am Strand gelegen haben, bedeutet das ja nicht, dass der Angriff auf unsere Haut beendet ist. Wissenschaftler der Yale University haben gezeigt, dass der Schaden auch dann noch fortschreitet, wenn wir nicht mehr der Sonne ausgesetzt sind. Das Pigment Melanin, das unsere Haut bräunt und Strahlung aufnimmt, speichert die Energie in einem Prozess, der als Chemiexcitation bezeichnet wird. Die aufgestaute Energie wird ausgeschüttet, sobald wir ins Haus gehen, und führt so bis zu drei weitere Stunden lang zu DNA-Schäden in Hautzellen, auch wenn wir gar nicht mehr der Sonne ausgesetzt sind, sondern uns in geschlossenen Räumen abkühlen.[7]

Natürlich kann es schädlich für unsere Gesundheit sein, wenn wir uns am Strand bräunen, aber es gibt noch andere, heimtückischere DNA-Schäden durch Sonneneinstrahlung. Wer jemals im Pendlerstau gestanden und die pralle Sonne durch die Windschutzscheibe abbekommen hat, dessen DNA ist die ganze Fahrt über durch die UV-Strahlen geschädigt worden. Noch wesentlich unsichtbarer ist das, was passiert, wenn wir im Flugzeug sitzen. Wer cremt sich schon das Gesicht ein, sobald er in ein Flugzeug steigt? Sollte man aber. 2015 haben Forscher der University of San Francisco in einer Dermatologie-Fachzeitschrift beschrieben, dass Piloten, die nur eine Stunde lang in 9000 Kilometern Höhe fliegen, durch das Cockpitfenster ebenso viel UV-Strahlen abbekommen wie während eines 20-minütigen Sonnenstudiobesuchs.[8] Anders als man denken würde, verschlimmert Bewölkung das Ganze noch, statt es besser zu machen. Die Wolken reflektieren nämlich die Strahlung von ihrer Oberfläche auf das Flugzeug, womit für Piloten wie Passagiere das Risiko einer DNA-Schädigung oder eines Melanoms steigt.

Die Sonne aber ist nicht die einzige Gefahrenquelle. Schädliche Strahlen steigen auch aus dem Boden auf, und zwar in Form von Radon, einem geruchlosen natürlichen Gas, das durch den Keller in unsere Häuser gelangt. Zwar ist die Radonbelastung an unterschiedlichen Orten der Welt auch unterschiedlich hoch, dennoch ist Radon ein unsichtbarer Eindringling in unsere Privatsphäre, der unsere DNA schädigt. Übrigens ist Radon unter Nichtrauchern die Hauptursache für Lungenkrebs.[9] Falls Sie rauchen (was Sie nicht tun sollten), vervielfacht Radon das durch den eingeatmeten Zigarettenrauch bereits erhöhte Lungenkrebsrisiko noch.

Alleine der Tabakrauch ist schon schädlich für die DNA. Eingeatmeter Zigarettenrauch enthält schätzungsweise 4000 Chemikalien, von denen 70 krebserregend sind, unter anderem Benzol, Arsen und Formaldehyd.[10] Erholsam oder beruhigend ist das Einatmen dieser Chemikalien absolut nicht. Sie rufen Entzündungen im ganzen Körper hervor. Auch wenn man selbst nicht raucht, ist man nicht aus dem Schneider, denn Passivrauchen ist genauso schädlich für die DNA ahnungsloser Freunde, Verwandter, Kollegen und Haustiere.

Lösungsmittel, die aus Teppichen, neuen Autos und normalen Haushaltsprodukten wie Nagellackentferner, Shampoo und Wandfarbe aufsteigen, greifen ebenfalls die DNA an. Jedes Mal, wenn wir unser Auto mit Benzin betanken, atmen wir Dämpfe ein, die Benzol enthalten, was unsere DNA schädigt.[11] Man sollte sich also beim Tanken so hinstellen, dass einem der Wind nicht die Dämpfe ins Gesicht bläst.

Inzwischen konnte wissenschaftlich nachgewiesen werden, dass die Toxinbelastung, der wir ausgesetzt sind, auch die DNA künftiger Generationen schädigen kann. Beispielsweise kann die DNA im Sperma des Vaters durch toxische Chemikalien belastet sein, wie Bisphenol A (aus der Produktion von Plastik), Diethylphthalat (damit werden Knicklichter hergestellt) und Kadmium (in Keramikglasuren und Zigarettenrauch enthalten). Diese Belastungen verändern die Gene im Sperma durch epigenetische Mechanismen, und die so entstandenen Veränderungen können dann an das Kind weitergegeben werden.[12] Wenn die Mutter in der Schwangerschaft toxischen Chemikalien wie Benzol (aus Petroleum), Tetrachlorethen (bei chemischen Reinigungen) und Zigarettenrauch ausgesetzt wird, können diese ebenfalls Kratzer auf der DNA des Fötus hinterlassen. Und das Kind trägt sie in der DNA sein Leben lang mit sich.[13]

Schäden an der DNA können krank machen und sogar töten. Aber die DNA hat ein Hauptanliegen: Sie will so intakt wie eben möglich von einer Generation an die nächste weitergegeben werden. Um dieses Ziel zu erreichen, besitzt sie Verteidigungssysteme, die gegen schädliche Einflüsse ankämpfen. Diese sollten wir uns etwas genauer ansehen, denn in Kapitel 9 beschäftigen wir uns damit, wie diese Systeme durch die Ernährung gestärkt werden können.

Der erste DNA-Schutz: die DNA-Reparatur

Die Anzahl der Schäden, die unsere DNA täglich erleidet, ist erschreckend hoch, aber unsere DNA ist darauf eingerichtet, die meisten dieser Schäden wieder zu reparieren, bevor überhaupt ein Problem entsteht. Dank der eingebauten Eigenreparatur-Enzyme führt schätzungsweise nicht einmal jeder tausendste Fehler, der unserer DNA zugefügt wird, zu einer bleibenden Mutation. Bei ihrer Arbeit folgen diese Reparatur-Enzyme auf molekularer Ebene einer komplexen Choreografie. Ihre Reparaturfähigkeiten sind perfekt darauf abgestimmt, die einzigartige Struktur der DNA wieder in Ordnung zu bringen.

In jedem Strang der normalen DNA enthält ja jede »Stufe« der wie eine Wendeltreppe geformten Doppelhelix zwei Moleküle. Es gibt in der DNA strikte Regeln, wie diese Moleküle zusammengestellt sind. Adenin (A) bildet immer mit Thymin (T) ein Paar und Cytosin (C) immer mit Guanin (G). Man spricht hier von Basenpaaren. Einige häufig auftretende DNA-Schädigungen trennen diese Paare. Etwa hundertmal am Tag weicht beispielsweise in jeder Zelle ein Cytosin (C) spontan ab und bildet eine andere chemische Verbindung, sodass Paarungen entstehen, die nicht den Regeln entsprechen. Sonneneinstrahlung kann dazu führen, dass sich zwei Thymin-Moleküle (T) verbinden und ein untypisches »siamesisches Zwillingspaar« bilden, das nicht normal funktionieren kann. Auch freie Radikale können zu schweren Schäden führen. Diese natürlich vorkommenden Chemikalien enthalten reaktive Sauerstoffatome, die Energie in die Umwelt ausschütten wie eine chemische Granate und dabei die ordentlich aufgereihten Basenpaare der DNA beschädigen.

Unsere Zellen enthalten Reparaturenzyme, die solche Schäden aufspüren und wieder in Ordnung bringen können. Die Enzyme setzen sich in Bewegung, wenn sie an der DNA Abweichungen von der geordneten Doppelhelix-Struktur wahrnehmen. Sobald die fehlenden oder beschädigten Sequenzen der DNA identifiziert sind, werden sie durch normale Teile ersetzt. Wie ein Schneidermeister, der ein kaputtes Kleidungsstück repariert, stellen die Reparaturenzyme das Material zusammen und fügen es so nahtlos wie möglich aneinander. Das Material, das für die DNA-Reparatur zusammengestellt wird, stammt aus den Nukleotiden A, T, C und G, die in der richtigen Reihenfolge in die Doppelhelix eingesetzt werden.

Sowohl wissenschaftliche wie auch klinische Forschungen haben ergeben, dass die Ernährung mit bestimmten Nahrungsmitteln die Schäden an der DNA reduzieren kann, und zwar entweder dadurch, dass Geschwindigkeit und Wirksamkeit des Reparaturprozesses angekurbelt werden, oder dadurch, dass von vornherein Schäden verhindert werden. Man hat Antioxidantien lange als Beschützer der DNA dargestellt, und ihre positiven Eigenschaften sind von der Nahrungsergänzungsindustrie in großem Stil vermarktet worden. Ja es stimmt, Antioxidantien können dazu beitragen, Schädigungen vorzubeugen, indem sie freie Radikale, die sich in unserem Blut herumtreiben, neutralisieren. Aber: Antioxidantien können der DNA nicht helfen, wenn der Schaden bereits eingetreten ist. An diesem Punkt müssen DNA-Reparaturmechanismen her. Wir beschäftigen uns mit den Nahrungsmitteln, die Einfluss auf den DNA-Schutz nehmen, in Kapitel 9 näher und lernen auch neue Möglichkeiten kennen, Antioxidantien für unsere Gesundheit zu nutzen.

Wenn sich der DNA-Reparaturmechanismus in Gang setzt, weiß die Zelle, dass sie die Nachwirkungen des eingetretenen Schadens begrenzen muss. Sie zieht also beim Replikationsprozess, mit dem sich die Zellen und ihre DNA selbst vervielfältigen, die Bremsen. So wird sichergestellt, dass geschädigte DNA nicht weitergegeben wird. Falls der Schaden aber so groß ist, dass er nicht behoben werden kann, ist die Zelle in der Lage, ihren eigenen Niedergang auszulösen. Dieser Prozess mit dem Namen Apoptose ist ein spezielles Selbstzerstörungsprogramm, das zum Zelltod führt, wenn die Zelle ihre Funktion im Körper nicht mehr erfüllen kann.

Man sollte hier erwähnen, dass Biotechnologiefirmen bereits an Möglichkeiten arbeiten, den von Bakterien benutzten DNA-Reparaturmechanismus abzukupfern, um neue genetische Behandlungsmethoden zu entwickeln, die bei einer ganzen Reihe von Krankheiten, bei Menschen, Pflanzen und auch Insekten angewendet werden können. Bekannt ist dieses Verfahren unter den Namen Genschere, molekulares Skalpell oder CRISPR (ausgesprochen wie krisper), Letzteres steht für *clustered regularly interspaced short palindromic repeats.* Die Genschere CRISPR kommt in etwa der Hälfte aller Bakterien natürlich vor und wird gebraucht, um fremdes genetisches Material auszuschneiden und zu entfernen. Sie stellt damit einen Teil des bakterieneigenen Verteidigungssystems dar. Wissenschaftler haben herausgefunden, dass diese Genschere für das sogenannte *Genom Editing* angewendet werden kann, mit dem menschliche Gene »bearbeitet« werden. Mit anderen Worten: Die Genschere kann kranke Gene chirurgisch herausschneiden, um deren krankhaft veränderte Funktion auszuschalten, damit an ihre Stelle normale, gesunde Gene biotechnologisch eingesetzt werden können. Als das CRISPR-System 2012 veröffentlicht wurde, hat dies die Genindustrie schlagartig verändert, weil das Verfahren so viel präziser und schneller funktioniert und vielseitiger einsetzbar ist als die bisher bekannten Verfahren zur Genveränderung. Zwar liegt eine Behandlung von Menschen mit CRISPR noch weit in der Zukunft, doch ist es bereits heute ein wertvolles Arbeitsmittel zur Erforschung der Genmanipulation.[14]

Der zweite DNA-Schutz: epigenetische Veränderungen

Anders als man gemeinhin denkt, steht unser genetisches Schicksal nicht schon von Geburt an fest. Eher im Gegenteil. Zwar verändert sich unser DNA-Code im Grunde nicht, bestimmte Gene jedoch können, je nachdem, welchen Einflüssen aus der Umgebung wir ausgesetzt sind, ein- und ausgeschaltet werden. Zu diesen Einflüssen zählt, was wir im Laufe unseres Lebens einatmen, anfassen und essen. Auf dieses Phänomen greift ein weites DNA-Verteidigungssystem zurück, die Epigenetik. Die griechische Vorsilbe *epi* bedeutet »über« oder »neben«, und so kann man sich diese Umwelteinflüsse als Faktoren oberhalb der Gene vorstellen, die die Genexpression bzw. die Funktion zur Proteinproduktion der Gene steuern.

Die Epigenetik liefert die Antwort auf die Frage, warum jede Zelle in unserem Körper dieselbe DNA aufweist, wir aber so viele unterschiedliche Zellen mit unterschiedlicher Funktionalität besitzen. Die Gewebeumgebung der Zellen unterscheidet sich von Organ zu

Organ, Herzzellen beispielsweise heben die Gene hervor, mit deren Hilfe sie die elektrische Energie generieren, die den Herzschlag hervorbringt, der dann das Blut durch den Körper pumpt. Die Gene im Herzen werden durch die unmittelbare Umgebung um die Herzzellen beeinflusst. Zellen in der menschlichen Netzhaut im hinteren Teil des Auges nutzen ihre DNA, um Proteine zu produzieren, die Licht erkennen und ein Signal weiterleiten, das unser Gehirn als Sehvermögen versteht. Die Netzhautzellen werden sowohl von ihrer unmittelbaren Umgebung gesteuert als auch vom Licht selbst. Interessanterweise nutzen Herzzellen und Netzhautzellen exakt denselben DNA-Quellcode, doch bedienen sie sich unterschiedlicher Teile. Dieser Unterschied wird ebenso von der Mikroumwelt im Organ bestimmt wie auch davon, was die DNA benötigt, um zu liefern.

Die epigenetische Steuerung ist nicht festgelegt, nicht einmal innerhalb eines Organs. Unsere DNA reagiert je nach Situation auf Einflüsse, die sowohl aus dem Inneren unseres Körpers als auch von außen kommen können. Stress, Achtsamkeit, Schlaf, Bewegung und Schwangerschaft sind nur ein paar Beispiele für interne Situationen, die epigenetischen Einfluss haben. Zu den externen Einflüssen, welche die DNA-Funktionen epigenetisch zum Guten oder Schlechten verändern können, zählt das, was wir essen und trinken. Sekundäre Pflanzenstoffe aus pflanzlichen Lebensmitteln oder Tee und Kaffee können unsere DNA positiv epigenetisch verändern. Chemikalien aus industriell verarbeiteten Lebensmitteln können ebenfalls Einfluss auf unsere DNA ausüben, allerdings einen negativen. Durch die Epigenetik können nützliche Gene verstärkt und nachteilige blockiert werden.

Formen der epigenetischen Veränderung

Ernährung und Umwelteinflüsse können epigenetische Veränderungen verursachen, doch ist es nicht einfach zu verstehen, wie das genau funktioniert. Methylierung und Histonmodifikation sind zwei Formen der epigenetischen Veränderung. Mit diesen Mechanismen schützt die DNA unsere Gesundheit, indem als Reaktion auf bestimmte Stimulationen die richtigen Gene aktiviert und die falschen deaktiviert werden.

Schauen wir uns zunächst die Methylierung an, und erinnern wir uns an die Beschreibung der Wendeltreppe: zwei parallel verlaufende Ränder der Treppe bilden das Rückgrat der DNA, wobei die »Stufen« aus den Buchstabenpaaren A-T oder C-G bestehen, die die Ränder miteinander verbinden. Diese Paare sind wie die Zähne beim Reißverschluss, sie ziehen sich die ganze DNA entlang. Wenn die DNA gebraucht wird, öffnet eine spezielle Zellmaschinerie diesen DNA-Reißverschluss und liest die Zähne ab, die Quellcodeinformationen zur Proteinherstellung enthalten. Eine Methylgruppe ist eine chemische Verbindung (CH_3 für Chemie-Fans), die in den Reißverschluss geworfen werden kann, während dieser gerade ausgelesen wird. Das nennt man Methylierung. Und diese Methylierung verändert die Art und Weise, in der Zellen die DNA-Informationen lesen. Hypermethylierung tritt auf, wenn viele Methylgruppen in die Reißverschlusszähne geworfen werden, sodass eine Störung entsteht, eine Art DNA-Sabotage. Der Reißverschluss kann in dieser Gegend nicht mehr ausgelesen werden, sodass die Proteine, die in diesem Bereich hergestellt werden sollten, nicht produziert werden können. Falls es sich um ein schädliches Protein handelt, kann diese epigenetische Veränderung verhindern, dass das Protein hergestellt wird, was wiederum positiv ist. Wie bei den meisten Dingen in der Biologie, kann aber auch das Gegenteil passieren: Hypomethylierung. Hierbei wird eine Methylgruppe entfernt, die normalerweise ein bestimmtes Gen unter Verschluss hält. Plötzlich ist dieser Teil vom Reißverschluss frei, und das Gen kann reichlich Protein produzieren. Solange es sich bei dem Protein, das nun ausgeschüttet wird, um ein nützliches Protein handelt, beispielsweise eins, das Krebs unterdrückt, ist alles gut.

Auch die andere Form der epigenetischen Veränderung ist gerade in aller Wissenschaftler Munde: die Histonmodifikation. Wie bei der Methylierung sind auch hier bestimmte Gene entweder mehr oder weniger verfügbar. Histone sind kugelförmig zusammengelegte Proteine im Zellinneren, um die sich DNA windet. Ein DNA-Strang besitzt multiple Histone, sodass der Strang aussieht wie ein Kletterseil, auf dem in bestimmten Abständen Histon-Knoten angebracht wurden. Spezielle Enzyme helfen dabei, die DNA von den Histon-Knoten abzuwickeln, damit die Proteinherstellungsmaschinerie den Code auslesen kann. Bestimmte chemische Gruppen, die Acetylgruppen, können den Histonen zugefügt (Acetylierung) oder von ihnen abgespaltet (Deacetylierung) werden, wobei sich deren Form verändert.

Das Ergebnis ist, dass verschiedene Gene herausgestellt oder versteckt werden können, sodass die Zelle entsprechend mehr oder weniger Protein produziert. Weder das eine noch das andere ist von Natur aus nützlich oder schädlich für unsere Gesundheit. Die Wirkung hängt von den einzelnen Genen ab und davon, ob sie nützliche oder schädliche Proteine produzieren. Wenn ein Gen nützliche Proteine herstellt, wie beispielsweise einen Krebshemmer, dann schützt das Abwickeln der DNA unsere Gesundheit. Wenn ein Gen aber eine schädliche Wirkung hat, dann wäre der positive Effekt erreicht, wenn die DNA wieder aufgewickelt würde.

Bei einer dritten Form epigenetischer Veränderung sind microRNAs beteiligt. Während die DNA den tatsächlichen Quellcode für Proteine enthält, wird der Code (DNA) beim Proteinherstellungsprozess zunächst in ein bestimmtes Muster umgewandelt, die RNA (Ribonukleinsäure). Die RNA macht eigentlich die Arbeit bei der Proteinherstellung. Es gibt aber eine bestimmte Gruppe von RNA, die microRNAs, die herumschwirren und im Zusammenspiel mit dem RNA-Muster die Herstellung nützlicher Proteine überwachen. Die microRNAs steuern vermutlich mindestens 30 Prozent der Gene, die solche Proteine herstellen.[15]

Fassen wir die Epigenetik noch einmal so einfach wie möglich zusammen:

- Die Methylierung vereitelt mittels Gen-Silencing (Gen-Stilllegung) die Herstellung von Proteinen.
- Die Acethylierung entrollt die DNA und ermöglicht es den Genen, Proteine herzustellen; Deacethylierung festigt die Rolle und versteckt die DNA, sodass weniger Protein produziert wird.
- MicroRNA kann die Herstellung ausgewählter Proteine abschalten, indem es das RNA-Muster stört.

Die Epigenetik ist ein viel diskutiertes Forschungsthema, vor allem hinsichtlich der Ernährung. Bevor wir uns aber damit beschäftigen, was Lebensmittel bewirken, ist es sinnvoll, sich anzusehen, auf welche Weise andere unserer Verhaltensweisen die Gene mittels solcher epigenetischer Veränderungen beeinflussen.

Die meisten gesunden Tätigkeiten führen zu positiven epigenetischen Veränderungen, und nun erkennen wir auch, wie sie uns nützen: nämlich durch unsere Gene. Sport beispielsweise verursacht epigenetische Veränderungen, die unsere Gene verfügbar machen, sodass nützliche Proteine produziert werden, die wiederum zur Muskelbildung benötigt werden. Zudem wird die Pumpleistung des Herzens gesteigert und der Muskelaufbau unterstützt, neue Blutgefäße werden gebildet und die Blutfettwerte gesenkt.[16] Andere epigenetische Veränderungen durch eine sportliche Betätigung können schädliche Gene blockieren. Beobachtet hat man dies nach dem Schwimmen, nach Intervall-Training und nach intensivem Walking.[17]

In Studien mit Laborratten konnte gezeigt werden, dass Sport die DNA-Aktivität im Gehirn ankurbelt. Der Grund ist, dass epigenetische Veränderungen durch Histon-Acetylieriung die DNA freilegen, wodurch immer mehr Proteine hergestellt werden, die dann ihrerseits die Hirngesundheit pflegen.[18] Der Einfluss von Sport auf die DNA geht aber weit über die Gesundheit desjenigen hinaus, der da gerade trainiert. Bei Männern beispielsweise ist der Einfluss des Trainings auf das Sperma so groß, dass er sogar auf die Nachkommenschaft wirkt. An der Universität Kopenhagen stellte eine klinische Studie die Frage, wie die epigenetischen Folgen aussähen, wenn man sechs Wochen lang fünfmal pro Woche jeweils eine Stunde unter der Leitung eines ausgebildeten Trainers Spinning betreibt. Man interessierte sich für die Auswirkungen dieses Trainings auf das Sperma gesunder Freiwilliger Anfang 20. Die Wissenschaftler untersuchten das Ejakulat der Männer vor der Studie, nach sechs Wochen Spinning und dann noch mal nach drei Monaten ohne Training. Das Spinning-Training hinterließ lang anhaltende epigenetische Auswirkungen auf einen genetischen Hotspot: nämlich in genau jener Region der Sperma-DNA, die für die Hirnfunktion und die Entwicklung des Nervensystems des noch ungezeugten Fötus zuständig ist.[19] Schon lange vor der Zeugung also ist das Training eines Mannes für die Hirngesundheit seiner Kinder förderlich.

Guter Nachtschlaf verursacht ebenso epigenetische Veränderungen wie eine durchfeierte Nacht, allerdings das eine in positiver und das andere in negativer Hinsicht. Eine gemeinsame Studie von Forschern der Universität Island in Reykjavík und der Universität Uppsala in Schweden mit 16 gesunden Männern zwischen 20 und 30 untersuchte deren DNA nach acht Stunden gutem Nachtschlaf und am Tag darauf nach komplettem Schlafentzug. Man nahm ihnen vor dem Zubettgehen in der Testnacht Blut ab und vor dem Frühstück am nächsten Tag, nachdem sie entweder acht Stunden geschlafen hatten oder gar nicht.

Die Studie bewies, dass acht Stunden Schlaf Gene anschaltet, die Fett verbrennen und Adipositas vorbeugen, während Schlafmangel diese Gene stört.[20] Durch ungenügenden oder zu wenig Schlaf steigt das Risiko für Kinder, adipös zu werden, um 45 Prozent.[21] Schlaf hat eine nachhaltige epigenetische Wirkung. Eine einzige Nacht mit Schlafentzug kann 269 verschiedene Gene epigenetisch derart stören, dass die Proteinproduktion verhindert wird. Darunter ist auch ein Tumorsuppressor-Gen, das Tumore aushungert. Und das ist gar nicht gut. Wenn man ein Gen ausschaltet, das Krebs blockiert, kann das Risiko, dass wir einen Tumor entwickeln, steigen.[22]

Meditation ruft positive epigenetische Veränderungen hervor, welche die Aktivität von Genen herabsetzen, die mit Entzündungen in Verbindung gebracht werden.[23] Stress dagegen lässt den Teilen der DNA freien Lauf, die mit Entzündungen in Verbindung gebracht werden.[24] Die DNA von Menschen, die schwere Traumata erlitten haben und unter einer Posttraumatischen Belastungsstörung leiden, weist nachweislich zahlreiche schädliche epigenetische Veränderungen auf.[25]

Auch Umweltgefahren wurden mit epigenetischen Veränderungen bei Patienten mit Krebs, Autismus, Depressionen, Schizophrenie, Alzheimer, Autoimmunkrankheiten, entzündlichen Darmerkrankungen, Adipositas und einer Reihe von anderen ernsten gesundheitlichen Problemen in Verbindung gebracht. Es ist daher natürlich wichtig, dass man sich nach Möglichkeit nicht dem aussetzt, was zerstörerische epigenetische Auswirkungen haben kann. Gleichzeitig können Ernährungsumstellungen die körpereigene Fähigkeit zu epigenetischen Veränderungen lenken, sodass Gene aktiviert werden, die der Gesundheit zuträglich sind.

Der dritte DNA-Schutz: Telomere

Die Telomere stellen den dritten Teil der DNA-Rüstung dar. Sie sind die Schutzkappen an beiden Enden der Chromosomen, die die Instandhaltung der Chromosomenstruktur unterstützen und verhindern, dass diese aneinanderkleben. Die Telomere sind so wichtig für den Schutz unserer DNA, dass extra ein Enzym namens Telomerase damit beschäftigt ist, die Telomere zu reparieren, die sich mit zunehmendem Alter verkürzen. Im Jahr 2009 bekam Elizabeth Blackburn von der University of California in San Francisco, den Nobelpreis für ihre Arbeit an den Telomeren verliehen, dies war insgesamt der dritte Nobelpreis für die DNA-Forschung. Blackburn hatte herausgefunden, dass sich die Telomere ohne Telomerase rasch verkürzen, die DNA dann ungeschützt liegt und die Zellen schnell altern und sterben.[26] Sie hat ihre Arbeit in einem TED-Talk, den sie 2017 gehalten hat, hervorragend beschrieben.

Der Grundstock dafür, dass wir auch im Alter noch lange und gesunde Telomere besitzen, wird bereits in unserer frühesten Kindheit gelegt. Eine Studie von Forschern der University of California, San Francisco, zeigte, dass Muttermilch die Länge der Telomere beim Kind verbessert. Aus einer Gruppe von 121 Kindern hatten diejenigen, die als Neugeborene ausschließlich mit Muttermilch ernährt wurden, noch im Vorschulalter (mit vier bis fünf Jahren) längere Telomere als Kinder, die künstlichen Muttermilchersatz bekamen.[27] Hier zeigt sich die Dauer des Telomer-Effekts: Noch Jahre, nachdem ein Kind abgestillt ist und feste Nahrung zu sich nimmt, profitiert es davon, gestillt worden zu sein.

Auf der anderen Seite werden Telomere mit dem Alter automatisch kürzer. Studien mit Menschen über 65 Jahren beweisen, dass die mit den kürzeren Telomeren früher sterben als die mit den längeren. Man versucht daher herauszufinden, durch welche Verhaltensweisen die Verkürzung der Telomere vorangetrieben wird.[28] Rauchen, viel Stress, Schlafmangel und wenig Bewegung sind Faktoren, welche die Abnutzung der Telomer-Kappen beschleunigen und die Telomerase-Aktivität reduzieren.

Interessanterweise haben Menschen, die 100 Jahre alt werden, ungewöhnlich lange Telomere.[29] Dieser Entdeckung aus dem Jahr 2008 folgte eine ganze Reihe von Studien dazu, wie der Lebensstil und die Ernährung Telomere verlängern können. Die Ergebnisse sind eindeutig: Beim Lebensstil besteht eine Verbindung zwischen regelmäßigem Sport und längeren Telomeren.[30] Entspannung verstärkt die Telomerase-Aktivität und schützt die Telomere bei gestressten Menschen, wobei man auch unterschiedliche Entspannungsmethoden verglichen hat. Kriya-Yoga beispielsweise hat dabei größere Auswirkungen auf den Telomerschutz als das Hören von Entspannungsmusik.[31] Dean Ornish hat in Zusammenarbeit mit Elizabeth

Blackburn ihre gemeinsame wegweisende Forschungsarbeit aus dem Jahr 2008 in der Zeitschrift *The Lancet Oncology* veröffentlicht, die beweist, dass bei Männern mit Prostatakrebs umfassende Veränderungen des Lebensstils den Telomerschutz durch Telomerase nachhaltig so verbessern können, dass sie noch fünf Jahre später nachweisbar waren.[32] Zusätzlich zum Telomerase-Effekt konnten Dean Ornish und ich bei dieser Patientengruppe auch epigenetische Wirkung auf Angiogenese-Proteine beobachten, die durch Veränderungen des Lebensstils Krebs unterdrücken. Wieder einmal hat sich herausgestellt, dass positive Veränderungen in verschiedenen Verteidigungssystemen miteinander in Zusammenhang stehen.

Die Ernährung ist unter den verschiedenen Einflüssen auf die Telomere der mächtigste Faktor. Denken wir nur an die Kinder, die längere Telomere besaßen, weil sie als Babys gestillt wurden. Bei der Untersuchung anderer Ernährungseinflüsse stellte man fest, dass Telomere auch verkürzt werden konnten. Dies ist ein negativer Effekt. Die Forscher fanden heraus, dass die Telomere bei denjenigen Kindern verkürzt waren, die ab dem Alter von vier Jahren regelmäßig Limo getrunken haben. Diejenigen, die viermal pro Woche oder öfter Limo tranken, hatten dabei kürzere Telomere als diejenigen, die seltener oder gar keine tranken.[33] Die Wirkung von Muttermilch und Limonade ist erst der Anfang von zahlreichen Entdeckungen, inwieweit die Ernährung unsere DNA-Verteidigungssysteme beeinflusst. In Kapitel 9 werden wir sehen, dass die eigentliche Erkenntnis die ist, dass bestimmte Lebensmittel wie Soja, Kurkuma und Kaffee schützende Gene verfügbar machen und gleichzeitig die Wirkung schädlicher Gene stoppen. Es gibt ein paar Ernährungsmuster, die dazu beitragen, unsere Telomere zu schützen und zu verlängern. Dazu gehört die Mittelmeerdiät und daran angelehnte Ernährungskonzepte. Bevor wir uns aber die dazugehörigen Nahrungsmittel genauer ansehen, gibt es noch ein Verteidigungssystem, das ich Ihnen vorstellen muss: das Immunsystem.

Gesundheitliche Probleme, bei denen der DNA-Schutz verletzt ist (Beispiele)

Adipositas
Alzheimer
Arteriosklerose
Autismus
Depressionen
Diabetes
Chronisch-entzündliche Darmerkrankungen
Krebs (alle Formen)
Li-Fraumeni-Syndrom
Louis-Bar-Syndrom
Lupus erythematodes
Lynch-Syndrom
Mukoviszidose
Parkinson
Posttraumatische Belastungsstörung
Rheumatoide Arthritis
Schizophrenie
Zöliakie

KAPITEL 5

IMMUNSYSTEM

Jeder weiß, dass ein starkes Immunsystem hilfreich ist, wenn es darum geht, dass wir uns nicht ständig eine Erkältung einfangen. Wussten Sie aber auch, dass das Immunsystem so mächtig ist, dass es Sie vor Krebs schützen kann? Und dass das Immunsystem in der Lage ist, wenn Sie bereits an Krebs leiden, diesen komplett aus Ihrem Körper zu vertreiben, selbst wenn er gestreut hat? Zahlreiche Faktoren werden für Krebs verantwortlich gemacht: die Gene, das Rauchen, die Umwelt, schlechte Ernährung und einiges mehr. Die Wahrheit aber ist, dass – unabhängig vom Auslöser – Krebs erst dann zur Krankheit wird, wenn es den malignen Zellen gelingt, nicht von unserem Immunsystem zerstört zu werden. Tatsächlich ist das Immunsystem das bekannteste Verteidigungssystem. Es verhindert, dass wir eine Infektion bekommen, wenn wir uns geschnitten haben, es bekämpft Viren und sorgt dafür, dass wir nicht krank werden, wenn im Bus neben uns jemand schädliche Mikroben in die Luft gehustet hat. Die wahre Macht des Immunsystems aber kommt durch Forschungen zum Vorschein, die uns zeigen, wie wir unser Immunsystem so ankurbeln können, dass es auch Krebs bekämpft. Es gibt Krebspatienten, die die unwahrscheinlichsten Diagnosen überleben und bei denen immunstärkende Behandlungen alle Anzeichen der Krankheit förmlich weggeschmolzen haben.

Wie in Kapitel 1 bereits beschrieben, bildet unser Körper ständig mikroskopisch kleine Tumore, die für das bloße Auge unsichtbar sind und auch nie zum Problem werden. Ein Grund dafür ist, dass Krebszellen mit Blut versorgt werden müssen, damit sie groß genug werden, um Schaden anzurichten. Ein gut funktionierendes Angiogenese-System sorgt dafür, dass das nicht passiert. Die allererste Schutzschicht aber bildet das Immunsystem. Unsere Immunzellen sind so ausgerichtet, dass sie Freund und Feind auseinanderhalten können, Letzteres beinhaltet auch die Krebszellen. Wenn die allerersten Anzeichen von Krebswachstum durch die Notfallhelfer-Immunzellen wahrgenommen werden, wird ein Zellangriff ausgerufen. Spezielle Krebskiller-Immunzellen fliegen ein und vernichten die untypischen Zellen, bevor diese Probleme verursachen können.

Manchmal entziehen sich die Krebszellen allerdings unserem Immunsystem, indem sie sich tarnen. Dabei umgeben sie sich mit »freundlichen« Proteinen, die die Immunzellen irreführen und sie als normale Zellen identifizieren. Auf diese Weise bleiben Krebszellen unsichtbar und werden nicht als solche erkannt. Indem sie sich also wie bedrohliche Terroristen in einer belebten Fußgängerzone verstecken, gelingt es den verhüllten Krebszellen zu wachsen und sich gefährlich zu machen.

Zu anderen Zeiten ist das Immunsystem geschwächt und kann seine Arbeit nicht ausreichend gut verrichten, dadurch verpasst es ein paar Krebszellen, die dann wachsen können. Bei Menschen, die an Immunschwächeerkrankungen wie Aids leiden oder nach einer Organtransplantation ihr Leben lang Immunsuppressiva einnehmen müssen, damit das neue Organ nicht abgestoßen wird, besteht ein erhöhtes Risiko für Krebserkrankungen, eben weil ihr Immunschutz beeinträchtigt ist.

Es gibt eine neue Krebsbehandlung mit Immuntherapie, die unserem Immunsystem hilft, seine Arbeit gut zu machen und die gefährlichen Krebszellen zu vernichten. Dies ist ein bemerkenswerter Ansatz, denn er verlässt sich nicht auf schädliche oder zielgerichtete Medikamente, um Krebszellen zu töten, sondern unterstützt den Körper darin, den Krebs selbst loszuwerden. 2018 wurde James Allison vom MD Anderson Cancer Center in Texas und Tasuku

Honjo aus Kyoto der Nobelpreis für Medizin oder Physiologie für ihre wegweisende Arbeit verliehen, die aufdeckte, wie wir unser Immunsystem für den Kampf gegen Krebs rüsten können.

Eine Form der Immuntherapie blockiert beispielsweise die verhüllenden Proteine, die von Krebszellen genutzt werden, um sich dahinter vor dem Immunsystem zu verstecken, sodass sie aufgedeckt werden können. Mit diesen sogenannten Immun-Checkpoint-Inhibitoren wird beim Patienten der körpereigene Immunschutz dahingehend gestärkt, dass die Krebszellen erkannt und zerstört werden.

Im Alter von 90 Jahren erhielt der ehemalige US-Präsident Jimmy Carter die Diagnose, dass er an einem tödlichen Krebs, dem Malignen Melanom, erkrankt sei. Es hatte bis in seine Leber und sein Hirn gestreut. Die Prognose war trostlos, eigentlich hatte er keine Überlebenschance. Carter erhielt aber zusammen mit einer zielgerichteten Tumorbestrahlung auch den Checkpoint-Inhibitor Keytruda (Pembrolizumab), der sein Immunsystem bei der Suche nach Tumoren unterstützte. Die Behandlung zeigte bald Wirkung, und der Tumor im Hirn verschwand, ohne dass eine Chemotherapie nötig wurde.

Bei meiner Mutter, einer Musikerin und Klavier-Professorin, wurde, als sie 82 Jahre alt war, ein Endometriumkarzinom diagnostiziert, eine Krebsart, die in der Gebärmutterschleimhaut entsteht. Obwohl der Krebs operativ entfernt wurde, kehrte er ein Jahr später in einer aggressiven Form an zahlreichen Stellen im Körper zurück. Wir führten eine Genomanalyse an ihrem Tumor durch und erkannten den Tumormarker MSI-H (hohe Mikrosatelliteninstabilität), was bedeutete, dass Keytruda ihr sehr wahrscheinlich helfen würde. Wie bei Carter gelang es auch ihrem Immunsystem mithilfe der Immuntherapie und einer winzigen Bestrahlungsdosis, den Krebs vollständig auszulöschen.

Es gibt noch andere Immuntherapieansätze, die für Patienten wie Onkologen gleichermaßen bahnbrechend sind. Man kann beispielsweise mit einem Verfahren, der sogenannten Apherese oder auch Blutwäsche, die ähnlich funktioniert wie das Blutspenden, eigene Immunzellen aufnehmen. Wenn das Blut abgenommen ist, werden T-Zellen (Abwehrzellen) entnommen und der Rest des Blutes dem Patienten wieder zugeführt. Die T-Zellen werden in ein spezialisiertes Zentrum gebracht, wo man sie gentechnisch dahingehend verändert, dass aus ihnen CAR-T-Zellen werden. Bei diesem Verfahren werden T-Zellen umprogrammiert und so gelenkt, dass sie wie ein Immungeschoss auf die Krebszellen zielen. Mit der CAR-T-Zellen-Therapie können Lymphdrüsenkrebs und Leukämie wirkungsvoll behandelt werden. Bei einer guten Freundin von mir wurde ein aggressiver Krebs diagnostiziert, das diffus großzellige B-Zell-Lymphom. Trotz der Standardbehandlung wuchs der Krebs und breitete sich aus. Dann wurden ihr CAR-T-Zellen injiziert, die aus ihren eigenen Immunzellen gewonnen worden waren. Nach ein paar Wochen reagierte ihr Körper auf die gepimpten Immunzellen, und bereits nach weniger als zwei Monaten waren alle Anzeichen einer Krebserkrankung aus ihrem Körper verschwunden. Zwar gelingt das nicht bei allen Patienten, die mit Immuntherapie behandelt werden, doch dort, wo sie wirkt, bleibt der Krebs auch über Jahre hinweg gebannt.

Bestimmte Lebensmittel und ihre Bestandteile können ebenfalls starken Einfluss auf unser Immunsystem ausüben. Wissenschaftler der Universität Rom haben herausgefunden, dass die Ellagsäure, die als sekundärer Pflanzenstoff in hohen Dosen in Maronen, Brombeeren, Walnüssen, Granatäpfeln und Erdbeeren vorkommt, bei Blasenkrebs auf die Produktion genau derselben Immun-Verstecker Proteine abzielt wie die Checkpoint-Inhibitoren-Medikamente (beispielsweise Keytruda).[1] Über diese Forschungsergebnisse erfahren wir mehr in Kapitel 10.

Das Immunsystem gehört eindeutig zu den Stützen unserer Verteidigungssysteme. Es ist dazu da, den Körper mithilfe eines genialen Systems, der Mustererkennung, vor dem Eindringen von Viren, Bakterien und Parasiten zu schützen. Immunzellen identifizieren und zerstören Gefahren, während sie gesunde Zellen als solche erkennen und in Ruhe lassen. Unter normalen Umständen ist das Immunsystem bei gesunden Menschen im Stand-by-Modus, wie eine Feuerwehr, die stets bereit ist, einzugreifen, wenn die Alarmglocken läuten. Unser Körper weiß automatisch, was zu tun ist, ob die Immunantwort rauf- oder runtergefahren werden muss. Es ist weder passiv noch überaktiv, sondern geht von einem Punkt aus, wo alles kontrolliert und ausbalanciert ist, jedoch ständige Bereitschaft herrscht.

Man kann im Laufe seines Lebens viele Maßnahmen ergreifen, um die Immunkraft zu stärken. Ausreichend Bewegung, guter Nachtschlaf und das Senken oder zumindest das Managen des Stresslevels können dazu beitragen, das Immunsystem gesund zu erhalten. Ihre Ernährungsauswahl trägt im gleichen Maße dazu bei. Bestimmte Nahrungsmittel bauen das Immunsystem auf und bekämpfen die Alterserkrankungen. Andere Nahrungsmittel unterstützen das Immunsystem, wenn es überaktiv ist, beispielsweise bei Autoimmunerkrankungen. Bevor wir uns jedoch mit diesen Nahrungsmitteln beschäftigen, möchte ich Ihnen erzählen, wie die Verbesserung des Immunschutzes dazu geführt hat, dass der Mensch sich so weit entwickeln konnte, und welchen entscheidenden Vorteil es uns gegenüber schrecklichen Krankheiten verschafft hat.

Frühe Erfolge in der Immunstärkung

Die Pocken gehörten einst zu den tödlichsten Seuchen der Erde. Diese Geißel der Menschheit begann schon in der Antike, man hat bereits an ägyptischen Mumien Pockenerkrankungen nachgewiesen, sogar am Kopf von Pharao Ramses V. Die Pocken sind eine Infektionskrankheit, die durch ein Virus namens Variola ausgelöst wird. Die Erstinfektion beginnt, wenn das Virus eingeatmet oder berührt wird. Innerhalb einer Woche infiziert das Virus überall im Körper Zellen, dabei können Fieber, großflächiger Hautausschlag und innere Blutungen auftreten. In der Vergangenheit verlief die Krankheit in 30 Prozent aller Fälle tödlich. Bei Menschen, die eine Pockenerkrankung überlebt hatten, blieben schreckliche entstellende Narben zurück, manche erblindeten. Allein im 20. Jahrhundert sind weltweit mehr als 300 Millionen Menschen an Pocken gestorben, so viele, wie heute in den USA leben. Im Jahr 1980 aber veröffentlichte die Weltgesundheitsorganisation WHO eine Erklärung, die Geschichte schrieb: Die Pocken waren offiziell ausgerottet und stellten keine Gefahr mehr dar.[2] Dieser Erfolg konnte durch ein weltweites Pockenschutz-Impfprogramm erzielt werden, bei dem die Immunsysteme von Menschen auf der ganzen Welt so trainiert wurden, dass sie das Virus erkannten und zerstörten, bevor die Krankheit ausbrechen konnte.

Aber nicht erst im 20. Jahrhundert hatte jemand die Idee, das körpereigene Verteidigungssystem auf die Pocken vorzubereiten. Während der Regentschaft von Kaiser Kangxi (1661 – 1722), der Chinas letzter Dynastie, der Qing-Dynastie, vorstand, rafften schreckliche Pockenepidemien ganze Teile der Bevölkerung hinweg. Kangxi beschloss daher, seine Familienmitglieder und seine Soldaten, die in der »Verbotenen Stadt« wohnten, vor der tödlichen Seuche zu schützen.[3] Er beorderte die kaiserlichen Ärzte, Schorf von den ausgetrockneten Pocken an dieser Seuche erkrankter Menschen zu sammeln, zu Pulver zu mahlen und dieses Pulver dann in die Nasen seiner Familienmitglieder und Soldaten einzuführen. Als diese dem Pockenschorf ausgesetzt waren, begannen ihre Immunsysteme einen Schutz gegen die Pockeninfektion aufzubauen, wodurch die so behandelten Menschen gegen die Infektion immun wurden. Diese rustikale Methode ist als Variolation bekannt geworden (in Anlehnung an den Namen des Pockenvirus Variola) und führte später zu dem Verfahren, das wir heute als Schutzimpfung kennen.[4] Der englische Landarzt und Chirurg Edward Jenner wird dafür gerühmt, im Jahr 1796 die erste Pockenschutzimpfung entwickelt zu haben, und gilt als Vater der Immunologie.

In den folgenden 200 Jahren entwickelten Mediziner Impfstoffe gegen eine ganze Reihe von Krankheiten wie Kinderlähmung (Polio), Wundstarrkrampf (Tetanus), Tollwut, Windpocken, Mumps, Cholera, Diphtherie und Hepatitis und konnten die Bevölkerung so vor einst tödlichen Seuchen bewahren. In allen Fällen wird das Immunsystem so gelenkt, dass es seine Schutzmacht von der Leine lässt und gegen Eindringlinge von außen richtet, damit die Gesundheit bewahrt und die Krankheit abgewendet wird.

Mit dem Impfstoff Gardasil wurde 2006 erfolgreich ein Mittel entwickelt, das Frauen davor schützt, als Folge einer HPV-Infektion (humane Papillomaviren) an Gebärmutterhalskrebs zu erkranken. 2010 wurde Provenge (Sipuleucel-T), der erste Impfstoff zur Krebsbehandlung, von der amerikanischen Arzneimittelbehörde FDA für die Behandlung von Prostatakrebs zugelassen. Im selben Jahr wurde für die Krebs-Immuntherapie der Checkpoint-Inhibitor Yervoy (Ipilimumab) für die Behandlung von Melanomen zugelassen. Damit war der Weg frei für andere bahnbrechende immunstimulierende Krebsmedikamente wie Keytruda, das sowohl meiner Mutter wie auch Jimmy Carter geholfen hat.

Obwohl wir noch ganz am Anfang stehen, sind wir doch schon heute in der Lage, personalisierte Krebsimpfungen durchzuführen, für welche die DNA eines Tumors auf seine besonderen Mutationen untersucht wird, dem dann die Herstellung eines speziellen Proteins folgt, das dem Patienten subkutan injiziert wird. Die injizierten Proteine trainieren das Immunsystem darauf, Krebs zu suchen und zu zerstören. Krebspatienten können also im Rahmen ihrer Behandlung gegen ihre eigene Krebsart geimpft werden.

Eigentlich ist es kaum zu glauben, dass der Großteil dessen, was wir heute über das Immunsystem wissen, erst in den letzten 50 Jahren erforscht worden ist, obwohl doch bereits seit Jahrhunderten medizinische Fortschritte in diesem Bereich erzielt werden. Daher wollen wir uns damit beschäftigen, wie das Immunsystem genau funktioniert und wo es anatomisch gesehen in unserem Körper sitzt.

Die Anatomie der Immunabwehr

Unser Immunsystem ist so stark, weil es funktioniert wie eine ganze Armee. Und wie beim Militär gibt es auch beim Immunsystem verschiedene Einheiten, in denen die Soldaten speziell ausgebildet werden, spezielle Waffen haben und entsprechende Fertigkeiten zur Verteidigung der Heimat. Die Kommandozentrale des Immunsystems ist auf mehrere Stationen verteilt: Knochenmark, Thymusdrüse, Milz und Lymphknoten und Darm.

Das Knochenmark ist das schwammartige Gewebe in den Hohlräumen unserer Knochen (und wie wir aus Kapitel 2 wissen, sitzen im Knochenmark auch die Stammzellen). Unser Knochenmark übernimmt fast die gesamte Immunzellenproduktion im Körper, wofür die hämatopoetischen Stammzellen verwendet werden.

Die Thymusdrüse sitzt hinter unserem Brustbein, sie enthält spezialisierte Immunzellen, die sogenannten T-Zellen. In dieser Drüse reifen die jungen T-Zellen, die ursprünglich im Knochenmark gebildet wurden, heran. Im Grunde ist dieses Organ nur in der Zeit von der Geburt bis zum Ende der Pubertät aktiv, und nur in dieser kurzen Phase unseres Lebens werden die T-Zellen unseres Immunsystems gebildet und eingelagert. Wenn wir älter werden, verkümmert das Organ und wird durch Fettzellen ersetzt.[5]

Die Milz ist ein faustgroßes, schwammiges Organ, das auf der linken Seite hinter dem Magen sitzt; sie speichert und filtert das Blut. Die Milz ist Teil des Immunsystems, und als solches arbeitet sie wie ein riesiger Lymphknoten, wo spezielle B-Zellen Antikörper produzieren, die Bakterien und Viren erkennen, wenn diese in den Körper eindringen. Manchen Menschen muss die Milz operativ entfernt werden, wenn das Organ bei einem Unfall reißt oder krankheitsbedingt übermäßig wächst. Es kann sein, dass diese Menschen Infektionen gegenüber anfälliger werden und nicht so gut auf Impfstoffe ansprechen, da ihr Körper ohne Milz weniger Antikörper bilden kann.

Der Darm hat als weitere Schaltstelle des Immunsystems eine besondere Bedeutung für die Verbindung zwischen Ernährung und Immunsystem. Im Darm sitzt auch ein Teil des Mikrobioms, das (wie wir aus Kapitel 3 wissen) Einfluss auf das Immunsystem hat. Als ich noch Medizin studierte, hat man der Immunfunktion des Darms noch kaum Beachtung geschenkt. Uns hat man in den Histologie-Vorlesungen erzählt, dass es im Darm kleine Drüsen mit Immunfunktionen gäbe, die sogenannten Peyer-Plaques. Als wir Objektträger vom Darm untersuchten, konnten wir sie selbst unter dem Mikroskop kaum sehen. Auch erklärten uns die Professoren, dass der Blinddarm möglicherweise irgendeine Funktion habe, die sei aber überflüssig und deshalb zu vernachlässigen. Das war der damalige Wissensstand. Man hat sich grob verschätzt.

Heute wissen wir, dass der gesamte Darm ein Immunorgan ist, das eine Oberfläche von zwei Parklücken einnimmt (32 m^2). Zusätzlich zu echten Immunzellen, welche die Immunabwehr koordinieren, schickt die Darm-Schaltzentrale auch dort ansässige gesunde Bakterien aus, um Signale an Immunzellen in anderen Körperteilen weiterzugeben. Weitere Immunstationen sitzen in unseren Mandeln, den Lymphkanälen und den Lymphknoten.

Immuntruppen

Ebenso wie die anderen Verteidigungssysteme, so besteht auch das Immunsystem aus einer Reihe von Mitarbeitern, von denen jeder eine eigene Funktion zum Schutz unseres Körpers hat. Ich werde Ihnen die wichtigsten Zellen und ihre Funktionen vorstellen, damit Sie die Forschungsergebnisse über Ernährung und Immunität in Teil II besser nachvollziehen können.

Die Zellen des Immunsystems kennen wir als weiße Blutkörperchen oder Leukozyten (abgeleitet vom altgriechischen Wort *leukos* für weiß). Es gibt fünf verschiedene Leukozytentypen, jede davon hat eine andere Jobbeschreibung: Neutrophile (Granulozyten), Lymphozyten, Monozyten, Eosinophile (Granulozyten), Basophile (Granulozyten). Die Reihenfolge dieser Auflistung entspricht (absteigend) der Häufigkeit, in der sie im Blut vorkommen. Amerikanische Medizinstudenten benutzen dafür die Eselsbrücke *n*ever *l*et *m*onkeys *e*at *b*ananas.

Auch die Lymphozyten sind eigentlich eine Gruppe aus mehreren Arten von Immunzellen. Die drei wichtigsten Lymphozyten-Arten sind T-Zellen, B-Zellen und NK-Zellen (natürliche Killerzellen). Die T-Zellen haben wieder drei Untergruppen: T-Helferzellen, Cytotoxische T-Zellen und Regulatorische T-Zellen. Weitere Immunzellen sind unter anderem Makrophagen (Fresszellen), Mastzellen und dendritische Zellen. Dies sind die Mitarbeiter, die unsere Gesundheit schützen.

All diese Zellen sind aus den Stammzellen aus unserem Knochenmark hervorgegangen, den hämatopoetischen Stammzellen. Deswegen setzen Medikamente wie die Chemotherapie, die das Knochenmark sowie die weißen Blutkörperchen schädigt, unseren Immunschutz herab. Wissenschaftler der University of Southern California konnten nachweisen, dass Fastenkuren dabei helfen können, das Immunsystem neu aufzubauen. Interessanterweise wurde gezeigt, dass zwei- bis viertägiges Fasten den Körper zwingt, in eine Art Recyclingmodus zu schalten und alte, verbrauchte Immunzellen abzustoßen. Wenn dann wieder Nahrung zugeführt wird, setzt das die hämatopoetischen Stammzellen im Knochenmark erneut in Gang, die frische Immunzellen regenerieren und so das Immunsystem neu aufbauen.[6]

Zweiteiliges Immunsystem: schnell und langsam

Unsere Immunität wird von zwei verschiedenen Immunsystemen bereitgestellt, die beide darauf ausgelegt sind, unseren Körper auf ihre ganz eigene Weise vor Eindringlingen von außen zu schützen – sei es gegen Bakterien, Viren, Parasiten oder Krebszellen. Das eine Immunsystem arbeitet fix und reagiert unmittelbar auf einen Angriff von außen auf den Körper. Es ist ein grober Mechanismus, so programmiert, dass er immer mit denselben Waffen gegen jede Art von Eindringling vorgeht. Dies ist unser angeborenes Immunsystem, das sich bei einer allergischen Reaktion oder einer Entzündung an die Arbeit macht. 90 Prozent aller Tierarten besitzen einzig diese Art der Immunreaktion.[7]

Das zweite Immunsystem arbeitet langsamer, aber wesentlich differenzierter. Es benötigt etwa eine Woche, um seine Waffen in Stellung zu bringen, aber wenn es fertig ist, dann ist es perfekt darauf eingestellt, spezielle Ziele an den Eindringlingen in unseren Körper anzuvisieren und auszuschalten. Hauptsächlich arbeitet es auf zwei Arten: Es kann entweder mithilfe von Zellen, die aufs Töten spezialisiert sind, abwehren, oder es bildet Antikörper, die den Feind wie ein Hornissenschwarm umkreisen und angreifen. Jedes der beiden Systeme ist für unsere Gesundheit wichtig, und ich werde Ihnen noch verraten, wie die Ernährung für beide unterstützend wirken kann.

Das angeborene Immunsystem: Herr über Entzündungen

Wenn man an die kleine örtliche Schwellung denkt, die sofort nach einem Schnitt in den Finger auftritt, weiß man, dass man dem angeborenen Immunsystem bei der Arbeit zugesehen hat. Das angeborene Immunsystem ist der Ersthelfer, der immer zur Stelle ist, wenn der Körper angegriffen wird. Es arbeitet wie ein Wachhund, stets bereit aufzuspringen, sobald ein Fremder den Garten betritt. Dieses System arbeitet ungehobelt und blockiert oder rempelt einfach alles um, was im Weg steht. Das angeborene Immunsystem verfügt über physische, chemische und zellulare Komponenten. Die Haut ist die physische Barriere. Sekrete in Mund, Nase und Atemwegen beinhalten Enzyme, die mit Chemiewaffen gegen jedweden Eindringling zu Felde ziehen, den wir einatmen oder der in unseren Mund gelangt. Wenn wir Mikroben schlucken, löst unsere Magensäure sie einfach auf. Wenn wir husten oder niesen, schleudern wir mit Wucht die Eindringlinge wieder hinaus, die sich Zugang zu unserer Nase oder unserer Lunge verschafft haben.

Die Zellen des angeborenen Immunsystems entwickeln Entzündungen als Reaktion des Körpers auf eine Gewebeverletzung oder Eindringlinge. Diese Entzündung führt bestimmte Immunzellen an die Wundstelle, damit erst der Feind ausgesperrt und in einem bestimmten Bereich eingegrenzt wird, dann die Eindringlinge getötet und anschließend die Leichen fortgeschafft werden können. Spezielle Zellen, die zum Tatort eilen, nennt man Phagozyten (das altgriechische *phagein* bedeutet »essen«; dies sind Neutrophile, Monozyte, Makrophagen und Mastzellen); sie entfernen und vertilgen potenziell schädliche Partikel und Mikroben. Zusätzlich essen die Phagozyten die Zellleichen und den Schutt von der Gewebe-Unfallstelle auf. Sie produzieren den Eiter in infizierten Wunden und können andere Immunzellen zum Tatort lenken.

Schwellungen, Schmerzen, Rötungen und Wärme sind eindeutige Anzeichen dafür, dass ein Entzündungsprozess im Gange ist. Mit der Mastzelle betritt ein neuer Phagozytentyp die Bühne und schüttet Histamin aus. Durch diese Chemikalie kommt es zur Gefäßerweiterung, sodass die Umgebung rot aussieht und sich warm anfühlt. Es werden weitere Chemikalien ausgeschüttet, die dafür sorgen, dass das geweitete Blutgefäß durchlässig wird. Flüssigkeiten und Proteine fließen nun aus dem durchlässigen Blutgefäß in die Gefahrenzone, wodurch das Gewebe anschwillt. Wer je mit Heuschnupfen zu kämpfen hatte, erkennt, dass dies genau der gleiche Prozess ist, der zu geschwollenen roten Augen und laufender Nase führt (wenn wir Antihistamine einnehmen, also Allergiemittel, wird dieser Effekt gelindert). Die aus dem Blutgefäß austretenden Proteine tragen dazu bei, dass das Blut klumpt und ebenso andere Blutungen an der Unfallstelle gestillt werden. Die Schwellung jedoch irritiert die Nerven ebenso wie die chemischen Signale, sodass wir Schmerz verspüren. Ein ähnlicher entzündlicher Effekt tritt bei einem Asthmaanfall in den Atemwegen auf oder im Falle einer Lebensmittelallergie im Darm.

Weiße Blutkörperchen schütten chemische Signale aus, Zytokine genannt, welche die Intensität der entzündlichen Reaktion steuern. Zu den wichtigsten Signalen gehören die Interferone, Chemikalien, die sich bei Virusinfektionen einmischen und andere Immunzellen anregen, in den Kampf einzusteigen, unter anderem die NK-Zellen (natürliche Killerzellen). Die NK-Zellen sind in der Lage, normale Zellen von krankhaft veränderten zu unterscheiden. Wird eine krankhaft veränderte Zelle erkannt, macht sich die NK-Zelle zusammen mit spezialisierten Proteinen daran, diese unschädlich zu machen und zu töten. Mission erfüllt. Dann kommen die Tatortreiniger in Gestalt der Phagozyten und verschlingen die Zelltrümmer.

Unter normalen Umständen ist die Reaktion des angeborenen Immunsystems nur von kurzer Dauer und lässt bereits innerhalb weniger Tage nach. Wenn es an der Zeit ist, die Entzündungsreaktion abzuschalten, kommt ein vom Immunsystem hergestelltes Signal namens Interleukin-10 zum Einsatz, das die Show beendet und die Immunabwehr wieder in ihr normales, gesundes Gleichgewicht bringt. Wenn die Entzündung allerdings nicht gelindert wird, kann die Immunreaktion zum chronischen Zustand werden, und normale Zellen können möglicherweise Schäden davontragen.

Hier wird deutlich, wie sehr die Fähigkeit, eine entzündliche Reaktion auszulösen, unserem Körper dabei hilft, sich gegen bakterielle Eindringlinge zu wehren. Dies ist ein wichtiger Aspekt, den man nicht vergessen sollte, wenn man von sogenannten Anti-Entzündungs-Diäten liest. Unter normalen Umständen möchte man natürlich die körpereigene Fähigkeit, Entzündungen hervorzurufen, nicht einfach auslöschen.

Bei chronischen Entzündungen ist das jedoch ganz anders – und es ist ein Problem. Wenn die Eindringlinge nicht verschwinden oder eine Autoimmunreaktion den Körper gegen sich selbst kämpfen lässt, kann eine anhaltende entzündliche Reaktion katastrophal sein. Eine chronische Entzündung ist wie ein Lagerfeuer, das nicht gelöscht werden kann, sich in die Umgebung ausbreitet und einen Waldbrand auslöst, der alles zerstört, was auf seinem Weg liegt. Darauf aber werden wir später in diesem Kapitel noch genauer eingehen.

Das adaptive Immunsystem

Wenn wir zum Schutz vor einer Krankheit geimpft werden, zum Beispiel gegen Polio, ist unser adaptives Immunsystem dafür zuständig, den Schutz gegen die Krankheit aufzubauen. Das adaptive (oder erworbene) Immunsystem ist der schlauere und differenziertere Teil unseres Immunsystems. Im Gegensatz zum angeborenen Immunsystem, einem eher groben Werkzeug, wählt das adaptive sehr genau aus, was es tötet. Darüber hinaus erinnert es sich an jeden Eindringling, den es je vernichtet hat. Dieses Erinnerungsvermögen hilft dem Immunsystem, einen Trigger für die schnelle Eingreiftruppe zu setzen, sobald der Feind – egal ob Bakterien, Viren oder Krebs – in der Zukunft jemals wieder den Kopf zur Tür hereinstreckt. Wir können unserem adaptiven Immunsystem dankbar sein, weil wir viele Krankheiten nur einmal bekommen, wie etwa Windpocken, oder aber gar nicht, wenn wir dagegen geimpft wurden. Wenn die adaptive Immunantwort einmal gelernt hat, wie man sich gegen eine bestimmte Krankheit verteidigt, sind wir für den Rest unseres Lebens davor geschützt.

Aufgrund dieser Differenzierung geht das adaptive Immunsystem auf zwei verschiedene Weisen vor. Zunächst kann es Eindringlinge mithilfe von Zellen angreifen, die diese töten, man spricht hier von zellvermittelter Immunität. Alternativ kann das Immunsystem auch Antikörper als Waffe einsetzen und mit diesen gegen Eindringlinge vorgehen, die somit zum Tode verurteilt sind. Da von dem Zeitpunkt an, wo ein Eindringling als solcher erkannt wird, und dem Zeitpunkt, wo die Antikörper hergestellt sind, sieben bis zehn Tage vergehen können, hat das adaptive Immunsystem eine eher langsame Reaktionszeit.

Die adaptive Immunität stützt sich auf T- und B-Zellen, die beide im Knochenmark aus den hämatopoetischen Stammzellen gebildet werden. B-Zellen verbleiben im Knochenmark und reifen heran, bis sie maturiert sind. Dann verlassen sie das Knochenmark und wandern in Lymphorgane wie Milz, Darmkanal und Mandeln, wo sie einsatzbereit bleiben und darauf warten, dass sich ein Eindringling blicken lässt. Wenn dann der Fall eintritt, dass Immunabwehr benötigt wird, schwärmen die B-Zellen aus den Lymphorganen hin zu der Region, in der der Eindringling sitzt, und verteidigen den Körper.

T-Zellen dagegen sind Nestflüchter, sie verlassen das Knochenmark noch jung und unreif. Sie wandern in die Thymusdrüse, die als Ausbildungslager für T-Zellen dient. Dort werden sie darauf trainiert, körperfremde Zellen (Eindringlinge von außen, »die Bösen«) von körpereigenen Zellen (»die Guten«) zu unterscheiden. Die Reifeprüfung sieht so aus, dass alle T-Zellen, die körperfremde Zellen erkennen und töten, in den Körper entlassen werden. Sie gehen über den Blutkreislauf ins periphere Lymphgewebe über, wo sie so lange stationiert werden, bis sie zum Einsatz gerufen werden. In der Prüfungsphase wird kein Beschuss aus eigenen Reihen geduldet, jede T-Zelle, die versehentlich eine gleichartige (körpereigene) Zelle tötet, wird ausgemustert und zerstört. Es verlassen also nur diejenigen T-Zellen die Thymusdrüse, die genau dazu ausgebildet sind, Eindringlinge zu zerstören, normale Zellen jedoch nicht zu verletzen.

Sowohl T- wie auch B-Zellen sind wie versierte Geheimdienstmitarbeiter: Sie sammeln Wissen über Eindringlinge von außen und gestalten ihre Reaktion entsprechend. Sobald über einen Eindringling Informationen vorliegen, wird der Gegenangriff gestartet, und die Daten werden für die Zukunft gespeichert. Jeder von uns trägt ein Archiv in seinem Körper, worin Daten über alle Bakterien und Infektionen gesammelt sind, denen wir jemals ausgesetzt waren. Aus der Kampfzone, in welche die Feinde einmarschieren, übermitteln spezielle Zellen, die dendritischen Zellen, Informationen darüber, wie es dem adaptiven Immunsystem geht. Dendritische Zellen speichern Daten über die unverwechselbaren Protein-Fingerabdrücke von Bakterien, Viren und Krebszellen. Bei Bedarf können sie diese Fingerabdrücke an die echten Immunzellen übermitteln, die den Eindringling finden, markieren und dann vernichten. T- und B-Zellen korrigieren ihre Abwehrtechniken, sobald genügend Informationen an der Front gesammelt worden sind. Der Militärjargon ist an dieser Stelle durchaus angebracht, denn hier geht es darum, Millionen von Zellen so zu koordinieren, dass sie zur Verteidigung des Körpers in den Krieg ziehen. Nicht viel anders als bei der Verteidigung einer Burg. Wenn die Truppen schwach oder faul sind, nimmt der Feind die Burg ein. Wenn sie unkoordiniert, undiszipliniert oder ungezügelt agieren, tritt Chaos ein. Und wenn sich die Truppe gegen den Kommandanten richtet, kann diese Meuterei die Menschen zugrunde richten, die sie eigentlich beschützen sollte. Zum Glück sind unsere Immuntruppen normalerweise gut ausgebildet, höchst diszipliniert und darauf aus, den Frieden zu erhalten.

Zellvermittelte Immunität

Um verstehen zu können, wie Nahrungsmittel das Immunsystem aktivieren, müssen wir uns noch ein bisschen näher mit der Befehlskette der Immuntruppen beschäftigen. Unterschiedliche Nahrungsmittel beeinflussen unterschiedliche Teile des Immunsystems. Manche regen die Immunabwehr an, andere fahren sie herunter. Unsere Ernährung beeinflusst eher die zellvermittelte Immunität, also die T-Zellen. Wir erinnern uns, es gibt drei verschiedene Arten von T-Zellen: T-Helferzellen, Cytotoxische T-Zellen und Regulatorische T-Zellen (auch als Treg bezeichnet).

T-Helferzellen haben eine besondere Aufgabe, nämlich – wie der Name schon sagt – helfen. Sie dirigieren einen Immunangriff gegen Eindringlinge, indem sie Signale aussenden, die anderen Zellen mitteilen, was zu tun ist. Sie kommen zum Einsatz, wenn sie erkennen, dass sich andere Teile des Immunsystems, die bereits zum Kampf gerufen wurden, in höchster Alarmbereitschaft befinden.[8] Einige der von den T-Zellen ausgesendeten chemischen Signale lösen einen Luftangriff weiterer Immunzellen aus, während andere Signale die B-Zellen veranlassen, Antikörper gegen den Eindringling zu bilden. Die T-Zellen steuern die Zelltruppen zum Angriff, sie können im Bedarfsfall aber auch Nachschub und neue Waffen zuführen.

Cytotoxische T-Zellen sind wie Jagdflugzeuge, die den Bakterien, infizierten Zellen oder Krebszellen sofort nachjagen und sie zerstören. Sie sind diejenigen, die sich die Hände schmutzig machen, den Kontakt zum Feind herstellen und ihn schließlich vernichten. Wie Zombiejäger sind Cytotoxische T-Zellen in der Lage, ehemals gesunde Zellen zu erkennen, die infiziert und somit gefährlich geworden sind.[9] Wie ich später noch genauer erklären werde, können bestimmte Nahrungsmittel T-Helferzellen sowie Cytotoxische T-Zellen in unserem Blutkreislauf aktivieren und ihre Anzahl vermehren, womit wir unsere Immunabwehr stärken.

Regulatorische T-Zellen (oder Tregs) sind ebenfalls wesentlich für die Immunkontrolle. Diese Zellen haben die wichtige Aufgabe, das Immunsystem in die Schranken zu weisen, wenn der Kampf vorüber ist. Sie senden chemische Signale aus, welche die T-Helferzellen und die Cytotoxischen T-Zellen abschalten, sodass das Immunsystem wieder in seinen gesunden Normalzustand zurückkehren kann, in dem alle Systeme im Stand-by-Modus sind. Wenn das Immunsystem nicht zurückgehalten wird, ist es überaktiv. Dies ist bei Autoimmunkrankheiten der Fall. Einige Nahrungsmittel können die Anzahl der Tregs im Blut erhöhen, was wiederum hilft, Autoimmunkrankheiten vorzubeugen.

Antikörper und ein richtig gutes Langzeitgedächtnis

Den meisten Menschen fällt beim Thema Immunsystem gleich der Begriff »Antikörper« ein. Die Antikörper sind wie Bluthunde, die genau wissen, wie man einen Bösewicht, der sich im Körper herumtreibt, erschnüffelt und ausfindig macht. Unsere B-Zellen gebären Antikörper. Und B-Zellen streifen permanent durch den Körper, wie Polizisten, die durch die Straßen patrouillieren. Auch wenn keine Infektion ihr Unwesen zu treiben scheint, können die B-Zellen Bakterien und Viren herausfischen, die stillschweigend durch unser Blut treiben, aber noch keine Zellen infiziert haben. Wie Bodysurfer gleiten sie durch den Blutstrom und schauen, ob vielleicht ein paar fremde Eindringlinge vorbeitreiben. Die B-Zellen haben dafür Antikörper-Rezeptoren, die auf ihrer Oberfläche herausstaken wie die Stacheln eines Stachelschweins. Jede einzelne B-Zelle ist gespickt mit bis zu 200 000 Antikörper-Rezeptoren. Diese Rezeptoren sind so konzipiert, dass sie zu krankhaft veränderten Antigenen von Bakterien und Viren passen. Antigene sind quasi die Piratenflagge der Eindringlinge.[10] Jeder Eindringling, der ein Antigen hat (Flagge), das zu einem Antikörper-Rezeptor (Stachel) passt, wird von den B-Zellen aufgegriffen und abgefertigt.

B-Zellen reagieren auch auf ein Signal, das von T-Helferzellen ausgeht, die gerade ein Problem haben. Die B-Zelle treibt in die betreffende Region und heftet ihre Rezeptoren an das Antigen des Eindringlings. (Der Begriff »Antigen« ist übrigens eine Kurzform von »Antikörper-Generator«.) Die Anheftung aktiviert die B-Zelle, die sich daraufhin immer und immer wieder klont, sodass immer mehr B-Zellen entstehen, die immer mehr Antikörper hervorbringen – alle darauf ausgerichtet, den anvisierten Eindringling anzugreifen. Interessanterweise kann jede B-Zelle 200 Antikörper pro Sekunde herstellen und ausschütten und ist damit doppelt schnell wie eine vollautomatische Minigun.[11] Die Antikörper treffen den Eindringling und verurteilen ihn zum Tode, dann schwärmen Phagozyten herbei, um ihn zu zerstören. Die meisten der B-Zellen sterben ebenfalls in der Schlacht, doch einige überleben und werden zu B-Gedächtniszellen. Diese prägen sich die Charakteristika des Eindringlings ein und tauchen dann unter. Wenn die gleiche Art Eindringling in den Körper eintritt, macht sich die B-Gedächtniszelle mit ihrem Wissen darüber, wie man genau den richtigen Antikörper noch einmal herstellt, wieder einsatzbereit und kann den Feind diesmal noch schneller beseitigen. Ich werde zu einem späteren Zeitpunkt genauer auf die Nahrungsmittel eingehen, welche die B-Zellen in unserem Körper aktivieren und vermehren, wie beispielsweise Chilischoten und Süßholz.

Unzureichende Immunität und Krankheit

Wenn unser Immunsystem seine Aufgabe nicht erfüllt, ist unser Leben ernsthaft in Gefahr. Natürlich kommt es vor, dass Bakterien oder Viren gelegentlich unsere Immunabwehr umgehen, deswegen erkälten wir uns oder bekommen eine Grippe. Großangriffe aber können sowohl von außen kommen als auch aus dem Körper selbst. Schädliche Mikroben können beispielsweise durch die Nase, den Mund, die Augen, Ohren, Vagina, den Anus oder jede andere Körperöffnung ins Innere unseres Körpers gelangen. Und wenn wir uns eine Fleischwunde zuziehen, steht mit der Öffnung in der Haut Massen von Mikroben Tür und Tor offen. Vor der Erfindung antiseptischer Reinigungsmethoden in Krankenhäusern starben viele Frauen nach der Geburt an Infektionen, die von den nicht keimfreien Händen der Ärzte und geburtshilflichen Instrumenten von einer Mutter zur nächsten übertragen wurden.[12] Wenn unsere Immunabwehr geschwächt ist, können Eindringlinge von außen für katastrophale Folgen im Körper sorgen.

Das wohl bekannteste Beispiel für den lebensbedrohlichen Zusammenbruch der Immunität ist Aids (für »Acquired Immune Deficiency Syndrome«, erworbenes Immunschwächesyndrom). Aids wird durch eine Infektion mit dem HI-Virus (Menschliches Immunschwächevirus) ausgelöst, das die Immunität unbarmherzig von innen her abbaut. Dies führt dazu, dass das Risiko für katastrophale Infektionen und für Krebs ansteigt. HIV ist ein als Retrovirus bekannter Organismus, der ursprünglich von westafrikanischen Schimpansen stammt und auf Menschen übertragen wurde. Das Retrovirus ist so mutiert, dass es in menschliche T-Zellen eindringt und sie zerstört.[13] Ohne geeignete T-Zellen sinkt die Fähigkeit unseres Körpers beträchtlich, jedweden Eindringling (nicht nur HI-Viren) rechtzeitig zu entdecken und zu töten. Dass man heute die Infektion eines HIV-Patienten erfolgreich kontrollieren kann, gehört zu den größten Errungenschaften der modernen Medizin. Durch wirksame Behandlungen kann man die Blutwerte mit dem tödlichen Virus so weit reduzieren, dass es nicht mehr nachweisbar ist und der HIV-Infizierte ein beinahe normales Leben führen kann.

Es gibt zudem eine ganze Reihe von ererbten Immunschwächekrankheiten, bei denen entweder die Funktion der T-Zellen, B-Zellen oder Phagozyten der Betroffenen defekt ist oder aber diejenigen Proteine geschwächt sind, die die Immunzellenaktivierung unterstützen. Man spricht hier von angeborenen primären Immundefekten, die allerdings selten sind. Vielleicht erinnern Sie sich an das berühmt gewordene Bild des Jungen, der sein Leben in einem sterilen Kunststoffisolator verbrachte und als »Boy in the Bubble« bekannt geworden ist. Er wurde mit einem schweren kombinierten

Immundefekt (Severe Combined Immunodeficiency, SCID) geboren und besaß überhaupt keinen Immunschutz, sodass er in der Außenwelt nicht ungeschützt überleben konnte.

Unser Immunsystem wird auch durch Krebs geschwächt, beispielsweise durch das Multiple Myelom und Leukämie, sowie durch Infektionen (unter anderem Humane Papillomaviren (HPV), Hepatitis B und C), medizinische Behandlungen (z. B. Chemotherapie und Strahlentherapie), Diabetes, Mangelernährung und Alkoholismus. Auch Adipositas unterdrückt das Immunsystem. Es gibt Studien, die beweisen, dass bei adipösen Menschen nach einem Trauma oder einer Intensivbehandlung ein höheres Risiko besteht, eine Infektion zu entwickeln, als bei Normalgewichtigen. Der Grund dafür ist, dass ihre Immunität durch den Stoffwechselzustand (adipös) herabgesetzt ist.[14] In der Tat besteht bereits allein durch diese Adipositas eines Patienten ein um das Siebenfache erhöhtes Risiko, im Krankenhaus zu sterben – und zwar unabhängig davon, aus welchem Grund derjenige sich dort befindet.[15] Die schwächere Immunität adipöser Menschen erhöht auch deren Risiko, eine Infektion an Zahnfleisch (Parodontitis), Blase, Haut oder Lunge zu erleiden.[16]

Unser Immunschutz steht unter dem Einfluss der Darmflora, ein Gebiet wichtiger wissenschaftlicher Forschungen. Direkt unter der Oberfläche der Darmwand liegt die riesige Kommandozentrale des Immunsystems, das darmassoziierte lymphatische Gewebe, genannt GALT (für Gut Associated Lymphoid Tissue). Die Immunzellen, die in dieser Schicht sitzen, erhalten Signale von den Darmbakterien, die Immunabwehr entweder ein- oder auszuschalten. Man hat inzwischen eine Reihe von Bakterien bestimmen können, die der Immunität zuträglich sind: *Lactobacillus, Bifidobacteria, Akkermansia, Enterococcus, Alistipes* und *Faecalibacterium.* Falls eines oder mehrere dieser Bakterien beschädigt sind oder fehlen, beeinträchtigt das unseren Immunschutz. Auch die in westlichen Industriestaaten übliche Ernährungsweise kann die Immunreaktion schwächen, da ungesunde Nahrungsmittel das Ökosystem der Darmflora beeinträchtigen, was wiederum zu einer Fehlkommunikation zwischen Darm und Immunzellen führen kann.

Am anderen Ende des Spektrums stehen fehlgeleitete Immunzellen, die gegen unsere Gesundheit arbeiten. Bei einem übereifrigen Immunsystem, bei dem normale Zellen und Organe angegriffen und in ihrer Funktion zerstört werden, spricht man von Autoimmunität. In die Kategorie der Autoimmunerkrankungen fallen mehr als 40 verschiedene Krankheiten, unter anderem Diabetes Typ 1, systemischer Lupus erythematodes (»Roter Wolf«), Multiple Sklerose, Psoriasis (Schuppenflechte), Rheumatoide Arthritis (Chronische Polyarthritis) und Systemische Sklerose (SSc). Allen gemeinsam ist das Bild chronischer Entzündung und der sich selbst zugefügte Immunschaden an Organen.

Autoimmunkrankheiten haben nie nur eine einzige Ursache, sondern werden durch mehrere Faktoren hervorgerufen. Genetische Disposition, Umwelteinflüsse, Infektionen, Reaktionen auf Medikamente und Veränderungen im Mikrobiom können bei Autoimmunkrankheiten eine Rolle spielen. Es kann bei einem Krankheitsschub nur ein Organ betroffen sein, es kommt aber auch vor, dass der Schub durch den gesamten Organismus geht.

Ein Beispiel für einen Krankheitsschub, der nur ein Organ betrifft, ist Diabetes Typ 1. B-Zellen produzieren Antikörper, die sich gegen insulinproduzierende ß-Zellen in der Bauchspeicheldrüse richten. Wenn T-Zellen nun diese Zellen zerstören, wird dem Körper Insulin entzogen, und er kann die Glukose im Blut nicht mehr umwandeln. Diese Stoffwechselstörung führt nicht nur dazu, dass der Blutzuckerwert steigt, sondern auch zu Funktionsstörungen in vielen verschiedenen Zellen und Organen. Zusätzlich muss dem Körper regelmäßig Insulin injiziert werden, um die gesunden Funktionen aufrechtzuerhalten.

Bei Multipler Sklerose (MS) greifen unsere eigenen Antikörper die Myelinmembran an, welche unsere Nerven umgibt. Ein solcher Angriff beeinträchtigt sowohl unser Gehirn und unser Rückenmark als auch unsere Muskeln. Da ihre Nerven so stark geschädigt sind, leiden Menschen mit MS unter schwachen Muskeln, Koordinationsstörungen, Verlust der Sehkraft, Hirnschäden und anderen ernsten Problemen der Nervenfunktionen.

Ein ganz anderes Beispiel ist die Zöliakie. Menschen, die an Zöliakie leiden, zeigen eine Immunreaktion auf Gluten, eine Proteingruppe, die beispielsweise in Weizen, Gerste und Roggen vorkommt. Die starke Immunreaktion des Körpers auf Gluten zieht einen Kollateralschaden an den Darmwänden nach sich, die »leckschlagen«. Zwar ist der genaue Krankheitsverlauf einer Zöliakie immer noch nicht geklärt, man weiß jedoch, dass die Antikörper den Dünndarm und auch andere Organe schädigen, was starke krampfartige Schmerzen verursacht.[17] Wenn die Patienten auf Gluten verzichten, verschwinden zum Glück die Antikörper, und die Symptome lassen normalerweise nach.

Andererseits kann ein Autoimmunschub umfassend sein und tatsächlich alle Körperteile beeinträchtigen, was ein sehr schlimmer Zustand ist. Bei der auch als »Roter Wolf« bekannten Krankheit Lupus erythematodes wird von den Antikörpern ein Totalangriff auf unsere eigene DNA gestartet, was Entzündungen im gesamten Körper zur Folge hat. Die Gelenke, die Haut, das Herz, die Nieren und sogar das Gehirn können sich entzünden. Typischerweise findet man bei Lupus-Patienten Antikörper, welche die Doppelstrang-DNA angreifen. Diese Lupus-Antikörper scharen sich zusammen und bilden Immunkomplexe, die wie mikroskopisch kleine Trauben, sogenannte Cluster, überall in unseren Organen abgelagert werden und dort zu Funktionsstörungen führen.

In modernen Gesellschaften nimmt die Zahl der Autoimmunerkrankungen zu. Zwar ist die genaue Ursache dafür noch nicht bekannt, das allgemeine Phänomen steht jedoch im Zusammenhang mit ungesunder Ernährung und hängt womöglich auch mit einem Ungleichgewicht der Darmflora zusammen, das wiederum die normale Steuerung des Immunsystems durcheinanderbringt.[18]

Auch allergische Reaktionen wie Asthma oder Lebensmittelallergien sind übertriebene Immunreaktionen. Bei schweren Allergien führt das zu einer Überreaktion des Immunsystems auf eigentlich harmlose Allergene wie Pollen oder Nahrungsmittel, die durch die Schleimhäute in den Körper gelangen. Das reaktionsfreudige Immunsystem erkennt darin fremde Eindringlinge. Das wiederum führt dazu, dass Antikörper gegen das Allergen gebildet werden und dass die T-Zellen Zytokine ausstoßen. Die Antikörper und Zytokine animieren andere Immunzellen, den »Eindringling« zu töten. Bei asthmatischen Reaktionen werden die Zytokine von den T-Zellen in den Atemwegen freigesetzt, was zu einer Überreaktion mit einer Entzündung führt. Deswegen kommt es bei Asthmatikern zu Pfeifatmung und Problemen beim Ausatmen. Wenn dies nicht kontrolliert wird, können durch die Entzündung die eigentlich weichen Muskeln in den Atemwegen verhärten, und bei Nichtbehandlung droht der Tod durch Ersticken.

Ebenso wie die anderen körpereigenen Verteidigungssysteme, die ich bereits beschrieben habe, wird auch unser Immunsystem stark von dem beeinflusst, was wir essen und trinken. In Teil II erfahren Sie, welche Lebensmittel welches Verteidigungssystem beeinflussen, von der Angiogenese über die Regeneration, das Mikrobiom und den DNA-Schutz bis zum Immunsystem.

Beschwerden im Zusammenhang mit einem gestörten Immunsystem

Krankheiten, die das Immunsystem schwächen

Adipositas	Hepatitis B
Aids	Hepatitis C
Alkoholismus	HIV
Chédiak-Higashi-Syndrom	HPV (Humane Papillomaviren)
Diabetes	Leukämie

Louis-Bar-Syndrom (*Ataxia teleangiectasia*)
Mangelernährung
Multiples Myelom
SCID (Severe Combined Immunodeficiency Disorder = schwerer kombinierter Immundefekt)

Beschwerden aufgrund eines geschwächten Immunsystems

Alle Krebsarten
Krankheiten im Zusammenhang mit Aids

Beschwerden durch Überreaktion des Immunsystems

Allergien
Asthma
Hashimoto-Thyreoiditis
Morbus Basedow
Morbus Crohn
Multiple Sklerose
Psoriasis (Schuppenflechte)
Rheumatoide Arthritis
Systemischer Lupus erythematodes
Systemische Sklerose
Zöliakie

Besonders wichtig für das Immunsystem

Angeborenes Immunsystem

Mastzellen Mindern allergische Reaktionen durch Ausschüttung von Histaminen. Bekämpfen Parasiten.

NK-Zellen (natürliche Killerzellen) Können krankhaft veränderte Zellen töten, indem sie ihnen Enzyme injizieren, die deren äußere Membran auflösen. Unterscheiden zwischen normalen, gesunden Zellen einerseits und infizierten Zellen bzw. Krebszellen andererseits.

Neutrophile Sammeln sich an Stellen mit Gewebsverletzungen an. Bilden Cluster um die verletzte Stelle, locken Makrophagen und Monozyten an, die die Wunde reinigen und die Zellrückstände beseitigen.

Makrophagen Umgeben und umfließen eindringende Zellen, um diese zu zerstören. Rufen zahlreiche Immunreaktionen hervor.

Dendritische Zellen Erkennen und präsentieren Antigene von Eindringlingen. Rufen so eine T-Zellen-Reaktion hervor und sondern Zytokine ab, damit Immunzellen auf das Problem aufmerksam werden. Wirken als Mittler zwischen dem angeborenen und dem adaptierten Immunsystem.

Adaptiertes Immunsystem

T-Helferzellen Koordinieren die Immunreaktion, indem sie Zytokine ausschütten, die andere Immunzellen anlocken.

Cytotoxische T-Zellen Erkennen virusinfizierte Zellen und Krebszellen. Leiten durch Ausschütten von Toxinen den programmierten Zelltod unerwünschter Zellen ein.

Regulatorische T-Zellen (Tregs) Beobachten andere T-Zellen und verhindern deren Aktivität. Erhalten die Immuntoleranz gesunder Zellen. Beruhigen das Immunsystem, um ein normales, gesundes Gleichgewicht wiederherzustellen.

T-Gedächtniszellen Sammeln Daten über eindringende Zellen und speichern diese für spätere Fälle ab, was den Schutz des Körpers vor künftigen Infektionen verbessert.

Natürliche T-Killerzellen Erkennen antigenpräsentierende Moleküle an fremden Lipidmolekülen. Im aktivierten Zustand verstärken sie Entzündungen.

Gamma/Delta-T-Zellen Kommen in der Darmschleimhaut und anderen Schleimhäuten vor.

B-Zellen Produzieren Antikörper, mit welchen Eindringlinge gekennzeichnet werden. Erkennen und markieren Antigene, die eine T-Zellen-Reaktion hervorrufen. Manche werden zu T-Gedächtniszellen, die sich bei späteren Antikörperproduktionen an die Antigene erinnern.

TEIL II

RICHTIG ESSEN, LÄNGER LEBEN

Der Beweis für die Heilkraft von Nahrungsmitteln

Die Nahrung soll deine Medizin sein
und Medizin deine Nahrung.
HIPPOKRATES

Alle fünf Verteidigungssysteme unseres Körpers sind eng mit unserer Ernährung verbunden. Und es werden immer mehr wissenschaftliche Beweise dafür erbracht, dass die Nahrungsmittel, die wir zu uns nehmen, großen Einfluss auf diese Systeme haben, indem sie deren Fähigkeit, uns gesund zu erhalten, entweder aktivieren oder aber zerstören. In diesem zweiten Teil möchte ich Sie auf eine Reise mitnehmen, bei der Sie die gesundheitliche Wirkung von zahleichen Nahrungsmitteln aus der Perspektive unserer fünf Verteidigungssysteme kennenlernen.

Die internationale Forschung ist so koordiniert, dass ich Ihnen Beweise für den Zusammenhang zwischen Nahrung und Gesundheit von Wissenschaftlern und Instituten aus Europa, Asien, Lateinamerika und Nordamerika vorstellen kann. Ich konzentriere mich dabei hauptsächlich auf die Erkenntnisse aus klinischen Humanstudien und epidemiologischen Studien, denn worauf es ankommt, ist, wie die Nahrung die Gesundheit von Menschen beeinflusst. Ich möchte Ihnen aber auch ein paar faszinierende Laborbeweise nicht vorenthalten, weil diese Einblicke offenbaren, mithilfe derer wir den Einfluss bestimmter Nahrungsmittel besser verstehen können. Von diesen Daten und Fakten wird das meiste nur in den Fluren wissenschaftlicher und medizinischer Institute besprochen, dennoch möchte ich Sie damit vertraut machen, denn sobald wir etwas über das Thema Nahrung erfahren, können wir direkt anfangen, damit zu arbeiten. Wir müssen nicht auf irgendjemandes Zustimmung warten und brauchen auch kein Rezept vom Arzt. Einige Forschungsergebnisse, von denen ich Ihnen erzählen möchte, werden Sie überraschen, manche werden Sie erfreuen, aber alle werden Ihre Denkweise bezüglich Ihrer Ernährung und die Wahl Ihrer Lebensmittel verändern. Bereiten Sie sich darauf vor, eine neue Welt der Ernährung zu entdecken – aus der Perspektive der Verteidigungssysteme, mit denen Ihr Körper Ihre Gesundheit erhält.

KAPITEL 6

WIE WIR KRANKHEITEN AUSHUNGERN UND DIE GESUNDHEIT NÄHREN

Jeder von uns möchte einer Diagnose wie Krebs, Herzerkrankung oder einer anderen tödlichen Krankheit entgehen. Sich regelmäßig zu bewegen, den Konsum von rotem Fleisch und Zucker einzuschränken und nicht zu rauchen sind gute Ansätze, um Erkrankungen aus dem Weg zu gehen. Aber sie sind nur ein Teil der Lösung. Wenn wir unsere Ernährung dazu einsetzen, unser Angiogenese-Verteidigungssystem zu unterstützen, können wir damit das Risiko für eine ganze Reihe von Krankheiten mindern.

Sojabohnen waren das erste Nahrungsmittel, bei dem man nachweisen konnte, dass es die Angiogenese beeinflusst. Im Jahr 1993 veröffentlichte Theodoros Fotsis einen bahnbrechenden Aufsatz. Der damals an der Heidelberger Universität forschende griechische Wissenschaftler entdeckte, dass der Urin gesunder Japaner und Japanerinnen, die Sojaprodukte aßen, Genistein enthielt, eine natürliche Substanz mit großer krebsbekämpfender Wirkung.[1] Im Labor fand Fotsis heraus, dass Genistein jene Blutgefäße supprimiert, die auf Tumore zurückgehen. Später konnte man beweisen, dass Genistein das Wachstum vier verschiedener Arten von Krebszellen unmittelbar stoppen kann: Neuroblastom, Ewing-Sarkom, Rhabdomyosarkom, Retinoblastom. Genistein wird nicht vom Körper produziert, es musste also über die Ernährung in den Körper gelangt sein. Der Urin stammte von Dorfbewohnern, meist Bauern, die Tee und Reis anbauten. Sie ernährten sich (wie in Asien üblich) vegetarisch, wobei

Soja das Hauptnahrungsmittel darstellte. Im Urin dieser Bauern hatte man 30-mal mehr Genistein gefunden als bei Menschen, die sich westlich ernährten. Fotsis' Studie war die erste, die über ein Nahrungsmittel mit einem Nährstoff berichtete, der nachweislich vom Körper aufgenommen und wieder ausgeschieden wird – und der die Angiogenese hemmen kann. Die Forscher gingen davon aus, dass diese Eigenschaft des Soja die Erklärung dafür darstellt, weshalb einige tödliche Krebsarten bei Menschen mit asiatischer und somit hauptsächlich vegetarischer Ernährung seltener auftreten als bei Menschen, die sich westlich ernähren.

Adriana Albini, eine herausragende Wissenschaftlerin, arbeitete am National Institute for Research on Cancer (IST) im italienischen Genua, als sie 2002 den Begriff *angioprevention* entwickelte. Albini verstand unter Angioprävention, dass diese Krebs vorbeugen kann, indem sie mithilfe von Verbindungen, die von gesunden Menschen toleriert werden, krankhaft veränderte Angiogenese unterbindet.[2] Zwar gibt es auch Arzneimittel, die dazu in der Lage sind, doch ist der Weg über die Ernährung wesentlich sicherer. Heute umfasst die Angioprävention einen ganzen Gesundheitsansatz, der Ernährung ebenso einschließt wie Medikamente und Nahrungsergänzungen. Albini und ich haben zusammen mit einigen Wissenschaftskollegen für die renommierte Zeitschrift *Nature Reviews Clinical Oncology* einen modernen Überblick über Angioprävention und Ernährung verfasst.[3] Dieses Rahmenkonzept zur Angiogenese und Krankheitsprävention wird von der *Angiogenesis Foundation* und einer engagierten Gruppe internationaler Wissenschaftler und Mediziner weiterentwickelt.

Das Ziel der angiopräventiven Ernährung besteht darin, das Angiogenese-Verteidigungssystem unseres Körpers in einem gesunden Gleichgewicht zu halten. Das ist etwas, das in westlicher Medizin ausgebildete Ärzte zuweilen verwirrt, denn Gleichgewicht ist bei der Behandlung von Krankheiten normalerweise kein Thema für sie. In der Ayurvedischen und der Traditionellen Chinesischen Medizin, wo das Augenmerk im Rahmen der Prävention auf dem Gleichgewicht liegt, ist Ausgewogenheit dagegen ein gängiger Ansatz.[4] Wenn in Körper und Geist Ausgewogenheit herrscht, bezeichnen diese medizinischen Konzepte das als Gesundheit. Eine derartige Balance gilt als stets erstrebenswert. Astrobiologen, die mit riesigen Teleskopen Planeten mit der optimalen Entfernung zur Sonne suchen (nicht so nah, dass alles verbrennt, nicht so weit weg, dass alles gefriert), benutzen den Begriff der habitablen Zone. Die habitable Zone der Angiogenese befindet sich genau da, wo genügend Blutgefäße vorhanden sind, damit alle Zellen im Körper versorgt werden, ohne dabei Krankheiten zu speisen. Nicht zu viele, nicht zu wenige, genau die richtige Menge.

Wenn man bei gesunden Menschen Krankheiten vorbeugen will, gibt es keinen sichereren Weg als den über die Ernährung. Zwar können einige Arzneimittel bestimmte Krankheiten verhindern, beispielsweise Kolonpolypen, es können bei pharmazeutischen Produkten jedoch immer Nebenwirkungen auftreten, denn bei Medikamenten geht es eigentlich nie um ein Gleichgewicht. Medikamente sind dazu da, eine klare Aufgabe zu erfüllen, normalerweise geht es darum, entweder etwas auszuschalten oder aber etwas aufzubauen. Das Krebsmedikament Avastin beispielsweise ist zur Behandlung sinnvoll, nicht aber zur Vorbeugung, denn es kann innerhalb weniger Tage nach der Injektion eines der körpereigenen Angiogenese-Signale bis fast auf null reduzieren. Wenn dieses Signal niedergemäht wird (was zur Krebsbehandlung gut ist), kann Avastin das normale Angiogenese-Gleichgewicht stören, weil genau dieses Signal in kleinen Mengen benötigt wird, um die gesunden Organfunktionen aufrechtzuerhalten. Störungen im Gleichgewicht können auch andere Nebenwirkungen haben wie beispielsweise langsamere Wundheilung, denn für diesen Prozess ist eine normale Angiogenese notwendig.

Ernährungsfaktoren sind hingegen weniger allmächtig und haben keine zerstörerische Wirkung. Sekundäre Pflanzenstoffe in

Lebensmitteln und Getränken werden in geringen Mengen aufgenommen, die auf die körpereigene Fähigkeit wirken, die Angiogenese im Gleichgewicht zu halten. Angiogenese-Faktoren in der Ernährung können daher nur im Übermaß gewachsene Blutgefäße auf ein normales Maß herabstutzen. Das bedeutet, dass ein Nahrungsmittel, das den Krebs aushungert, nicht gleichzeitig verhindert, dass das Herz die notwendige Blutversorgung erhält, denn es geht ja darum, den Körper in einem gesunden Normalzustand zu halten. Auf der anderen Seite können angiogenesestimulierende Nahrungsmittel auch nicht dafür sorgen, dass Blutgefäße über das normale Maß hinaus in den Blutkreislauf auswuchern. Proangiogenetische Lebensmittel und Getränke schalten also nicht den Turbo ein und erzeugen damit Krebs. Gemäß dem Grundsatz der Homöostase hilft die Angiogenese-Ernährung dabei, den Zustand von Harmonie und Ausgewogenheit im Körper zu erhalten.

Durch übermäßige Angiogenese hervorgerufene Krankheiten

Erinnern wir uns daran, dass die Angiogenese zu den gemeinsamen Nennern vieler Krankheiten gehört. In Kapitel 1 habe ich Arthritis, Erblindung und Alzheimer erwähnt, nun wollen wir uns mit anderen schweren Krankheiten beschäftigen, die entweder verhindert werden können oder aber besser zu ertragen sind, wenn wir unser Angiogenese-Verteidigungssystem mithilfe der Ernährung fördern.

Es gibt eine wenig beachtete, aber wichtige Verbindung zwischen Angiogenese und der koronaren Arterienerkrankung. Das Herz ist ein Muskel, der auf eine stabile Angiogenese angewiesen ist, wenn die Koronararterien durch cholesterinüberfrachtete Ablagerungen (»Verkalkung«) verstopft werden. Diese Ablagerungen sind allerdings nicht nur dicke Schlackeschichten, die an den Wänden der Blutgefäße anbacken. Es sind vielmehr echte Geschwülste, die ebenso wie Tumore neue Blutgefäße brauchen, um sich auszubreiten. Die koronare Ablagerungs-Gefäß-Neubildung (anderes Wort für Angiogenese) ist tödlich. Die Gefäßverästelungen ermöglichen nicht nur die Verdickung der Ablagerungen und Verstopfung der Herzarterien, sondern machen durch ihre Struktur die Ablagerungen darüber hinaus instabil und leicht brüchig.[5] Wenn koronare Ablagerungen brechen, kann man sich das wie den Einsturz eines Tunnels vorstellen: Die Decke bricht ein, und plötzlich ist der Tunnel verstopft; nichts geht mehr hindurch. Wenn dies bei einer Herzarterie passiert, ist die Blutzufuhr unterbrochen, und die Folge ist ein möglicherweise tödlicher Herzinfarkt. Es ist ebenso wichtig zu verhindern, dass die Ablagerungen diese gefährlichen Gefäßverästelungen bilden, wie dafür zu sorgen, dass neue Blutgefäße entstehen, um die Blutzufuhr zum Herzmuskel zu unterstützen.[6]

Wir haben uns bereits mit Krebs befasst, aber es ist mir wichtig, noch einmal darauf einzugehen, denn Krebs ist die gefürchtetste Krankheit aller Zeiten. Jede einzelne solide Tumorart, egal ob in der Brust, Prostata, Lunge oder im Darm, braucht Angiogenese, um mehr als stecknadelkopfgroß zu werden. Ohne Angiogenese sind Krebszellen nicht in der Lage zu streuen. Auch sogenannte hämatologische Neoplasien, auch hämatogene Malignome genannt, wie Leukämie, Lymphdrüsenkrebs und das Multiple Melanom, sind auf die Angiogenese angewiesen. Bei diesen Krankheiten ernähren sich Klumpen von Krebszellen im Knochenmark, in den Lymphknoten oder der Milz von wachsenden Blutgefäßen, die genau die Überlebensfaktoren bieten, welche das Krebszellenwachstum begünstigen.

In den USA kann man beim Hausarzt durch einen Test ermitteln lassen, ob man zu einer Risikogruppe für erbliche Krebsarten gehört. Anhand einer Speichel- oder Blutprobe kann festgestellt werden, ob die Zellen Mutationen aufweisen, die erbliche Krebsarten anzeigen, wie Brustkrebs, Darmkrebs, Eierstockkrebs, Prostatakrebs, Magenkrebs, Melanome, Bauchspeicheldrüsenkrebs oder

Gebärmutterkrebs. Falls Ihr Test eine Mutation anzeigt, sollten Sie einen Termin bei einem Onkologen vereinbaren, der Sie berät, wie mit dem Risiko umzugehen ist. Abgesehen von regelmäßigen Arztterminen, bei denen nachgeschaut wird, ob der Krebs ausgebrochen ist, einer Operation, bei der anfällige Organe (wie Brust und Eierstöcke) entfernt werden, hat die Medizin keine guten Ideen für uns parat, wie wir unser Risiko senken können. Selbst aktiv zu werden mit Bewegung, ausreichend Schlaf und Stress-Management ist auf jeden Fall wichtig. Die Angiogenese-Ernährung jedoch ist eine besonders gute Möglichkeit, unsere Chancen gegenüber der Krankheit zu verbessern.

Bis zu 95 Prozent aller Krebserkrankungen stehen im Zusammenhang mit Umwelteinflüssen und unserer Lebensweise. Etwa 30 Prozent aller Krebstode stehen im Zusammenhang mit der Ernährung.[7] Die meisten Krebsforscher und Krebsaktivisten picken schädliche Ernährungsfaktoren heraus, die zu vermeiden sind, wenn man das Krebsrisiko senken will. Die Arbeit der *Angiogenesis Foundation* jedoch konzentriert sich auf einen ganz anderen Weg, nämlich mithilfe von Lebensmitteln und natürlichen Inhaltsstoffen, die der Nahrung *zugefügt* werden, das Risiko zu mindern. Wie bei Herz-Kreislauf-Erkrankungen, so gibt es auch hier reichlich Informationen darüber, was man vermeiden sollte. Lebensmittel, die lebensspendende Blutgefäße bilden können, um die Heilung zu fördern, sind von der *Angiogenesis Foundation* erforscht und analysiert worden.

Und nun kommt das Beste: Ein paar der leckersten Lebensmittel der Welt können die Angiogenese im Gleichgewicht halten. Schauen wir uns diese Lebensmittel und den Beweis für ihre Wirkung einmal an. Nur Mut, liebe Genussmenschen, Sie werden reichlich Beispiele finden, die Sie überraschen und erfreuen werden.

Antiangiogenetische Nahrungsmittel

Soja

Nach Fotsis' Erkenntnissen, die er aus der Untersuchung des Urins der japanischen Bauern gewonnen hat, haben auch andere Wissenschaftler bestätigt, dass Sojaprodukte angiogenetische Eigenschaften besitzen, die vom Körper nach dem Essen aufgenommen werden. Große öffentliche Studien bestätigen diesen Nutzen: Menschen, die mehr Sojaprodukte zu sich nehmen, haben ein geringeres Risiko, angiogeneserelevante Krankheiten zu erleiden, unter anderem Brust- und Prostatakrebs oder eine koronare Arterienerkrankung.[8]

Zu den Sojaprodukten zählen Dutzende von unterschiedlichen Nahrungsmitteln, die alle aus der Hülsenfrucht hergestellt werden, die schon vor 3000 Jahren in China bekannt war. Von frischen Sojaprodukten wie Edamame, Sojamilch und Sojanüssen bis zu fermentierten wie Sojasoße, Tofu, Miso, Natto, Tempeh und anderen, ist Soja in vielen Formen erhältlich. Im Asiamarkt findet man frische Sojabohnen, aber vielleicht gibt es sie auch tiefgefroren in Ihrem Supermarkt. Frischer Tofu ist vielseitig verwendbar und in Asien ein gängiges Lebensmittel, in westlichen Ländern findet man die besten Tofusorten im Asiamarkt. Schauen Sie sich die Speisekarten von chinesischen, japanischen, koreanischen, thailändischen oder vietnamesischen Restaurants an – Sie werden dort ein großes Sojaangebot finden.

Soja enthält antiangiogenetische sekundäre Pflanzenstoffe, die wir als Isoflavone kennen, vor allem Genistein, Daidzein, Equol und Glyceollin. In fermentierten Sojaprodukten kommen diese in höherer Konzentration vor.[9] Das Nahrungsergänzungsmittel *Genistein Concentrated Polysaccharide* (GCP) besteht aus hoch konzentriertem Genistein und Daidzein. Wir haben es in der *Angiogenesis Foundation* im Labor an menschlichen Blutgefäßzellen getestet und herausgefunden, dass es starke antiangiogenetische Aktivität zeigt.

GCP kann auch Prostatakrebszellen und Lymphkrebszellen direkt töten.[10] Sekundäre Pflanzenstoffe im Soja verhindern nicht nur das Krebswachstum, sondern beugen durch ihre antiangiogenetische Aktivität auch der Bildung von arteriosklerotischen Ablagerungen vor.[11] Asiatische Forscher haben berichtet, dass regelmäßiger Sojakonsum das Risiko, eine Herz-Kreislauf-Erkrankung zu erleiden, um 16 Prozent senken kann.[12]

Der Irrglaube, dass Frauen Soja vermeiden sollten, weil die natürlichen Phytoöstrogene aus Pflanzen angeblich Brustkrebs verursachen, ist weitverbreitet. Es ist an der Zeit, dem Fakten entgegenzusetzen. Die wissenschaftlich erwiesene Wahrheit sieht nämlich so aus: Die in Soja enthaltenen Phytoöstrogene erhöhen nach Studien mit Probanden *nicht* die Anzahl der Brustkrebserkrankungen. Ganz im Gegenteil. Soja-Phytoöstrogene wirken im Menschen wie Antiöstrogene und verhindern, dass das Östrogen bestimmte Krebsarten begünstigt.[13] Und wie wir wissen, wirkt Genistein, das nämlich ein Phytoöstrogen ist, antiangiogenetisch und somit krebsaushungernd.

Zu den überzeugendsten epidemiologischen Studien über den Nutzen, nicht aber über eine schädliche Wirkung von Soja gehört die *Shanghai Breastcancer Survival Study*, eine Studie mit 5042 Frauen, die eine Brustkrebserkrankung überlebt haben.[14] Vier Jahre lang haben Wissenschaftler der Vanderbildt University in Tennessee die Menge an Soja, die diese Frauen zu sich genommen haben, dokumentiert und den Zahlen von Wiedererkrankungen und Todesfällen durch den Brustkrebs gegenübergestellt. Wenn Soja tatsächlich schädlich wäre, hätte es sich an dieser Gruppe von Frauen beweisen lassen. Stattdessen stellte sich jedoch heraus, dass sich bei den Frauen mit dem höchsten Sojakonsum das Risiko einer Wiedererkrankung um 32 Prozent *verringert* hatte. Ihr Risiko, an Brustkrebs zu sterben, war um 29 Prozent gesunken. Diese günstige Wirkung des Soja war übrigens unabhängig davon, ob die Frauen an östrogenrezeptorpositivem oder -negativem Brustkrebs litten.

Nutzen Sie daher die nächstbeste Gelegenheit, um Soja zu sich zu nehmen. Die Menge Soja, die von Studien mit Probanden als gesundheitsförderlich empfohlen wird, beträgt zehn Gramm pro Tag, was etwa einer Tasse Sojamilch entspricht. Der Beweis mit diesen Probandinnen zeigt, dass das Integrieren von Soja in den Speiseplan im Zusammenhang steht mit einem geringeren Risiko, an Brustkrebs zu erkranken. Je mehr Soja man zu sich nimmt, desto geringer das Risiko. Wie Veganer wissen, ist Soja darüber hinaus als Proteinquelle besonders vorteilhaft. Es ist auch in vielen Fertiggerichten und verpackten Lebensmitteln enthalten, allerdings ist noch nicht erwiesen, ob Soja als Füllmasse die gleichen positiven Eigenschaften besitzt wie frisches oder fermentiertes Soja. Ich würde daher nicht empfehlen, industriell verarbeitete Lebensmittel zu kaufen, nur weil Soja in der Zutatenliste steht. Nehmen Sie lieber Sojabohnen, Sojamilch, Tofu oder traditionelle Sojaprodukte aus Asiamärkten oder Restaurants. Falls Sie noch nie Sojaspeisen wie Tofu aus der asiatischen Küche probiert haben, gibt es nun einen guten Grund, damit anzufangen: Soja kann Ihren Krebs aushungern und Ihre Gesundheit fördern.

Tomaten

Zwar wird die Tomate in der Küche wie ein Gemüse behandelt, tatsächlich aber ist sie eine Frucht. Sie stammt ursprünglich aus Mittelamerika, wo sie Eingang in die traditionelle mexikanische Küche gefunden hat. Spanische Eroberer brachten Tomaten nach Europa und anschließend auch in ihre Kolonien in Asien. Das italienische Wort für Tomate *pomodoro* bedeutet »goldener Apfel« (*pomo d'oro*), woraus man ableiten kann, dass die ersten Tomaten, die die Europäer zu sehen bekamen, wahrscheinlich gelblich-orange waren und nicht rot. Erst später züchteten Botaniker Tomatensorten, die leuchtend rot waren, dazu ganz rund und glatt. Anfangs nutzten die Europäer die Tomaten nur zur Dekoration, denn sie glaubten irrtümlicherweise, dass die Frucht giftig sei, da sie dem roten Nachtschatten (*Solanum dulcamara*) ähnlich sah. In Italien fügten später die Bauern Tomaten ihren Gerichten zu, die schließlich zu einer der wichtigsten Zutaten der italienischen Küche wurden. Als die Südeuropäer nach Nordamerika auswanderten, wurden die Tomaten auch in ihrer neuen Heimat bekannt. Heute kann man Tomaten überall kaufen. Man bekommt sie frisch, in Dosen, als Konzentrat, getrocknet, als Pulver und in Soßen und Getränken. Tomaten erfreuen sich großer Beliebtheit in den Küchen der ganzen Welt, vom Mittelmeer über Amerika bis nach Asien.

Als ganz und gar nicht giftige Frucht enthält die Tomate nützliche sekundäre Pflanzenstoffe, vor allem Carotinoide wie Lycopin, Rutin und ß-Cryptoxanthin. Das Lycopin ist hierbei das wichtigste, weil es erwiesenermaßen die Angiogenese wirksam hemmt. Zwar steckt überall in der Tomate Lycopin, doch enthält die Haut drei- bis fünfmal so viel wie das Fruchtfleisch,[15] weswegen man aus gesundheitlichen Erwägungen die Tomaten unbedingt mit Haut kochen sollte. Das Kochen ist überhaupt ein sehr wichtiger Faktor, wenn man das Beste aus der Tomate rausholen will. Das Lycopin, das in der Tomate vorkommt, wenn sie am Strauch hängt, befindet sich in der chemischen Form eines all-*trans*-Isomers. Leider wird diese Form vom Körper nicht so gut absorbiert. Wenn die Tomate allerdings gekocht wird, wird die Lycopin-Struktur durch die Hitze aufgebrochen und bildet eine *cis*-Struktur, die dann vom Körper wesentlich besser aufgenommen wird.[16] Beim Kochen wird auch mehr Lycopin aus den Tomatenzellen ausgeschüttet, sodass die Konzentration in Tomatensoßen und Tomatenmark größer ist. Lycopin ist fettlöslich, was bedeutet, dass es sich in Öl gut löst. Wenn man also seine Tomaten in Olivenöl kocht, steigt die Menge an Lycopin, die der Körper aufnimmt, um das Dreifache.

Der gesundheitliche Nutzen von Tomaten ist durch epidemiologische Studien bestätigt, mehr als 30 Studien haben gezeigt, dass Tomatenkonsum eine vorbeugende Wirkung bei Prostatakrebs hat.[17] Im Rahmen der *Harvard Health Professionals Follow-Up Study* wurden 46 719 Männer auf ihre Lycopin-Einnahme untersucht, und man stellte fest, dass der Konsum von 450–700 ml Tomatensoße pro Woche mit einer 30-prozentigen Risikominderung von Prostatakrebs einhergeht, was der antiangiogenetischen Wirkung von Lycopin auf Krebs entspricht.[18] Unter den Männern, die an Prostatakrebs erkrankten, litten diejenigen, die mehr Tomatensoße zu sich nahmen, an weniger angiogenetischen und weniger aggressiven Krebsarten.[19]

Es gibt mehr als 1000 Tomatensorten mit stark unterschiedlichem Lycopingehalt. Welche also hat die höchste antiangiogenetische Wirkung? Eine Studie mit 119 verschiedenen Tomatensorten hat erwiesen, dass Cherrytomaten 24 Prozent mehr Lycopin enthalten als andere Tomatensorten.[20]

Die San-Marzano-Tomate, eine alte Kultursorte aus dem Ort San Marzano am Fuße des Vesuvs, gehört zu den Tomatensorten mit den höchsten Lycopinwerten. Sie hat auch einen intensiven Eigengeschmack, sodass man sie gut zum Kochen verwenden kann, egal ob frisch, aus der Dose oder als Tomatenmark. Eine ebenfalls erwähnenswerte alte Sorte ist die gelb-orangefarbene Mandarin-Tomate, denn sie enthält viel *cis*-Lycopin, das vom Darm besser aufgenommen wird. Eine klinische Studie, die von Forschern der Ohio State University durchgeführt wurde, ergab, dass Tomatensaft aus Mandarin-Tomate achteinhalbmal besser in den Blutkreislauf aufgenommen wurde als der von normalen roten Tomaten.[21] Durch ihren süßen Geschmack ist die Mandarin-Tomate bei Gastro-Fans wie auch bei Gesundheitsbewussten gleichermaßen beliebt.[22] Rotschwarze Tomaten (wie »Black Cherry«) enthalten mehr Lycopin als rote Tomaten und mehr als 1000-mal so viel wie gelbe Tomaten.[23]

Reife Tomaten liegen schwer in der Hand, sind fest, geben aber etwas nach, wenn man sie leicht drückt. Sie sollten süßlich riechen. Frische Tomaten sollten Sie bei Zimmertemperatur aufbewahren, aber nicht direkt in die Sonne legen. Essen Sie sie innerhalb weniger Tage.

Antiangiogenetisches Gemüse

Brokkoli ist ein Kreuzblütler und gehört zur Familie der Kohlsorten, zu der auch Wildbrokkoli, Pak Choi, Blumenkohl und Romanesco gehören. Der Brokkoli stammt ursprünglich aus Italien und enthält starke antiangiogenetisch wirkende sekundäre Pflanzenstoffe wie Brassinin und Sulforaphan. Etwa 350 g Brokkoli pro Woche reichen bereits aus, um das Risiko zu verringern, an einer Reihe von Krebsarten zu erkranken. Studien der University of Chicago, der University of Minnesota, der Harvard University und dem U. S. National Institute of Health ergaben, dass Menschen, die regelmäßig Brokkoli essen, ihr Krebsrisiko senken, und zwar bei Non-Hodgkin-Syndrom um 40 Prozent, Lungenkrebs 28 Prozent, Brustkrebs 17 Prozent, Eierstockkrebs 33 Prozent, Speiseröhrenkrebs 31 Prozent, Prostatakrebs 59 Prozent und Melanome um 28 Prozent.[24]

Mag sein, dass der weltweite Hype um den Grünkohl als Superfood völlig überzogen ist, aber sein Ruf als gesundes Gemüse ist berechtigt. Man findet im Grünkohl nämlich mindestens sechs antiangiogenetisch wirkende sekundäre Pflanzenstoffe: Brassinin Indol-3-Carbinol, Quercetin, Lutein, Sulforaphan und Kämpferol. Unter den zahlreichen Grünkohlarten gibt es eine, die ungewöhnlich wohlschmeckend ist und im Spätherbst und Winter auf Märkten in Nordamerika und Europa angeboten wird: der Cavolo nero oder toskanische Schwarzkohl. Er wird in der Toskana angebaut, hat sehr dunkle Blätter, manchmal auch grünlich-blauschwarz, und findet sich in vielen traditionellen italienischen Rezepten. Er ist eine wichtige Zutat in Originalrezepten für Minestrone und Ribollita, beides Suppen, die randvoll sind mit deftigen, gesund machenden Zutaten, die unsere Verteidigungssysteme stärken.

Wenn Sie Grünkohl kaufen, sollten Sie darauf achten, dass die Blätter unbeschädigt und die Stiele fest sind. Entfernen Sie die Blätter von den nicht essbaren, faserreichen Stielen und schneiden Sie sie in Streifen, die Sie dann dämpfen, blanchieren oder anschwitzen, in Suppen oder Eintöpfen kochen oder zu Nudeln oder Reis essen können. Fertig gegart ist der Schwarzkohl sehr zart und schmeckt herzhaft mit einem süßlichen Nachgeschmack.

Antiangiogenetische Früchte

Kernobstsorten sind Sommerfrüchte mit saftigem Fruchtfleisch und einem Kern, oder Stein, in der Mitte. Wir kennen sie alle: Pfirsiche, Pflaumen, Nektarinen, Aprikosen, Kirschen, Mangos und Litschi. Da sie eine antiangiogenetische (und auch regenerative und DNA-schützende) Wirkung haben, enthält Kernobst sekundäre Pflanzenstoffe wie Carotenoide, Kämpferol, Anthocyane, Quercetin und Chlorogensäure. Zwei Studien, durchgeführt vom U. S. National Cancer Institute und von der University of Illinois in Chicago, haben ergeben, dass der Verzehr von zwei mittelgroßen Kernfrüchten pro Tag mit einem um 66 Prozent reduzierten Risiko einhergeht, an Speiseröhrenkrebs zu erkranken, und einem um 18 Prozent verringerten Risiko für Lungenkrebs bei Männern.[25] Bei Kernobst kann man gar keine falsche Wahl treffen, aber man sollte wissen, dass Pflaumen dreimal so viel krebsbekämpfende Polyphenole enthalten wie Pfirsiche. Im Laborversuch hat das Carotenoid Lutein aus Aprikosen verhindert, dass hirnschädigende ß-Amyloide gebildet werden, die bei krankhaft veränderter Angiogenese auftreten, beispielsweise bei Alzheimererkrankungen.[26] Essen Sie nach Möglichkeit frisches Obst, weil durch das Dörren die Menge an sekundären Pflanzenstoffen reduziert wird – auch wenn es vielleicht einfacher scheint, mehr Trockenobst zu essen, um das wieder wettzumachen.[27]

Äpfel sind gut für uns, aber es kann ein wenig verunsichernd sein, wenn wir nicht wissen, welche Sorte wir am besten kaufen sollten. Äpfel enthalten eine Reihe von antiangiogenetischen Polyphenolen, darunter Kaffeesäure und Ferulasäure. Zwei groß angelegte Studien, die *EPIC* und die *NIH-AARP Diet and Health Study,* haben den Zusammenhang zwischen dem Verzehr bestimmter Früchte und Krebserkrankungen analysiert. Die Ergebnisse für Äpfel sind beeindruckend. Man stellte fest, dass der Verzehr von ein oder zwei Äpfeln pro Tag mit einer Risikominderung für Blasenkrebs um 10 Prozent, Darmkrebs um 20 Prozent und Lungenkrebs um 18 Prozent einhergeht.[28]

Von den 7500 Apfelsorten, die weltweit angebaut werden, können wir etwa 100 in Geschäften kaufen. Abgesehen von Geschmack und Struktur (fest, knackig, süß, säuerlich, mild) können wir kaum erkennen, inwieweit sie sich im Sinne unserer Gesundheit voneinander unterscheiden. Aber es gibt wissenschaftliche Antworten. Bei den Sorten mit den meisten gesundheitsfördernden Polyphenolen sind die Top drei: Granny Smith, Red Delicious und Renette.

Wenn Äpfel geerntet werden, gibt es auch frischen Apfelwein. Trüber Apfelwein ist wesentlich gesünder, da er mehr sekundäre Pflanzenstoffe enthält,[29] während klarer Saft gefiltert ist, wobei viele, wenn auch nicht alle gesunden Inhaltsstoffe verloren gehen. Eine Studie der berühmten Mayo Clinic mit 35 159 Probanden hat ergeben, dass ein oder zwei Gläser Apfelsaft oder Apfelwein im Monat das Risiko am Non-Hodgkin-Syndrom zu erkranken um 35 Prozent senken.[30]

Beeren, die wie Erdbeeren, Himbeeren, Brombeeren, Blaubeeren und Cranberrys nicht das ganze Jahr über frisch zu bekommen sind, können das Angiogenese-Verteidigungssystem des Körpers stärken. Die intensive Farbe und ihre Säure verraten bereits, dass sie starke sekundäre Pflanzenstoffe enthalten, wie beispielsweise Anthocyane und Ellagsäure, die beide antiangiogenetisch wirken. In der Studie *European Prospective Investigation in Cancer and Nutrition (EPIC)* wurden die Ernährungs- und Gesundheitsmuster von 478 535 Menschen aus zehn europäischen Ländern 20 Jahre lang im Hinblick auf einen Zusammenhang mit Krebs und anderen chronischen Krankheiten beobachtet. Eine der wichtigsten Erkenntnisse war, dass Beeren das Krebsrisiko senken. Menschen, die täglich gut

30 g Beeren jedweder Art zu sich nehmen, senken damit das Risiko, an Lungenkrebs zu erkranken, um 22 Prozent.[31]

Eine besondere Himbeerart ist die schwarze Himbeere, deren dunkle Farbe ihre hohe Konzentration an sekundären Pflanzenstoffen verrät. Man hat Patienten mit Barrett-Oesophagus, einer Gewebsveränderung (Läsion) mit erhöhtem Krebsrisiko, in einer klinischen Studie darauf untersucht, ob schwarze Himbeeren eine Wirkung auf den Krankheitsverlauf haben. Die Studie hat ergeben, dass schwarze Himbeeren die Läsion weniger aggressiv machen und die Zellveränderungen reduzieren, die den Krebs vorantreiben. Das Gleiche wurde bei präkanzerösen Darmpolypen beobachtet, auch da verlangsamen schwarze Himbeeren das Wachstum.[32]

Blaubeeren haben eine dunkelblaue Färbung, welche auf den antiangiogenetisch wirkenden sekundären Pflanzenstoff Delphinidin zurückgeht.[33] Studien mit 75 929 Frauen haben ergeben, dass diejenigen, die jede Woche mindestens 100 g Blaubeeren aßen, ein um 31 Prozent geringeres Risiko hatten, an Brustkrebs zu erkranken.[34] Ich werde Ihnen später noch die erstaunlichen Eigenschaften der Blaubeeren erläutern, mit denen sie zahlreiche Verteidigungssysteme für unsere Gesundheit aktivieren.

Erdbeeren enthalten viel Ellagsäure, einen sekundären Pflanzenstoff mit großer antiangiogenetischer Wirkung.[35] Der säuerliche Geschmack der Beere spiegelt ihren Säuregehalt wider. Drei Kultursorten enthalten besonders viel Ellagsäure: Rubygem aus Neuseeland, Camarosa aus dem Ohio Valley und die Osmanli aus der Türkei.[36] Es lohnt sich, nach diesen drei Sorten zu suchen.

Cranberrys enthalten trotz ihres extrem sauren Geschmacks nur wenig Ellagsäure. Allerdings enthalten sie einen sehr hohen Anteil des sekundären Pflanzenstoffs Proanthocyane, der ebenfalls eine krebshemmende und antiangiogenetische Wirkung hat.[37]

Meeresfrüchte

Menschen, die regelmäßig Meeresfrüchte essen, leben länger.[38] Eine Erklärung hierfür ist die Wirkung des Verzehrs von Fisch und Schalentieren auf die Angiogenese. Das Fleisch vieler Meeresfrüchte enthält gesunde mehrfach ungesättigte Fettsäuren. Diese gesunden Fette stammen aus dem Phytoplankton, das die Fische im Meer fressen. Die meisten Menschen wissen, dass Omega-3-Fettsäuren gesund sind, aber es gibt tatsächlich drei Hauptarten dieses Fetts, die mit gesundheitlichem Nutzen in Verbindung gebracht werden: EPA (Eicosapentaensäure), DHA (Docosahexaensäure) und ALA (alpha-Linolensäure). EPA und DHA sind in Meeresfrüchten enthalten, ALA dagegen hauptsächlich in pflanzlichen Lebensmitteln. Zwar besitzen alle mehrfach ungesättigten Omega-3-Fettsäuren antiangiogenetische Wirkung,[39] doch spielen nicht nur diese eine Rolle für unsere Gesundheit, sondern vor allem das Verhältnis zwischen den Omega-3-Fettsäuren und einer weiteren Gruppe von Fettsäuren, den Omega-6-Fettsäuren. (Die Zahlen 3 und 6 beziehen sich darauf, an welcher Stelle des Moleküls sich der »ungesättigte« Teil der Fettsäuren befindet.) Für Krebspatienten gilt, so haben Wissenschaftler herausgefunden, je höher der Anteil an Omega-3-Fettsäuren aus Meeresfrüchten insgesamt in der Ernährung ist, desto größer ist der Nutzen. Wenn man allerdings im Vergleich zu Omega-3-Fettsäuren mehr mehrfach ungesättigte Omega-6-Fettsäuren zu sich nimmt, beispielsweise aus pflanzlichem Speiseöl, gibt es eine Verbindung zu ungesunden Entzündungszuständen und einem erhöhten Krankheitsrisiko.[40]

Studien mit großen Bevölkerungsgruppen wie die *Singapore Chinese Health Study* und die bereits erwähnte *EPIC* haben ergeben, dass ein Zusammenhang zwischen dem Verzehr von Meeresfrüchten und einem verringerten Krebsrisiko besteht. Für die Studie in Singapur hat man 35 298 Frauen auf ihre Gesundheit hin untersucht und herausgefunden, dass diejenigen, die täglich 85 Gramm Fisch oder Schalentiere essen, wohl ein um 26 Prozent geringeres Risiko haben, an Brustkrebs zu erkranken.[41] Mit der *EPIC*-Studie konnte gezeigt werden, dass mindestens 85 Gramm Fisch pro Tag das Darmkrebsrisiko um 31 Prozent senken.[42]

Die Vorteile des Fischkonsums beschränken sich jedoch nicht allein auf die Krebsprävention. Die *Women's Health Study,* die von Wissenschaftlern der Harvard University an 38 022 Frauen mittleren Alters durchgeführt wurde, ergab, dass diejenigen, die in einem Zeitraum von zehn Jahren wöchentlich mindestens eine Portion fetten Fisch gegessen hatten, ein um 42 Prozent geringeres Risiko hatten, an AMD zu erkranken. Die altersbedingte Makuladegeneration ist unter älteren Menschen die häufigste Ursache für Erblindungen. Dabei besteht ein Zusammenhang zu porösen Blutgefäßen, die durch zerstörerische Angiogenese im hinteren Teil des Auges verursacht wurden.[43]

Das Changshu No. 2 People's Hospital in China hat eine Meta-Analyse über acht verschiedene Studien durchgeführt, die in Island, den Niederlanden, den USA und Australien insgesamt 128 988 Menschen untersucht hatten. Die Analyse ergab, dass der Verzehr von Fisch – und zwar mit einer Frequenz von einmal monatlich bis zu drei-, viermal wöchentlich – mit einem um rund 24 Prozent niedrigeren Risiko einhergeht, an AMD zu erkranken.[44] Man hat bei dieser Studie Hinweise darauf gefunden, dass es Unterschiede im Schutz vor Krankheiten gibt, die davon abhängen, welche Art von Fisch man isst. Makrelen, Lachs, Sardinen, Blaubarsch und Schwertfisch waren vorteilhaft und standen in Verbindung mit einer Verringerung von AMD-Erkrankungen. Thunfischverzehr wurde in Verbindung mit einer Risikoverringerung um 42 Prozent gesehen. Thunfisch, Schwertfisch, Blaubarsch und andere große Fische schmecken zwar gut, aber da sie selbst am Ende der Nahrungskette stehen, sind sie häufig quecksilberbelastet. Daher sollte man sie sorgfältig auswählen und nur in Maßen genießen.

Fetter Fisch sollte unbedingt auf Ihrem Speiseplan stehen, wenn Sie mehr für Ihre Gesundheit tun möchten. Wer in Küstennähe wohnt, isst vermutlich ohnehin schon frische Meeresfrüchte. In küstenfernen Regionen kann man aber Meeresfrüchte kaufen, die bereits auf See schockgefrostet wurden. Die Omega-3-Fettsäuren sind dann noch im Fisch erhalten, wenn wir ihn daheim auftauen. Die große Frage aber ist die, wie man den besten Fisch findet. Wer die besten Fischmärkte der Welt besucht, den *Tsukiji*-Markt in Japan, den *Mercat de Sant Josep de la Boqueria* in Barcelona oder den *Mercato del Pesce* in Venedig, dem bleibt der Mund offen stehen angesichts der überwältigenden Menge von frischen, essbaren Kreaturen, die tagtäglich aus dem Meer gezogen werden – faszinierende Fische, Krusten- und Schalentiere in einer Vielfalt, wie man sie sonst nirgends findet.

Damit Sie sich beim Fischkauf zurechtfinden, habe ich als Navigationshilfe eine Liste der gängigsten Meeresfrüchte zusammengestellt und nach der Menge ungesättigter Omega-3-Fettsäuren sowie der Verfügbarkeit in Geschäften und Restaurants geordnet. Für diese Liste habe ich zunächst die besten Fischmärkte der Welt, Restaurant-Speisekarten und Nachhaltigkeitsnachweise von Fischereibetrieben unter die Lupe genommen. Danach habe ich Querverweise zu seriösen Datenbanken zur Nährstoffzusammensetzung aus acht Ländern (Dänemark, Frankreich, Island, Italien, Japan, Norwegen, Spanien, USA) verglichen, um die Lebensmittel mit dem höchsten Anteil an mehrfach ungesättigten Omega-3-Fettäuren (EPA und DHA) pro 100 Gramm Meeresfrüchte zu finden. Freunde guten Essens können sich freuen (ich stehe voll und ganz hinter Ihnen): Delikatessen wie Bottarga, Sepiatinte und Seegurken gehören zu den Nahrungsmitteln mit großer antiangiogenetischer Wirkung.

Hier die besten Meeresfrüchte mit antiangiogenetischen Omega-3-Fettsäuren:

HÖCHSTER ANTEIL (3–30 Gramm pro 100 Gramm Meeresfrüchte): Seehecht, Seegurke, Japanische Teppichmuscheln, Großaugenthun, Gelbschwanzmakrele, Seebarsch, Roter Thun, Herzmuscheln, Bottarga (Rogen von Meeräschen), Kaviar (Rogen vom Stör) und Lachsrogen

HOHER ANTEIL (>0,5–2,44 Gramm pro 100 Gramm Meeresfrüchte): Lachs, Rotbarbe, Heilbutt, Pazifische Austern, Meeräsche, Sardinen, Arktischer Saibling, Blaubarsch, Dorade, Langusten, Sardellen, Stachelmakrele, Rotbarsch, Forellenbarsch, Schwertfisch, Petersfisch, Amerikanische Auster, Tintenfisch, Regenbogenforelle

MITTELHOHER ANTEIL (>0,2–0,5 Gramm pro 100 Gramm Meeresfrüchte): Krebse, Miesmuscheln, Großkopfmeeräsche, Oktopus, Jakobsmuscheln, Sepia, Krabben und Garnelen, Weißling, Stockfisch, Nordamerikanischer Streifenbarsch, Seezunge, Atlantischer Hummer

NIEDRIGER ANTEIL (<0,2 Gramm pro 100 Gramm Meeresfrüchte): Kabeljau, Zackenbarsch, Nordseegarnelen, Strandschnecke, Wellhornschnecke, Meerschnecke, Rochen

Ein Letztes noch zum Fisch: Seien Sie bitte vorsichtig mit Tilapia. Dieser Süßwasserfisch aus Fischzuchtanlagen besitzt ein ungesundes Verhältnis von Omega-6- zu Omega-3-Fettsäuren. Daher ist er aus gesundheitlichen Gründen kein Fisch der Wahl.

Hähnchenkeulen

Unter den Fleischsorten gehört Hähnchen zu den gesünderen Arten. Die meisten von uns denken, die Brust sei das beste Stück am Geflügel, weil es weniger Fett enthält, aber das dunklere Geflügelfleisch bietet einzigartige Vorteile für die Gesundheit, vor allem, wenn man das Fett abschneidet. Es ist wissenschaftlich erwiesen, dass die Keulen besonders gesund sind. Dunkles Hähnchenfleisch enthält Vitamin K2 (oder auch Menachinon), das natürlich vorkommt und fettlöslich ist.[45] Anders als Vitamin K1, das von Pflanzen produziert wird, wie beispielsweise Spinat, wird K2 von Bakterien hergestellt und besitzt antiangiogenetische Eigenschaften.

Wissenschaftler der Universität Hiroshima in Japan, die sich mit dem Vitamin K2 beschäftigt haben, fanden heraus, dass es wirksam die Angiogenese unterdrücken und das Wachstum von Darmkrebszellen hemmen kann.[46] Forscher der University of Illinois konnten die gleichen Reaktionen in Bezug auf Prostatakrebs nachweisen.[47] Vitamin K2 hat auch Vorteile für die Prävention von Herzkrankheiten. Bei Menschen, die mehr Nahrungsmittel aßen, in denen Vitamin K2 enthalten ist, war das Risiko, an einer Herzerkrankung zu sterben, um 57 Prozent verringert und das Risiko einer gravierenden Arterienverhärtung durch Ablagerungen um 52 Prozent.[48] Wenn man bedenkt, dass zur Bildung dieser Ablagerungen ein Angiogeneseprozess notwendig ist, ist das auch vollkommen logisch. Wissenschaftler haben zudem herausgefunden, dass Menachinon (also Vitamin K2) den Körper bei der Produktion von Cholesterin stört und dass es einer Arterienverhärtung vorbeugen kann.[49] Auch wenn es unserer Gewohnheit entspricht, eher Hähnchenbrustfilets zu kaufen, sollten wir im Sinne unserer Gesundheit künftig zu den schmackhaften Keulen greifen.

Luftgetrockneter Schinken

Industriell verarbeitetes Fleisch wurde von der *World Health Organization (WHO)* als karzinogen, also krebserregend eingestuft. Zwei Sorten sind dennoch erwähnenswert, weil viele Menschen nichts über ihre guten Fette wissen. Es handelt sich um Prosciutto di Parma (Parmaschinken) aus Italien und Jamón Ibérico de Bellota (Ibérico-Schinken) aus Spanien. Diese zwei Schinkensorten werden nicht von normalen Mastbetriebsschweinerassen gewonnen. Die Tiere werden so gezüchtet, dass ihre Muskulatur mit Fett durchzogen ist, wodurch das Fleisch ganz besonders lecker wird.

Die italienischen Parmaschinken-Schweine werden traditionell gehalten und als Jungtiere mit der Molke des Parmesankäses gefüttert, wodurch das Fleisch einen nussigen Geschmack bekommt. Abschließend werden ihrer Nahrung Maronen beigemischt, die viele mehrfach ungesättigte Omega-3-Fettsäuren enthalten. Die ungesättigten Fettsäuren gehen in das Fett über, mit dem das

Fleisch durchzogen ist. Das fertige Produkt enthält dann, ebenso wie Meeresfrüchte, gesunde mehrfach ungesättigte Fettsäuren.

Die spanischen Ibérico-Schweine haben oft eine dunkle Klaue und werden frei laufend gehalten.[50] Sie bekommen zu einem späteren Zeitpunkt Nahrung mit Eicheln, die viele mehrfach ungesättigte Omega-3-Fettsäuren enthalten, was zu einem ähnlich hohen Anteil an Oleinsäure führt wie bei Olivenöl. Die Oleinsäure vereinfacht die Produktion von HDL, dem guten Cholesterin, während es den Wert des LDL, des schlechten Cholesterins, senkt. Beide Schinkensorten sind luftgetrocknet und nicht mit künstlichen Aromastoffen versetzt. Sie werden hauchdünn geschnitten und bieten uns eine Menge mehrfach ungesättigter Omega-3-Fettsäuren. Neun Scheiben Parma- oder Ibérico-Schinken liefern uns ebenso viele mehrfach ungesättigte Omega-3-Fettsäuren (nämlich 14 Gramm) wie ein 85-Gramm-Stück Lachs.

Ist es zu schön, um wahr zu sein, dass *prosciutto* und *jamón* gesund sind? Leider ja, denn auch ihre guten Omega-3-Fettsäuren lassen die Schattenseiten des Schinkens nicht verschwinden. Roher Schinken ist keine gesunde Kost. Bedenken Sie, dass beide Schinkensorten doppelt so viel gesättigtes Fett enthalten wie Lachs. Beide enthalten reichlich Natrium, nämlich 20 – 25 Prozent mehr als eine Portion Lachs, der schließlich im Salzwasser lebt. Ibérico-Schinken besitzt dabei etwa 30 Prozent weniger Natrium als Parmaschinken. Es gibt einen Zusammenhang zwischen hohem Natriumkonsum einerseits und hohem Blutdruck sowie einem erhöhten Magenkrebsrisiko andererseits. Salz schadet, wie wir im nächsten Kapitel sehen werden, unseren Stammzellen. Im Vergleich zu Lachs hat Parmaschinken auch einen höheren Anteil mehrfach ungesättigter Omega-6-Fettsäuren, was Entzündungen im Körper begünstigt. Daher ist unbedingt Vorsicht geboten. Bedenken Sie all dies, wenn Sie gerne solche Schinken essen. Und wenn es sein muss, dann machen Sie es wie die Italiener und die Spanier: Gönnen Sie sich nur ab und an ein kleines bisschen davon – einzig wegen des guten Geschmacks.

Getränke

Nach Wasser ist Tee das zweitbeliebteste Getränk der Welt. Und das bereits seit 4000 Jahren. Teeblätter enthalten mehr als 2000 sekundäre Pflanzenstoffe wie Catechine, Gallussäure und Theaflavine, von denen viele in unserer Teetasse landen, wenn wir die Blätter mit heißem Wasser übergießen.

In der *Angiogenesis Foundation* haben wir angefangen, Tee mithilfe von Labortests, die ursprünglich entwickelt worden waren, um antiangiogenetische Krebsmittel auszuwerten, auf seine biologischen Eigenschaften hin zu untersuchen. Wir stellten fest, dass Tee ungewöhnlich starke angiogenesehemmende Eigenschaften besitzt, die tatsächlich denen von Arzneimitteln nicht unähnlich sind. Interessanterweise hatten unterschiedliche Teesorten unterschiedliche Eigenschaften. Wir stellten fest, dass chinesischer Jasmintee wirkungsvoller ist als japanischer Sencha, und Earl Grey sogar noch wirkungsvoller als Jasmintee. Das Erstaunlichste aber kam, als wir Kulturgrenzen überschritten und Sencha (aus Japan) mit Jasmintee (aus China) mischten. Die Mischung hatte einen synergetischen Einfluss auf das Gefäßwachstum, der mehr als doppelt so stark gegen Angiogenese wirkte als jeder Tee für sich alleine.

Natürlich ist grüner Tee die Sorte, die den meisten Menschen spontan einfällt, wenn es um gesundheitlichen Nutzen geht. Zu den sekundären Pflanzenstoffen, die am besten erforscht sind, gehört das Polyphenol EGCG (Epigallocatechingallat). Grüner Tee enthält 16-mal so viel EGCG wie schwarzer Tee. EGCG reduziert schädliche Angiogenese und Krebswachstum, senkt den Blutdruck, stärkt die Blutlipide, stellt das homöostatische Gleichgewicht der Immunzellen wieder her und hat sowohl antioxidative wie auch entzündungshemmende Eigenschaften.[51]

Der Begriff »grüner Tee« umfasst im Grunde eine ganze Reihe unterschiedlicher Getränke, von Sencha über Jasmintee bis zu Oolong-Tee. Trinkt man zwei bis drei Tassen grünen Tee am Tag, so geht das mit einem um 44 Prozent geringeren Risiko einher, an Darmkrebs zu erkranken.[52]

Kamillentee ist ein beliebter Kräutertee aus den getrockneten Blütenblättern der Kamille, die sekundäre Pflanzenstoffe wie Apigenin, Kaffeesäure und Chlorogensäure enthält, die alle eine antiangiogenetische Wirkung haben. Wissenschaftler der Universität Minho im portugiesischen Braga haben herausgefunden, dass Kamillentee angiogenesehemmend wirkt, weil er die Signale stört, die benötigt werden, um die vaskulären Zellen zu aktivieren, die dann Blutgefäße bilden.[53]

Sowohl Teesorte als auch Erntezeit und Verarbeitung können Auswirkungen auf den Anteil der sekundären Pflanzenstoffe im Tee haben. Weißer Tee beispielsweise ist grüner Tee, der früh in der Saison geerntet wird und kaum Koffein enthält. Da Teeblätter mit der Zeit reifen, steigt der Anteil der sekundären Pflanzenstoffe, inklusive der des Koffeins. Eine Möglichkeit, zu überprüfen, wie intensiv die Wirkung des Tees ist, den man trinkt, besteht darin, losen Tee zu kaufen, dann weiß man, wie viele Teeblätter in der Tasse stecken. Bei Teebeuteln ist es hingegen einfacher, den Tee öfter ins Wasser einzutauchen, wodurch die sekundären Pflanzenstoffe besser ins Wasser abgegeben werden. Kaufen Sie am besten nur so viel Tee, wie Sie in einem Monat verwenden, und gehen Sie nur in einen Teeladen, in dem es frisch gepflückten Tee gibt. Die sekundären Pflanzenstoffe und der Geschmack halten sich etwa zwei Jahre, wenn der Tee dunkel und trocken aufbewahrt wird.

Rotwein

Man weiß, dass Rotwein gut für Herz und Kreislauf ist und krebshemmend wirkt. Wein enthält zwar mehrere Hundert sekundäre Pflanzenstoffe, aber die bestbekannte ist Resveratrol. Rotwein enthält darüber hinaus jedoch auch nützliche Polyphenole, unter anderem Catechine, Gallussäure, Rutin, Quercetin und Kaffeesäure, die alle antiangiogenetisch wirken.[54] Natürlich sind nicht alle

Weine gleich, denn die Unterschiede in Traubensorten, -qualität und Jahrgang beeinflussen auch die antiangiogenetische Wirkung. Wir haben in der *Angiogenesis Foundation* eine Forschungsarbeit über die Wirkungsweise sechs verschiedener Weine aus sechs verschiedenen Trauben desselben Weinguts (*Vintage Wine Estates*), desselben Jahrgangs und vom selben Weinberg durchgeführt. Von den sechs konnten wir folgende als besonders antiangiogenetisch wirkend bestimmen: Cabernet Sauvignon, Cabernet Franc und Petit Verdot.

Epidemiologische Forschungsergebnisse bestätigen die antiangiogenetische Wirkung von Wein auf Krebs. Für die *EPIC-Norfolk*-Studie hat man elf Jahre lang eine Gruppe von 24 244 Personen beobachtet und festgestellt, dass bereits ein Glas Wein am Tag mit einem um 39 Prozent geringeren Risiko für Dickdarmkrebs einhergeht.[55] Die *North Carolina Colon Cancer Study*, an der 2044 Personen teilnahmen, kam zu ähnlichen Ergebnissen, genauer gesagt zu dem, dass der Konsum von weniger als einem vollen Glas Rotwein am Tag mit einem um 27 Prozent geringeren Darmkrebsrisiko einhergeht.[56] Man sollte allerdings beachten, dass große Mengen Alkohol, wozu natürlich auch Wein gehört, gefährlich sind und zu Vorhofflimmern, Schlaganfall und Kardiomyopathie (Herzmuskelerkrankung) sowie zu Speiseröhren- und Leberkrebs führen können. Alles in Maßen zu genießen ist das Wichtigste, denn beim Wein ist es ja nicht der Alkohol, der gesund ist, sondern es sind vielmehr die sekundären Pflanzenstoffe.

Bier

Der im Bier verwendete Hopfen enthält Xanthohumol, ein antiangiogenetisch wirkender sekundärer Pflanzenstoff.[57] Eine groß angelegte Studie war hier das vom *U. S. National Cancer Institute* durchgeführte *Prostate, Lung, Colorectal and Ovarian Cancer Screening Trial*, an dem 107 998 Personen teilnahmen. Man wollte den Zusammenhang zwischen Bierkonsum und Nierenkrebs untersuchen. Die Studie ergab, dass der Konsum von etwa fünf Glas Bier pro Woche bemerkenswerterweise mit einem um 33 Prozent geringeren Risiko für Nierenkrebs einherging.[58] Und die *North Carolina Colon Cancer Study* mit 2044 Teilnehmern ergab, dass mäßiger Bierkonsum (etwas weniger als ein Glas pro Tag) das Risiko um 24 Prozent verringerte.[59]

Es wurde aber auch ein Zusammenhang zwischen Biertrinken und Nutzen für das Herz-Kreislauf-System erkannt. Eine Studie des italienischen *Istituto di Ricerche Farmacologiche Mario Negri* und der Università Cattolica in Campobasso untersuchte 14 wissenschaftliche Studien aus zehn Ländern und stellte fest, dass der Verzehr von einem Bier am Tag das Risiko, eine koronare Herzkrankheit zu erleiden, um 21 Prozent senkt.[60] Einer Studie aus Deutschland zufolge schützt Bier auch vor Demenz. Die Studie vom *Mannheimer Zentralinstitut für Seelische Gesundheit* wurde in sechs deutschen Städten (Bonn, Düsseldorf, Hamburg, Leipzig, Mannheim und München) an 3203 Menschen im Alter von über 75 Jahren durchgeführt. Die Forscher setzten den Konsum unterschiedlicher Arten Alkohols in Beziehung mit dem Auftreten von Demenzerkrankungen.[61] Menschen, die täglich eineinhalb bis zwei Glas Bier tranken, hatten ein um 60 Prozent geringeres Risiko für Demenzerkrankungen und ein um 87 Prozent geringeres Risiko, insbesondere an Alzheimer zu erkranken. Für Bier gilt dieselbe Warnung wie für Wein: Große Mengen schaden der Gesundheit. Trinken Sie wenig bis mäßig. Alkohol an sich ist Gift fürs Gehirn und kann in größeren Mengen sogar das Risiko erhöhen, an Demenz zu erkranken.

Käse

Käse gehörte schon seit tausenden von Jahren zu unseren Nahrungsmitteln. Obgleich es mehr als 900 verschiedene Käsesorten gibt, findet man doch nur einen Bruchteil davon im Handel. Zwar enthält Käse viel Natrium und gesättigte Fette, aber eben auch das antiangiogenetisch wirkende Vitamin K2 als Nebenprodukt von Bakterienkulturen der Käseproduktion. Eine Studie der Universität Maastricht analysierte den Vitamin-K2-Anteil in verschiedenen

Käsesorten und berichtete, die höchsten Werte in Munster, Gouda, Camembert, Edamer, Stilton und Emmentaler gefunden zu haben. Auch der norwegische Jarlsberg enthält große Mengen einer Sorte Vitamin K2. Manche Käsesorten enthalten ebenso viel K2 wie Hähnchenschenkel.[62]

Die *EPIC*-Studie aus Heidelberg untersuchte die Verbindung zwischen der Vitamin-K-Aufnahme und Krebserkrankungen. Die Forscher beobachteten dabei bis zu 14 Jahre lang 23 340 Menschen und stellten fest, dass in dieser Gruppe Käse die Hauptquelle für Vitamin K2 (Menachinon) darstellte. Man fand auch einen Zusammenhang zwischen der Menge an Vitamin K2, die in ein bis drei Scheiben Käse am Tag stecken, und einem um 62 Prozent reduzierten Risiko, an Lungenkrebs zu erkranken.

Man führte eine ähnliche Analyse nur mit Männern durch und erkannte einen Zusammenhang zwischen zwei Scheiben Käse am Tag und einem um 35 Prozent geringeren Prostatakrebsrisiko.[63]

Käse enthält typischerweise gesättigte Fette, Cholesterin und Natrium, weshalb es wichtig ist, ihn nur in Maßen zu genießen. Die genannten wissenschaftlichen Beweise allerdings sollten uns zum Umdenken bringen. Wir können Käse durchaus als ein Nahrungsmittel betrachten, das einige gesundheitliche Vorteile mit sich bringt, statt ihn als ungesund komplett vom Speiseplan zu streichen.

Olivenöl

Wir Menschen benutzen Olivenöl seit Tausenden von Jahren, seine Ursprünge stammen aus Kleinasien und dem Mittelmeerraum. Zunächst wurde es hauptsächlich in Lampen und zu rituellen Zwecken benutzt, erst später fand es auch Eingang in die Küchen. Spanien, Italien und Griechenland sind heute die Hauptproduzenten von Olivenöl, in allen drei Ländern werden Ölsorten angebaut, die große Mengen bioaktiver Polyphenole enthalten. Das sind unter anderem Oleinsäure, Oleuropein, Hydroxytyrosol, Tyrosol und

Oleocanthal. Diese chemischen Verbindungen besitzen antiangiogenetische, entzündungshemmende, antioxidative und – wie wir in Kapitel 7 sehen werden – krebshemmende Eigenschaften. Natives Olivenöl extra wird ohne chemische Zusätze oder Geschmacksstoffe ausschließlich aus gepressten Oliven hergestellt und enthält die größte Menge an sekundären Pflanzenstoffen aller Olivenölsorten. Es schmeckt auch am besten und hält sich nach Anbruch etwa zwei Jahre.

In einer Studie des *Istituto di Ricerche Farmacologiche Mario Negri* und der Mailänder Universität wurden 27 000 Menschen zu ihrem Verzehr von nativem Olivenöl extra (Extra Vergine), Butter, Margarine und Samenölen befragt.[64] Dieser Verzehr wurde auf Zusammenhänge mit unterschiedlichen Krebsarten hin untersucht. Man fand heraus, dass bereits drei bis vier Esslöffel Olivenöl am Tag das Risiko, an bestimmten Krebsarten zu erkranken, erheblich senken können: um 70 Prozent für Speiseröhrenkrebs, um 60 Prozent für Kehlkopfkrebs, um 32 Prozent für Eierstockkrebs, um 17 Prozent für Dickdarmkrebs und 11 Prozent für Brustkrebs. Diesen Nutzen hatten die anderen Fettsorten nicht. Butter schien sogar das Risiko, Speiseröhren-, Mundhöhlen- und Rachenkrebs zu entwickeln, um das Doppelte zu erhöhen. Was Samenöle betrifft, so war kein krebsmindernder Nutzen erkennbar.

Achten Sie beim Kauf von Olivenöl immer darauf, kalt gepresstes »natives Olivenöl extra« zu wählen. Sie finden das Öl mit dem höchsten Anteil an gesundheitsförderlichen Polyphenolen, indem Sie die Etiketten sehr genau lesen und vor allem schauen, dass die Olivensorte genannt wird. Wenn man sich für ein reinsortiges Öl entscheidet, das aus Oliven nur einer Sorte gepresst wird, kauft man ein Produkt höchster Qualität, zum Beispiel die Sorten Koroneiki aus Griechenland, Moraiolo aus Italien und Picual aus Spanien. Diese Ölsorten sind sehr geschmackvoll und eignen sich besonders gut zum Kochen, für Salatdressing oder einfach zum Dippen mit Brot.

Nüsse von Bäumen (Walnüsse, Pekannüsse, Mandeln, Cashewkerne, Pistazien, Pinienkerne und Macadamianüsse) und Bohnen

Nüsse sind nicht nur ein beliebter Snack, sie enthalten auch antiangiogenetisch wirkende, mehrfach ungesättigte Omega-3-Fettsäuren. Nüsse sind daher antiangiogenetische Lebensmittel.

Eine Multicenterstudie der Harvard Medical School untersucht in Zusammenarbeit mit zahlreichen Universitäten und Kliniken 826 Patienten mit Darmkrebs im dritten Stadium, die zwei Monate vor Beginn der klinischen Studie operiert worden waren.[65] Die Patienten erhielten Chemotherapien der Regelversorgung, man maß ihren Verzehr an Nüssen und setzte ihn in Verbindung mit den klinischen Ergebnissen ihrer Krebsbehandlung. Die Ergebnisse bewiesen, dass zwei Portionen der oben genannten Nüsse pro Woche in Zusammenhang mit einer um erstaunliche 57 Prozent reduzierten Mortalitätsrate standen. Die Menge einer Portion Nüsse, die für dieses Ergebnis gebraucht wurde, betrug entweder sieben ganze Walnüsse, 18 Cashewkerne, 13 Mandeln oder elf Macadamianüsse.

Die *EPIC*-Studie untersuchte den Nusskonsum von 478 040 Menschen auf mögliche Krebsprävention und stellte fest, dass bei Frauen, die täglich eineinhalb Portionen Nüsse und Samen zu sich nehmen, ein Zusammenhang zu einem um 31 Prozent reduzierten Risiko besteht, an Darmkrebs zu erkranken.[66] Um diesen Effekt zu erzielen, muss die Dosis folgendermaßen aussehen: entweder elf ganze Walnüsse oder 26 Cashewkerne oder 17 Macadamianüsse oder vier Esslöffel Pinienkerne. Eine Studie der University of Toronto untersuchte 1253 Männer aus Toronto und Quebec und wertete unter anderem ihren Verzehr an Nüssen, Samen und Bohnen aus.[67] Was Nüsse oder Bohnen betraf, so bestand bei den Männern, die eine Portion pro Tag zu sich nahmen, ein um 31 Prozent reduziertes Prostatakrebsrisiko. Bei den Bohnen betrug die angesetzte Portionsgröße lediglich zwei Esslöffel pro Tag.

Dunkle Schokolade (Kakao)

Zur Freude von Schokoladenliebhabern hat auch dunkle Schokolade gesundheitliche Vorzüge. Wissenschaftler der University of California in Davis haben bewiesen, dass die bioaktiven Procyanidine im Kakao starke antiangiogenetische Wirkung zeigen, da sie die Signale hemmen, welche die Blutgefäßzellen aktivieren.[68] Die Forschungsarbeit meiner Gruppe über Kakaopulver hat allerdings ergeben, dass Schokolade nicht gleich Schokolade ist. Als wir die antiangiogenetische Wirkung des Kakaos von zwei unterschiedlichen Herstellern untersuchten, stellten wir fest, dass eine Probe doppelt so wirkungsvoll war wie die andere.

Kräuter und Gewürze

Zwar wurden noch keine epidemiologischen Studien zu Gewürzen durchgeführt, doch zeigte bereits eine große Anzahl von Laborversuchen, dass gängige Kräuter und Gewürze aus unseren Speiseschränken antiangiogenetisch wirkende, bioaktive und krebshemmende Stoffe enthalten. Die Vorteile konnten sowohl im frischen wie auch im getrockneten Zustand des Produktes nachgewiesen werden. Rosmarin, Oregano, Kurkuma, Süßholzwurzel und Zimt besitzen alle eine antiangiogenetische Wirkung.[69] Man hat diese starke Wirkung bei der Tumor-Angiogenesehemmung sowohl in Zellen als auch bei Labortieren festgestellt. Wenn wir ein paar antiangiogenetische Kräuter und Gewürze über unser Essen streuen, ist das in jedem Fall gut, und es lässt darüber hinaus auch jede Mahlzeit besser schmecken.

Krankheiten, bei denen mehr Angiogenese hilfreich ist

Auf der Kehrseite der Angiogenese-Medaille kann es hilfreich sein, das Blutgefäßewachstum mit der Ernährung anzukurbeln und somit Organe besser zu versorgen und Krankheiten abzuwehren.

Man mag sich jetzt fragen: Ist es wirklich gut, wenn ich Nahrungsmittel zu mir nehme, die die Angiogenese ankurbeln, oder steigt dann nicht vielleicht mein Krebsrisiko oder das für andere Krankheiten, die durch einen Überschuss an Blutgefäßen entstehen? Die Antwort ist: Ja, es ist gut. Bedenken Sie, dass Nahrungsmittel die Angiogenese nicht über die normalen Sollwerte hinaus steigern können. Das bedeutet, dass auch antiangiogenetische Nahrungsmittel niemals die Zahl der Blutgefäße im Körper so stark reduzieren können, dass die Gesundheit der Organe gefährdet wäre. Und es bedeutet auch, dass angiogenesestimulierende Nahrungsmittel nicht die körpereigenen Verteidigungssysteme ausschalten, die ja überschüssige Blutgefäße zurückstutzen, damit sie keine Krankheiten erregen können. Die Ernährung kann lediglich das natürliche Gleichgewicht fördern. Wenn Sie beide Seiten Ihres Angiogenese-Verteidigungssystems stärken, können Sie damit zahlreichen Krankheiten gleichzeitig vorbeugen.

Ernährungsgeförderte Angiogenese kann in einer ganzen Reihe von Situationen dazu beitragen, dass es Ihren Organen gut geht. Ihr Herz-Kreislauf-System beispielsweise braucht Blutgefäße, um optimal funktionieren zu können, denn wenn nicht genügend Blutgefäße vorhanden sind, um die Blutzufuhrbedürfnisse von Herz, Hirn, Beinen und inneren Organen zu erfüllen, erhalten die Zellen nicht ausreichend Sauerstoff und verkrüppeln. Und irgendwann sterben sie ab.

Die Ischämische Herzerkrankung wird durch eine Verengung der Koronararterien ausgelöst, die das Blut zum Herzmuskel transportieren. Eine Ischämie (oder mangelnde Blutversorgung) liegt vor, wenn nicht ausreichend Blut transportiert wird. Da sich im Laufe des Lebens Cholesterinablagerungen an den Wänden unserer Blutgefäße sammeln, kann es passieren, dass sie einen Teil unseres Blutkreislaufs drosseln, was zu Schmerzen in der Brust führt, die wir als Angina Pectoris kennen. Es gibt Menschen mit ererbten Beschwerden wie Hypercholesterinanämie, bei welcher der Körper das schädliche Cholesterin (Lipoprotein niedriger Dichte) im Blut nicht abbauen kann. Wenn Sie an dieser Krankheit leiden, ist Ihr Herzinfarktrisiko fünfmal so hoch wie bei Menschen mit normalen Blutlipidwerten. Als Reaktion auf Verstopfungen öffnet das Herz Blutgefäß-Nebenstraßen, während es gleichzeitig tapfer versucht, weitere neue Blutgefäße zu bilden, um die Blutzufuhr und die Sauerstoffversorgung zu verbessern.

Leider ist die Angiogenese oft unzureichend, oder sie arbeitet zu langsam, um den hohen Bedarf an Blutzufuhr eines beeinträchtigten Herzens erfüllen zu können. Die Ischämie verschlimmert sich, irgendwann wird der Herzmuskel schwächer, und die Folge ist schließlich Herzversagen. Ein Herzinfarkt wird durch das plötzliche Reißen einer koronaren Ablagerung ausgelöst. Das Blutgefäß wird wie mit einer Falltür abgeklemmt, die Blutzufuhr versiegt, und hinter der Blockade stirbt der Herzmuskel. Wenn man diese Attacke überlebt, bildet das Herz neue Blutgefäße, um den Schaden zu reparieren und die Blockade zu umgehen. So wird weiterer Zelltod zwar in Grenzen gehalten, aber wie bereits zuvor besprochen, wäre der Schaden bei einer wirksameren Angiogenese-Reaktion wohl gar nicht erst entstanden.

Unser Gehirn kann in die gleiche Art von Krise geraten. Wenn sich die Blutgefäße im Gehirn verengen, bekommen die Hirnzellen nicht genügend Sauerstoff. Dies kann ebenfalls passieren, wenn die Karotisarterien blockiert sind, die sich durch unseren Hals bis zum Gehirn ziehen. Das Gehirn versucht, natürliche Umleitungen zu bilden, indem es die Angiogenese-Reaktion einbaut. Wenn das nicht ausreicht und keine Umleitungen gebildet werden, stirbt das Hirngewebe langsam ab. Auch kann ein Blutgerinnsel zum Gehirn transportiert werden, was möglicherweise zu einem Ischämischen Schlaganfall (Hirninfarkt) führt. Es gibt natürlich auch noch andere Infarktarten, wie beispielsweise eine Hirnblutung, doch in jedem Fall ist eine stabile Angiogenese vonnöten, um schwere Behinderungen oder den Tod zu verhindern.

Dieselbe Art von Verengung, die bei einer Arteriosklerose im Herzen oder im Gehirn entsteht, kann auch in den Beinen vorkommen. Bei dieser sogenannten peripheren Arterienkrankheit gelangt nicht ausreichend Blut in die unteren Extremitäten und die Füße. Durch die schlechte Durchblutung ist es unmöglich, sportliches Training zu absolvieren, selbst das Gehen fällt schwer. Der Sauerstoffmangel in der Muskulatur führt dann zu schweren Krämpfen, und wenn sich die Blockaden verschlimmern, stirbt das Gewebe im Bein langsam ab. Im Falle unzureichender Angiogenese kann das Bein dies auch nicht kompensieren.

Chronische Wunden beginnen als nicht abheilende kleine Geschwüre, üblicherweise an Beinen und Füßen. Gerade Diabetespatienten sind besonders anfällig für Fußgeschwüre, weil die Blutzufuhr zu den Nerven im Fuß oft nicht ausreichend ist, sodass die Nerven ischämisch werden und möglicherweise absterben. Viele Diabetiker haben kein Gefühl in den Füßen. Bereits durch kleine Verletzungen, beispielsweise von einem Steinchen im Schuh, kann ein Loch im Fuß entstehen, ohne dass der Betroffene es überhaupt spürt. Diese Wunden heilen schwer ab, denn der Diabetes steht einer Wundangiogenese im Weg. Nicht heilende Wunden können sich leicht entzünden, was wiederum zu Wundbrand führen kann.

Problematische Wunden kommen aber auch bei Menschen ohne Diabetes vor. Venöse Beingeschwüre beispielsweise sind die häufigste Art von Wunden bei älteren Menschen, da deren Venenklappen oft nicht mehr richtig funktionieren. Dadurch kommt es zu einem Blutstau in den unteren Extremitäten und starken Schwellungen. Dieser Gegendruck dehnt die Haut an den Unterschenkeln so lange, bis sie heiß wird, aufbricht und oberflächliche Wunden hervorbringt. Durch die unzureichende Angiogenese, die bei dieser Art von Wunden typisch ist, kann die Heilung extrem lange dauern.

Druckwunden oder wund gelegene Stellen können bei allen Menschen auftreten, bei denen eine Körperstelle übermäßigem und ungelindertem Druck ausgesetzt ist. Bei Bettlägerigen, die sich nicht bewegen können, treten derartige Geschwüre oft am Gesäß und im Steißbereich auf. Menschen, denen ein Bein amputiert wurde und die deshalb eine Prothese tragen, setzen den Stumpf damit hohem Druck aus. Unverminderter Druck behindert die Angiogenese, die Wunden heilen langsam und können sich entzünden.

Für viele Männer ist die erektile Dysfunktion ein ernsthaftes Problem. Es gibt zahlreiche Ursachen, die dem zugrunde liegen können, doch wenn die Angiogenese so unzureichend ist, dass der Schamnerv nicht mehr ausreichend mit Blut versorgt wird, ist dies definitiv das Aus für die Penisfunktion. Erektile Dysfunktion kommt bei Männern mit schlecht eingestelltem Diabetes häufig vor, denn im Penis tritt dann dieselbe Art von Angiogenesehemmung auf wie beim diabetischen Fuß.

Alopezie (Haarausfall) kann ebenfalls durch unzureichendes Blutgefäßwachstum verursacht sein. Haarfollikel benötigen neue Blutgefäße, um ausreichend versorgt zu sein. Wenn dieser Vorgang beeinträchtigt wird, werden Haare, die natürlich ausfallen, nicht mehr ersetzt. Schlechte Durchblutung am Schädel beeinträchtigt die Wachstumsfähigkeit der Haare und begünstigt Glatzenbildung.

Angiogenesestimulierende Nahrungsmittel

Bis vor ein paar Jahren wusste noch niemand, dass Nahrungsmittel die Angiogenese stimulieren und den Blutfluss verbessern können. Folgende Lebensmittel gelten derzeit als pro-angiogenetisch:

Körner und Saaten

Gerste ist ein altes Getreide, das gemeinhin in Suppen, Eintöpfen und zum Bierbrauen verwendet wird. Es ist ballaststoffreich und senkt erwiesenermaßen das Cholesterin im Blut. Gerste enthält das bioaktive Beta-D-Glucan, das die Angiogenese anregt und neue Blutgefäße in sauerstoffarmen Organen bildet.[70] Wissenschaftler des *Institute of Life Science* der Scuola Superiore Sant'Anna im italienischen Pisa haben die Wirkung von Gerste auf menschliche Blutgefäßzellen sowohl in Laborkulturen wie in Herzen von Mäusen untersucht, die einen Herzinfarkt erlitten hatten.[71] Sie entwickelten eine mit Gersten-Beta-D-Glucan angereicherte Pasta und gaben sie den Mäusen zu fressen. Diejenigen Mäuse, die das Beta-Glucan aus der Gerste fraßen, hatten doppelt so große Überlebenschancen wie diejenigen, die es nicht fraßen. Die Wissenschaftler stellten fest, dass Gersten-Beta-D-Glucan die Angiogenese im Herzen verbesserte. Die neue Blutzufuhr schützte das Herz und senkte den Anteil dessen, was im Herzen zu Schaden gekommen war. Sie stellten ebenfalls fest, dass sie das Herz auf ähnliche Weise vor Schäden schützen konnten, wenn sie das Gersten-Beta-D-Glucan dem Trinkwasser zusetzten.

Saaten wie Leinsamen, Sonnenblumenkerne, Sesamsamen, Kürbiskerne und Chiasamen sind nährstoffreiche Snacks, die bioaktive Lignane enthalten. Eines dieser Lignane, das Secoisolariciresinol Diglucosid (SDG), stimuliert nach einem Herzinfarkt nachweislich die Angiogenese. Wissenschaftler des *Molecular Cardiology and Angiogenesis Laboratory* des University of Connecticut Health Center fütterten Laborratten mit einer cholesterinreichen Nahrung und führten dann einen experimentellen Herzinfarkt herbei.[72] Die Ratten wurden in zwei Gruppen eingeteilt, von denen eine Nahrung bekam, die SDG enthielt. Nach dem Herzinfarkt wurde die Regenerations- und die Mortalitätsrate der Ratten bewertet. Die Tiere mit der Nahrung aus bioaktiven Saaten hatten einen doppelt so hohen Angiogenese-Wachstumsfaktor VEGF. Ihre Herzen hatten 33 Prozent mehr Blutgefäße, ihre Herzmuskeln pumpten das Blut um 22 Prozent leistungsstärker im Vergleich zu den Tieren, die keine bioaktive Saatennahrung erhalten hatten. Die Größe des durch den Herzinfarkt geschädigten Gewebes war ebenfalls um 20 Prozent kleiner. Saaten, die SDG enthalten, haben einen weiteren Vorteil: Sie sind ballaststoffreich, was sowohl den Cholesterinspiegel senkt als auch die Darmflora speist. Das fügt den bereits bestehenden Vorteilen weitere hinzu, die alle zusammen Ihre Gesundheit und Ihr Herz schützen.

Ursolsäurehaltige Nahrungsmittel

Ursolsäure ist ein wirkungsvoller sekundärer Pflanzenstoff, ein Triterpenoid, das in Ginseng, Rosmarin, Pfefferminze und Fruchtschalen, einschließlich der von Äpfeln, enthalten ist. In Laborversuchen regt Ursolsäure die nützliche Angiogenese an, kann neue Kapillaren bilden und bei Mäusen mit Durchblutungsstörungen in den Beinen ebendiese Durchblutung verbessern.[73] Bemerkenswerterweise hemmt sie auch die schädliche Angiogenese, die die Entstehung von Krebs begünstigt.[74] Dieser sekundäre Pflanzenstoff gehört daher zu den einzigartigen Faktoren, die auf beiden Seiten der Angiogenese-Medaille Gutes tun können und dazu beitragen, dass dieses Verteidigungssystem im Gleichgewicht bleibt. Eine Reihe von Trockenfrüchten, unter anderem Sultaninen, Kirschen, Cranberrys und Blaubeeren enthalten Ursolsäure, weil sie mit intakter Schale getrocknet werden.[75]

Quercetinreiche Nahrungsmittel

Quercetin gehört zu den sekundären Pflanzenstoffen, die angesichts von Gewebe mit Sauerstoffmangel die Angiogenese stimulieren, andererseits aber kein Krebswachstum fördern.[76] In der Tat hemmt das Quercetin Entzündungen und bei Tieren mit Lymphdrüsen- und Brustkrebs auch die Tumorangiogenese. Damit nützt es beiden Seiten des Angiogenese-Verteidigungssystems.[77] Dieser zweigleisige Ansatz schützt vor Krebs und Herzerkrankungen. Zu den Lebensmitteln, die Quercetin enthalten, zählen Kapern, Zwiebeln, rote Blattsalate, scharfe grüne Chilischoten, Cranberrys, Blutpflaumen und Äpfel.

Auf den Punkt gebracht

Es gibt bestimmte Lebensmittel und Getränke, die unser Angiogenese-Verteidigungssystem aktivieren und in einem gesunden Gleichgewicht halten können. Wer die richtigen Nahrungsmittel zu sich nimmt, kann damit das Wachstum von überschüssigen Blutgefäßen unterbinden. Auf diese Weise können Krankheiten wie Krebs, Endometriose, Erblindung, Arthritis, Alzheimer und sogar Adipositas bekämpft werden, weil zu all diesen Beschwerden das Wachsen krankhaft veränderter Blutgefäße im Körper gehört. Lebensmittel und Getränke, die reichlich antiangiogenetische Substanzen enthalten, können unsere körpereigenen natürlichen Verteidigungssysteme dazu anregen, gegen krankhaftes Blutgefäßwachstum zu kämpfen und die genannten Krankheiten keinen Schritt näher kommen zu lassen.

Andererseits können Lebensmittel und Getränke mit angiogenesestimulierenden Eigenschaften unseren Körper darin unterstützen, den Kreislauf dort stabil zu halten, wo es notwendig ist, beispielsweise im Herzen, Gehirn, in den Nerven und sogar in den Haarfollikeln. Durch gesundes Gefäßwachstum können unsere Organe ihre Form und Funktion erhalten.

Der Ansatz angiogenetischer Ernährung kann leicht in den Alltag übernommen werden. Alles, was wir wissen müssen, ist, inwieweit unsere Blutgefäße unsere Gesundheit beeinflussen. Mit diesem Wissen können wir gezielt die Lebensmittel und Getränke auswählen, die unsere Durchblutung frisch, aber gleichzeitig im Zaum halten. Es wächst die Zahl der Nahrungsmittel, von denen wir inzwischen wissen, dass sie unseren Körper bei der Steuerung der Angiogenese unterstützen. Das bedeutet, dass wir eine zunehmend große Auswahl an Nahrungsmitteln haben, aus denen wir nach unseren persönlichen Vorlieben auswählen können. Wenn Sie ein gesundheitsbewusster Mensch sind, der seine Verteidigungssysteme optimieren möchte, sollten Sie sich mit diesen frischen angiogenesebestimmenden Lebensmitteln versorgen. Sie können beim Einkaufen und auch auf Speisekarten von Restaurants danach Ausschau halten. Und noch wichtiger: Wenn Sie gerade gegen angiogeneseabhängige Beschwerden ankämpfen, sollten Sie immer daran denken, dass die Ernährung eine Gesundheitsmaßnahme ist, die Sie sich selbst verschreiben können.

Für die Angiogenese wichtigste Nahrungsmittel

Antiangiogenetisch

Amerikanische Austern
Apfelwein
Äpfel (Red Delicious, Granny Smith, Renette)
Aprikosen
Arktischer Saibling
Bier
Blaubarsch
Blaubeeren
Blumenkohl
Bottarga
Brokkoli
Camembert
Cashewkerne
Cherrytomaten
Cranberrys
Dorade
Dunkle Schokolade
Edamer
Emmentaler
Erdbeeren
Forellenbarsch
Gelbschwanz-Stachelmakrele
Gouda
Granatapfel
Großaugenthun
Grüner Tee
Grünkohl
Hähnchen (dunkles Fleisch)
Heilbutt
Herzmuscheln
Jámon Ibérico de Bellota (Ibérico-Schinken)
Japanische Teppichmuscheln
Jarlsberg-Käse
Jasmintee
Kamillentee
Kaviar (Stör)
Kirschen
Kurkuma
Lachs
Lachsrogen
Langusten
Litschi

Macadamianüsse
Makrele
Mandarin-Tomaten
Mandeln
Maronen
Meeräsche
Münsterkäse
Nektarinen
Olivenöl (nativ extra)
Oolong-Tee
Oregano
Pak Choi
Pazifikaustern
Pekannüsse
Petersfisch
Pfirsich
Pflaumen
Pinienkerne
Pistazien
Prosciutto di Parma (Parmaschinken)
Regenbogenforelle
Romanesco
Rosmarin
Rotbarbe
Rotbarsch
Rotwein
Roter Thun
San-Marzano-Tomaten
Sardellen
Sardinen
Schwarze Bohnen
Schwarze Himbeeren
Schwarzer Tee
Schwarze Tomaten
Schwertfisch
Seebarsch
Seegurke
Seehecht
Sencha-Tee
Sepiatinte
Soja
Stachelmakrele
Stilton-Käse
Süßholzwurzel
Thunfisch
Tieguanyin-Tee
Tintenfisch
Walnüsse
Weiße Bohnen
Wildbrokkoli
Zimt

Angiogenesestimulierend

Apfelschale
Äpfel
Blaubeeren (getrocknet)
Blutpflaumen
Chiasamen
Chilischoten
Cranberrys
Cranberrys (getrocknet)
Gerste
Ginseng

Kapern
Kirschen (getrocknet)
Kürbiskerne
Leinsamen
Pfefferminze
Rosmarin
Roter Blattsalat
Sesamsamen
Sonnenblumenkerne
Sultaninen
Zwiebeln

KAPITEL 7

WIE WIR UNSERE GESUNDHEIT REGENERIEREN

Wir alle möchten jung bleiben und unsere Lebenskraft so lange wie möglich erhalten, damit wir alles ungehindert genießen können, was das Leben zu bieten hat. Selbst wenn wir gar nicht 100 Jahre alt werden wollen, so möchten wir doch beschwingt durchs Leben gehen und einen scharfen Verstand behalten. Es ist wissenschaftlich erwiesen, dass wir Alterungsprozessen entgegenwirken können – und zwar mithilfe von Lebensmitteln, die unsere Stammzellen so stimulieren, dass sie weiterhin so funktionieren wie in unserer Jugend. Das reine Älterwerden lässt sowohl die Anzahl unserer Stammzellen wie auch deren Kraft schwinden, zusätzlich verlangsamt sich die Fähigkeit des Körpers zur Regeneration. Wenn wir aber die richtigen Nahrungsmittel wählen, können wir dazu beitragen, unsere Stammzellen wieder auf Touren zu bringen, damit die Muskeln wachsen können, unsere Lebenskraft erhalten bleibt und die Alterserscheinungen im Rahmen gehalten werden.

Stammzellen können aber nicht nur unsere Jugendlichkeit erhalten, sondern sie erneuern auch das durch den Alterungsprozess bereits beschädigte Gewebe. Denken wir zurück an die Studie aus Homburg mit Patienten, die nach einem Herzinfarkt oder Schlaganfall geringere Überlebenschancen hatten, wenn auch der Ausgangswert ihrer Stammzellenzahl im Blutkreislauf geringer war. Durch die Informationen im letzten Kapitel wissen wir bereits, dass eine gewisse Art von Stammzellen, die endothelialen Vorläuferzellen (EPC), bei der die Bildung neuer angiogenetischer Blutgefäße hilft. Diese Stammzellen reparieren und erneuern aber auch durch Alterungsprozesse oder hohe Cholesterinwerte beschädigte Stammzellen und schützen so die Gesundheit unseres Herz-Kreislauf-Systems. Veränderungen in der Lebensweise, beispielsweise nicht mehr zu rauchen, mehr Sport zu treiben oder medikamentöse Lipidsenker einzunehmen, rekrutieren mehr endotheliale Vorläuferzellen ins Blut, was die Wirkung verstärkt. Das Gleiche können wir mit Nahrungsmitteln erreichen.

Es mag widersprüchlich erscheinen, Schokolade zu essen, um das Risiko einer koronaren Herzkrankheit zu senken, aber Schokolade ist ein Nahrungsmittel, das Stammzellen rekrutiert. Kakaopulver enthält bioaktive Flavonole. Epidemiologen haben schon lange einen Zusammenhang festgestellt zwischen flavonolhaltigen Nahrungsmitteln und einer geringeren Mortalitätsrate aufgrund von Herz-Kreislauf-Erkrankungen.[1]

In San Francisco haben Wissenschaftler der University of California überprüft, ob Kakaogetränke mit hohem Flavonolgehalt Einfluss auf die Gesundheit von Stammzellen und Blutgefäßen haben.[2] Sie teilten 16 Patienten mit diagnostizierten koronaren Herzkrankheiten in zwei Gruppen auf. Eine Gruppe erhielt heiße Schokolade mit niedrigem Flavonolgehalt (9 mg pro Portion), die andere erhielt heiße Schokolade mit hohem Flavonolgehalt (375 mg pro Portion, also 42-mal mehr). Beide Gruppen tranken die heiße Schokolade zweimal täglich über einen Zeitraum von 30 Tagen.

Am Ende der Studie verglichen die Wissenschaftler die neuen Blutwerte mit denen, die vor Beginn des Experiments erhoben worden waren. Verblüffenderweise hatten die Teilnehmer, welche die flavonolreiche Schokolade getrunken hatten, doppelt so viele Stammzellen im Blutkreislauf wie die Gruppe mit der heißen Schokolade, die wenig Flavonol enthielt. Die Wissenschaftler wollten wissen, ob der Kakao auch die Durchblutung verbessert hatte, und testeten dies mithilfe der sogenannten flussvermittelten Vasodilatation (FMD für *Flow Mediated Dilation*), bei der mit einer Blutdruckmanschette und einem Ultraschallmessgerät ermittelt wird, wie schnell sich Gefäße nach einer herbeigeführten Verengung weiten und die Durchblutung wiederherstellen. Eine starke Vasodilatation, also Gefäßerweiterung nach der Verengung, deutet auf geringen Schaden an den Gefäßwänden und einen allgemein besseren Gesundheitszustand hin. Die Ergebnisse der Gruppe mit flavonolreicher Schokolade waren in diesem Test doppelt so gut wie zu Beginn, was den funktionellen Nutzen des Kakaos für die Durchblutung zeigt. In der Tat war die von den Wissenschaftlern gezeigte positive Wirkung auf die Stammzellen mit jener vergleichbar, die bei der Einnahme von Lipidsenkern auftritt, welche die Cholesterinwerte senken und bekannt dafür sind, die Stammzellwerte zu verbessern.[3]

Schokolade ist aber nur eines von zahlreichen Nahrungsmitteln, von denen man inzwischen weiß, dass sie die Regenerationskraft des Körpers steigern. Die Stammzellen in Knochenmark, Haut, Herz und anderen Organen können durch das, was wir essen, und auch durch die Art, wie wir essen, in Bewegung gebracht werden. Wenn wir regenerative Nahrungsmittel zu uns nehmen, macht uns das von innen heraus fitter und erneuert unsere Organe so, dass sie in den bestmöglichen Zustand gebracht werden. Nahrungsmittel, welche die Stammzellen mobilisieren, helfen dabei, Organschäden vorzubeugen, die zwangsläufig im Alter auftreten. Stammzellen können auch dazu beitragen, die durch Diabetes, Herz-Kreislauf-Erkrankungen, Rauchen, hohe Cholesterinwerte und Adipositas hervorgerufenen Zerstörungen zu beseitigen. Stellen wir uns einmal vor, Patienten, die sich nach einem Herzinfarkt oder Schlaganfall erholen, könnten im Krankenhaus oder zu Hause ihr Essen aus einer Speisekarte auswählen, die genau darauf abgestimmt ist, Stammzellen zu aktivieren, damit Herz und Hirn repariert werden und die Erholung beschleunigt wird. Wie wäre es erst, wenn Sie bereits als Kinder oder junge Erwachsene angefangen hätten, sich regenerativ zu ernähren? Vielleicht wäre die Krankheit komplett vermeidbar gewesen.

In Nachrichtensendungen erfahren wir von technischen Errungenschaften, die regenerative Therapien ermöglicht haben, sodass künstliche Organe von 3-D-Druckern hergestellt werden oder genetisch veränderte Zellen injiziert oder implantiert werden können. Was wir dabei aber wissen sollten, ist, dass Mutter Natur all diese Errungenschaften längst übertroffen hat. Und zwar mit Lebensmitteln, die unsere Stammzellen mobilisieren. Es gibt natürlich auch ein paar Nahrungsmittel und Essgewohnheiten, die man vermeiden oder auf ein Minimum reduzieren sollte, weil sie den Stammzellen schaden und unser Regenerationsverteidigungssystem schwächen. Und es gibt eine Kehrseite der Medaille: Zwar sind die meisten Stammzellen nützlich, einige aber sind auch schädlich und können Krebs bilden. Diese Krebsstammzellen müssen zerstört werden. Es gibt jedoch Nahrungsmittel, die auch das schaffen.

Wichtige Krankheiten: Beschwerden, bei denen die Heilung durch eine größere Zahl von Stammzellen verbessert wird

Es gibt viele Beschwerden, bei denen unser Körper einen Stammzellenschub gebrauchen könnte, um gesünder zu werden. Zum Beispiel alle Beschwerden, die auf Alterungsprozesse zurückgehen, einschließlich Alzheimer und Parkinson.[4] Zahlreiche Herz-Kreislauf-Krankheiten teilen die Gemeinsamkeit, dass die Schleimhäute der Blutgefäße beschädigt sind und dringend der Wiederherstellung und Regeneration bedürfen. Bei Herzversagen versucht das geschwächte Herz Stammzellen zu rekrutieren, damit diese den Herzmuskel reparieren, aber meist sind es zu wenig, die auch noch zu spät kommen. Im Gehirn können Stammzellen nach einem Hirninfarkt regenerierend wirken und helfen, neue Blutgefäße zu bilden, damit der Blutfluss zu dem gequälten Hirngewebe wiederhergestellt wird. Wenn im Falle einer peripheren Arterienerkrankung die Muskeln, Sehnen und Nerven unserer Beine beginnen abzusterben, schaltet der Körper die Stammzellen hinzu, um den Schaden abzuwenden. Bei chronischen Wunden an Füßen, Knöcheln und Unterschenkeln werden Stammzellen gebraucht, um gesundes Gewebe zu regenerieren und die Wunde zu schließen, damit diese sich nicht entzündet und kein Wundbrand entsteht.

Diabetes ist eine Krankheit wie ein mehrköpfiger Drache, bei welcher der Stoffwechsel gestört ist und die Organe Schaden nehmen. Der hohe Blutzuckerspiegel bei Diabetikern schädigt die Stammzellen und reduziert ihre Anzahl – und damit die Fähigkeit des Körpers, Organe zu reparieren. Das kann zu einer Vielzahl von destruktiven Konsequenzen führen: diabetische Kardiomyopathie (Herzmuskelerkrankung), diabetische Nephropathie (Nierenerkrankung), diabetische Neuropathie (chronische Nervenerkrankung), diabetischer Fuß (chronische Wunden) und diabetische Retinopathie (Netzhauterkrankung, kann zur Erblindung führen). Was Augenkrankheiten betrifft, so haben Augenärzte in klinischen Studien zu regenerativen Therapien bewiesen, dass es wirksam sein kann, bei altersbedingter Makuladegeneration Stammzellen zuzuführen.[5]

Osteoporose konnte im Laborversuch durch Injektion von knochenbildenden Stammzellen gelindert werden.[6] Stammzellen können die Haut nach Wiederherstellungschirurgie und plastischen Operationen (nach Verletzungen oder nach Krebsoperationen) regenerieren. Auch nach Osteoarthritis (Gelenkverschleiß) können sie den Knorpel wieder aufbauen.[7] Darüber hinaus lassen sie Nerven wieder wachsen, beispielsweise nach Rückenmarksverletzungen und Verletzungen peripherer Nerven. Stammzellen werden derzeit auf ihre im Zusammenhang mit Haarwachstum bei Haarausfall und der Wiederherstellung der Penisfunktion bei erektiler Dysfunktion geprüft.[8] Es gibt überzeugende Beweise dafür, dass Stammzellen sogar in der Behandlung mancher Autismusformen, bei Parkinson und akuten Gehirnverletzungen wirkungsvoll sein können.[9]

Stammzellenstärkende Lebensmittel

Eine Vielzahl von Lebensmitteln, einschließlich Kakao, wird auf ihre nützliche Wirkung für unsere Stammzellen hin untersucht. Dadurch, dass diese Nahrungsmittel das regenerative Verteidigungssystem unseres Körpers stärken, können sie auf alles Mögliche Einfluss nehmen, von der Wiederherstellung beschädigter Organe bis zum Ausbügeln der Auswirkungen von zu viel fettem Essen.

Natürliches Fischöl

Wie in Kapitel 6 gesehen, profitieren Herz und Hirn von den mehrfach ungesättigten Omega-3-Fettsäuren im Fisch, da diese helfen, Schäden durch Gefäßentzündungen und Arteriosklerose zu lindern. Die höchsten Anteile an natürlichen mehrfach ungesättigten Omega-3-Fettsäuren findet man in Fischen wie Seehecht, Thunfisch und Gelbschwanzmakrele sowie in Schalentieren wie der Japanischen Teppichmuschel und der Herzmuschel. Auch die Seegurke, eine asiatische Delikatesse, enthält viele mehrfach ungesättigte Omega-3-Fettsäuren.

Wissenschaftler der University of Montreal entdeckten, dass durch eine fischölreiche Ernährung die Produktion von endothelialen Vorläuferzellen steigt und so Muskeln mit Sauerstoffmangel regenerieren können.[10] Im Labor untersuchte man Mäuse mit Ischämie in den Gliedmaßen, bei denen aufgrund schwacher Durchblutung das Risiko eines schweren Muskelschadens bestand, der wiederum vergleichbar ist mit den Folgen schwerer peripheren Arterienerkrankungen beim Menschen. Die Mäuse bekamen 21 Tage lang entweder eine 20-prozentige Fischölnahrung (mit einem hohen Anteil an Omega-3-Fettsäuren) oder eine Maisölnahrung (mit entzündungsfördernden Omega-6-Fettsäuren). Die Ergebnisse zeigten, dass die Körper der mit Fischöl gefütterten Mäuse 30 Prozent mehr endotheliale Vorläuferzellen produzierten als die der mit Maisöl gefütterten. Daraus folgerte auch eine bessere Durchblutung und geringerer Muskelschaden in den Beinen.

Die Wissenschaftler testeten die beiden Öle auch direkt an isolierten Stammzellen. Einige Zellen setzten sie dem Omega-3-reichen Fischöl aus, andere dem Maisöl, dann beobachteten sie, ob die Stammzellen in der Lage waren, über eine Oberfläche zu wandern, denn diese Fähigkeit wird zur Regeneration benötigt. Die dem Fischöl ausgesetzten Stammzellen konnten um 50 Prozent besser wandern als die dem Maisöl ausgesetzten. Aus dieser Studie geht somit hervor, dass der Verzehr von Fischöl unseren Stammzellen helfen kann, die Durchblutungsfunktionen zu verbessern.

Sepiatinte

Sepia ist die Tinte der Sepien oder Echten Tintenfische. Sie enthält sekundäre Pflanzenstoffe, die nicht nur die Angiogenese hemmen, sondern auch Stammzellen schützen können.

Wissenschaftler der Ocean University of China haben Mäusen, die zuvor Strahlenschäden erlitten hatten, mit Sepia gefüttert, um die Auswirkungen auf die Stammzellen im Knochenmark zu untersuchen.[11] Die Strahlung führte zu einer Myelosuppression (Knochenmarkshemmung) und hat die im Knochenmark enthaltenen Stammzellen beschädigt. Eine Gruppe Mäuse wurde 40 Tage lang mit Sepiatinte gefüttert, die andere Gruppe dagegen nur mit Kochsalzlösung. Die Ergebnisse sahen so aus, dass sich im Knochenmark der sepiagefütterten Mäuse erheblich mehr Stammzellen befanden, sodass die Tiere in der Lage waren, mehr Blutzellen, einschließlich der Immunzellen, zu regenerieren als diejenigen, die gar keine Sepiatinte erhalten hatten. Aus dieser Studie geht hervor, dass Sepiatinte die regenerativen Eigenschaften der Stammzellen nach einem Strahlenschaden schützen und steigern kann.

Vollkornprodukte

Lebensmittel, die Vollkorn enthalten, sind gesund, weil zusätzlich zum inneren Kern mit seinen bioaktiven Polyphenolen auch die ballaststoffreiche äußere Schale des Korns erhalten bleibt. Weizen (*Triticum aestivum*) ist eine gezüchtete Getreidesorte, deren Ursprünge mindestens 12 000 Jahre zurückliegen und die hauptsächlich zur Herstellung von Brot und anderen Backwaren verwendet wird. Aus epidemiologischen Studien geht hervor, dass das Risiko für viele Krankheiten, einschließlich Herz-Kreislauf-Erkrankungen und Diabetes, sinkt, wenn man sich mit Vollkornprodukten ernährt.[12] Wissenschaftler der Universität Pisa in Italien haben entdeckt, dass der Verzehr von Vollkornextrakt dazu führt, dass endotheliale Vorläuferzellen länger leben und länger funktionieren.[13]

Grüne Bohnen

Man konnte nachweisen, dass ein ganzes Sortiment von grünen Bohnen (besonders die Garten- oder Schnittbohne, eben *die* Grüne Bohne) die endothelialen Vorläuferzellen vor oxidativen Schäden durch freie Radikale schützt und ihre Überlebenschancen steigert.[14] Man kann grüne Bohnen frisch zubereiten oder getrocknet essen, und es wird eine Vielzahl von Sorten angebaut, die gekocht werden können.

Aronia

Schwarze Aronia oder Apfelbeeren sind dunkle, blaubeergroße Früchte, die in Nordamerika und Europa an winterharten Sträuchern (*Aronia melanocarpa*) wachsen. Schon die Farbe verrät, dass sie voller Polyphenole stecken. Aufgrund ihrer gesunden Eigenschaften erfreuen sich Aroniabeeren inzwischen weltweiter Beliebtheit, traditionell aber werden sie in Osteuropa zu Marmeladen und Säften verarbeitet. Wissenschaftler der Universität Warschau haben endotheliale Vorläuferzellen im Blut gesunder junger Menschen untersucht und festgestellt, dass der Verzehr von

Aroniaextrakt Stammzellen vor Stress schützen kann. Ebenso verbesserte der Verzehr von Aroniaextrakt die Wandereigenschaft der Stammzellen sowie ihr Mitwirken an der Regeneration von Blutgefäßen.[15]

Reiskleie

Nach der Ernte hat das Reiskorn noch eine harte, essbare und vitaminreiche Schale, die Kleie. Sie wird bei der Verarbeitung von Naturreis zu weißem Reis oft entfernt, tatsächlich aber enthält sie gesundheitsfördernde sekundäre Pflanzenstoffe wie Beta-Glucan und Ferulasäure, ein Polyphenol. Reiskleie dient in der Ernährung auch als Ballaststoffquelle.

Forscher der Universitäten von Sevilla, der Universität im spanischen Lleida, der Universität des Saarlandes und der Universität Leipzig haben gezeigt, dass die Ferulasäure aus Reiskleie die Aktivität und die Überlebenschancen endothelialer Vorläuferzellen schützen und verbessern kann. Man gab 15 Tage lang fünf gesunden Probanden aus Reiskleie gewonnene Ferulasäure zu essen. Die Forscher entnahmen den Probanden vor und nach der Studie Blutproben, isolierten die Stammzellen und züchteten sie in Petrischalen. Dann setzten sie die Stammzellen Wasserstoffperoxid aus, was zellschädigenden oxidativen Stress verursacht.

Bei den Stammzellen, die vor dem Reiskleieversuch entnommen worden waren, setzte das Wasserstoffperoxid eine Stammzell-Apoptose in Gang, eine Art Suizidprogramm, bei dem die Stammzellen 4,7-mal so schnell sterben wie normalerweise. Die Stammzellen jedoch, die nach dem Reiskleieverzehr entnommen wurden, waren vollständig gegen diesen biochemischen Stress geschützt und überlebten normal.[16]

Wenn man sich viel von gesättigten Fettsäuren ernährt, wird die innere Membran der Blutgefäße geschädigt, und es bilden sich gefäßverengende Ablagerungen, die zu Herz-Kreislauf-Erkrankungen führen.

Im Labor konnten Wissenschaftler nachweisen, dass das Auftreten von Arteriosklerose bei Mäusen reduziert werden konnte, wenn man einer fettreichen Ernährung Reiskleie zufügte.[17] Indem die Membran der Blutgefäße vor Schaden geschützt wurde, was ja die Aufgabe der Stammzellen ist, konnte die Bildung arteriosklerotischer Ablagerungen um das 2,6-Fache reduziert werden. Zusammengefasst legen diese Studien nahe, dass Reiskleie diejenigen Stammzellen schützen kann, welche mit der Reparatur der Blutgefäßschäden durch fettreiche Ernährung befasst sind.

Eine Vorsichtsmaßnahme gilt es allerdings bei Naturreis zu beherzigen: Manche Reisfelder sind stark arsenbelastet. Naturreis enthält mehr Spelzen, die den äußeren Einflüssen ausgesetzt sind, und kann also 80 Prozent mehr Arsen enthalten als weißer Reis. Gemäß einer Studie der amerikanischen Verbraucherorganisation *Consumer Reports* ist es am sichersten, wenn man Naturreis aus Kalifornien, Indien oder Pakistan kauft, der etwa ein Drittel weniger Arsen enthält als der aus anderen Regionen.[18]

Kurkuma

Kurkuma ist eine Wurzel aus der Familie der Ingwergewächse, die in der Küche Südostasiens sehr gebräuchlich ist. Sie kann frisch gegessen werden, wird aber meist getrocknet und zu einem leuchtend orangefarbenen Pulver gemahlen, das als Gewürz wie auch als traditionelles Arzneimittel Verwendung findet. Der wichtigste sekundäre Pflanzenstoff in der Kurkuma ist das Curcumin, das entzündungshemmend, antioxidativ, antiangiogenetisch und regenerationsfördernd wirkt. In einer von der Soochow University im chinesischen Suzhou durchgeführten Studie wurden diabetische Mäuse mit schlecht durchbluteten Beinen untersucht.[19] Wie es bei Diabetes bekanntermaßen häufig vorkommt, besaßen die Mäuse erheblich weniger endotheliale Vorläuferzellen im Blutkreislauf als Mäuse ohne Diabeteserkrankung, nämlich nur die Hälfte. Den diabetischen Mäusen wurde zwei Wochen lang in Olivenöl aufgelöstes Curcumin verabreicht. Nach der Curcumingabe verdoppelte sich die Menge der endothelialen Vorläuferzellen und stieg damit wieder auf denselben Wert an wie bei den Mäusen ohne Diabetes. Auch die Durchblutung in den Beinen verbesserte sich nach dem Verzehr von Curcumin sensationell, nämlich um das Achtfache. Da es sich bei Kurkuma um ein Gewürz handelt, das vielen Gerichten eine zusätzliche Note verleiht, ist davon auszugehen, dass Menschen mit Diabetes Kurkuma gern in ihre Ernährung integrieren werden.

Lebensmittel und Getränke mit hohem Resveratrol-Gehalt

Resveratrol ist ein sekundärer Pflanzenstoff, von dem bekannt ist, dass er in Trauben, Rotwein und Traubensaft enthalten ist – aber auch in Blaubeeren, Cranberrys, Erdnüssen und sogar Pistazien. In der Natur dient Resveratrol als Fungizid, das Pilze tötet, die eine Pflanze zerstören könnten. Dieser sekundäre Pflanzenstoff ist also an erster und wichtigster Stelle Teil des Verteidigungssystems der Pflanze selbst.

Wenn wir Menschen Resveratrol zu uns nehmen, werden verschiedene Arten unserer Zellen stimuliert, und die sekundären Pflanzenstoffe beeinflussen deren Verhalten. Resveratrol aktiviert beispielsweise die Herz-Stammzellen, die normalerweise »schlafend« in unserem Herzen ruhen, aber in der Lage sind, Herzgewebe zu regenerieren, das unter Stress steht. Wissenschaftler der Soochow University, des Third People's Hospital in Kunshan und die Nanjing Medical University in China haben die Auswirkungen des Resveratrols auf die Stammzellen in den Herzen von Mäusen untersucht. Die normal gesunden Mäuse erhielten eine Woche lang jeden Tag Resveratrol, und die Wissenschaftler stellten fest, dass die Anzahl der Herzstammzellen im Herzgewebe selbst ohne jede Krankheit um das 1,7-Fache gestiegen war.

Mäusen, die einen Herzinfarkt erlitten hatten, injizierten die Forscher therapeutisch eine Million Herzstammzellen, um herauszufinden, ob das Herz noch zu retten war. Bei denjenigen Tieren, die zusätzlich zu der Injektion noch Resveratrol erhielten, war die Anzahl der Blutgefäße im Herzen gestiegen, und die Überlebensdauer der Herzstammzellen hatte sich fast verdoppelt.[20]

Die Schwierigkeit im alltäglichen Gebrauch liegt darin, dass Resveratrol nur in sehr geringen Mengen in Rotwein und anderen Lebensmitteln enthalten ist. Man würde also gewaltige Mengen zu sich nehmen müssen, um an die Resveratrolmengen zu gelangen, wie sie in den Studien verwendet wurden. Deswegen gehört Resveratrol wohl zu den wenigen Ausnahmen, bei denen man den sekundären Pflanzenstoff statt in Lebensmitteln besser als konzentriertes Nahrungsergänzungsmittel zu sich nimmt.

Zeaxanthinreiche Lebensmittel

Bei Zeaxanthin handelt es sich um ein bioaktives Carotinoid. Es ist dieser Farbstoff, der Safran und Mais seine leuchtend orangegelbe Farbe verleiht. Er kommt aber auch in grünem Blattgemüse vor wie Grünkohl, Sareptasenf, Spinat, Wasserkresse, Gemüsekohl, Mangold und Farnspitzen. Zeaxanthin lässt sich in hoher Konzentration auch in Goji-Beeren nachweisen, diesen getrockneten, flachelliptischen roten Beeren, die in asiatischen Kräutertees, Suppen und Wok-Gerichten verwendet werden. Für die Gesundheit unserer Augen ist dieser sekundäre Pflanzenstoff besonders wichtig. Nach dem Verzehr von zeaxanthinhaltigen Lebensmitteln sammelt er sich an der Netzhaut, da, wo im hinteren Bereich des Auges das Licht wahrgenommen und ans Gehirn übermittelt wird. Aus klinischen Studien ging hervor, dass der Verzehr von Zeaxanthin dazu beitragen kann, das Auge vor altersbedingter Makuladegeneration zu schützen, die zur Erblindung führen kann.[21]

Wissenschaftler der Jinan University im chinesischen Guangzhou und dem Shenzhen Third People's Hospital haben untersucht, welche Auswirkung Zeaxanthin auf die Stammzellen hat. Dazu wurden Stammzellen mittels Fettabsaugung aus menschlichem Körperfett entnommen und danach Zeaxanthin ausgesetzt. Diese Stammzellen überlebten länger und wiesen weniger Anzeichen für Entzündungen auf als Stammzellen, die nicht mit Zeaxanthin in Berührung gekommen waren.

Als Nächstes testeten die Wissenschaftler, ob Zeaxanthin die Stammzellen bei der Rettung eines durch Krankheit geschädigten Organs unterstützen kann. Mäuse mit Leberversagen bekamen zwei Millionen mesenchymale Stammzellen injiziert, die menschlichem Fettgewebe entnommen worden waren, damit diese Stammzellen die Leber regenerieren konnten. Einige Mäuse erhielten Stammzellen, die zuvor Zeaxanthin ausgesetzt worden waren, die anderen erhielten unbehandelte Stammzellen. Nach zehn Tagen war der Leberschaden mithilfe der einfachen Stammzellentherapie um etwa die Hälfte zurückgegangen. Bei den Mäusen jedoch, die mit Zeaxanthin behandelte Stammzellen erhalten hatten, war der Leberschaden durch die Stammzellentherapie im selben Zeitraum um beachtliche 75 Prozent gesunken.[22]

Die Ergebnisse dieser Studie legen nahe, dass der Verzehr von zeaxanthinhaltigen Lebensmitteln die Leistungsfähigkeit unserer Stammzellen bei der Organregeneration steigern kann.

Chlorogensäurereiche Nahrungsmittel

Die Chlorogensäure gehört ebenfalls zu den wirkungsstarken sekundären Pflanzenstoffen. Sie ist in hoher Konzentration in Kaffee enthalten, aber auch in schwarzem Tee, Blaubeeren, Pfirsichen, frischen und getrockneten Pflaumen, Auberginen und sogar in Bambussprossen. Sie wirkt entzündungshemmend, antiangiogenetisch und blutdrucksenkend.[23] Dieser Liste der positiven Wirkungsweisen können wir nun auch noch den Schutz der Stammzellen hinzufügen. An der chinesischen Nanchang University haben Forscher untersucht, welchen Einfluss Chlorogensäure auf die Lebensdauer mesenchymaler Stammzellen ausüben kann, die in den Prozess der Organheilung und -regeneration eingebunden sind. Sie fanden heraus, dass Stammzellen, die Chlorogensäure ausgesetzt worden waren, stressresistenter wurden und sich dadurch ihre Lebensdauer verdoppelte, wodurch sie wiederum länger in der Lage waren, sich an der Pflege der Organgesundheit im Körper zu beteiligen.[24]

Schwarze Himbeeren

Allein die Tatsache, dass sie dunkel und herb sind, verrät, dass schwarze Himbeeren viele wirkungsvolle sekundäre Pflanzenstoffe enthalten wie zum Beispiel Ellagsäure, Ellagitannin, Anthocyane und Quercetin. Ein aus schwarzen Himbeeren hergestelltes Nahrungsergänzungsmittel hat in klinischen Studien an Patienten mit Darmkrebs und Diabetes tatsächlich positive Wirkungen gezeigt.[25] Die Ellagsäure in den schwarzen Himbeeren aktiviert nämlich die Stammzellen.[26] Wissenschaftler vom Korea University Anam Hospital in Seoul haben die Wirkung der Beeren an 51 Patienten mit metabolischem Syndrom untersucht.[27] Das metabolische Syndrom ist ein Cluster ernsthafter gesundheitlicher Probleme wie Adipositas, erhöhter Blutzuckerspiegel, Bluthochdruck, erhöhte Triglyceride und wenig HDL (das gute Cholesterin), welches das Risiko dieser Patienten, eine Herz-Kreislauf-Erkrankung zu erleiden, erhöht. Zu Beginn der Studie wurde ihnen Blut abgenommen, und die Anzahl der zirkulierenden Stammzellen wurde gemessen. Dann erhielten die Patienten zwölf Wochen lang täglich entweder schwarze Himbeeren in Pulverform oder in der Kontrollgruppe ein Placebo.

Und das Ergebnis konnte sich sehen lassen: Bei den Menschen, die das Pulver aus schwarzen Himbeeren zu sich genommen hatten, war die Anzahl der zirkulierenden endothelialen Vorläuferzellen um 30 Prozent gestiegen, während der Stammzellenwert in der Placebo-Gruppe aufgrund des metabolischen Syndroms nochmals um 35 Prozent gesunken war. Als die Forscher die Gefäßelastizität derjenigen Probanden maßen, die das Pulver aus schwarzen Himbeeren zu sich genommen hatten, entdeckten sie, dass innerhalb der zwölf Wochen die Gefäße weniger starr geworden waren. Das ist ein Beweis dafür, dass die Blutgefäße insgesamt gesünder geworden waren und dass eine größere Anzahl zirkulierender Stammzellen eine positive Wirkung hat.

Schnittsellerie

In Asien ist der Schnittsellerie ein gängiges Gemüse, das dünnere Stiele und einen kräftigeren Geschmack hat als unser westlicher Sellerie. Gut möglich, dass Sie ihn schon in Ihrem Wokgemüse gegessen haben, denn in echten China-Restaurants wird er häufig benutzt. Beim Schnittsellerie sind sowohl die Stiele als auch Blätter und Samen essbar. Alle enthalten eine ganze Reihe von gesundheitsfördernden sekundären Pflanzenstoffen, unter anderem den Zungenbrecher 3-n-Butylphthalid (abgekürzt NBP).[28] NBP ist insofern wichtig, als es im Jahr 2002 von chinesischen Behörden als Arzneimittel zur neuroprotektiven Behandlung von Patienten nach einem Schlaganfall zugelassen wurde.[29] Das NBP, das auch in Nahrungsergänzungsmitteln mit Sellerieextrakt nachgewiesen werden kann, verbessert die Durchblutung des Gehirns, lindert Entzündungen im Gehirn, fördert das Nervenwachstum und begrenzt durch Schlaganfall entstandene Hirnschäden.[30]

Forscher der Soochow University in China wollten wissen, auf welche Weise das NBP die Erholung von Patienten nach einem Schlaganfall unterstützt. Sie warben 170 Freiwillige an, die alle einen Hirninfarkt erlitten hatten, was bedeutet, dass bei ihnen die Blutzufuhr durch ein Blutgerinnsel behindert wurde und einen Teil des Gehirns getötet hatte.[31] Einige Patienten nahmen NBP oral ein, andere erhielten die Regelversorgung. Die Wissenschaftler entnahmen den Patienten sieben, 14 und 30 Tage nach der Behandlung Blut. Bei allen Patienten nahm die Anzahl der Stammzellen im Blut unmittelbar nach dem Infarkt zu, was der zu erwartenden Reaktion der körpereigenen Schutzfunktionen entspricht. Bei den Patienten jedoch, die lediglich die Regelversorgung erhielten, nahm der Stammzellenwert nach dem siebten Tag wieder ab. Bei den Patienten, die NBP eingenommen hatten, nahm die Zahl der zirkulierenden Stammzellen dagegen stetig zu. Am 30. Tag nach der Behandlung wiesen die mit NBP behandelten Patienten um 75 Prozent höhere Stammzellenwerte auf als die Patienten mit der Grundversorgung. Bei Computertomografien des Hirns konnte man erkennen, dass bei denjenigen, die NBP eingenommen hatten, die Gegend um den Infarkt besser durchblutet war, was sich aus dem vergrößerten Zustrom von Stammzellen zur verletzten Stelle im Hirn ergibt.

Zwar stammen diese Ergebnisse aus Versuchen mit einem NBP-haltigen Arzneimittel, dennoch beweisen sie, dass dieser sekundäre Pflanzenstoff aus dem Schnittsellerie stammzellaktivierende Eigenschaften hat, welche dazu beitragen können, dass sich Organe nach einem medizinischen Notfall wie einem Hirninfarkt wieder regenerieren und heilen können.

Mangos

Mangos sind Steinfrüchte, die ein intensiv süßes orangefarbenes Fruchtfleisch haben, das sowohl roh wie auch gekocht oder getrocknet gegessen werden kann. Auch mit anderen Zutaten werden Mangos gern zusammen zubereitet und finden sich häufig in Gerichten Südostasiens und Lateinamerikas. Zwar enthalten Mangos viele bioaktive Carotinoide, die dem Fruchtfleisch die charakteristische Farbe verleihen, doch gibt es darüber hinaus noch einen einzigartigen sekundären Pflanzenstoff: das Mangiferin (auch Chinonin genannt), welches tumorbekämpfend, diabeteshemmend und regenerativ wirkt.[32] An Labortieren konnte bewiesen werden, dass Mangiferin den Blutzuckerspiegel stabilisiert, indem es die insulinproduzierenden Inselzellen in der Bauchspeicheldrüse (Langerhans-Inseln) regeneriert.

Wissenschaftler der Sichuan Academy of Medical Science, dem Sichuan Provincial People's Hospital, der Sichuan University und dem People's Hospital of Lehan im Südwesten Chinas haben gemeinsam herausgefunden, dass Mangiferin den Insulinausstoß von Mäusen dadurch steigern konnte, dass die Zahl der Inselzellen in der Bauchspeicheldrüse um 67 Prozent angehoben wurde, und dadurch, dass es die Gene zur Regeneration und Insulinproduktion aktivierte.[33] Andere Wissenschaftler haben bewiesen, dass Mangiferin die Knochenmarksregeneration stimulieren kann.[34] Bei diesen Versuchsstudien wurde das Mangiferin injiziert, die verabreichten Dosen lassen sich daher nicht exakt auf den Mangokonsum umrechnen, die Ergebnisse jedoch zeigen die bemerkenswerte Eigenschaft dieses sekundären Pflanzenstoffs.

Stammzellenstimulierende Getränke

Rotwein

Mäßiger Konsum von Rotwein ist gut für die Gesundheit. Wissenschaftler des Taipei Veterans General Hospital in Taiwan haben die Stammzellen von 80 gesunden Menschen Mitte 30 untersucht, die drei Wochen lang täglich entweder Rotwein (ein halbes Glas),[35] Bier (eine Dose), Wodka (ein Schnapsglas) oder Wasser trinken sollten.[36] Während der Dauer der Studie durften sie weder Tee noch Traubensaft oder andere alkoholische Getränke zu sich nehmen. Alle Teilnehmer hatten zu Beginn der Studie einen ähnlich hohen Blutdruck, ähnliche Stammzellenwerte und ähnliche andere körperliche Parameter.

Nach drei Wochen konnte man anhand der Blutwerte sehen, dass sich bei den Rotweintrinkern die Werte der endothelialen Vorläuferzellen im Blutkreislauf um das Doppelte gesteigert hatten. Dieser Fortschritt konnte bei den Vergleichsgruppen, die Bier, Wodka oder Wasser getrunken hatten, nicht beobachtet werden. Als man diese Stammzellen Rotwein oder Resveratrol aussetzte, vermochten sie sehr viel besser zu wandern, Blutgefäße zu bilden und zu überleben. Darüber hinaus waren die Blutgefäße der Rotweintrinker nun um 35 Prozent eher in der Lage, sich zu weiten, ein Zeichen dafür, dass die Blutgefäße gesund sind. Die Rotweintrinker wiesen auch eine 50-prozentige Verbesserung von Stickstoff-Blutwerten auf, die zu den wichtigsten gesundheitsrelevanten Signalen des Körpers gehören. Stickstoff hilft nicht nur, die Blutgefäße zu dehnen, sondern regt darüber hinaus die heilende Angiogenese an und schickt den Stammzellen ein Signal, sich in Bewegung zu setzen.

Bei Rotwein gilt allerdings nicht das Motto: Viel hilft viel. Die Wissenschaftler sind der Meinung, dass diese positiven Effekte nur eintreten, wenn maximal ein bis zwei Glas Wein pro Tag getrunken werden. Wer mehr Wein trinkt, erzielt eine weniger gute Wirkung. Man muss sich klarmachen, dass große Mengen Alkohol die Stammzellen nachhaltig schädigen und ihre Fähigkeit, Organe zu regenerieren, einschränken. Wie bei den meisten Nahrungsmitteln ist auch hier ein maßvoller Konsum der Schlüssel zum Erfolg.

Wissenschaftler vom italienischen *Istituto di Ricerche Farmacologiche Mario Negri* haben 13 Studien zum Rotwein und dessen Auswirkungen auf das Herz-Kreislauf-System ausgewertet, an denen insgesamt 209 418 Menschen teilnahmen. Die Auswertung ergab, dass eine Verbindung besteht zwischen dem Verzehr von Rotwein und einem um durchschnittlich 32 Prozent geringeren Risiko, an Arteriosklerose zu erkranken.[37]

Bier

Der zum Brauen von Bier benutzte Hopfen enthält bioaktive Polyphenole wie Xanthohumol, das durch die Hefe im Bier aufgewirbelt wird. Diese sekundären Pflanzenstoffe könnten eine Erklärung dafür sein, dass bei mäßigem Bierkonsum (ein bis zwei Glas am Tag) das Risiko, an einer Herz-Kreislauf-Erkrankung zu sterben, um 25 Prozent sinkt.[38] Bei Spirituosen wie Gin und Wodka handelt es sich dagegen um destillierte alkoholische Getränke, die keine Polyphenole enthalten. Es ist daher wenig überraschend, dass diesen Getränken keine positiven Auswirkungen auf die Gesundheit zugeschrieben werden können.

Forscher der Universität Barcelona haben untersucht, welche Auswirkungen Bier auf die endothelialen Vorläuferzellen hat. Man suchte 33 Männer im Alter zwischen 55 und 75 Jahren, die alle entweder an Diabetes litten oder andere Risikofaktoren für Herz-Kreislauf-Erkrankungen aufwiesen (wie jahrelanges Rauchen, Adipositas, hoher Cholesterinspiegel oder eine familiäre Disposition für frühe Herzerkrankungen). Man teilte sie in drei Gruppen auf und gab ihnen vier Wochen lang täglich entweder zwei normale Gläser alkoholhaltiges Bier zu trinken oder aber ein alkoholfreies Bier oder zwei Schnapsgläser Gin. Am Anfang und am Ende der Studie wurde den Männern Blut abgenommen, sodass die Zahl der zirkulierenden endothelialen Zellen ausgewertet werden konnte.[39] Den Ergebnissen der Studie war zu entnehmen, dass bei den Männern, die alkoholhaltiges Bier getrunken hatten, die Zahl der zirkulierenden endothelialen Vorläuferzellen um das Achtfache angestiegen war und bei den Männern mit alkoholfreiem Bier ein Anstieg um immerhin das Fünffache zu verzeichnen war. Das Trinken von Gin ließ dagegen die Zahl der Stammzellen nicht ansteigen. Das Bier verbesserte zusätzlich die Bluteiweißwerte eines bestimmten Proteins, des CXCL12, das der Rekrutierung von Stammzellen dient.

Die Wissenschaftler verglichen abschließend die Auswirkungen von Bier mit denen von Gin und stellten fest, dass bei den Gintrinkern die Zahl der Stammzellen sogar zurückgegangen war. Zusätzlich war in ihrem Blut eine geringere Menge des stammzellenrekrutierenden Proteins vorhanden als bei den Biertrinkern. Bier ist demnach ganz klar die bessere Wahl, wenn man seine Stammzellen schützen möchte. Doch sollten wir wie beim Wein auch hier beachten, dass große Mengen Alkohol schädliche Auswirkungen auf die Stammzellen haben.

Grüner Tee

Grüner Tee kann sich auf vielerlei Weise sehr positiv auf unsere Gesundheit auswirken. All diese Wirkungsweisen sind bereits gut erforscht, unter anderem die Tatsache, dass der Tee unser regeneratives Verteidigungssystem aktiviert. Man hat dies an Rauchern untersucht, denn durch das Zigarettenrauchen wird die Innenhaut der Blutgefäße quasi chemisch verschmort, wodurch das Risiko steigt, an Arteriosklerose oder Herz-Kreislauf-Krankheiten zu erkranken. Zigarettenrauchen schädigt die Stammzellen und senkt die Zahl der zirkulierenden Stammzellen. Im Vergleich zu Nichtrauchern finden sich im Blut von Rauchern 60 Prozent weniger Stammzellen – ein Grund mehr, auf das Qualmen zu verzichten.[40]

Forscher des koreanischen Chonnam National University Hospital und der Nagoya University School of Medicine in Japan haben die Auswirkungen von grünem Tee auf die Stammzellen von Rauchern untersucht.[41] 20 junge Männer Ende 20, die sechs Jahre lang geraucht hatten, nahmen an der Studie teil. Sie tranken zwei Wochen lang jeden Tag vier Tassen grünen Tee (also insgesamt 56 Tassen). Zu Beginn und am Ende der Studie wurde ihnen Blut abgenommen und die Anzahl der darin zirkulierenden endothelialen Vorläuferzellen bestimmt. Die Ergebnisse der Studie haben gezeigt, dass das Trinken von grünem Tee dazu führt, dass die Zahl der zirkulierenden Stammzellen innerhalb von zwei Wochen um 43 Prozent ansteigt.

Auch die Gefäßgesundheit der Raucher hatte während der Studie vom grünen Tee profitiert, denn die Gefäße waren um 29 Prozent besser in der Lage, sich zu weiten. Im Labor entdeckten die Wissenschaftler, dass der grüne Tee und dessen Catechine die Regeneration von Gehirn, Muskeln, Knochen und Nerven stimulieren können und auch die Wundheilung fördern.[42] Grüner Tee hat positive Auswirkungen auf das regenerative Verteidigungssystem im ganzen Körper. Es spricht also einiges dafür, regelmäßig grünen Tee zu trinken.

Schwarzer Tee

Früher dachte man, schwarzer Tee hätte gar keine gesundheitsförderliche Wirkung, weil er fermentiert ist und weniger Polyphenole enthält als grüner Tee. Wissenschaftler der Universität im italienischen L'Aquila haben jedoch bewiesen, dass schwarzer Tee tatsächlich Stammzellen mobilisieren kann.[43]

Man untersuchte diesen Effekt mithilfe von 19 Freiwilligen im Alter von über 50 Jahren, bei denen kurz zuvor leichter bis mittelschwerer Bluthochdruck diagnostiziert worden war, der aber noch nicht medikamentös behandelt wurde. Die Teilnehmer der Studie hatten keine anderen Erkrankungen und nahmen keinerlei Medikamente ein. Eine Woche lang bekamen sie zweimal pro Tag eine Tasse schwarzen Tee oder ein Placebo-Getränk, dem weder Milch noch Zucker oder andere Zusätze beigefügt werden durften. Dann untersuchte man die Anzahl der im Blut zirkulierenden endothelialen Zellen. Nach einer Woche war durch das Trinken von schwarzem Tee die Zahl der zirkulierenden endothelialen Vorläuferzellen um 56 Prozent gesteigert worden. Überhaupt hatte sich die Gesundheit des Gefäßsystems durch zwei Tassen Tee am Tag gesteigert, was man an der verbesserten Gefäßerweiterung der Teetrinker ablesen konnte. Um nun auch zu erforschen, ob schwarzer Tee den Blutkreislauf gegen durch die Nahrung aufgenommenes Fett schützt, baten die Wissenschaftler die Probanden, erst fettreiche Schlagsahne zu essen und danach schwarzen Tee zu trinken. Die Schlagsahne zeigte erstaunlich rasch negative Auswirkungen auf den Blutfluss. Innerhalb von zwei Stunden nach dem Verzehr verringerte sich die Gefäßerweiterungsfähigkeit um 15 Prozent. Das Trinken von schwarzem Tee jedoch schützte den Blutfluss der Probanden und erhielt die Gefäßerweiterungsfähigkeit.

Stammzellenförderliche Ernährungsweisen

Bisher haben wir uns auf einzelne Lebensmittel und Getränke konzentriert, die Einfluss auf unsere Stammzellen ausüben können, doch auch gewisse Ernährungsweisen und Diätpläne können positive Auswirkungen auf die regenerativen Eigenschaften unseres Körpers haben.

Mittelmeerdiät

Die Mittelmeerdiät ist keine Diät im eigentlichen Sinne, vielmehr umfasst der Begriff die allgemeine Ernährungsweise der Menschen im Mittelmeerraum. Die ersten Statistiken darüber wurden im Jahr 1958 von Ancel Keys und seinen Kollegen von der University of Minnesota im Rahmen der berühmten Sieben-Länder-Studie in Italien und Griechenland erhoben. Für diese Studie wurden Ernährungs- und Gesundheitsfaktoren von 12 000 Männern aus Italien, Griechenland, dem damaligen Jugoslawien, den Niederlanden, Finnland, Japan und den USA erhoben und verglichen. Dies war eine der ersten Studien, in denen ein Zusammenhang zwischen der Aufnahme von gesättigten Fettsäuren und Herzerkrankungen hergestellt wurde. Die Ernährung nach mediterranem Vorbild gilt schon lange als vergleichsweise bessere Wahl bei Herzproblemen. Heute wissen wir dank zahlreicher klinischer und epidemiologischer Studien, dass die Mittelmeerdiät das Risiko senkt, an einer ganzen Reihe von verschiedenen chronischen Leiden zu erkranken. Das Entscheidende an dieser Ernährungsweise ist, dass sie Früchte, Gemüse, Vollkornprodukte, Hülsenfrüchte, Nüsse, Olivenöl und Fisch beinhaltet. Diese Vielfalt ist ihr Markenzeichen, und jedes einzelne Nahrungsmittel enthält einen eigenen Anteil an sekundären Pflanzenstoffen, die unsere Verteidigungssysteme ankurbeln.

Zu den vorteilhaften Wirkungen der Mittelmeerdiät zählt vor allem die Stammzellstimulation, die den Körper bei der Regeneration unterstützt. Wissenschaftler der Universität Cordoba in Spanien untersuchten 20 ältere Menschen (je zehn Männer und Frauen über 65 Jahren), die sich vier Wochen lang entweder nach der Mittelmeerdiät mit viel naturbelassenem, kalt gepresstem Olivenöl ernährten oder mit viel gesättigten Fettsäuren (38 Prozent Fett aus Butter) oder aber fettarm und kohlenhydratreich (Kekse, Marmelade, Brot). Man untersuchte, wie viele zirkulierende endotheliale Vorläuferzellen zu Beginn und am Ende der Studie im Blut der Probanden vorhanden waren. Die Ergebnisse zeigten, dass im Vergleich zu den Menschen, die sich weniger gesund (also entweder mit vielen gesättigten Fettsäuren oder besonders kohlenhydratreich) ernährt hatten, bei den Mittelmeerdiät-Essern die Zahl der zirkulierenden endothelialen Vorläuferzellen um das Fünffache gestiegen war.[44]

Um nun zu testen, ob diese Ernährungsweise auch Auswirkungen auf die Durchblutung hat, führten die Wissenschaftler eine sogenannte postokklusive reaktive Hyperämie durch. Bei diesem Test wird mithilfe von Lasertechnik gemessen, wie gut sich Blutgefäße von einer vierminütigen Einschnürung erholen. Dazu wird eine herkömmliche Oberarmmanschette mit Luft aufgepumpt und so der Blutfluss kurzzeitig unterbrochen. Aus der Art und Weise, wie sich ein Gefäß nach dem Abnehmen der Manschette wieder erholt, können Rückschlüsse auf den allgemeinen Gesundheitszustand der Blutgefäße dieses Menschen gezogen werden. Die spanische Studie ergab, dass sich bei Menschen, die sich entweder nach der Mittelmeerdiät oder aber fettarm und kohlenhydratreich ernährten, die Durchblutung (im Vergleich zur Ernährung mit vielen gesättigten Fettsäuren) um das Eineinhalbfache verbessert hatte, was im Zusammenhang mit der höheren Anzahl an endothelialen Vorläuferzellen gesehen wird. Diese Stammzellen schützen nämlich die Innenwände der Blutgefäße, was die Gefäßgesundheit insgesamt verbessert.

Diese Forschungsergebnisse zu den Auswirkungen der Mittelmeerdiät auf die Stammzellen eröffnen uns eine neue Dimension im Hinblick auf unser Wissen zum gesundheitlichen Nutzen für unser Herz.

Kalorienreduzierung und Fasten

Die Kalorienreduzierung ist keine neue Trenddiät, sondern vielmehr ein Zustand, der in der Menschheitsgeschichte immer wieder notgedrungen vorkam. Vor allem als wir noch Jäger und Sammler waren, war das Auftreiben von Nahrung eine unkalkulierbare Angelegenheit. Infolgedessen hat sich unser Stoffwechsel nicht nur dahingehend entwickelt, dass er in der Lage ist, kalorienarme Phasen zu überstehen, vielmehr kann er unter diesen Bedingungen sogar ganz hervorragend funktionieren. Es ist allgemein bekannt, dass eine Kalorienreduzierung um 20–40 Prozent die Lebensdauer verlängert und das Risiko für chronische Krankheiten senkt. Wissenschaftler des Massachusetts Institute of Technology haben herausgefunden, dass eine Kalorienreduzierung die Stammzellen im Darm aktiviert, was wiederum dazu beiträgt, die Zellen im gesamten Verdauungsapparat zu regenerieren.[45] Aus anderen Studien ging hervor, dass bei Mäusen eine Kalorienreduzierung die Produktion der regenerativen Proteine CXCL12 und CXCR4 steigert, also jener Proteine, die zusammen Stammzellen aus dem Knochenmark in den Blutfluss rekrutieren und verankern.[46]

Es kommt aber noch besser, denn in einer gemeinsamen Studie machten Wissenschaftler der Shanghaier Jiao Tong University School of Medicine und der Second Military Medical University in China eine faszinierende Entdeckung: Sie bewiesen, dass Fasten die Gehirnregeneration stimulieren kann. Anders als bei der Kalorienreduzierung verzichtet man beim Fasten für einen festgelegten Zeitraum völlig auf das Essen. Die Wissenschaftler untersuchten Mäuse, die kurz zuvor einen Schlaganfall erlitten hatten, und ließen sie 48 Stunden lang fasten. Dann verglichen sie sie mit Mäusen, die uneingeschränkt gefuttert hatten, indem sie beiden Gruppen vier Tage nach dem Schlaganfall endotheliale Vorläuferzellen entnahmen. Die Stammzellen der fastenden Mäuse waren wesentlich besser in der Lage, sowohl das Gehirn wie auch Blutgefäße zu regenerieren, die nach dem Schlaganfall für die Durchblutung benötigt werden. Als man Stammzellen der Mäuse, die gefastet hatten, später anderen Mäusen, die ebenfalls einen Schlaganfall erlitten hatten, injizierte, zeigte sich, dass auch diese Stammzellen leistungsstärker waren. Sie wanderten direkt zu dem Teil des Gehirns, in dem der Infarkt stattgefunden hatte, und zeigten eine um 50 Prozent verbesserte angiogenetische Reaktion, mit der die Durchblutung wiederhergestellt wurde. Darüber hinaus reduzierten sie die Größe der beschädigten Hirnareale um 32 Prozent. Die Mäuse, die mit Stammzellen einer Maus behandelt worden waren, die zuvor gefastet hatte, erholten sich neurologisch besser (auch hinsichtlich des Gleichgewichts und der Gehgeschwindigkeit) als Mäuse, die mit Stammzellen von Mäusen behandelt worden waren, die zuvor nicht gefastet hatten.[47]

Ernährungsweisen, die nützlichen Stammzellen schaden

Sie werden kaum überrascht sein zu erfahren, dass Nahrungsmittel, die allgemein als ungesund gelten, auch den Stammzellen schaden. Wenn wir uns von solchen Nahrungsmitteln fernhalten, schützen wir damit unser regeneratives Verteidigungssystem. Gut funktionierende Stammzellen halten nicht nur unsere Organe intakt, sondern verlangsamen auch den Alterungsprozess.

Fettreiche Ernährung

Eine fettreiche Ernährung, die viele ungesunde gesättigte Fettsäuren enthält, schadet unseren Stammzellen erheblich.[48] Der Schaden entsteht zwar im ganzen Körper, doch lohnt es sich, speziell die Auswirkungen auf das Gehirn genauer zu betrachten. Es kann zu Problemen bei der Neurogenese kommen, dem Prozess, bei dem im Hippocampus diejenigen Neuronen regeneriert werden, die dafür verantwortlich sind, dass neue Gedächtnisinhalte gespeichert werden.[49] Wenn wir eine fettreiche Ernährung vermeiden, hilft uns das, unsere kognitive Gesundheit zu erhalten, was in jedem Alter wichtig ist, egal ob wir in der Grundschule sind oder im Pflegeheim.[50]

Fettreiche Ernährung schadet auch dem Durchblutungssystem, denn sie beschädigt endotheliale Vorläuferzellen. Wissenschaftler des Chang Gung University College of Medicine in Taiwan haben sich bei Mäusen angeschaut, welche Auswirkungen eine Ernährung mit hohem Anteil an gesättigten Fettsäuren auf die Reaktion des Körpers bei Mangeldurchblutung hat.[51] Während ihrer Studie versorgten die Forscher Mäuse mit hohem Cholesterinspiegel und hoher Nüchternglukose (was bei Menschen dem Prädiabetes, einer Vorstufe zum Diabetes Typ 2 entspricht) mit fettreicher Nahrung. Man zählte die Anzahl der Stammzellen im Blut und stellte fest, dass die fettreich ernährten Mäuse einen um 41 Prozent geringeren Anteil an zirkulierenden endothelialen Vorläuferzellen hatten als die normal ernährten. Dann wurden die Mäuse so behandelt, dass die Durchblutung der Extremitäten herabgesetzt wurde. Eine natürliche Reaktion darauf wäre, dass eine Welle von Stammzellen aus dem Knochenmark zu den Extremitäten ausschwärmt. Diese Stammzellen unterstützen normalerweise das Regenerieren der Durchblutung und der absterbenden Muskulatur. Bei den fettreich ernährten Mäusen stellten die Forscher jedoch fest, dass der Blutfluss um 75 Prozent zurückgegangen war und um 55 Prozent weniger Kapillaren in den Extremitäten wuchsen. Sowohl die geringere Anzahl an Stammzellen als auch die verminderte Durchblutung und die schlechte Angiogenese bezeugen die negativen Auswirkungen einer fettreichen Ernährung auf die Regenerationsfähigkeit.

Bedauerlicherweise schadet die fettreiche Ernährung nicht den Fettstammzellen, aus denen in adipösem Gewebe weitere Fettzellen entstehen. Wissenschaftler der University of British Columbia im kanadischen Vancouver haben bewiesen, dass bei Mäusen, die mit einem hohen Anteil an gesättigten Fettsäuren gefüttert wurden, das Wachstum von Fettstammzellen unter der Haut um 42 Prozent anstieg.[52] Schlimmer noch: eine am Massachusetts Institute of Technology durchgeführte Laborstudie zeigte, dass eine fettreiche Ernährung normalen Darmstammzellen gefährlich werden kann, indem sie deren Disposition zur Tumorbildung verstärkt.[53] Um es nochmals ganz deutlich zu sagen: Bei diesen Studien wurden die gesättigten Fettsäuren mit der Ernährung aufgenommen, was bedeutet, dass wir diese Stammzellprobleme eindeutig den »schlechten« gesättigten Fettsäuren zuschreiben können, nicht aber den »guten« mehrfach ungesättigten Fettsäuren.

Wenn wir gesättigte Fettsäuren in unserer Ernährung vermeiden, kann das unser körpereigenes Vermögen verbessern, das Durchblutungssystem zu regenerieren, unsere kognitiven Fähigkeiten verbessern und verhindern, dass unsere Stammzellen neue Fettzellen und Tumorzellen bilden.

Überzuckerte Lebensmittel

Und nun kommt noch der Zuckerschock: Hoher Zuckerkonsum beeinträchtigt die Arbeit des regenerativen Verteidigungssystems. Lebensmittel und Getränke, die den Blutzuckerspiegel in die Höhe treiben, verhindern auch die Produktion von Stammzellen, wodurch unser Körper weniger gut in der Lage ist, unsere Organe zu reparieren. Und es kommt noch schlimmer: Man hat festgestellt, dass ein hoher Blutzuckerspiegel die gesamte Palette wichtiger Stammzellen angreift und tötet, von den endothelialen Vorläuferzellen über Knochenvorläuferzellen bis hin zu Herzstammzellen.[54] Wenn wir wollen, dass unsere Stammzellen so fit sind wie nur eben möglich, sollten wir bei der Ernährung auf einen niedrigen glykämischen Index achten. Das bedeutet, dass wir den Konsum von zuckerhaltigen, industriell verarbeiteten Nahrungsmitteln, die kaum oder gar keine Ballaststoffe enthalten und den Blutzuckerspiegel in die Höhe treiben, entweder komplett einstellen oder zumindest stark einschränken. Das Gleiche gilt für zuckerhaltige Getränke und die meisten abgepackten Snacks.[55]

Stark salzhaltige Ernährung

Salz verleiht dem Essen zwar einen guten Geschmack, doch steht chronisch hoher Salzkonsum auch in Verbindung mit einer ganzen Reihe von gesundheitlichen Problemen, angefangen mit hohem Blutdruck über Herz-Kreislauf-Erkrankungen bis hin zu einer angegriffenen Magenschleimhaut und einem erhöhten Risiko, an Magenkrebs zu erkranken. Wissenschaftler des Medical College of Wisconsin in Milwaukee haben die Auswirkungen von Salz auf Stammzellen untersucht, indem sie verschiedene Laborratten unterschiedlich salzhaltig ernährten. Eine Gruppe erhielt normal salziges Essen (0,4 Prozent Salz), eine andere Gruppe sehr salziges Essen mit zehnmal so viel Salz (4 Prozent).[56] Die Wissenschaftler entnahmen beiden Rattengruppen eine Woche nach Beginn dieser Ernährung Stammzellen aus dem Knochenmark. Um nun die regenerativen Eigenschaften zu testen, injizierten sie einer neuen Gruppe von Ratten, die Durchblutungsstörungen in den Beinen hatte, jene Stammzellen, die entweder normaler oder stark salzhaltiger Ernährung ausgesetzt gewesen waren.

Die Studie ergab, dass die Stammzellen von den normal salzhaltig ernährten Ratten imstande waren, die Durchblutung im Bein des Stammzellenempfängers um 24 Prozent zu verbessern. Die Stammzellen von stark salzig ernährten Mäusen hingegen waren angeschlagen und konnten kaum zum Regenerationsprozess beitragen, der sich durch diese Stammzelleninjektion um lediglich 6 Prozent verbesserte. Versalzene Stammzellen lebten nicht lange, nach der Injektion war bei ihnen die Zelltodrate um 50 Prozent höher als bei »normal salzigen« Stammzellen. Herz-Kreislauf-Patienten, die von ihrem Kardiologen die Empfehlung bekommen, stark salzhaltige Nahrungsmittel aufgrund möglicher Konsequenzen für den Blutdruck zu meiden, haben hiermit einen weiteren, sehr viel triftigeren Grund, sich salzarm zu ernähren.

Wichtige Krankheiten: Der Krebs und seine gefährlichen Stammzellen

Krebstumore enthalten eine kleine, aber tödliche Schar von Stammzellen, die erst 1994 entdeckten sogenannten Krebsstammzellen. Es handelt sich um Mutationen normaler Stammzellen. Das bedeutet, dass sie wie normale Stammzellen in der Lage sind, Gewebe zu regenerieren, allerdings ist das so entstandene Gewebe krebsartig. Krebsstammzellen können auch das Wachstum von Tumoren unterstützen, die in anderen Organen Metastasen gebildet haben.[57]

Nahrungsmittel, die Krebsstammzellen töten

Der Heilige Gral der Krebsforschung ist die Suche nach Möglichkeiten, wie man Krebszellen töten kann. Zwar arbeiten auch Biotechnologieunternehmen an Krebstherapien, doch haben Wissenschaftler längst herausgefunden, dass bestimmte Faktoren unserer Ernährung imstande sind, die Krebszellen zu vernichten – zumindest bei einigen Krebsarten. Krebsstammzellen sind dafür verantwortlich, dass sich viele Krebsarten überhaupt erst entwickeln, und auch dafür, ob ein Krebs nach der Behandlung wiederkommt.[58]

Grüner Tee

Grüner Tee hat bekanntermaßen viele wertvolle Eigenschaften, unter anderem kann er Krebsstammzellen töten. An der Nanjing Medical University und am Sun Yal-Sen University Cancer Center in China haben Wissenschaftler anhand von Labortests untersucht, welche Auswirkung Epigallocatechingallat (EGCG), das Polyphenol des grünen Tees, hat, und stellten fest, dass es das Wachstum von Dickdarmkrebs um die Hälfte reduzieren konnte.

Zusätzlich regte das EGCG die Krebsstammzellen dazu an, den Apoptoseprozess in Gang zu setzen, eine Art Suizidprogramm.[59] Eine weitere Studie, die an der University of Salford in England durchgeführt wurde, ergab, dass Matcha, die zu Pulver gemahlenen grünen Teeblätter, den Stoffwechselweg von Brustkrebsstammzellen unterbrechen kann, indem er sie von der Energieversorgung abschneidet, was zu ihrem Tod führt.[60] Die zielgerichteten Auswirkungen des EGCG im grünen Tee auf Krebsstammzellen illustrieren seine Schutzwirkung vor Krebs, insbesondere vor Dickdarmkrebs.

Blaue Kartoffeln

Blaue Kartoffeln wie die »Vitelotte« und die »Blaue Anneliese« stammten ursprünglich aus Peru, wo sie von den alten Inka für ihren Nährstoffreichtum geschätzt wurden. Sie enthalten blau-violette Pflanzenfarbstoffe, sogenannte Anthocyane, die auch zahlreichen dunklen Beeren ihre blaue Tönung verleihen. An der Pennsylvania State University haben Wissenschaftler die Auswirkungen von blauen Kartoffeln auf Krebsstammzellen untersucht.[61] Dafür fütterten sie jene Labormäuse, bei denen ein hohes Risiko bestand, Dickdarmkrebs zu entwickeln, eine Woche lang täglich mit einer Substanz, die von ihrer Zusammensetzung her der einer blauen Kartoffel (in diesem Fall der Sorte »Purple Majesty«) entsprach. Man verglich die Wirkung der Kartoffel mit der des entzündungshemmenden Medikaments Sulindac, von dem man weiß, dass es Dickdarmgeschwüre und die Entstehung von Dickdarmkrebs unterdrückt.[62] Nach einer Woche untersuchte man die Dickdärme der Mäuse und stellte fest, dass bei denjenigen, die blaue Kartoffeln gefressen hatten, die Anzahl der Tumore um die Hälfte gesunken war. Als man das Dickdarmgewebe unter dem Mikroskop genauer betrachtete, entdeckte man im Vergleich zu den Mäusen, die keine Kartoffeln gefressen hatten, dass um 40 Prozent mehr Dickdarmkrebsstammzellen getötet wurden. Man stellte weiterhin fest, dass bei den mit blauen Kartoffeln gefütterten Mäusen die wichtigsten Überlebensfaktoren der Krebsstammzellen nicht mehr vorhanden waren. Als die Wissenschaftler den Mäusen Krebsstammzellen entnahmen und diese einem Blaue-Kartoffel-Extrakt aussetzten, stellten sie fest, dass dieser Extrakt die Aggressivität im Verhalten der Krebsstammzellen um das 22-Fache reduziert hatte.

Die Wissenschaftler bereiteten die blauen Kartoffeln auf unterschiedliche Weise zu, doch die sekundären Pflanzenstoffe der Krebsstammzellenbekämpfer blieben unabhängig von äußeren Bedingungen und der Art der Zubereitung (gebacken, gewürfelt, gefriergetrocknet etc.) offensichtlich stabil. Wenn man diese Wirkung betrachtet, kann man sagen, dass blaue Kartoffeln – abgesehen von ihrer wunderschönen Färbung – offensichtlich einige krebsbekämpfende Eigenschaften besitzen, die normale weiße Kartoffeln nicht haben.

Walnüsse

Walnüsse sind beliebte Baumnüsse, die gerne roh, geröstet, kandiert oder eingelegt verzehrt werden. Sie enthalten zahlreiche Nährstoffe und sekundäre Pflanzenstoffe wie Gallussäure, Chlorogensäure und Ellagsäure. Wie bereits erwähnt, steht der Verzehr von Walnüssen in Zusammenhang mit einer Risikoverringerung beim Entstehen von Dickdarmkrebs sowie verbesserten Überlebenschancen für Dickdarmkrebspatienten. An den südkoreanischen Universitäten Ewha Womans University, Seoul National University und Sungkyunkwan University haben Wissenschaftler einen Walnussextrakt auf seine krebszellentötende Wirkung hin untersucht.[63] Sie züchteten im Labor Krebsstammzellen, die zuvor einem Patienten entnommen worden waren, und setzten diese Zellen dem Walnussextrakt aus. Nach zwei Tagen hatte sich die Zahl der Krebsstammzellen durch die Behandlung mit Walnussextrakt um 34 Prozent verringert. Nach sechs Tagen war das Wachstum der Krebsstammzellen um beachtliche 86 Prozent gesunken. Die starke Wirkung der Walnüsse auf Krebsstammzellen erklärt auch, weshalb das um 57 Prozent geringere Mortalitätsrisiko und das um 42 Prozent geringere Risiko einer Wiedererkrankung von 826 Patienten einer Studie mit Dickdarmkrebs im dritten Stadium mit dem Verzehr von Walnüssen in Zusammenhang gebracht wurde.[64]

Falls Sie an Dickdarmkrebs leiden, können Walnüsse im wahrsten Sinnes des Wortes Ihr Leben retten.

Natives Olivenöl extra

Das native Olivenöl mit dem wichtigen Zusatz »extra« enthält eine ganze Reihe von sekundären Pflanzenstoffen, die sogenannten Secoiridoide, welche bis zu 46 Prozent der gesamten im Olivenöl enthaltenen Polyphenole ausmachen. Diese natürlichen chemischen Stoffe werden im Dünndarm aufgenommen und können im Blutplasma wie auch im Urin nachgewiesen werden. Sie sind somit im Körper vorhanden und stehen jederzeit zur Verfügung.[65] Spanische Wissenschaftler konnten nachweisen, dass Secoiridoide aus Olivenöl das Wachstum von Brustkrebsstammzellen drastisch reduzieren können.[66] Man hat in diesem Experiment Mäusen Brustkrebsstammzellen injiziert, die zuvor mit Secoiridoiden behandelt worden waren. Bei 20 Prozent dieser Mäuse entstanden gar keine Tumore, und bei den 80 Prozent, die Tumore entwickelten, waren die Tumore 15-mal kleiner und wuchsen beträchtlich langsamer als unbehandelte Brustkrebsstammzellen. Dieses Ergebnis deckt sich mit dem, was man als Unterdrückung von Brustkrebsstammzellen bezeichnet.

Die Wirksamkeit von Olivenöl-Secoiridoiden wurde auf genetischer Basis bewiesen: Nachdem die Brustkrebsstammzellen dem Öl ausgesetzt worden waren, veränderten die sekundären Pflanzenstoffe die Aktivität von 160 an der Stammzellkontrolle beteiligten Genen. Bei einem Gen wurde die Aktivität vierfach reduziert, während bei einem anderen Gen, das Krebsstammzellen bekämpft, die Aktivität um das 13-Fache angekurbelt wurde. Die schützende, gesunde Wirkung von nativem Olivenöl extra geht so weit, dass gefährliche Krebsstammzellen gezielt damit bekämpft werden können.

Weitere Nahrungsmittel, die Krebsstammzellen bekämpfen

Es gibt noch weitere sekundäre Pflanzenstoffe in Nahrungsmitteln, die Krebsstammzellen unterdrücken können. Genistein beispielsweise ist in Soja enthalten, Luteolin in Sellerie, Oregano und Thymian, Quercetin in Kapern, Äpfeln und Paprika. Alle drei Substanzen sind in der Lage, Prostatakrebsstammzellen zu vernichten.[67] Das Luteolin ist hierbei besonders wirksam und kann die Aktivität von Prostatakrebsstammzellen um das 20-Fache herunterfahren.

Der sekundäre Pflanzenstoff im grünen Tee, das EGCG, arbeitet erwiesenermaßen mit dem Quercetin zusammen, und gemeinsam können sie ebenfalls Prostatakrebszellen ausbremsen.[68]

Manche sekundären Pflanzenstoffe fahren zweigleisig, sie können einerseits die gesunden Funktionen eines Verteidigungssystems stärken und gleichzeitig im selben System auch den Gegeneffekt bekämpfen. Wie in Kapitel 6 beschrieben, hilft die Chlorogensäure durch Angiogenese dabei, die Durchblutung in gesundem Gewebe normal zu erhalten, gleichzeitig kann sie aber auch gefährliche Tumore aushungern, indem sie ihnen die Blutversorgung kappt. In ähnlicher Weise stärkt die Chlorogensäure normale Stammzellfunktionen zur Organregeneration, lähmt aber auch Krebsstammzellen. Wissenschaftler der Universität Nihon in Japan haben herausgefunden, dass Chlorogensäure diejenigen Gene blockiert, die Lungenkrebsstammzellen förderlich sein können, und gleichzeitig die Aktivität jener Gene um das 1000-Fache stärkt, die Krebszellen töten.[69] Wie diese Doppeltätigkeit der sekundären Pflanzenstoffe im Einzelnen funktioniert, weiß man jedoch noch immer nicht genau. Nahrungsmittel mit einem hohen Anteil an Chlorogensäure sind unter anderem Kaffee, Karotten und Steinobst wie Aprikosen und Pflaumen.

An der Seoul National University in Südkorea haben Wissenschaftler entdeckt, dass Resveratrol, der sekundäre Pflanzenstoff, der in Rotwein, Trauben, Erdnüssen, Pistazien, dunkler Schokolade und Cranberrys steckt, das Wachstum von Brustkrebsstammzellen um 60 Prozent hemmt.[70] Ellagsäure gehört ebenfalls zu den sekundären Pflanzenstoffen, von denen man inzwischen weiß, dass sie Brustkrebsstammzellen gezielt bekämpfen.[71] Zu den Nahrungsmitteln mit einem hohen Ellagsäureanteil zählen Maronen, Brombeeren, Walnüsse und Granatäpfel.

Ketogene Diät

Wenn man sich nach der ketogenen Diät ernährt, bedeutet das, dass man fettreiche, sehr kohlenhydratarme Mahlzeiten zu sich nimmt, die einen Fastenstoffwechsel simulieren, sodass im Körper Ketone gebildet werden. Ketone entstehen aus Fett, das im Körper angelagert wird, wenn keine Kohlenhydrate verfügbar sind, der Stoffwechsel aber Glukose produzieren muss. Die Ketone werden von den Zellen als Energiequelle anstelle der Glukose genutzt. Diese Ernährungsstrategie ist zwar schwer umzusetzen, hat sich aber bereits seit Jahrzehnten in der Behandlung von Epilepsien und dem Glioblastom, einem tödlichen Hirntumor, bewährt.[72]

Normal funktionierende gesunde Zellen können sich daran gewöhnen, Ketone als Energiequelle zu nutzen, Krebszellen können das jedoch nicht im gleichen Maße, denn sie benötigen für ihren sehr hohen Energiebedarf die Glukose. Wenn wenig Glukose vorhanden ist, können Tumore nur schwerlich wachsen. Ketone können die Fähigkeit der Krebszellen zur Energiegewinnung stören, sodass Tumore besser auf Behandlungen ansprechen, wenn die Patienten sich nach der ketogenen Diät ernähren. Bei Labormäusen mit Hirntumoren konnte die ketogene Ernährung die Tumore um 50 Prozent schrumpfen lassen und die Überlebenschancen verbessern.

Forscher der University of Florida in Gainesville haben die Wirkung einer ketogenen Diät auf Glioblastomstammzellen untersucht. Hierzu entnahmen sie zunächst Stammzellen von Patienten, deren Tumor bereits operativ entfernt worden war.[73] Die Zellen wurden in Inkubatoren unter verschiedenen Bedingungen gezüchtet: mit normaler Glukoseversorgung, mit wenig Glukose und bei ketogener Ernährung. Bei geringer Glukoseversorgung konnten die Krebsstammzellen nicht so ungehindert wachsen wie unter normalen Glukosebedingungen. Dies bestätigt die Annahme, dass zuckerreiche Ernährung, die das Wachstum von Krebsstammzellen bei Krebspatienten anregen kann, unbedingt vermieden werden sollte. Als die Zellen zusätzlich zur geringen Glukoseversorgung Ketonkörpern ausgesetzt wurden, konnte eine mehr als doppelt so starke Unterdrückung der Glioblastomstammzellen beobachtet werden.

Man untersuchte den ketogenen Effekt am Glioblastom zum Teil deshalb, weil die Krebsstammzellen bei dieser Erkrankung so große Bedeutung haben. Selbst wenn dieser Krebs erfolgreich entfernt oder unmittelbar bekämpft wird, führen die Glioblastomstammzellen dazu, dass er aggressiv wiederkehrt. Bei der Bekämpfung von Hirntumoren kann es daher hilfreich sein, auf den Zusatz von Zucker zu verzichten und sich ketogen zu ernähren.

Auf den Punkt gebracht

Unsere Stammzellen arbeiten immer, aber je älter wir werden, desto langsamer werden sie und brauchen zusätzliche Unterstützung. Nahrungsmittel zu sich zu nehmen, die unsere Stammzellen mobilisieren, kann unsere körpereigene Fähigkeit ankurbeln, unsere Organe zu schützen und zu erhalten. Die regenerative Ernährung, die unsere Stammzellen von innen heraus stimuliert, ist ein ganz neuer Weg, auf dem wir uns täglich bewusst entscheiden, welche Lebensmittel und Getränke wir zu uns nehmen.

Vergessen Sie nicht, dass die Mittelmeerdiät und die asiatische Küche Ernährungsweisen sind, deren Zutaten unsere Stammzellen erwiesenermaßen unterstützen. Und wir sollten beachten, dass andere Ernährungsweisen, die viel Fett, viel Salz oder viel Zucker beinhalten, die Stammzellen lähmen. Und das ist schließlich nichts, was wir dauerhaft haben möchten.

Wenn Sie gerade an einer chronischen Krankheit leiden, könnte es hilfreich sein, die Stammzellen zu aktivieren, damit Gewebeschäden heilen können. Wenn Sie einen Herzinfarkt oder Schlaganfall erlitten haben, können Ihre Stammzellen dabei helfen, Ihr Herz zu retten und das Gehirn zu reparieren. In einer solchen Situation ist das Stärken der Stammzellen eine Maßnahme, um Gesundheit und Kraft zurückzuerlangen und um den Körper fit genug für ein langes Leben zu erhalten.

Wenn Sie Ihre Fitness verbessern möchten, führt die regenerative Ernährung dazu, dass die Durchblutung gestärkt wird und Sie mehr Energie und Durchhaltevermögen bekommen. Wenn Sie Sportler sind oder sich auf einen Wettkampf vorbereiten möchten, hilft Ihnen das Rekrutieren der Stammzellen beim Muskelaufbau. Wenn Sie mittleren Alters sind, sich aber gern einen jugendlichen Körper bewahren wollen, wenn Sie operiert wurden und einen raschen Heilungsprozess anstreben oder wenn Sie sich von einer Krankheit erholen und schnell wieder ganz gesund werden wollen, stellt es eine gute Möglichkeit zum Erreichen dieser Ziele dar, Dinge zu essen, welche die Zahl der zirkulierenden Stammzellen steigern.

Zu guter Letzt: Nicht alle Stammzellen sind unsere Freunde. Krebsstammzellen sind extrem gefährlich. Wenn Sie Krebs haben oder jemals hatten, sollte es Ihr Hauptanliegen sein, diese Stammzellen zu vernichten. Es gibt noch kein Medikament, das dies vermag, aber es gibt immer mehr Nahrungsmittel und darin enthaltene sekundäre Pflanzenstoffe, die auf ihre krebsunterdrückende Wirkung hin untersucht werden. Zum Glück schaden die Nahrungsmittel, die Krebsstammzellen gezielt bekämpfen, nicht den guten Stammzellen.

Wichtigste Nahrungsmittel zur Regeneration

Stammzellenfördernd

Aronia
Auberginen
Bambussprossen
Bier
Blattkohl
Blaubeeren
Cranberrys
Dunkle Schokolade
Erdnüsse
Farnspitzen
Goji-Beeren
Grüne Bohnen
Grüner Tee
Grünkohl
Kaffee
Kurkuma
Mango
Mangold
Meeresfrüchte mit viel Omega-3
Pfirsiche
Pflaumen
Pistazien
Reiskleie
Rotwein
Sareptasenf
Schnittsellerie
Schwarze Himbeeren
Schwarzer Tee
Sepiatinte
Spinat
Traubensaft
Vollkornprodukte
Wasserkresse
Weintrauben

Krebszellenvernichtend

Äpfel
Aprikosen
Blaue Kartoffeln
Brombeeren
Cranberrys
Dunkle Schokolade
Erdnüsse
Granatäpfel
Grüner Tee
Kaffee
Kapern
Karotten
Kastanien
Olivenöl (nativ extra)
Oregano
Paprika
Pflaumen
Pistazien
Rotwein
Sellerie
Soja
Thymian
Walnüsse
Weintrauben

KAPITEL 8

WIE WIR UNSER INNERES ÖKOSYSTEM GUT VERSORGEN

Wenn eine schwangere Frau am Mittagstisch erzählt, sie würde für zwei essen, hat sie mit großer Wahrscheinlichkeit sehr genau darüber nachgedacht, welche Nahrungsmittel gut für das Baby in ihrem Bauch sind. Genau wie die werdende Mutter sollten wir alle genauer darüber nachdenken, wenn wir uns zum Essen hinsetzen, denn wir essen niemals nur für uns alleine oder für zwei, sondern für 39 Billionen. So groß nämlich ist die Anzahl der Bakterien, die gemeinsam das Mikrobiom in unserem Körper bilden.[1]

Wenn unsere Darmbakterien gut ernährt werden, setzt dies einen biochemischen Dominoeffekt in Gang, der nicht nur Einfluss auf unsere Verdauung hat, sondern auf unsere Gesundheit insgesamt. Ein wohlversorgter Staat von Darmbakterien verbessert unsere Widerstandsfähigkeit gegenüber Krankheiten wie Krebs und Diabetes wie auch unsere Wundheilung und veranlasst in unserem Gehirn die Ausschüttung bestimmter Stoffe, die uns geselliger machen. Es ist eine ziemlich neue Erkenntnis, dass die Darmflora dazu beiträgt, unseren Körper resistenter gegenüber Krankheiten zu machen. Das betrifft beispielsweise entzündliche Darmerkrankungen, Depressionen, Adipositas, Herz-Kreislauf-Krankheiten und sogar Alzheimer und Parkinson.

Schauen wir uns nur mal ein Beispiel dazu an, wie groß der Einfluss unseres Mikrobioms auf unsere Gesundheit tatsächlich ist. Das Darmbakterium mit dem Namen *Akkermansia muciniphila* macht nur 1 bis 3 Prozent der Bakterien in der Darmflora aus, dennoch besitzt diese kleine Gruppe eine große Wirkungskraft. Das *Akkermansia*-Bakterium kann dazu beitragen, das Immunsystem zu überwachen, den Blutzuckerstoffwechsel im Körper zu verbessern, Darmentzündungen zu lindern und Adipositas zu bekämpfen.[2] Besonders bemerkenswert ist dabei die Wirkung auf das Immunsystem. Manche Krebspatienten erhalten gerade eine neuartige Immuntherapie-Krebsbehandlung mit sogenannten Checkpoint-Inhibitoren. Diese Inhibitoren stellen eine völlig neue Art der Krebstherapie dar. Anders als bei der Chemotherapie, die das Immunsystem angreift, stärken diese neuen Therapien das Immunsystem der Patienten, damit dies den Krebs ausschaltet. Die Inhibitoren arbeiten so, dass sie den biochemischen Mantel entfernen, unter dem sich die Krebszellen verstecken, um vom Immunsystem unerkannt zu bleiben.

Im Jahr 2015 haben Wissenschaftler vom Institut Gustave Roussy in Paris unter der Leitung von Dr. Laurence Zitvogel bewiesen, dass selbst kleine an der Darmflora von Mäusen vorgenommene Veränderungen Einfluss darauf hatten, wie gut sie auf eine Immuntherapiebehandlung ansprachen. Dieselbe Verbindung fand man auch bei menschlichen Krebspatienten und identifizierte *Akkermansia* als besonders hilfreich unter den guten, in der Darmflora von Patienten vorkommenden Bakterien, die von dieser Art der Krebsbehandlung profitieren.[3] Wenn das Bakterium im Darm der Patienten vorhanden war, war die Wahrscheinlichkeit größer, dass diese gut auf die Behandlung ansprachen und das eigene Immunsystem zum Kampf gegen den Krebs ins Boot holen konnten. Wenn den Patienten das Bakterium jedoch fehlte, sprach das Immunsystem nicht auf die Checkpoint-Inhibitoren an. In der Folge konnte sich der Krebs vor dem Immunsystem verstecken und weiter wachsen. Von den 39 Billionen Bakterien im Mikrobiom ist das Vorkommen von *Akkermansia* entscheidend für die Wirkung der Immuntherapie zur Krebsbehandlung.

Und jetzt kommt's: Wir können das Vorkommen von *Akkermansia* in unserem Darm mithilfe der Ernährung steigern. Bestimmte Fruchtsäfte beeinflussen die Darmflora dahingehend, dass *Akkermansia* sich gern darin ansiedelt. Granatapfelsaft beispielsweise enthält viele Ellagitannine, eine Gruppe sekundärer Pflanzenstoffe, die etwa 70 Prozent aller Menschen zu Urolithin A verstoffwechseln. Dieses natürliche Phenol wirkt antioxidativ, entzündungshemmend und krebsbekämpfend. Man geht davon aus, dass *Akkermansia* für diese Verstoffwechselung verantwortlich ist. Es war daher wenig überraschend, als man herausfand, dass Ellagitannine das Wachstum von *Akkermansia* fördern. Auch Cranberrys verbessern die Darmflora so, dass *Akkermansia* gedeihen kann.

Die Angaben zu Cranberry- und Granatapfelsaft beweisen, wie sehr unsere Ernährung unser Mikrobiom beeinflussen kann, was wiederum unsere Reaktion auf Krebstherapien bestimmt – und zwar wortwörtlich auf Leben und Tod. Dadurch, dass die Verbindungen zwischen bestimmten Lebensmitteln, den guten und bösen Bakterien, auf die sie Einfluss nehmen, deren Stoffwechselprodukten und vermuteten Gesundheitsfolgen erforscht werden, verändert sich unsere Haltung gegenüber der Ernährung. Die Ergebnisse dieser Forschungen werden das, was Ärzte und Ernährungsberater uns zukünftig empfehlen, von Grund auf verändern.

Wir können direkt von einer gesünderen Darmflora profitieren, wenn wir diejenigen Nahrungsmittel essen und Ernährungspläne befolgen, von denen wir wissen, dass sie Einfluss auf die Mitglieder unserer 39 Billionen starken Bakteriengemeinde haben. Alles das, was wir herunterschlucken und was nicht im Dünndarm aufgenommen wird, sickert hinunter bis zum Enddarm. Und da warten die Darmbakterien unseres Mikrobioms auf ihren Anteil vom Essen, denn auch sie verdauen und verstoffwechseln Proteine, Kohlenhydrate, Fette, sekundäre Pflanzenstoffe – und sogar auch Zusatzstoffe und industrielle Chemikalien aus Nahrungsmitteln.

Wissenschaftler arbeiten daran, herauszufinden, wie unsere Ernährung dazu beitragen kann, das bakterielle Ökosystem gesund zu erhalten und es möglicherweise sogar wieder aufzubauen. Einem Mikrobiom, das zu wenige gute Bakterien enthält, können diese Bakterien zugeführt werden, bei einem, das zu viele schädliche Bakterien enthält, wird deren Bestand reduziert. Auf diese Weise kann das Ausbalancieren des Mikrobioms das optimale Gleichgewicht wiederherstellen und prinzipiell auch unsere Abwehr stärken und die Verteidigungssysteme zur Verbesserung unserer Gesundheit ankurbeln. Andererseits können bestimmte Nahrungsmittel unsere Abwehr herunterfahren, indem sie unsere Bakteriengemeinde negativ beeinflussen, was Krankheiten Vorschub leisten kann. Bevor wir uns aber den Nahrungsmitteln zuwenden, welche die Darmflora beeinflussen, sollten wir uns zuerst einmal die Krankheiten ansehen, die mit einem unausgeglichenen Mikrobiom in Verbindung stehen.

Wichtige Krankheiten: Wenn die Darmflora gestört ist

Man hat unlängst festgestellt, dass ein Ungleichgewicht der Darmflora, Dysbiose genannt, bei zahlreichen gesundheitlichen Problemen eine Rolle spielt, von Adipositas über das Metabolische Syndrom bis zu Diabetes Typ 2 und vielen anderen Krankheiten. Bei allen diesen Beschwerden kommen Auffälligkeiten und Schäden der Darmbakterien vor, denen vermutlich sowohl ungesunde Ernährungsweisen wie auch schädliche Umwelteinflüsse und die Einnahme von Antibiotika zugrunde liegen. Wissenschaftler haben festgestellt, dass bei entzündlichen Darmerkrankungen wie Morbus Crohn und Colitis ulcerosa im Dickdarm entzündungsfördernde Bakterien vorherrschen. Die Bakterien schälen die schützende Darmschleimhaut förmlich ab, folglich ist die Darmwand sehr viel anfälliger für Entzündungen und Giftstoffe.

Auch Allergien werden heute mit Dysbiose in Verbindung gebracht. Kinder, deren Darmflora zu wenig artenreich ist, entwickeln mit größerer Wahrscheinlichkeit anhaltende Lebensmittelallergien.[4] Die Darmflora von Kindern, die an Lebensmittelallergien leiden, unterscheidet sich von der ihrer Geschwister ohne Lebensmittelallergien.[5]

Auch bei Krebserkrankungen, besonders wenn Organe des Magen-Darm-Trakts betroffen sind (Speiseröhre, Magen, Bauchspeicheldrüse, Galle, Dickdarm und Enddarm), gibt es einen Zusammenhang mit Ungleichgewichten im Mikrobiom.[6] Wenn gute Bakterien fehlen, ist das Immunsystem kaum noch in der Lage, Krebszellen aufzuspüren und zu bekämpfen, zusätzlich stören falsche Bakterien in der Darmflora die körpereigene Fähigkeit zur Selbstverteidigung. Auch die Überwachung unseres Cholesterinspiegels im Blut hängt von den Bakterien ab, daher stehen auch Arteriosklerose und Herz-Kreislauf-Erkrankungen mit einer Dysbiose in Verbindung.[7]

Wenn Bakterien in unserem Mund, also in der Mundflora, aus dem Gleichgewicht geraten, können Bluthochdruck und Herzkrankheiten die Folge sein.[8] Wenn das Vorkommen bestimmter Bakterien zu groß wird, kann das dazu führen, dass unser Körper nach dem Verzehr von rotem Fleisch größere Mengen der schädlichen Substanz Trimethylaminoxid (TMAO) produziert. Das TMAO schädigt die Gefäßwände, sodass sich gefährliche arteriosklerotische Ablagerungen leichter an den Innenseiten unserer Arterien bilden können, was bekannterweise zu Herzinfarkt und Schlaganfall führen kann.[9]

Bei Patienten mit Alzheimer und Parkinson hat man ebenfalls Störungen der Darmflora beobachtet. Es gibt vermehrt Beweise dafür, dass die Produktion von Neurotoxinen, die Gehirnentzündungen hervorrufen, auf das Wachstum schädlicher Bakterien im Darm zurückgeht.[10] Auch bei starken Depressionen, bipolaren Störungen und Schizophrenie konnten Veränderungen in der Darmflora festgestellt werden.[11] Bei Patienten, die an Asthma oder am Lungenemphysem (chronisch-obstruktiver Bronchitis) leiden, wurde im Sputum ein anderes Bakterienprofil festgestellt als bei Menschen ohne Lungenkrankheit.[12]

Durch das Ungleichgewicht in der Darmflora entstehen auffällige Proteine, die den Körper dazu verleiten, Antikörper zu produzieren, die wiederum Autoimmunkrankheiten auslösen können.[13] Ein verminderter Bestand an guten Bakterien wurde bei Multipler Sklerose, Rheumatoider Arthritis, Zöliakie und entzündlichen Darmerkrankungen festgestellt. Alle diese Krankheiten stehen mit Auffälligkeiten im Mikrobiom in Verbindung. Es ist höchst wahrscheinlich, dass viele der besonders ernsthaften Erkrankungen unserer Zeit einen gemeinsamen Nenner haben, nämlich Veränderungen in der Darmflora. Das wiederum bedeutet, dass die richtige Zusammenstellung guter Bakterien die Voraussetzung für Gesundheit ist.

Es ist gut zu wissen, dass der Verzehr bestimmter Nahrungsmittel dazu beitragen kann, die Bakteriengemeinschaft unserer Darmflora als Verteidigungssystem zu stärken, indem der Anteil der guten Bakterien erhöht und jener der schädlichen verringert wird.

Nahrungsmittel, die gesunde Bakterien enthalten

Eine Möglichkeit, der Darmflora auf die Sprünge zu helfen, wäre, die Bakterien einfach zu essen.[14] Viele Nahrungsmittel beinhalten gesunde Bakterien, die genutzt werden, um diese Nahrungsmittel zu fermentieren und so vor dem Verderben zu schützen. Das ist nicht so schlimm, wie es klingt. Schon bei den alten Griechen und Römern, im alten China und Indien hat man Nahrungsmittel mithilfe von essbaren Bakterien haltbar gemacht. Und auch heute noch sind lebende Bakterienkulturen ein wichtiger Bestandteil bei Herstellung zahlreicher gängiger Nahrungsmittel. Der Verzehr fermentierter Lebensmittel kann die Vielfalt der Darmbakterien vergrößern, was unsere Verteidigungssysteme stärkt. Hier kommt eine

Auswahl der Nahrungsmittel, die mithilfe von Bakterien und deren gesundheitlichen Vorzügen hergestellt werden.[15]

Sauerkraut

Als Beilage vollendet das säuerliche, würzige und wohlschmeckende Sauerkraut viele traditionelle Gerichte, wird manchmal aber auch wie ein Relish als Würzsoße verwendet. Es ist reich an Mikroben und wird durch das Fermentieren sehr schmaler Weißkohlstreifen von milchsäureproduzierenden Bakterien (*Lactobacilli*) hergestellt.[16] Eine einzige Portion (ca. 240 g) kann bis zu 5 Billionen Bakterien enthalten.[17] Ursprünglich stammt Sauerkraut aus China, wurde aber von Kaufleuten über frühe Handelsstraßen nach Ost- und Westeuropa gebracht, wo es vor allem Eingang in die slawische und deutsche Küche fand. Der gehobelte Weißkohl wird gesalzen, die in der Luft befindlichen *Lactobacilli* setzen sich ab und gedeihen in der Mixtur. Anfangs bevölkert eine Vielzahl unterschiedlicher Bakterien das spätere Sauerkraut und trägt zur Fermentierung bei. Während die Masse mit der Zeit saurer wird, verändert sich die Struktur der Bakterienpopulation stetig, bis sie sich schließlich zum Reifezeitpunkt des Sauerkrauts stabilisiert.

Zum Thema Sauerkraut und Gesundheit gibt es eine ganze Reihe von Studien.[18] Wissenschaftler der North Carolina State University werteten die Veränderungen in der Bakterienpopulation im Sauerkraut während des Fermentierungsprozesses aus. Sie fanden heraus, dass zwar zunächst zahlreiche unterschiedliche Bakterien beteiligt sind, letztlich aber das *Lactobacillus plantarum* überwiegt. Dieses wichtige Darmbakterium ist auch in zahlreichen industriell hergestellten probiotischen Lebensmitteln enthalten. *Lactobacillus plantarum* wird im Zusammenhang mit einigen wichtigen gesundheitsfördernden Eigenschaften gesehen, beispielsweise dem Stimulieren entzündungshemmender Reaktionen durch Darmstammzellen.[19]

Bei der Fermentierung von gehobeltem Weißkohl durch Bakterien werden auch neue sekundäre Pflanzenstoffe ausgeschüttet.[20]

Beispielsweise wird beim Fermentieren Glucosinolat (oder auch Senfölglycosid) aus der Pflanze freigesetzt. Die Bakterienenzyme spalten dieses dann in kleinere Bestandteile auf, die sogenannten Isothiocyanate. Jene haben antiangiogenetische Eigenschaften und können Krebszellen unmittelbar vernichten. Bemerkenswert ist noch, dass Ernährungswissenschaftler vom *Natural Resources Institute Finland (Luke)* herausgefunden haben, dass die Isothiocyanatwerte im Sauerkraut höher sind als im ursprünglichen, rohen Weißkohl.[21]

Zusätzlich zu den probiotischen Bakterien und den sekundären Pflanzenstoffen enthält Sauerkraut auch Ballaststoffe, die das Mikrobiom nähren.

Kimchi

Jeder, der schon einmal koreanisch gegessen hat, hat mit Sicherheit auch Kimchi probiert, das leckere würzige Gemisch aus gesalzenen und fermentierten Gemüsen wie Chinakohl, Rettich, Schalotten, Chilis, Knoblauch, Ingwer und Jeotgal (fermentierten Meeresfrüchten). Der Name Kimchi stammt vom koreanischen Wort für »untergetauchtes Gemüse«. Bei der traditionellen Herstellungsweise von Kimchi wird das Gemüse in einem Keramikgefäß zubereitet, das anschließend zum Fermentieren in der Erde vergraben wird. Es gibt mehr als 160 Varianten von Kimchi, meist aber wird es als Beilage serviert. Man findet es in koreanischen Restaurants auf jeder Speisekarte und ebenso in Asia-Märkten.

Im Grunde ist Kimchi ein probiotisches Nahrungsmittel, denn genau wie Joghurt liefert es unserem Darm eine Menge gesunder Bakterien und sekundärer Pflanzenstoffe. Viele der am Fermentierungsprozess von Kimchi beteiligten Bakterien sind die gleichen, die man auch in der gesunden menschlichen Darmflora findet: *Bacteroidetes, Firmicutes* und *Lactobacillus* und einige mehr.[22] Wissenschaftler des *World Institute of Kimchi* in Korea haben mit *Lentibacillus kimchii* sogar eine neue Bakterienart gefunden, die Vitamin K2

(Menachinon) produziert. Wir erinnern uns aus Kapitel 6 daran, dass Vitamin K2 ein antiangiogenetisch wirkender sekundärer Pflanzenstoff ist, der beispielsweise in dunklem Geflügelfleisch und Käse enthalten ist.[23] Ein weiteres Bakterienprodukt im Kimchi ist die Propionsäure, eine kurzkettige Fettsäure, die den Cholesterinspiegel senkt, Entzündungen lindert, arteriosklerotische Ablagerungen in den Arterien verhindert und den Verdauungstrakt gesund erhält.[24] Man hat bereits festgestellt, dass Kimchi-Extrakt Krebszellen aus Dickdarm, Knochen und Leber ebenso töten kann wie Leukämiezellen.[25] Zusätzlich bildet der *Lactobacillus plantarum* im Kimchi ein Bakterienprodukt, das vor Influenza A schützt.[26]

An der Ajou University in Korea haben Wissenschaftler 21 Personen mittleren Alters mit Prädiabetes und Metabolischem Syndrom untersucht. Das Metabolische Syndrom ist auch als »tödliches Quartett« bekannt und bezeichnet eine Reihe von Beschwerden, die bei den Patienten zu Herz-Kreislauf-Erkrankungen führen: abdominale Adipositas (Ansammlung von Fett in der Bauchregion), erhöhter Blutzuckerspiegel, hoher Blutdruck und hoher Cholesterinspiegel. Jeder Teilnehmer der Studie hatte Blutzuckerwerte, die über dem normalen Wert lagen, aber unter der kritischen Marke für eine Diabetesdiagnose (Nüchtern-Blutzucker zwischen 100 und 125 mg/dl im Bluttest). Zweck der Studie war es, festzustellen, ob Kimchi den Stoffwechselstatus der Patienten verändern kann und ob ein Wirkungsunterschied besteht zwischen fermentiertem und frischem Kimchi.[27]

Man teilte die Teilnehmer in zwei Gruppen auf. Eine Gruppe aß acht Wochen lang frisch zubereiteten Kimchi, die andere fermentierten Kimchi. Beide Kimchi-Sorten stammten vom selben Hersteller. Der frische Kimchi enthielt 15 Millionen *Lactobacillus*-Bakterien pro Milliliter, der fermentierte 433-mal so viel, nämlich 6,5 Milliarden Bakterien pro Milliliter. Während der Studie maßen die Wissenschaftler bei den Teilnehmern die Gesamtfettmenge, den Prozentsatz an Körperfett sowie den Blutdruck. Zusätzlich untersuchten sie die Probanden anhand von Blutproben auf Entzündungen und Glukosewerte. Nach acht Wochen bat man die Teilnehmer, vier Wochen lang keinerlei fermentierte Nahrungsmittel mehr zu sich zu nehmen, um den Körper davon »zu reinigen«.

Insgesamt hat fermentierter Kimchi, der auch wesentlich mehr Bakterien enthält, eine stärkere Wirkung als frischer Kimchi. Durch den Verzehr von fermentiertem Kimchi konnte der Body Mass Index der Patienten beträchtlich gesenkt werden, nämlich um 6 Prozent im Vergleich zu 3,9 Prozent durch frischen Kimchi. Der Fettverlust war also 1,6-mal höher. Die Gruppe, die fermentierten Kimchi gegessen hatte, verlor zusätzlich 2 Prozent an Körperfett, bei der Gruppe mit frischem Kimchi war dagegen keine nennenswerte Veränderung zu erkennen. Der fermentierte Kimchi schien darüber hinaus auch den Blutdruck zu senken.

Die Teilnehmer unterzogen sich zusätzlich einem oralen Glukosetoleranztest, bei dem untersucht wurde, wie effizient die Glukose nach dem Verzehr von Kimchi verwertet wurde. Die Wissenschaftler gaben den Probanden ein Getränk, das so viel Zucker enthielt wie 42 Jelly-Beans, und überprüften den Glukosewert im Blut sowohl vor der Einnahme des Getränks als auch zwei Stunden danach. Bei den Teilnehmern, die fermentierten Kimchi gegessen hatten, zeigte der Glukosetoleranztest eine 33-prozentige Verbesserung im Vergleich zum Wert vor Beginn der Studie. Die Verbesserung in der Glukosetoleranz war auch 3,5-mal besser als in der Vergleichsgruppe, die frischen Kimchi gegessen hatte. Somit wirkt sich zwar der Verzehr jeder Art von Kimchi günstig auf Körperfett, Blutdruck und die Glukosewerte aus, dennoch zeigt fermentierter Kimchi dem frischen Kimchi gegenüber gesundheitliche Vorteile.

Eine andere Studie, die an der Dongguk University ebenfalls in Korea durchgeführt wurde, untersuchte 24 Frauen, die mit einem BMI von über 25 als übergewichtig eingestuft worden waren.[28] Man gab ihnen acht Wochen lang täglich etwa 140 g frischen oder fermentierten Kimchi zu essen und untersuchte sie im Hinblick auf

Adipositas, Biomarker im Blut und fäkale Darmflora. Ähnlich wie bei der Studie der Ajou University zeigten sich auch hier in der Gruppe, die fermentierten Kimchi gegessen hatte, erhebliche Verbesserungen, unter anderem eine Verringerung des Körperfetts um 5 Prozent.

Ein Wort der Vorsicht noch: Kimchi enthält sehr viel Salz. Gehen Sie deshalb vorsichtig damit um, wenn Sie unter Bluthochdruck leiden oder zur Risikogruppe für Magenkrebs gehören.

Pao Cai

Pao Cai ist in China ein traditionelles Gericht aus fermentiertem Gemüse, das in China-Restaurants oft auch als kalte Vorspeise angeboten wird. Ähnlich wie beim Kimchi werden auch bei Pao Cai gesunde Gemüsesorten wie Kohl, Rettich, Sareptasenf, Karotten und Ingwer eingelegt. Die Bakterien, die am Fermentierungsprozess beteiligt sind, sind zum Großteil die gleichen, die wir in der gesunden menschlichen Darmflora vorfinden.[29] Unter anderem sind *Firmicutes* und *Lactobacillus* die im eingelegten Gemüse vorherrschende Bakterienart. Tatsächlich sind in einer wissenschaftlichen Studie der chinesischen Shaanxi Normal University mehr als 30 verschiedene Bakterienarten im Pao Cai gefunden worden, was bedeutet, dass dieses Gericht in besonderem Maße probiotisch wirksam ist.[30] Der Kohl im Pao Cai sorgt für die Ballaststoffe, denn schon eine Menge von 150 g deckt 9 Prozent des Tagesbedarfs an Ballaststoffen. In China werden eingelegte Gemüse oft auch als Würzsoße zu Reis gegessen.

Käse

Käse ist gut für den Darm, genauer gesagt, für die Darmflora. Käse wird aus Milch, dem Enzym Lab und einer Starterkultur hergestellt. Letztere wird aus verschiedenen Bakterienarten zusammengestellt, je nach Käsesorte. Die Bakterien erzeugen Milchsäure und verwandeln die Milch zusammen mit dem Lab zu Frischkäse und Molke, die dann in weiteren Schritten den besonderen Geschmack und die Festigkeit traditioneller und industrieller Käsesorten erhalten.

Jede Käsesorte hat ein eigenes Mikrobiom, das von der Zusammensetzung der Starterkultur ausgeht und von mehreren Faktoren beeinflusst wird, wie durch die Region, in welcher der Käse hergestellt wird, und der Umgebung, in der er reift (beispielsweise in Höhlen). Im Laufe der Wochen und Monate – manchmal auch Jahre –, in denen der Käse reift, setzen sich zahlreiche Organismen an und dringen in den Käse ein, von Bakterien über Schimmelpilze bis zu Hefe. Sie alle tragen zu seinem Geschmack bei und bilden ein eigenes »Käse-Mikrobiom«. Beim Käseessen nehmen wir lebende Bakterien ebenso zu uns wie das, was die Bakterien produzieren. Beides kann unserer Gesundheit dienlich sein.

Parmigiano Reggiano, der Original-Parmesan, ist ein köstlicher Hartkäse aus dem italienischen Parma, der in riesigen Scheiben hergestellt wird, die ein bis zwei Jahre lang reifen, bevor sie verkauft werden. Zwar sind in den ersten paar Monaten der Käseherstellung verschiedene Bakterienarten beteiligt, doch wenn er im Laden liegt, sind viele dieser Bakterien bereits wieder aus dem Käse verschwunden, da sich der Säuregehalt während des Reifeprozesses verändert.[31] Unter den überlebenden Bakterienarten sind *Lactobacillus casei* und *Lactobacillus rhamnosus,* denen eine hilfreiche Wirkung bei Gastroenteritis,[32] Diabetes,[33] Krebs,[34] Adipositas[35] und sogar bei Wochenbettdepressionen[36] zugesprochen wird. Parmesan-Käse ist eine natürliche Quelle probiotischer Bakterien.

Kuhmilch-Gouda wurde ebenfalls schon auf seine probiotischen Eigenschaften hin untersucht. Wir erinnern uns aus Kapitel 6, dass Gouda Vitamin K2 (Menachinon) enthält, das antiangiogenetisch wirkt. Im Mikrobiom dieser Käsesorte tummeln sich mehr als 20 Bakterienarten, darunter *Lactobacilli plantarum* und *Lactobacillus casei,* deren Anteil sich mit zunehmender Reife des Käses verändert. Wissenschaftler der Universität Gent und des *Institute for Agriculture and Fisheries Research (ILVO)* in Belgien konnten beweisen, dass Rohmilch-Gouda über einen größeren Bakterienreichtum verfügt als pasteurisierter Käse (was sich positiv auswirkt).[37] Rohmilchkäse werden in ihren Herstellungsländern geschätzt, in den USA jedoch schreibt die Ernährungsbehörde Food and Drug Administration (FDA) vor, dass Milchprodukte pasteurisiert abgepackt werden müssen.[38] Diese staatliche Verordnung zum Lebensmittelschutz geht auf das Jahr 1949 zurück, als eine Krankheitswelle mit dem Verzehr von Rohmilchkäse in Verbindung gebracht worden war; im Jahr 1987 schließlich verbot die FDA den Verkauf jeglicher Rohmilchprodukte. Zwar sind einige Käse, die mehr als 60 Tage reifen, davon ausgenommen, aber es bedeutet letztendlich doch, dass Käse, der in den USA zu kaufen ist, nicht dieselbe Bakterienvielfalt enthält wie Käse, der in Europa hergestellt wird.

Erinnern wir uns an das in Kapitel 3 geschilderte Experiment, in dem nachgewiesen wurde, dass Camembert zu einer gesunden Darmflora verhilft. Dieser Käse wirkt präbiotisch, wodurch auch Bakterien im Darm beeinflusst werden, die nicht in der Starterkultur zur Käseherstellung enthalten waren. Eine klinische Studie, die vom Nationalen Institut für Agronomieforschung in Frankreich (*INRA*) durchgeführt wurde, hat ergeben, dass bei Menschen, die regelmäßig Camembert essen, eine erhöhte Anzahl des Darmbakteriums *Enterococcus faecium* zu finden ist. Dieses natürliche Darmbakterium ist nicht im Käse enthalten, sein Wachstum wird jedoch durch die präbiotische Wirkung des Camemberts angekurbelt.[39]

Käse ist somit ein Nahrungsmittel mit einem eigenen Mikrobiom, welches mit probiotischen wie auch präbiotischen Wirkungen Einfluss auf das Ökosystem der menschlichen Darmflora nimmt. Die Käsebakterien überleben sogar die Arbeit der Verdauungsenzyme, sie durchwandern das gesamte Verdauungssystem und können auch noch im Stuhl von Käseessern nachgewiesen werden. Zwar sollten wir die berechtigten Warnungen im Kopf behalten, dass Käse viel Salz und gesättigte Fette enthält, doch kann man zu seinen Gunsten anführen, dass er nicht nur gesund ist, sondern auch der menschlichen Darmflora Gutes tut.

Joghurt

Joghurt wird aus Milch hergestellt, die erst erhitzt, dann gekühlt und schließlich mit Bakterien angereichert wird, die einen Fermentierungsprozess in Gang setzen. Schon seit mindestens 5000 Jahren stellt der Mensch Joghurt her, und bereits in den Schriften des alten Griechenlands wird dieses Nahrungsmittel erwähnt. Natürlicher Joghurt entstand dadurch, dass Milch versehentlich mit Bakterien verunreinigt wurde – und man irgendwann feststellte, dass das Ergebnis trotzdem essbar war. Dass tatsächlich *Lactobacillus*-Bakterien im Joghurt enthalten sind, weiß man allerdings erst, seitdem ein bulgarischer Medizinstudent die mikrobiologische Zusammensetzung des bulgarischen Joghurts erforscht hat.[40] Später untersuchte der Nobelpreisträger Ilja Metschnikow, warum bulgarische Bauern ungewöhnlich alt wurden, und schrieb dies dem Joghurtverzehr zu, da er in deren Heimatland ein Grundnahrungsmittel war. Heute noch gilt Naturjoghurt (ohne Zusatzstoffe und Süßungsmittel) als gesundes Nahrungsmittel, das uns wohl aufgrund seiner probiotischen Wirkung nützlich ist.

Wissenschaftler der Youngstown State University in Ohio haben eine kleine Studie mit sechs gesunden Probanden durchgeführt, die an 42 aufeinanderfolgenden Tagen jeweils 240 g Joghurt zu essen bekamen, was etwa der Menge entspricht, die Joghurt-Liebhaber in Europa und Australien durchschnittlich konsumieren.[41] In den sechs Wochen der Studie wurde der Joghurt alle drei bis vier Tage ausgegeben, wobei jede Dosis etwa eine Milliarde Bakterien enthielt. Die Teilnehmer der Studie gaben alle sieben Tage, also insgesamt siebenmal, eine Stuhlprobe ab, in welcher die Wissenschaftler nach dem Joghurtverzehr ein vermehrtes Vorkommen der gesundheitsfördernden *Lactobacillus*-Arten feststellten. Die Veränderungen in der Zusammensetzung der Bakterienstämme waren individuell stark unterschiedlich (eine andere Studie ergab sogar, dass die Darmflora von Frauen und Männern unterschiedlich auf Joghurt ansprach[42]). In der Youngstown-Studie wurde jedoch ein erhöhtes Vorkommen von *Lactobacillus reuteri, Lactobacillus casei* und *Lactobacillus rhamnosus* festgestellt, die alle in probiotischen Industrielebensmitteln enthalten sind, was beweist, dass der Verzehr von Joghurt die Darmflora beeinflusst.

Eine sehr viel größere Untersuchung zum Joghurt wurde im Rahmen der PREDIMED-Studie zur Mittelmeerdiät in Spanien durchgeführt.[43] An ihr nahmen 7168 Probanden teil, an denen die Wissenschaftler den Verzehr von Joghurt und von Lignanen untersuchten. Lignane sind pflanzliche Polyphenole, die von den Darmbakterien zu den sekundären Pflanzenstoffen Enterodiol und Enterolacton verstoffwechselt werden, die wiederum das Herzinfarktrisiko senken.[44] Die Teilnehmer dieser Studie erhielten die Lignane hauptsächlich aus Olivenöl, Weizenprodukten, Tomaten, Rotwein und Spargel. Die PREDIMED-Forscher wollten herausfinden, ob der zusätzliche Verzehr von Lignanen die im Joghurt vorhandenen Bakterien versorgt und zu größerem gesundheitlichen Nutzen führt.

Die Ergebnisse der Studie bewiesen, dass diejenigen, die am meisten Lignane zu sich genommen hatten, auch niedrigere Blutzuckerwerte aufwiesen. Probanden, die zusätzlich zu den Lignanen Joghurt aßen, hatten insgesamt niedrigere Cholesterinwerte im Blut, auch des schädlichen LDL-Cholesterins. Da die *Lactobacillus*-Arten aus dem Joghurt das Ausscheiden von Cholesterin aus dem Körper fördern, vermuten die Wissenschaftler, dass Lignane präbiotische Wirkung haben und Darmbakterien nähren. Zugleich wirkt Joghurt probiotisch und stellt die Bakterien selbst bereit. Sein Verzehr kann sich – zusätzlich zu einer vorwiegend vegetarischen, lignanreichen Ernährung – positiv auf den Schutz vor Herz-Kreislauf-Erkrankungen auswirken und für bessere Blutglukosewerte sorgen.

Sauerteigbrot

Brot gehört überall auf der Welt zu den Grundnahrungsmitteln. Archäologen haben herausgefunden, dass die frühen Menschen schon vor 4000 Jahren – also lange bevor es Landwirtschaft gab – Brot gebacken haben, es ist somit wirklich echtes »Paleo-Food«.[45] Brot besteht nur aus Wasser und Mehl; Hefe oder Bakterien werden als Treibmittel beigegeben, dann kann es gebacken, gedämpft oder gebraten werden. Traditionellerweise wird Sauerteigbrot mit einer Starterkultur hergestellt, in der *Lactobacillus*-Bakterien enthalten sind. Der *Lactobacillus* produziert Milchsäure, die dem Sauerteigbrot seinen charakteristischen mild-säuerlichen Geschmack verleiht. In traditionellen Bäckereien werden die Starterkulturen von Sauerteig zusammen mit den Original-Bakterien von Generation zu Generation weitergegeben, es ist das sogenannte Anstellgut. Jedes Mal, wenn Teig angesetzt wird, nimmt man einen kleinen Teil des bakteriendurchzogenen Teigs ab und bewahrt ihn für die nächste Charge auf.

Ein im Sauerteig befindliches Bakterium, das *Lactobacillus reuteri,* besitzt bemerkenswerte Gesundheitseigenschaften, es verbessert nämlich nachweislich die Immunität und unterdrückt die Tumorentwicklung.[46] *Lactobacillus reuteri* verlangsamt außerdem die Gewichtszunahme und kann die Wundheilung beschleunigen. Darüber hinaus aktiviert dieses Bakterium die Darm-Hirn-Achse, indem es das Gehirn stimuliert, das »Kuschelhormon« Oxytocin auszuschütten.[47]

Wissenschaftler der University of Alberta in Kanada haben gemeinsam mit Kollegen der Huazhong Agricultural University und der Hubei University of Technology (beide in China) dieses Bakterium in industriellen Starterkulturen für Sauerteig untersucht. Sie fanden heraus, dass sich ein Strang der *Lactobacilli reuteri,* der seit 1970 in einer Sauerteig-Starterkultur von einem Bäcker zum anderen weitergereicht worden war, weiterentwickelt und im Brotteig überlebt hat.[48] Um in der neuen Umgebung zu dominieren, haben einige Stränge der *Lactobacilli reuteri* in der Starterkultur die Fähigkeit entwickelt, das natürliche Antibiotikum Reutericyclin zu produzieren, das schädliche Bakterien in der Umgebung abtötet. Zwar überlebt das Bakterium selbst die hohen Temperaturen während des Backens nicht, dennoch konnten Wissenschaftler des Massachusetts Institute of Technology beweisen, dass beim *Lactobacillus reuteri* nicht unbedingt lebende Bakterien notwendig sind, um eine gesundheitsförderliche Wirkung zu erzielen. Im Labor haben die Wissenschaftler die Bakterien komplett zermahlen, sodass keine lebenden *Lactobacilli reuteri* mehr existierten, dennoch konnten sie später Substanzen nachweisen, die aus den Partikeln der toten Bakterien stammten und die gleichen gesundheitsförderlichen Wirkungen aufwiesen wie lebende Bakterien. Diese Erkenntnis war eine große Überraschung, hatte man doch bis dahin stets angenommen, dass die Vorzüge der Darmbakterien nur von lebenden Exemplaren erzielt werden können. Derartige Erkenntnisse beweisen, wie viel wir noch über das Thema Mikrobiom und Gesundheit lernen müssen. Wenn also die *Lactobacilli reuteri* im heißen Backofen zerstört werden, können beim Verzehr die bakteriellen Überreste im fertigen Brot immer noch denselben gesundheitlichen Nutzen bringen.[49]

Nahrungsmittel, die einen positiven Einfluss auf das Mikrobiom haben

Mit dem Verzehr probiotischer Nahrungsmittel (beispielsweise die soeben vorgestellten) können wir unserem Körper nützliche Bakterien zuführen. Sogar Nahrungsmittel, die gar keine lebenden Bakterienkulturen enthalten, können unser Mikrobiom positiv beeinflussen, indem sie eine Umgebung schaffen, in der sich nützliche Bakterien gerne ansiedeln. Es ist wissenschaftlich erwiesen, welche

Nahrungsmittel eine derartige Wirkung zeigen, doch bevor wir uns mit diesen genauer auseinandersetzen, ist es notwendig, dass wir uns wichtige Grundregeln der Ernährung ansehen, mit denen wir unsere nützlichen Bakterien glücklich machen können.

Die Darmflora gut versorgen

Die Grundprinzipien für das Wohlbefinden unserer Darmflora lassen sich zu drei Faustregeln zusammenfassen: ballaststoffreich essen mit Vollkornprodukten. Wenig tierisches Eiweiß zu sich nehmen. Mehr frische Vollwertkost essen, weniger verarbeitete Lebensmittel. Ich werde Ihnen auch noch die entsprechenden Fakten nennen, die unterstreichen, warum diese Faustregeln so wichtig für Ihr Leben sind.

Regel Nummer eins: Ballaststoffreich essen mit Vollkornprodukten. Wir erhalten Ballaststoffe aus vorwiegend vegetarischen Lebensmitteln, sie sind gesunde Kost für unsere Darmflora.[50] Seit vor 300 000 Jahren die ersten *Homo sapiens* auf der Erde erschienen, bildeten Ballaststoffe die Grundlage der menschlichen Ernährung. Ballaststoffreiche Nahrungsmittel wie alte Getreidesorten, Nüsse, Hülsenfrüchte und Obst wurden gesammelt,[51] tierisches Protein wurde dagegen nur selten verzehrt. Hinzu kommt, dass die Nahrungsmittel von Hand aus bakterienreichem Boden geholt und von ebenso bakterienreichen Bäumen und Sträuchern gepflückt wurden. Alles, was unsere entfernten Verwandten gegessen haben, war also nicht nur ballaststoffreich, sondern auch voller Mikroben. Diese Art der Ernährung mit ihren Ballaststoffen und Bakterien hat unsere Körper für das Überleben in jener Zeit geprägt. Unser Körper ist noch heute für diese ursprüngliche menschliche Ernährung geschaffen, die für unsere Darmflora und somit für unsere allgemeine Gesundheit das Beste ist.

Die stark industriell verarbeiteten Lebensmittel von heute gibt es noch nicht lange, sie kamen erst Mitte des 20. Jahrhunderts auf. Unsere moderne Ernährungsweise mit diesen verarbeiteten Lebensmitteln nimmt somit lediglich 0,02 Prozent der Zeit menschlicher Existenz ein und ist recht ungewohnt für unseren Körper, der ernährungstechnisch für anderes geschaffen ist.

Regel Nummer zwei: Wenig tierisches Eiweiß zu sich nehmen. Fleischverzehr ist für unsere Darmflora schwierig. Im Zuge der Neolithischen Revolution um 10 000 v. Chr. wandte sich der Mensch vom mühsamen Jagen und Sammeln ab und vertraute auf angebaute Nutzpflanzen, was die Verfügbarkeit von Nahrungsmitteln deutlich erhöhte. Dennoch aßen die Menschen hauptsächlich pflanzliche Kost, Nutzvieh war damals nur lokal begrenzt als Nahrungsmittel vorhanden. Im 18. Jahrhundert führten landwirtschaftliche Fortschritte dazu, dass man mit Feldfrüchten und Nutzvieh besser haushalten konnte und Nahrungsmittel breiter zugänglich wurden. Es gab sowohl mehr pflanzliche Nahrungsmittel als auch mehr Fleisch. In der zweiten Hälfte des 20. Jahrhunderts veränderte die Landwirtschaft die Lebensmittelverfügbarkeit von lokal zu global. Die menschliche Ernährungsweise konzentrierte sich auf einen hohen Konsum tierischer Proteine und vernachlässigte die pflanzlichen Nahrungsmittel, sodass unsere Darmflora weniger an benötigten Ballaststoffen bekam. Weniger Ballaststoffe führen zu einem ungesunden Ökosystem von Darmbakterien und dazu, dass weniger entzündungshemmende kurzkettige Fettsäuren produziert werden. Gleichzeitig verändert die größere Menge an tierischem Eiweiß die Bakterien in ihrem Verhalten dahingehend, dass im Darm mehr Entzündungen entstehen.[52]

Regel Nummer drei: Mehr frische Vollwertkost essen, weniger verarbeitete Lebensmittel. Zusammen mit dem höheren Fleischkonsum hat sich auch die moderne Chemie ihren Weg in die Lebensmittelindustrie gebahnt. Stark industriell verarbeitete Lebensmittel beinhalten künstliche Zusatzstoffe, Konservierungsmittel und Geschmacksverstärker. Die Industrialisierung hat unser Essen billiger, verfügbarer und haltbarer gemacht, durch geschmackliche Manipulation und Marketing ist es auch attraktiver geworden als traditionelle frische Nahrungsmittel. Zur gleichen Zeit haben Hygienebedingungen, die Lebensmittelindustrie und staatliche Gesundheitsmaßnahmen dazu geführt, dass wir in unserer Umwelt kaum noch mit Bakterien in Kontakt kommen. Die Erfindung der Pasteurisierung und eine verbesserte Hygiene haben es ermöglicht, dass wir weniger Krankheitserregern ausgesetzt sind, gleichzeitig aber auch weniger mit gesundheitsförderlichen Bakterien in Kontakt kommen. Unsere moderne, industrialisierte Ernährungsweise hat unseren Umgang mit unserem Mikrobiom verändert – und damit unsere Gesundheit.

Schauen wir uns ein paar wissenschaftliche Belege für die zuvor beschriebenen Faustregeln an. Wissenschaftler der Universität Florenz haben in den späten Nullerjahren eine sehr aufschlussreiche Studie dazu durchgeführt, deren Ergebnis die Bedeutung dieser Regeln unterstreicht. Man untersuchte hierfür sehr genau die Ernährungsweise und die Darmflora von Kindern aus zwei sehr unterschiedlichen Kulturen, nämlich aus einem Dorf in Burkina Faso und aus der Stadt Florenz.[53] Die Menschen in Burkina Faso leben in einer ländlichen Agrargesellschaft, sie ernähren sich fettarm und hauptsächlich von Getreide, Hülsenfrüchten und anderen pflanzlichen Lebensmitteln, Fleisch ist eine Seltenheit. Die Menschen in Florenz dagegen konsumieren industrialisierte urbane Lebensmittel. Die ländliche Ernährung in Burkina Faso ist fettarm und enthält nur wenig tierisches Eiweiß, während das Essen der Europäer wesentlich mehr von beidem aufweist.

Die Wissenschaftler untersuchten Stuhlproben der Kinder aus beiden Gegenden, die sie morgens nach der ersten Mahlzeit genommen hatten. Wenig überraschend stellten die Forscher fest, dass die Kinder aus Burkina Faso 1,8-mal mehr Ballaststoffe zu sich nahmen als die Florentiner. Die Analyse der Stuhlproben ergab auch, dass 90 Prozent der Bakterien in beiden Gruppen aus vier Hauptbakterienstämmen stammten: *Actinobacter, Bacteroides, Firmicutes* und *Proteobacteria.* Bei den afrikanischen Kindern war der Anteil der *Bacteroides,* die pflanzliche Lebensmittel zersetzen, zweieinhalb mal dominanter als bei den Kindern aus Florenz.

Die Wissenschaftler untersuchten den Stuhl auch auf nützliche kurzkettige Fettsäuren (SCFAs), die als Nebenprodukte entstehen, wenn Bakterien pflanzliche Ballaststoffe verdauen. Wir wissen ja bereits aus Kapitel 3, dass es drei Arten von nützlichen Stoffwechselprodukten wie SCFAs gibt, die von den Darmbakterien produziert werden: Acetate, Butyrate und Propionate. Diese drei schützen den Darm und unsere allgemeine Gesundheit, indem sie entzündungshemmend, stammzellenfördernd und immunstabilisierend wirken, Angiogenese verhindern und die Insulinresistenz verbessern. Da die Kinder aus Burkina Faso mehr Ballaststoffe zu sich nahmen, fand man bei ihnen im Vergleich zu den europäischen Kindern auch die dreifachen Werte an kurzkettigen Fettsäuren. Die Analyse der Stuhlbakterien ergab, dass bei den Kindern aus Burkina Faso eine größere Artenvielfalt an Darmbakterien im Stuhl herrschte als bei den Europäern. Artenvielfalt in einem Mikrobiom ist ein Zeichen von Gesundheit, und man geht davon aus, dass eine vorwiegend vegetarische, fettarme Ernährung eine vielfältigere, gesündere Darmflora fördert, die mehr schützende kurzkettige Fettsäuren produzieren kann.

Moderne, industriell verarbeitete Lebensmittel, wie sie in großen Teilen der Industrieländer konsumiert werden, haben unser menschliches Mikrobiom dagegen erbarmungslos zum Nachteil verändert. Da unser Immunsystem mit diesem Mikrobiom in Verbindung steht, sieht die Medizinwelt nun einen erschreckenden Zusammenhang zwischen dem Zustand der Darmflora und einer

Zunahme an Leiden wie Lebensmittelallergien, Adipositas, Diabetes und anderen chronischen Erkrankungen, die bereits im Kindesalter angelegt werden und uns als Erwachsene plagen. Wenn wir uns vor Augen führen, dass die eben erwähnte Studie in Italien durchgeführt wurde, einem Land, das noch zu den gesündesten der Industrieländer zählt und in dem die Mittelmeerdiät zu Hause ist, können wir uns leicht ausmalen, wie das Ergebnis bei einer weniger gesunden westlichen Ernährung aussieht.

Da wir nun wissen, was es für unser Mikrobiom bedeutet, wenn wir uns ballaststoffreich ernähren, wenig tierisches Eiweiß zu uns nehmen und hauptsächlich unverarbeitete Nahrungsmittel essen, können wir uns als Nächstes einigen Nahrungsmitteln zuwenden, die diesbezüglich eine positive Wirkung haben.

Nahrungsmittel, die unserer Darmflora guttun

Pumpernickel oder Schwarzbrot

Ein Brot, das zusätzlich zu den Bakterien noch anderen Nutzen für unsere Darmflora bereithält, ist das Schwarzbrot, das auch als Pumpernickel bekannt ist. Ursprünglich wird dieses Brot in Nord- und Mitteleuropa aus Sauerteig und Roggenschrot hergestellt. Roggen ist ein Getreide, das Ballaststoffe, Polyphenole und Lignane enthält. Alle drei sekundären Pflanzenstoffe beeinflussen neben unserer Darmflora auch unseren Stoffwechsel.

Ein internationales Wissenschaftlerteam der Université Joseph Fourier Grenoble I, der Université Grenoble Alpe und der Université d'Auvergne Clermont-Ferrand I in Frankreich, der Università degli Studi di Parma in Italien und der Universidad de Almeria in Spanien hat die Auswirkungen von Roggenmehlverzehr auf die Darmflora untersucht. Man gab gesunden Laborratten zwölf Wochen lang Futter, das entweder Roggenvollkornschrot oder raffiniertes Roggenmehl enthielt, und beobachtete die Wirkung auf ihre Darmflora.[54] Die Studie ergab, dass die Tiere, die das Roggenvollkornschrot gefressen hatten, um 60 Prozent geringere Werte an *Desulfovibrionales* aufwiesen, einem Bakterium, das Schwefelwasserstoff produziert, der wiederum die Darmwand angreift. Wenn der Darm auf diese Weise geschädigt wird, können Nahrungspartikel leichter aus dem Darm austreten und eine Entzündung hervorrufen. Es können allergische Reaktionen und Autoimmunreaktionen entstehen. Man spricht hier populärwissenschaftlich auch vom »durchlässigen Darm« oder »Leaky-Gut-Syndrom«. Das Roggenvollkornschrot aus dem Schwarzbrot hat eine präbiotische Wirkung, die dazu führt, dass die Zahl der schwefelwasserstoffproduzierenden Bakterien im Darm verringert wird und sich somit der Zustand des Darms und die Gesundheit allgemein verbessern.

Kiwifrucht

Wir sprechen immer nur von der Kiwi, korrekterweise heißt das Obst aber Kiwifrucht. Und tatsächlich handelt es sich um eine große Beere aus China, die dort einst zu medizinischen Zwecken wild gepflückt wurde. Heute gibt es die eigroßen Kiwifrüchte mit ihrer pelzigen braunen Haut, dem leuchtend grünen Fruchtfleisch und den kleinen schwarzen Kernen überall auf der Welt zu kaufen. Ursprünglich kannte man sie als »chinesische Stachelbeere«, dann erreichte sie 1904 Neuseeland, wo man sie später anbaute. Erst 1959 wurde sie in die USA exportiert und zu Werbezwecken Kiwifrucht genannt, als Anspielung auf den pelzig-braunen, flugunfähigen Vogel Kiwi, das Nationalsymbol Neuseelands.

An der National University of Singapore haben Wissenschaftler eine Studie zur Wirkung der Kiwifrucht auf die Darmflora durchgeführt,[55] bei der sechs gesunde Frauen vier Tage lang jeweils zwei Kiwis (insgesamt also acht Früchte) zu essen bekamen. Dann untersuchte man ihre Darmflora anhand von Stuhlproben, wo sich sehr rasch Unterschiede zeigten. Man stellte fest, dass sich innerhalb von 24 Stunden nach dem Verzehr der Kiwis der Anteil der *Lactobacillus-*

Bakterien um 35 Prozent erhöht hatte. Bei einem anderen Bakterium, dem *Bifidobacillus,* stieg der Anteil über die vier Tage verteilt bei fast allen Probanden (83 Prozent) langsam um 17 Prozent an. Sowohl *Lactobacillus* wie auch *Bifidobacillus* gelten als förderliche, gute Bakterien, die kurzkettige Fettsäuren produzieren, welche entzündungslindernd wirken. Die kurzkettigen Fettsäuren tragen dazu bei, dass die Darmwand stabil bleibt und keine verdauten Speisen austreten können und dass sich der Zucker- wie auch der Fettstoffwechsel verbessert.[56] Der Verzehr von Kiwifrüchten wirkt präbiotisch, also entzündungshemmend und förderlich für nützliche Darmbakterien.

Kohl

Die gesamte Kohlfamilie, also Brokkoli, Blumenkohl, Pak Choi, Weißkohl, Grünkohl, Steckrüben, Rüben und Rucola, gilt allgemein als gesund. Wie in Kapitel 6 beschrieben, enthalten diese Gemüse sekundäre Pflanzenstoffe, die antiangiogenetisch wirken. Zusätzlich beeinflussen sie die Darmflora, indem sie den Anteil schädlicher Bakterien senken.

Wissenschaftler des Institute of Food Research im englischen Norwich haben zu Kohlgemüsen (Brokkoli und Blumenkohl) eine klinische Studie mit zehn gesunden Menschen über 30 durchgeführt, um zu beobachten, ob sich innerhalb von zwei Wochen Veränderungen in ihrer Darmflora nachweisen lassen.[57] Die Probanden bekamen entweder 160–180 g Kohlgemüse (Brokkoli, Blumenkohl oder Brokkoli-Süßkartoffelsuppe), oder sie aßen nur 10 Prozent des Kohlgemüses (also ca. 18 g). Untersuchungen der Stuhlproben am Ende der Studie ergaben, dass sich bei denjenigen, welche sich kohlreich ernährt hatten, die Zahl der giftstoffproduzierenden Bakterien um 35 Prozent verringert hatte. Bei dem Giftstoff handelt es sich um Schwefelwasserstoff, der die Darmwand schädigt und der häufig im Stuhl von Patienten mit entzündlichen Darmerkrankungen auftritt.[58] Ebenso wie Roggenbrot können auch Kohlgemüse vor der Entstehung von Darmentzündungen schützen, indem sie die Zahl der schädlichen Bakterien verringern, die Schwefelwasserstoff produzieren.

Bambussprossen

Die meisten Menschen wissen, dass Pandabären sich von Bambus ernähren. In ganz Asien aber sind die Bambussprossen eine beliebte vegetarische Speise, die ballaststoffreich ist und sekundäre Pflanzenstoffe enthält. Man kennt Bambussprossen gekocht, eingelegt und getrocknet aus den Küchen Chinas, Japans, Koreas und ganz Südostasiens. In westlichen Ländern werden Bambussprossen manchmal als Garnierung zum Salat serviert.

Eine Studie der Chinese Academy of Sciences untersuchte die Auswirkung von Bambussprossen auf Darmflora und Adipositas.[59] Labormäuse wurden entweder fettarm oder fettreich ernährt, dann wurden sechs Wochen lang Bambusfasern (so viel, wie ein Mensch umgerechnet mit täglich ca. 45 g Bambussprossen zu sich nimmt) zugegeben und bei den Mäusen bestimmte Werte gemessen wie Gewicht, Glukosetoleranz, Anteil adipösen Fettgewebes und Zusammensetzung des Darm-Mikrobioms. Der Bambus erwies sich als überaus wirkungsvoll.

Bei den Mäusen, die fettreich ernährt wurden, konnte durch die Zugabe von Bambus die Gewichtszunahme um beachtliche 47 Prozent gesenkt werden. Die Fettentwicklung mithilfe von Bambus ging im Bauch- und Hüftbereich sowie unter der Haut um 30 bis 50 Prozent zurück. Als die Wissenschaftler die Darmflora untersuchten, stellten sie fest, dass bei den mit Bambussprossen gefütterten Mäusen eine um 45 Prozent verbesserte Artenvielfalt im Darm zu beobachten war. Bekanntlich ist eine größe Bakterienvielfalt besser für die Gesundheit. Die Veränderungen in der Darmflora waren nach dem Verzehr von Bambussprossen erheblich. Man fand 300 Prozent mehr *Bacteroidetes,* die zu den wichtigsten Bakterien in einer gesunden Darmflora gehören. Eine weitere interessante Feststellung konnte noch gemacht werden: Der Verzehr von Bambussprossen reduzierte das Vorkommen einer Bakterienart, zu der *Akkermansia* gehört. Zwar wurde diese Studie an Mäusen durchgeführt, doch da *Akkermansia* besonders für Krebspatienten überaus wichtig ist, die sich einer Immuntherapie unterziehen (insbesondere Checkpoint-Inhibitoren wie die Antikörper Atezolizumab, Avelumab, Durvalumab, Nivolumab und Pembrolizumab), wäre es ratsam, in einer solchen Situation besser auf Bambussprossen zu verzichten.[60]

Hier noch ein wichtiger Tipp zur Gesundheit: frische, rohe Bambussprossen, die direkt aus dem Wald geerntet werden, enthalten geringe Mengen eines Giftstoffs, der mit Cyanid verwandt ist. Wenn man die Bambussprossen zehn bis 15 Minuten lang kocht, verschwindet der größte Teil der Giftstoffe.[61] Bitte spielen Sie also nicht Pandabär und essen Sie den Bambus nicht roh.

Dunkle Schokolade

Der Kakao, mit dem Schokolade hergestellt wird, hat nicht nur einen antiangiogenetischen Nutzen und stimuliert die Stammzellen, sondern wirkt sich auch positiv auf unsere Darmflora aus. Eine Studie, die von Wissenschaftlern der Louisiana State University durchgeführt wurde, ergab, dass die Ballaststoffe im Kakao nützliche Darmbakterien wie *Bifidobacteria* und *Lactobacilli* versorgen. Die Bakterien brauchen die Ballaststoffe, um Acetate, Propionate und Butyrate herzustellen, jene nützlichen kurzkettigen Fettsäuren, die entzündungshemmend wirken und sowohl den Glukose- wie auch den Fettstoffwechsel ankurbeln.[62]

Wie schon in Kapitel 3 erwähnt, gibt es zahlreiche Faktoren in unserer Lebensweise, die Einfluss auf unser Mikrobiom haben, dazu zählt auch Stress. Forscher der niederländischen Organisation für angewandte naturwissenschaftliche Forschung (TNO) in Den Haag entwickelten eine Studie, um zu ermitteln, ob Schokolade stressbedingte Auswirkungen auf die Darmflora lindern kann.[63] Die 30 gesunden Probanden im Alter zwischen 18 und 25 Jahren füllten zuerst einen Fragebogen zu ihrem persönlichen Stresslevel aus und wurden anschließend in die Gruppen »sehr besorgt« und »weniger besorgt« eingeteilt. Die Forscher entnahmen vor Beginn der Studie Blut- und Urinproben der Probanden und untersuchten sie auf Stress-Marker. Dann erhielten die Teilnehmer zwei Wochen lang täglich 40 Gramm (etwas weniger als eine halbe Tafel) einer im Supermarkt erhältlichen dunklen Schokolade (hier: Noir Intense, Kakaoanteil 74 Prozent). Nun beobachteten die Wissenschaftler die Stress-Marker in Blut und Urin.

Wenn sehr besorgte Menschen zwei Wochen lang dunkle Schokolade aßen, so fand man heraus, sanken im Urin die Werte der Stress-Marker Cortisol und Adrenalin, dazu auch die von p-Kresol und Hippursäure, beides Stoffwechselprodukte von Darmbakterien. Schokolade verringerte die Werte dieser Biomarker bei den sehr besorgten Probanden auf dieselben Werte, die zuvor bei den weniger besorgten gemessen worden waren.[64] Mit dieser Studie wurde gezeigt, dass bei gestressten Menschen ein zwei Wochen andauernder Verzehr von dunkler Schokolade die Darmbakterien beeinflussen und Stress-Marker im Körper senken kann.

Um konkret diejenigen Bakterien zu untersuchen, die vom Schokoladenverzehr beeinflusst werden, haben Wissenschaftler der University of Reading in England 22 gesunde Freiwillige zwischen 30 und 40 Jahren für eine vierwöchige Studie gewonnen und ihnen ein Getränk verabreicht, das entweder besonders viele oder nur wenige Kakao-Flavanole enthielt.[65] Das kakaoreiche Getränk wurde aus einem mit Kakao-Flavanolen angereicherten Pulver angerührt. Vor und nach der vierwöchigen Studie wurden den Probanden Blut- und Urinproben entnommen, und man stellte fest, dass das kakaoreiche Getränk das Verhältnis der nützlichen im Vergleich zu den schädlichen Bakterien in bemerkenswerter Weise beeinflusst hat. Es waren Anstiege bei den nützlichen Bakterien zu verzeichnen (*Lactobacillus* um das 17,5-Fache und *Bifidobacterium* um das 3,6-Fache) und eine Reduzierung der Anteile des schädlichen Bakteriums

Clostridium histolyticum zu beobachten, dem bekanntesten Verursacher von Wundbrand. All diese Studien liefern Beweise dafür, dass Kakao gute Bakterien fördern kann und schädliche in Schach hält, außerdem könnte er sogar dafür sorgen, die durch Stress hervorgerufenen Störungen im Mikrobiom zu beheben.

Walnüsse

Walnüsse enthalten viele mehrfach ungesättigte Omega-3-Fettsäuren und Ballaststoffe. Wenn wir Walnüsse essen, verringern wir unser persönliches Risiko für zahlreiche Krankheiten von Herz-Kreislauf-Erkrankungen bis hin zu Krebs. Im Zusammenspiel mit anderen Vorgängen steht ihr Nutzen im Zusammenhang mit der Darmflora. Wissenschaftler der Ludwig-Maximilians-Universität in München haben 135 gesunde Menschen über 50 untersucht und in zwei Gruppen eingeteilt, die acht Wochen lang entweder eine mit Walnüssen angereicherte Ernährung bekamen oder sich gänzlich ohne Walnüsse ernährten.[66] Der Vergleich von Stuhlproben vor und nach der Studie ergab, dass die Walnussesser erheblich höhere Anteile von nützlichen Bakterienarten wie *Bifidobacterium* und *Firmicutes* aufwiesen, die beide entzündungshemmende kurzkettige Fettsäuren (Butyrate, Propionate und Acetate) produzieren. Gleichzeitig wurde durch den Verzehr von Walnüssen die Zahl der schädlichen *Clostridium*-Bakterien gesenkt. Eine andere Studie, die an der University of Illinois in Urbana-Champaign durchgeführt wurde, untermauert die Veränderungen durch Walnüsse. Bei Probanden, die drei Wochen lang täglich eine ähnliche Menge Walnüsse zu sich genommen hatten, wurde ein Anstieg um 60–90 Prozent an nützlichen Butyrate-produzierenden *Firmicutes*-Bakterien festgestellt.[67] Wenn wir Walnüsse essen, können wir Veränderungen hervorrufen, die das Gleichgewicht zwischen nützlichen und schädlichen Bakterien im Mikrobiom wiederherstellen.

Bohnen

Bohnen sind aufgrund ihres hohen Ballaststoffgehalts gut für unsere Darmbakterien. Eine Studie, welche die University of Guelph in Ontario gemeinsam mit dem kanadischen Landwirtschaftsministerium *Agriculture and Agri-Food Canada* durchgeführt hat, untersuchte die Wirkung zweier Bohnensorten, der weißen und der schwarzen Bohnen auf die Darmflora.[68] Drei Wochen lang fütterte man Labormäuse entweder mit normalem Mäusefutter oder aber mit einem Futter, das gekochte weiße oder schwarze Bohnen enthielt. Die Bohnenmenge entsprach umgerechnet beim Menschen der von knapp 380 g weißen oder ungefähr 210 g schwarzen Bohnen täglich. Als man am Ende beide Gruppen verglich, stellte sich heraus, dass bei den Mäusen, die das Bohnenfutter gefressen hatten, der Anteil der nützlichen *Prevotella*-Bakterien um das 71-Fache angestiegen war. Die *Prevotella*-Bakterien produzieren entzündungshemmende kurzkettige Fettsäuren (Acetate, Propionate und Butyrate). Zudem war ein 2,3-facher Anstieg im Vorkommen der *Ruminococcus*-Bakterien zu verzeichnen, die Pflanzenzellen aufspalten und so auf anderem Wege kurzkettige Fettsäuren produzieren.

Die Wissenschaftler untersuchten weiterhin die Auswirkungen der Bohnen auf die schützende Darmschleimhaut wie auch auf die Darmbarriere, die beide mit den Darmbakterien zusammenhängen. Je dicker die Darmschleimhaut, desto geschützter ist der Darm. Und eine kräftige Darmwand bildet eine Barriere, die entzündungsfördernde Substanzen am Austreten hindert. Hinsichtlich der schädlichen Bakterien, welche die schützende Darmschleimhaut aufbrechen, konnte bei den Bohnenessern der Studie eine Senkung um 81 Prozent beobachtet werden. Als die Wissenschaftler dann den Darm der Bohnenesser genauer untersuchten, stellten sie fest, dass der Anteil schützender schleimbildender Zellen im oberen Dickdarm bei den Mäusen, die weiße Bohnen gefressen hatten, um 60 Prozent gestiegen war, bei denen mit schwarzen Bohnen im Futter sogar um 120 Prozent. Im unteren Dickdarm stieg der Anteil der schleimbildenden Zellen durch schwarze Bohnen um 57 Prozent. Diese Studien belegen, dass weiße wie auch schwarze Bohnen zu gesundheitsförderlichen Bedingungen im Darm beitragen. Kichererbsen, Linsen und Erbsen gehören ebenfalls zur Familie der Hülsenfrüchte, und man geht daher davon aus, dass sie ähnliche Vorzüge aufweisen.

Pilze

Pilze wachsen in bakterienreichem Boden und besitzen ebenso wie Käse ein eigenes Mikrobiom.[69] Sie enthalten sekundäre Pflanzenstoffe wie Beta-Glucane, die antiangiogenetisch wirken und das Immunsystem aktivieren. Pilze sind hervorragende Ballaststoffquellen und weisen eine präbiotische Wirkung auf.

Sie sorgen für mehr Bakterienvielfalt in unserem Mikrobiom, die ein Zeichen für ein starkes Verteidigungssystem ist. Wissenschaftler der Pennsylvania State University haben diese Wirkung untersucht, indem sie gesunden Mäusen sechs Wochen lang Futter gaben, das mit einer kleinen Menge weißer Champignons (ein Prozent des Körpergewichts) angereichert war, während die Kontrollgruppe normales Mäusefutter erhielt. In der Pilzfutter-Gruppe aß jede Maus pro Tag etwa den Gegenwert vom Fünfhundertstel eines normalgroßen weißen Champignons. Die Forscher analysierten während des Experiments immer wieder Blut-, Urin- und Stuhlproben.

Aus den Urintests ging hervor, dass bei Mäusen, die weißen Champignon aßen, die Hippursäure-Werte um das Siebenfache gestiegen waren, was ein Indikator für Bakterienvielfalt in der Darmflora und somit für Gesundheit ist.[70] Durch den Pilzkonsum stieg auch die Anzahl an schützenden Darmbakterien (*Bacteroidetes* wie auch Bakterien des *Verrucomicrobia*-Stammes, zu denen unter anderem die beliebten *Akkermansia* gehören), die Populationen der schädlichen Arten vom *Firmicutes*-Stamm wurden dagegen verringert. Am Ende der sechs Wochen stellten die Forscher die

Mäuse auf die Probe, indem sie sie dem schädlichen Bakterium *Citrobacter rodentium* aussetzten, das Darminfektionen hervorruft. Man fand heraus, dass diejenigen Mäuse, die weißen Champignon gegessen hatten, seltener unter Darmentzündungen litten und einen geringeren Schaden durch die Infektion davontrugen. Das beweist, wie gut der Darm durch den Verzehr von Pilzen geschützt wird.

Wissenschaftler des South China Institute of Technology und des Women's Nutrition and Health Institute in China haben die Wirkung des Shiitake-Pilzes auf das alternde Mikrobiom untersucht, indem sie erwachsenen und alten Mäusen vier Wochen lang Shiitake-Extrakte verabreichten.[71] Ältere Mäuse besitzen geringere *Firmicutes*- und *Bacteroidetes*-Werte, der Verzehr von Shiitake steigerte die Anzahl dieser Bakterien bei alten Mäusen jedoch um 115 Prozent. Bei Menschen konnte in einer interessanten Studie mit 100-Jährigen bezüglich der Darmbakterien das gleiche Muster nachgewiesen werden.[72] Sowohl bei Mäusen als auch bei Menschen können Shiitake-Pilze also womöglich dazu beitragen, klassisch altersbedingte Veränderungen im Mikrobiom rückgängig zu machen.

Der Igel-Stachelbart-Pilz, bekannt für seine kulinarischen Qualitäten und heilende Wirkung, wurde von Wissenschaftlern der Jiangnan University in China auf seine Auswirkungen auf das Mikrobiom hin untersucht.[73] Man fütterte Labormäuse, die an einer schweren Darmentzündung litten, mit einer Menge, die beim Menschen einem vollen Teelöffel entsprach. Die Ergebnisse bewiesen, dass der Igel-Stachelbart die Symptome lindern und den Anteil an Proteinen, die man mit Darmentzündungen in Verbindung sieht, um 40 Prozent senken konnte. Durch den Pilz stieg der Anteil an nützlichen *Akkermansia*-Bakterien und verringerte sich derjenige der schädlichen schwefelsäureproduzierenden *Desulfovibrio*-Bakterien.

Getränke

Fruchtsäfte aus Granatäpfeln, Cranberrys und roten Weintrauben (Concord-Trauben)

Das Trinken bestimmter Fruchtsäfte kann eine positive Wirkung auf den Anteil von *Akkermansia muciniphila* haben, ein Bakterium, von dem man annimmt, dass es Darmentzündungen lindert und die Fähigkeit besitzt, Adipositas zu bekämpfen. Auch werden ihm Antitumor-Reaktionen bei einigen Krebs-Immuntherapien zugeschrieben.[74]

Der Nutzen, der der Darmflora durch Granatapfelsaft entsteht, bezieht sich auf die enthaltenen sekundären Pflanzenstoffe, die Ellagitannine. Und wie wir aus Kapitel 3 wissen, steckt der Granatapfel voller Ellagitannine, die von den *Akkermansia* in das Stoffwechselprodukt Urolithin A umgewandelt werden, das dann mit dem Urin ausgeschieden wird.[75] Aus Studien geht hervor, dass etwa 70 Prozent der Menschen Ellagitannine auf diese Weise verstoffwechseln. Wissenschaftler der University of California in Los Angeles haben 20 gesunde Freiwillige untersucht, wobei sie mithilfe von Urintests feststellten, welche Probanden Urolithin A herstellen konnten. Bei diesen Patienten konnte nämlich innerhalb von vier Wochen durch das tägliche Trinken von 250 ml Granatapfelsaft das Vorkommen von *Akkermansia*-Bakterien um 71 Prozent gesteigert werden.[76]

Cranberrys enthalten Proanthocyane, welche die Darmschleimhaut verstärken, in der die *Akkermansia* leben. In einer Studie mit Mäusen haben Wissenschaftler an der Laval University und der University of Quebec in Montreal die Wirkung von Cranberryextrakt getestet. Dabei verwendeten sie für die Mäuse eine Menge, die beim Menschen 250 ml Cranberrysaft entspricht. Man fütterte gesunde Mäuse mit fettreicher Nahrung und die Kontrollgruppe mit Standardfutter. Der Cranberrysaft konnte nach neun Wochen den *Akkermansia*-Anteil um 30 Prozent anheben und die Tiere zusätzlich vor Gewichtszunahme schützen.[77] Die beste Art, Cranberrys zu sich zu nehmen, ist allerdings, die Früchte frisch oder tiefgefroren zu essen, denn durch die industrielle Verarbeitung zu Saft gehen einige sekundäre Pflanzenstoffe verloren, die in der Haut und den Kernen stecken.[78]

Die dunkelblau-violetten Concord-Weintrauben wurden von dem Farmer Ephraim Bull in Concord, Massachusetts, als »perfekte Traube« gezüchtet. Aus dieser Traube wird das klassische Weingelee hergestellt. Wissenschaftler der Rutgers University und der University of California in San Francisco haben die Wirkung von Concord-Traubenextrakt auf Mäuse untersucht, die man 13 Wochen lang fettreich ernährte.[79] Mäuse, welche täglich die Menge an Extrakt zu sich nahmen, die dem Gehalt von 250 ml Concord-Traubensaft entspricht, nahmen weniger an Gewicht zu und verfügten über fünfmal so viele *Akkermansia*-Bakterien wie Mäuse, die keinen Traubenextrakt getrunken hatten. Die mit dem Extrakt von Concord-Trauben gefütterten Mäuse zeigten bei fettreicher Ernährung 21 Prozent weniger Gewichtszunahme als Mäuse, die sich nur fettreich ernährten.

Eine gute Möglichkeit, alle Vorteile von sekundären Pflanzenstoffen in Getränkeform zu sich zu nehmen, bieten Smoothies. Steinobst wie Pfirsiche, Aprikosen und Mangos enthalten Chlorogensäure, ein sekundärer Pflanzenstoff, der ebenfalls das Wachstum von *Akkermansia* fördert.[80] Kirschen enthalten Anthocyane und fördern das *Akkermansia*-Wachstum im Dickdarm. Wissenschaftler der Michigan State University haben gefriergetrocknete Kirschen an Labormäuse verfüttert, die normalerweise Dickdarmkrebs entwickeln, und herausgefunden, dass durch ins Futter gemischte Kirschen die Zahl der Tumore um 74 Prozent verringert wurde.[81]

Rotwein

Den bereits erwähnten Vorzügen des Rotweins können wir noch weitere hinzufügen, nämlich dass er die Darmflora verbessert und Entzündungen im Körper lindert.[82] Weinpolyphenole werden im Dünndarm nicht vollständig aufgenommen, was bedeutet, dass sie bis zum Dickdarm weiterwandern, wo sie die Darmbakterien versorgen. Diese Bakterien wandeln die Polyphenole in bioaktive Stoffwechselprodukte um, die im Stuhl nachgewiesen werden können. Forscher vom ernährungswissenschaftlichen Forschungsinstitut (CIAL) der Universidad Autónoma de Madrid in Spanien haben untersucht, welche Wirkung das Trinken eines Viertelliters Rotwein auf die Rotweinpolyphenole im Stuhl hat.[83] Ein Rotweinkonsum von einem Viertelliter täglich über einen Zeitraum von vier Wochen veranlasste die Bakterien dazu, aus Weinpolyphenolen Stoffwechselprodukte herzustellen, vor allem Propionsäure, Benzoesäure und Valeriansäure. Sie alle wirken entzündungshemmend.[84] Egal ob man nun Weinliebhaber ist oder nicht, zu den Vorzügen des Weintrinkens gehört nicht nur, dass man sich am Geschmack erfreut, sondern auch, dass man die Stoffwechselprodukte aus dem Wein am anderen Ende unseres Verdauungsapparates schätzen lernt.

In einer anderen spanischen Studie fanden Wissenschaftler der Universidad de Oviedo und des Instituto de Productos Lácteos de Asturias (IPLA-CSIC) heraus, dass man täglich nur ein Drittel Glas Wein zu trinken braucht, um niedrigere Blutwerte von Malondialdehyd zu erhalten, eines DNA-schädigenden Toxins, das gleichzeitig Stress- und Alterungsmarker ist und Zellschäden im Körper anzeigt. Die Wissenschaftler gingen davon aus, dass dies auf Veränderungen in der Darmflora zurückzuführen ist, die bei den Teilnehmern beobachtet wurde.[85]

Tee

Zusätzlich zur antioxidativen, entzündungshemmenden und antiangiogenetischen Wirkung des Tees spielen auch noch seine gesundheitsförderlichen Polyphenole eine Rolle, die zu einer verbesserten Darmflora beitragen. Wie bereits gesehen, besitzt der grüne Tee hinsichtlich der Gesundheitswirkung Starqualitäten, aber er ist nicht die einzige Teesorte, von der die Verteidigungssysteme profitieren.

Im Rahmen einer Studie von Wissenschaftlern der Ningbo University und des Wenzhou Vocational College of Science and Technology in China wurde untersucht, welche Wirkung grüner Tee, Oolong und schwarzer Tee auf die Darmbakterien haben – und bei allen drei Teesorten ergaben sich positive Wirkungen.[86] Die Wissenschaftler fanden heraus, dass die sekundären Pflanzenstoffe in allen drei Sorten den Dünndarm passierten, wo sie nicht vollständig aufgenommen wurden, und es bis zum Dickdarm schafften. Dort konnten sie die Darmflora beeinflussen. Man setzte im Labor Teepolyphenole von grünem Tee, Oolong und schwarzem Tee jeweils mit Stuhlproben zu einer Kultur an und beobachtete das Mikrobiom. Die Wissenschaftler stellten fest, dass der Tee einen 3-prozentigen Anstieg an nützlichen Bakterien wie *Bifidobacterium* und *Lactobacillus* bewirkte und eine Verringerung des schädlichen Bakteriums *Clostridium histolyticum* um 4 Prozent aufwies. Oolong-Tee hatte dabei die stärkste Wirkung. Man untersuchte ebenfalls die Konzentration entzündungshemmender kurzkettiger Fettsäuren im Stuhl, nachdem die Proben den Tees 36 Stunden lang ausgesetzt waren. Alle drei Teesorten verursachten einen erheblichen Anstieg an Acetaten, Propionaten und Butyraten, den drei kurzkettigen Fettsäuren. Überraschenderweise führten die Polyphenole des schwarzen Tees insgesamt zu einem besseren Anstieg als bei Oolong und grünem Tee. Zusätzlich zu dem Nutzen für die Stammzellen ist schwarzer Tee besonders gut für die Darmflora und gilt nun selbst auch als gesunder Tee.

Zu den zahlreichen sekundären Pflanzenstoffen, die man im Tee findet, gehören auch Saponine, eine natürliche Chemikalie mit seifenartigen Eigenschaften. Wissenschaftler der australischen University of Wollongong und der chinesischen Xuzhou Medical University konnten nachweisen, dass die Saponine im Tee direkt auf die Darmflora wirken.[87] Man ernährte Mäuse zunächst fettreich, was bei den Tieren nicht nur zu einer beeinträchtigten Darmflora führte, sondern auch zu Adipositas, Gehirnentzündungen und schlechterem Erinnerungsvermögen. Als man den Mäusen jedoch zusätzlich zur fettreichen Ernährung Tee-Saponine gab, entwickelten ihre Därme um 40 Prozent weniger *Desulfovibrio*-Bakterien, die toxischen Schwefelwasserstoff produzierten. Diejenigen Mäuse, die Tee-Saponin erhielten, legten weniger an Gewicht zu, erkrankten seltener an Gehirnentzündungen und wiesen ein besseres Erinnerungsvermögen auf als die Mäuse, die ausschließlich fettreich ernährt wurden.

Insgesamt lässt sich festhalten, dass schwarzer Tee, Oolong-Tee und grüner Tee gute Bakterien fördern und der Darmflora dabei helfen, nützliche, gesundheitsfördernde kurzkettige Fettsäuren zu produzieren.

Vermeiden Sie künstliche Süßstoffe

Bislang habe ich mich vorwiegend auf Lebensmittel konzentriert, die Sie Ihrer Ernährung zufügen können, damit Sie gesünder werden, und weniger auf Nahrungsmittel, die Sie besser vermeiden sollten. Wenn es aber um die Darmflora geht, möchte ich einen Stoff ansprechen, auf den man gänzlich verzichten sollte: künstlicher Süßstoff. Für den menschlichen Verzehr zugelassen sind folgende künstliche Süßstoffe: Saccharin, Aspartam, Sucralose, Acesulfam und Neotam. Das, wofür sie entwickelt worden sind, beherrschen sie besonders gut: Sie schmecken sehr, sehr süß.[88] Saccharin ist 300- bis 500-mal süßer als Zucker, Aspartam 180-mal und Sucralose sogar 600-mal. Der Vorteil ist, dass sie Naschkatzen glücklich machen, aber keine Kalorien mitliefern wie Zucker. Das erreichen sie, indem sie beispielsweise vom Darm kaum aufgenommen werden. Das bedeutet jedoch, dass sie direkt an die Darmbakterien geliefert werden. Die große Frage ist nun: Was machen diese Süßstoffe mit der Darmflora?

Wissenschaftler des Weizmann Institute of Science und der Universität Tel Aviv in Israel haben die Auswirkungen von drei Süßstoffen (Saccharin, Sucralose und Aspartam) auf die Darmflora untersucht.[89] Sie gaben Mäusen elf Wochen lang künstliche Süßstoffe oder aber natürliche Zucker (Glukose und Saccharose) ins Trinkwasser und verglichen deren Darmbakterien mit jenen von Mäusen, die reines Wasser getrunken hatten. Saccharin, so stellte man fest, hatte die stärkste Wirkung auf die Darmflora, die Population der nützlichen Darmbakterien *Lactobacillus reuteri* ging um das 1,2-Fache zurück. Wie wir wissen, ist *Lactobacillus reuteri* ein wichtiges Darmbakterium, das die Immunität beeinflusst, die Entwicklung von Brust- und Dickdarmtumoren abfängt und mit der Produktion des »Kuschelhormons« Oxytocin Einfluss auf die Darm-Hirn-Achse nimmt.

Was die künstlichen Süßstoffe so attraktiv macht, ist, dass sie meist keine Kohlenhydrate enthalten und daher einen niedrigen glykämischen Index haben. Als man den Mäusen aber künstliche Süßstoffe im Vergleich zu natürlichem Zucker oder purem Wasser zu trinken gegeben hatte, ergaben Zuckerstoffwechsel-Tests überraschenderweise, dass bei den Mäusen, die künstliche Süßstoffe zu sich genommen hatten, die Glukose-Stoffwechselwerte im Vergleich zu denen, die Zuckerwasser oder pures Wasser getrunken hatten, wesentlich schlechter waren. Wenn man nur die chemische Zusammensetzung der Süßstoffe betrachtete, schien das unmöglich. Allerdings hat man auch die Auswirkungen der Süßstoffe auf das Mikrobiom untersucht. Als man den Mäusen Breitband-Antibiotika (Ciprofloxacin, Metronidazol oder Vancomycin) gab, um alle Darmbakterien auszurotten, zeigten alle Mäuse ähnliche Reaktionen auf den Glukosetoleranztest, womit bewiesen war, dass die zuvor beobachtete Glukose-Intoleranz durch den Einfluss der künstlichen Süßstoffe auf das Mikrobiom entstanden war.

Die israelischen Wissenschaftler untersuchten zudem eine Gruppe von 381 gesunden Menschen, die nicht an Diabetes erkrankt waren, und fanden heraus, dass der langfristige Konsum von kalorienfreien künstlichen Süßstoffen mit Veränderungen der Darmflora einherging.[90] Auch wiesen diese Menschen einen größeren Taille-Hüft-Quotienten (Hinweis auf Adipositas), höhere Nüchternwerte beim

Blutzucker und erhöhte Werte von Hämoglobin A1c auf, ein Blutmarker, der auf langfristige hohe Blutzuckerwerte verweist. Wichtig zu wissen ist darüber hinaus, dass die Wissenschaftler individuell große Unterschiede bei den Reaktionen auf künstliche Süßstoffe festgestellt haben, die auf Unterschiede in der Darmflora verweisen könnten.

In einer anderen Laborstudie bewiesen Wissenschaftler der Case Western University (Cleveland, Ohio), der Ohio State University (Columbus, Ohio), der National Institutes for Health (Bethesda, Maryland) und der schottischen University of Aberdeen, dass künstliche Süßstoffe ein Ungleichgewicht in der Darmflora (Dysbiose) herbeiführen können. Man fütterte Mäuse mit einer Disposition, an Morbus Crohn zu erkranken, sechs Wochen lang mit dem künstlichen Süßstoff *Sucralose maltodextrin.* Als man die Darmbakterien danach untersuchte, fand man überdurchschnittlich viele *E. coli*-Bakterien.[91]

Anhand dieser Studien werden die Auswirkungen industriell verarbeiteter Lebensmittel auf unser Mikrobiom deutlich. Im Fall der künstlichen Süßstoffe können die potenziellen Folgen Einfluss darauf haben, wie die Darmbakterien den Blutzuckerstoffwechsel und die Gewichtszunahme steuern. Das ist vor allem deshalb wichtig, weil genau dies ja die Probleme sind, die mit den Süßstoffen eigentlich vermieden werden sollen.

Auf den Punkt gebracht

Alles, was wir in den Mund stecken und was in unseren Schlund kommt – Obst, Gemüse, Kohlenhydrate, Fleisch, Fast Food, Limo, Süßstoff –, speist unsere Zellen und wird schließlich Nahrung für unsere Darmflora. Unsere Bakterien sind in der Lage, Nahrungsbestandteile, die unser Körper nicht verdauen kann, umzuwandeln. So können nützliche sekundäre Pflanzenstoffe entstehen, die unsere Gesundheit schützen. Wenn wir also das nächste Mal einkaufen gehen, eine Speisekarte studieren, eine Mahlzeit planen, einen Snack mitnehmen oder uns ein Getränk eingießen wollen, sollten wir uns kurz fragen: *Was wäre jetzt gut für meine Bakterien?* Wenn wir unsere Bakterien gut behandeln, revanchieren sie sich, indem sie unsere Gesundheit schützen.

Das Beste, was wir zum Wohle unserer Bakterien tun können, ist, mehr Ballaststoffe zu uns zu nehmen, dafür aber weniger tierisches Eiweiß und Fett. Vegetarische Nahrungsmittel enthalten sehr viele Ballaststoffe und sekundäre Pflanzenstoffe, welche die gesunde Darmflora nähren und anregen. Unsere Darmbakterien stellen dann Stoffwechselprodukte her, die Entzündungen lindern, die Immunität verbessern und helfen, Blutzucker- und Cholesterinspiegel zu regulieren. All dies hilft nicht nur uns, sondern auch unseren Nachkommen.

Wenn wir so essen, dass wir dabei auf unser Mikrobiom achten, dürfen wir mehr essen als Obst, Gemüse und Nüsse. Traditionelle fermentierte Nahrungsmittel und Käse, die nützliche Bakterien enthalten, führen zu größerer Artenvielfalt unter den Darmbakterien. Nützliche Darmbakterien gedeihen, wenn sie Kakao bekommen, und schädliche Bakterien verschwinden, wenn wir Schokolade essen. Wir sollten daran denken, dass bestimmte Fruchtsäfte (Granatapfel, Cranberry und Concord-Trauben) die Zahl der *Akkermansia*-Darmbakterien vergrößern, die wiederum dazu beitragen können, dass unser Immunsystem den Krebs aus unserem Körper vertreibt. Gesunde Darmbakterien freuen sich über ein Glas Rotwein genauso wie über verschiedene Sorten Tee, von schwarzem über Oolong bis zu grünem Tee.

Wenn wir Antibiotika einnehmen mussten, haben diese mit Sicherheit unsere Darmflora aus dem Gleichgewicht gebracht. Mithilfe der Ernährung können wir das Ökosystem in unserem Darm neu aufbauen.

In industriell verarbeiteten Lebensmitteln stecken häufig künstliche Chemikalien, die negative Folgen für unsere Bakterien und damit auch für unsere Gesundheit haben, möglicherweise sogar noch für kommende Generationen. Wir sollten daher immer daran denken, dass es nicht nur um unsere eigene Gesundheit geht. Wir müssen auch an unser Mikrobiom denken.

Wichtigste Nahrungsmittel für das Mikrobiom

Präbiotisch

Aprikosen
Bambussprossen
Blumenkohl
Brokkoli
Concord-Traubensaft
Cranberrysaft
Dunkle Schokolade
Erbsen
Granatapfelsaft
Grünkohl
Grüner Tee
Igel-Stachelbart-Pilz
Kichererbsen
Kirschen
Kiwi
Linsen
Mango
Olivenöl (nativ extra)
Oolong-Tee
Pak Choi
Pfirsich
Pumpernickel
Rotwein
Rucola
Rüben
Schwarze Bohnen
Schwarzer Tee
Shiitake-Pilz
Spargel
Steckrübe
Tomate
Vollkorn
Walnuss
Weiße Bohnen
Weißer Champignon
Weißkohl

Probiotisch

Camembert
Gouda
Joghurt
Kimchi
Pao Cai
Parmesan
Sauerkraut
Sauerteigbrot

KAPITEL 9

WIE WIR ÜBER UNSER GENETISCHES SCHICKSAL SELBST BESTIMMEN

Unser genetischer Code wird von vielen Seiten angegriffen: durch Umweltverschmutzung, industrielle Giftstoffe, ultraviolette Strahlung und emotionalen Stress. Und wenn die DNA beschädigt ist, arbeiten die Gene nicht mehr richtig. Die Folgen zeigen sich dann möglicherweise in einem beschleunigten Alterungsprozess und faltiger Haut. Manchmal sind die Konsequenzen aber auch heimtückisch und für das bloße Auge unsichtbar, beispielsweise, wenn sie Krebs verursachen oder Hirn, Herz, Lunge oder andere Organe angreifen. Es gibt jedoch Lebensmittel, die unsere DNA gegen Umwelteinflüsse wie auch gegen natürlich vorkommende Mutationen schützen.

Wenn wir etwas über Ernährung und Gesundheit lesen, taucht ein Begriff besonders häufig auf: Antioxidantien. Sie werden als natürliche Substanzen gepriesen, die in Superfoods enthalten sind, freie Radikale neutralisieren und eine ganze Reihe von Vorzügen aufweisen, von der Krebsbekämpfung bis zum Anti-Aging. Sie haben ihren guten Ruf zu Recht. Freie Radikale sind sehr reaktionsfreudige Substanzen aus Sauerstoff und Stickstoff, die bei natürlichen chemischen Reaktionen im Körper entstehen. Unser Körper versucht von sich aus, mithilfe von Antioxidantien, die in unseren Zellen produziert werden, die Zahl der freien Radikale zu verringern. Wenn diese nämlich die natürlichen Antioxidantien überfordern, kann das zum sogenannten oxidativen Stress in unseren Zellen führen. Wenn freie Radikale ungezügelt drauflosstürmen, sind sie wie chemische Schrotkugeln, die unsere DNA verletzen können.

Es gibt viele Nahrungsmittel, die sekundäre Pflanzenstoffe mit antioxidativen Eigenschaften enthalten. Oftmals werden diese Nahrungsmittel und ihre Antioxidantien dafür gepriesen, dass sie freie Radikale neutralisieren, Zellstress mindern und die DNA schützen können. Und natürlich sieht man überall Werbung für Nahrungsergänzungsmittel und Functional Food mit antioxidativer Wirkung. Antioxidantien sind beinahe ein eigener Industriezweig geworden, man geht davon aus, dass bis zum Jahr 2024 in diesem Lebensmittelsektor fast 280 Milliarden Dollar Umsatz gemacht werden.[1]

Schauen wir uns aber zunächst einmal die wissenschaftlichen und klinischen Beweise dafür an, dass bestimmte Nahrungsmittel unsere DNA schützen können, und auch, wie sie genau funktionieren.

Als Erstes ist da das bekannteste Vitamin mit antioxidativen Eigenschaften, das Vitamin C. Es ist nicht nur das beliebteste Nahrungsergänzungsmittel, sondern es kommt auch in vielen pflanzlichen Nahrungsmitteln natürlich vor. Zahlreiche Laborstudien haben die antioxidative Wirkung von Vitamin C bereits bewiesen, doch wie immer sind natürlich klinische Studien noch viel besser.[2]

Wissenschaftler des *Hong Kong Institute of Vocational Education* (Sha Tin) führten eine kleine, aber aufschlussreiche Studie durch, welche die DNA-schützende Wirkung von Orangensaft untersuchte,[3] denn Orangen sind ja für ihren hohen Vitamin-C-Gehalt bekannt. Die Wissenschaftler entnahmen sechs Probanden eine Blutprobe, gaben dann jedem ca. 430 ml pasteurisierten Orangensaft zu trinken und entnahmen zwei Stunden danach eine weitere Blutprobe. Dieses Experiment wurde an einem anderen Termin mit denselben Probanden wiederholt, allerdings gab man ihnen statt Orangensaft ein Placebo-Getränk aus Wasser, Zucker und einer Vitamin-C-Tablette. Im Anschluss an beide Experimente führten die Wissenschaftler einen speziellen Test durch (die Einzelzell-Gelelektrophorese oder auch Comet-Assay), mit dem überprüft wurde, inwieweit das Blut in der Lage war, die DNA zu schützen – und zwar bevor und nachdem die Probanden das jeweilige Getränk zu sich genommen hatten. In diesem Test werden die weißen Blutkörperchen (Leukozyten) Wasserstoffperoxid ausgesetzt, derselben Chemikalie, mit der man auch Haare bleicht. Das Wasserstoffperoxid führt zu massivem Schaden durch freie Radikale und greift die DNA in den weißen Blutkörperchen an. Wenn das Trinken von Orangensaft eine schützende Wirkung haben sollte, müsste nach dem Kontakt der Zellen mit Wasserstoffperoxid der Schaden geringer ausfallen.

Die Studie ergab tatsächlich, dass durch den Orangensaft das Blut besser in der Lage war, die DNA zu schützen. Der Schaden an der DNA wurde, im Vergleich mit dem vitaminversetzten Zuckerwasser, durch den Orangensaft um 19 Prozent reduziert. Diese DNA-schützende Wirkung konnte bereits zwei Stunden nach dem Verzehr beobachtet werden. Da die verbesserte Schutzwirkung für die DNA durch Orangensaft über das reine Vitamin C hinaus stattfand, kann man davon ausgehen, dass der Nutzen nicht nur dem Vitamin C geschuldet ist. Orangen enthalten zahlreiche sekundäre Pflanzenstoffe, unter anderem Naringenin und Hesperidin – ebenfalls Antioxidantien. Das bestätigt die vorherrschende Meinung, dass der antioxidative Nutzen durch den Verzehr vollwertiger Lebensmittel größer ist als der, den ein Ersatzprodukt bieten kann. Gerade bei Orangen ist es noch viel sinnvoller, die ganze Frucht zu essen, als nur den Saft zu trinken, denn Orangen enthalten Ballaststoffe, die, wie bereits in Kapitel 8 gesehen, unserer Darmflora zuträglich sind. Frisch gepresster Orangensaft ist natürlich gut, mit industriell hergestellten Fruchtsäften aber sollte man vorsichtig sein, oftmals sind es nur Süßgetränke, die lediglich einen minimalen Fruchtanteil enthalten.

Antioxidantienreiche Nahrungsmittel zu essen schützt unseren genetischen Code aber nur zum Teil. Das Problem ist, dass das Neutralisieren von freien Radikalen durch Antioxidantien ungefähr so ist wie das Schießen mit Kanonen auf Spatzen. Wenn man mit wenigen Kanonen arbeitet, kann man sie vertreiben. Aber wenn man gleich eine ganze Batterie aufstellt, ist am Ende irgendwo der Boden durchsiebt. Der Kollateralschaden ist also größer als der Nutzen. Gleiches gilt für die Gesundheit: Wenn nur ein paar freie Radikale im Körper sind, können die Antioxidantien sie leicht erledigen. Wenn aber der Körper sehr stark belastet ist, wie bei Rauchern, bei Menschen, die vermehrt Umweltgiften ausgesetzt sind, oder solchen mit chronischen Entzündungen, können Antioxidantien aus Nahrungsmitteln zwar hilfreich sein, jedoch nur teilweise schützen.

Die gute Nachricht ist, dass die Antioxidantien nicht die einzige Möglichkeit zum Schutz unserer Gene vor Schäden darstellen. Es gibt Nahrungsmittel, die Verteidigungssysteme in Gang setzen können, die in unserer DNA fest verankert sind. Manche Nahrungsmittel können die Reparatur defekter DNA beschleunigen, wenn der Schaden bereits entstanden ist. Das, was wir essen, kann bestimmte Gene an- und abschalten und auf diese Weise sogenannte epigenetische Veränderungen herbeiführen. Aber nicht nur durch die Ernährung können wir eine gute (oder auch schlechte) epigenetische Wirkung erzielen, auch mit ausreichend Bewegung, Schlaf und veränderten Umwelteinflüssen können wir Einfluss nehmen. Nahrungsmittel mit positiver epigenetischer Wirkung können nützliche Gene freisetzen oder schädliche abschalten und Krankheiten bekämpfen. Auch mittels des Telomere-Schutzes wird unsere DNA durch die Ernährung beeinflusst, denn die Telomere sind ja quasi Schutzkappen an den Enden der DNA-Stränge. Wenn die Telomere geschützt werden, verlangsamt das die zerstörende Wirkung des Alterungsprozesses. Diese Schutzvorrichtung unserer DNA können wir dadurch aktivieren, dass wir beliebte und wohlschmeckende Nahrungsmittel in unseren täglichen Speiseplan aufnehmen.

Bevor wir uns aber die zahlreichen Lebensmittel und Getränke genauer ansehen, mit denen wir unsere DNA schützen können, sollten wir einen Blick auf die Krankheiten werfen, die mit DNA-Schäden zusammenhängen.

Durch DNA-Schäden bedingte Krankheiten

DNA-Schäden sind bei vielen schweren Krankheiten zu beobachten, unter anderem bei allen Krebsarten. Bei Hautkrebs treten sie am häufigsten auf, weil er durch Sonnenstrahlen (ultraviolette Strahlung) auf jedem Stückchen Haut, das der Sonne ausgesetzt ist, ausgelöst werden kann, beispielsweise durch Sonnenbrand am Strand. Man spricht hier von Feldkanzerisierung. Andere Krebsarten stehen im Zusammenhang mit berufsbedingten, umweltschädlichen und ernährungsbedingten Belastungen, bei denen die DNA bestimmter Organe wiederholt Schäden erleidet. Bei Lungenkrebs, Blasenkrebs, Speiseröhrenkrebs, Magenkrebs und Darmkrebs beispielsweise kann die DNA durch alles, was mit der Atemluft in den Körper gelangt, und die Ernährung verändert werden. Präkanzeröse Läsionen wie Darmpolypen, CIS (*Carcinoma in situ*) der Brust, zervikale intraepitheliale Neoplasie (Vorstufe von Gebärmutterhalskrebs) und Aktinische Keratose (Vorstufe zum Hautkrebs) stecken voller Zellen mit beschädigter DNA, die dringend repariert werden müsste.

Infektionen durch krankheitserregende Bakterien und Viren sind in der Lage, DNA-Mutationen hervorzurufen, aus denen Tumore entstehen können, wie beim Gebärmutterhalskrebs, Leberkrebs (Hepatozelluläres Karzinom) und bei Krebs im Mund und den oberen Atemwegen. Manche Menschen tragen ererbte Mutationen in sich, bei denen der Körper die Reparaturmechanismen der DNA geschwächt hat. Diese Menschen erkranken mit großer Wahrscheinlichkeit an Krebs. Einige der Erkrankungen, die mit diesem Risiko behaftet sind, haben komplizierte Namen wie Li-Fraumeni-Syndrom (der Autor dieses Buches hat nichts damit zu tun), *Ataxia telangiectasia* (Louis-Bar-Syndrom) und Hereditäres non-polypöses kolorektales Karzinom (Lynch-Syndrom). Sollten Sie an einer dieser Krankheiten leiden, dann schützt Ihre DNA Sie leider nicht so, wie sie es tun sollte – und braucht daher jede Unterstützung, die sie bekommen kann. Bei diesen Krankheiten sind DNA-schützende Nahrungsmittel unverzichtbar.

DNA-Schäden können auch als Nebenwirkung herkömmlicher Krebstherapien, wie Chemotherapie und Strahlentherapie, entstehen. Diese wenig zielgerichteten Behandlungen töten zwar Krebszellen, verursachen allerdings gleichzeitig bei der DNA gesunder Zellen Kollateralschäden. So können bei Patienten, die erfolgreich behandelt wurden und eine erste Krebserkrankung überlebt haben, Zweitmalignome entstehen. Alle gängigen bildgebenden Verfahren in der Medizin, von Röntgen über Computertomografien (CT) bis zu Magnetresonanzverfahren (MRT) und Positronen-Emissions-Tomografie (PET) liefern Strahlungen, die normale DNA traumatisiert.

Auch Autoimmunkrankheiten führen zu DNA-Schäden, und zwar nicht nur in den vom übereifrigen Immunsystem betroffenen Organen, sondern auch in den weißen Blutkörperchen im gesamten Blutkreislauf. Man hat dies unter anderem bei Patienten mit Lupus erythematodes, Rheumatoider Arthritis, Zöliakie und entzündlichen Darmerkrankungen wie Morbus Crohn und Colitis ulcerosa beobachtet.[4]

Es gibt jedoch nicht nur schädliche, sondern auch hilfreiche epigenetische Veränderungen, die im Laufe des Lebens eines Menschen stattfinden. Veränderungen in der Art und Weise, wie die DNA in Erscheinung tritt, kann von Generation zu Generation weitergegeben werden. Man hat herausgefunden, dass diese Veränderungen bei einer bemerkenswert großen Zahl von Krankheiten eine Rolle spielen, beispielsweise bei Schizophrenie, Autismus-Spektrum-Störungen, Alzheimer, Parkinson, schweren Depressionen, Arteriosklerose und Autoimmunkrankheiten.[5] Die Liste der Gesundheitsgefahren, bei denen ein DNA-Schutz hilfreich wäre, ist zweifelsohne recht lang. Eine achtsame Ernährung mit DNA-schützenden Nahrungsmitteln kann unsere Verteidigungssysteme auf jeden Fall ankurbeln.

Nahrungsmittel, welche die DNA-Reparatur fördern

In den meisten Ernährungsratgebern wird die Bedeutung von Mikronährstoffen als Bausteine normaler DNA hervorgehoben, zu denen die Vitamine A, B, C, D und E gehören, die in Spinat, Karotten, roten Paprika, Linsen, weißen Bohnen und Pilzen stecken, aber auch in Eiern, Lebertran, Sardinen und Makrelen. Mineralien wie Magnesium, das in Mandeln, Haferflocken, Bananen und Tofu, aber auch in Austern, Krebsen und Hummer zu finden ist, werden gebraucht, um die Reparaturmechanismen der DNA aufrechtzuerhalten. Es wird dabei immer deutlicher, dass der Nutzen vollwertiger Nahrungsmittel wesentlich größer ist als der einzelner Komponenten, egal ob es sich um ein Vitamin, einen Mineralstoff oder einen sekundären Pflanzenstoff handelt. Dies ist auch der Grund, weshalb ich besonders auf Fakten achte, die aus klinischen Studien und Laborstudien mit vollwertigen Lebensmitteln und Getränken stammen oder aus epidemiologischen Studien mit realen Bevölkerungsgruppen.

Beerensäfte

Orangensaft mag zum Frühstück das Getränk der Wahl sein, doch es gibt noch die eine oder andere Alternative mit DNA-schützenden Qualitäten. Säfte mit gemischten Beeren findet man inzwischen überall, vom Supermarkt über Saftstände bis hin zur Smoothie-Bar. Rote und dunkle Beeren enthalten besonders viele sekundäre Pflanzenstoffe, unter anderem Anthocyanin und weitere Polyphenole, die alle eine antioxidative Wirkung haben.

Eine Forschungsstudie der TU Kaiserslautern untersuchte 18 gesunde Männer[6] und gab ihnen einen Beerensaft aus roten Trauben, Brombeeren, Sauerkirschen, schwarzen Johannisbeeren und Aronia zu trinken. Die Probanden tranken drei Wochen lang täglich 750 ml Saft, gleichmäßig über den Tag verteilt. Danach durften sie drei weitere Wochen lang keinerlei Beeren konsumieren. Die Wissenschaftler entnahmen ihnen am Anfang und während der Studie Blutproben und führten einen Comet-Assay durch, aus dem hervorging, dass der DNA-Schutz durch den Beerensaft im Vergleich zu dem Wert am Beginn der Studie um 66 Prozent in die Höhe geschnellt war. Dieser Wert war nur eine Woche, nachdem die Probanden mit dem Safttrinken begonnen hatten, gemessen worden. Nachdem die Teilnehmer den Saftverzehr gestoppt hatten, sanken auch die Werte langsam wieder auf das ursprüngliche Niveau. Um nun zu erfahren, ob die Wirkung tatsächlich auf die sekundären Pflanzenstoffe in den Beeren zurückging, entfernten die Wissenschaftler die Polyphenole aus dem Saft und wiederholten die Studie. Diesmal zeigte sich keine DNA-schützende Wirkung, nachdem die Probanden den Saft getrunken hatten, woraus abgeleitet werden kann, dass tatsächlich die sekundären Pflanzenstoffe für die Wirkung verantwortlich waren.

Kiwifrucht

Die leuchtend grünen Kiwischeiben lassen unseren Frühstücksteller lecker leuchten, und der erdbeerige Geruch macht uns den Mund wässerig. Wie in Kapitel 8 bereits beschrieben, sind Kiwis gut für unsere Darmflora, sie enthalten aber auch große Mengen Vitamin C, Chlorogensäure und Chinasäure, die alle antioxidative Wirkung besitzen.[7] Am schottischen Rowett Research Institute haben Wissenschaftler daher untersucht, inwieweit Kiwis in der Lage sind, DNA-Schäden zu reduzieren.[8] 14 gesunde Testpersonen bekamen entweder eine oder zwei oder drei Kiwis am Tag zu essen. In drei festgelegten Zeiträumen aßen sie jeweils unterschiedliche Mengen der Frucht, und die Wissenschaftler entnahmen ihnen zu Beginn und am Ende jedes Zeitraums eine Blutprobe. Der folgende Comet-Assay ergab, dass der Verzehr von Kiwis, unabhängig davon, wie viele verzehrt werden, mögliche DNA-Schäden um etwa 60 Prozent reduzieren kann. Als die Wissenschaftler sich die DNA noch genauer ansahen, stellten sie fest, dass der Verzehr von drei Kiwis am Tag die DNA-Reparatur um 66 Prozent steigerte. Kiwis neutralisieren also nicht nur freie Radikale, sondern sie steigern auch die Reparaturgeschwindigkeit jedweder DNA, die zuvor Schaden erlitten hatte.

Karotten

Nicht nur des Geschmacks wegen sollten wir Karottensaft trinken oder Karottensuppe löffeln. Wie der Name schon sagt, enthalten Karotten viele Carotinoide, rote und gelbe Farbpigmente, die überall in der Welt pflanzlicher Lebensmittel zu finden sind. Carotinoide sind, was ihre antioxidative Qualität betrifft, kleine Kraftwerke.

Forscher vom Quadram Institute Bioscience in England wollten untersuchen, inwieweit Karottenverzehr die DNA schützt.[9] 64 männliche Freiwillige bekamen dafür drei Wochen lang täglich etwa fünf normal große Karotten zu ihrem normalen Essen gereicht. Es handelte sich dabei um Tiefkühlprodukte, die zehn Minuten lang in Wasser gekocht und anschließend in einer Küchenmaschine zerkleinert wurden. Die Forscher entnahmen den Probanden zu Beginn der Studie Blutproben, dann nach drei Wochen noch einmal und ein weiteres Mal sechs Wochen später. Nach drei Wochen Karottenessen zeigte sich im Blut der Probanden eine Steigerung der DNA-Reparaturaktivität, jedoch keine Verringerung der Anzahl von DNA-Schäden. Das bedeutet, dass Karotten DNA-Schäden nicht verhindern, jedoch bereits bestehende Schäden reparieren können. Interessanterweise verringern Nahrungsergänzungsmittel mit Carotinoiden DNA-Schäden, was ihren bekannten antioxidativen Eigenschaften geschuldet ist. An diesem Beispiel kann man sehr gut ablesen, inwiefern vollwertige Nahrungsmittel unsere Gesundheit ganz anders beeinflussen als Ersatzstoffe.

Brokkoli

Es stimmt wirklich, Brokkoli tut uns gut – und einer seiner Vorzüge ist der DNA-Schutz.[10] Wissenschaftler der Universität Mailand und der Universität Kopenhagen warben 27 junge männliche Studenten, die täglich mehr als zehn Zigaretten rauchten, als Teilnehmer einer Studie an.[11] Zigarettenrauch enthält eine ganze Reihe von Chemikalien, sogenannte reaktive Sauerstoffspezies, von denen man weiß, dass sie DNA-Schäden verursachen. Raucher sind daher die perfekte Versuchsgruppe, um herauszufinden, ob Brokkoli tatsächlich Schutz bieten kann. Die Wissenschaftler gaben zehn Tage lang täglich jedem Teilnehmer ca. 230 g Brokkoli (Sorte Marathon), der zuvor 15 Minuten lang gedämpft worden war. Zu Beginn und am Ende der Studie wurden Blutproben genommen und mithilfe eines Comet-Assays ermittelt, wie groß die Fähigkeit war, DNA-Schäden zu verringern. Der Brokkoli führte dazu, dass um 23 Prozent weniger DNA-Schäden im Blut der Zigarettenraucher zu sehen waren. Nach der Phase des Brokkoli-Verzehrs wurden noch einmal Blutproben genommen. Wenig überraschend war, dass im Blut der Raucher wieder die gleichen Werte erhöhter DNA-Schäden zu verzeichnen waren wie vor der Brokkoli-Studie.

Lycopinhaltige Lebensmittel: Tomate, Wassermelone, Guave, Pink Grapefruit

Wenn Sie das nächste Mal zum Strand gehen, sollten Sie vorher vielleicht ein kleines Glas Tomaten-, Wassermelonen-, Pink-Grapefruit- oder Guavensaft trinken. Das schützt Sie nämlich vor Schäden, die durch die Sonne entstehen. Die rot-orange Farbe dieser Früchte stammt aus dem Lycopin, das (zusätzlich zu anderen Nutzen, über die ich in vorherigen Kapiteln berichtet habe) die DNA vor ionisierenden Strahlenschäden schützt.[12] Wissenschaftler vom National Institute of Public Health – National Institute of Hygiene (NIPH-NIH) in Polen wollten die Wirkung des Lycopins erforschen. Sie warben gesunde 30-jährige Nichtraucherinnen aus Warschau als Teilnehmerinnen für die Studie an und entnahmen ihnen weiße Blutkörperchen. Die weißen Blutkörperchen wurden dann Röntgenstrahlen ausgesetzt, um die schädigende Wirkung der Strahlung in einem Comet-Assay zu analysieren. Die Strahlung verletzte die DNA und tötete die meisten Blutkörperchen. Wenn aber die Blutkörperchen eine Stunde oder unmittelbar vor der Bestrahlung Lycopin ausgesetzt worden waren, war der DNA-Schaden erheblich geringer, und es überlebten mehr Blutkörperchen. So wurde die Schutzwirkung bewiesen, vor allem bei geringen Mengen Lycopin. Als man aber das Lycopin *nach* der Bestrahlung zufügte, konnte keine schützende Wirkung mehr beobachtet werden, und der DNA-Schaden stieg erheblich an.

Aus dieser Erkenntnis geht hervor, dass Lycopin nicht imstande ist, die DNA nach einem Strahlenschaden zu reparieren, dass es andererseits jedoch eine schützende Wirkung vor der Strahlenbelastung ausüben kann. Insofern sollten Sie sich überlegen, eventuell auch vor dem Zahnarztbesuch, falls eine Röntgenaufnahme geplant ist, einen Tomaten- oder Wassermelonendrink zu sich zu nehmen. Oder bevor Sie ins Flugzeug steigen, wo eine gewisse Strahlenbelastung während des Fluges unausweichlich ist.

Lycopin schützt auch vor DNA-Schäden durch Infektionen. Das Bakterium *Helicobacter pylori* beispielsweise infiziert den Magen und richtet dort schlimme Zellschäden an. Gastritis, Magengeschwüre und sogar Magenkrebs können die Folge sein. Weltweit sind mehr als vier Milliarden Menschen mit *Helicobacter pylori* infiziert, es handelt sich hier um ein globales Gesundheitsproblem.[13] Das Bakterium verursacht Schäden, indem es reaktive Sauerstoffspezies herstellt, die dann im Magen oxidativen Stress verursachen und die DNA schädigen.

Eine Studie von Wissenschaftlern der Yonsei University in Korea und der Tokyo Medical and Technical University in Japan ergab, dass Schäden durch *Helicobacter pylori* schnell zutage treten. Bereits 15 Minuten, nachdem die Magenzellen infiziert wurden, entstanden freie Radikale. Nach dem Einwirken von Lycopin dauerte diese Produktion noch etwa eine Stunde lang an, wobei immer größerer DNA-Schaden in den Magenzellen entstand.[14] Wenn die Zellen aber etwa eine Stunde vor der Infektion mit *Helicobacter pylori* mit Lycopin vorbehandelt wurden, war die Zahl der gefährlichen reaktiven Sauerstoffspezies um mehr als 60 Prozent geringer. Das Lycopin senkte den DNA-Schaden um fast 40 Prozent, und die Zellen konnten gerettet werden. Diese positive Wirkung des Lycopins auf Magenzellen bestätigt seine Wirkung auf die weißen Blutkörperchen der Frauen in Warschau.

Meeresfrüchte

Mehrfach ungesättigte Fettsäuren (Omega-3-Fettsäuren) aus Meeresfrüchten haben nicht nur antiangiogenetische Vorteile, sie können darüber hinaus auch unsere DNA schützen. Die Omega-3-Fettsäuren sind in zahlreichen Meerestieren enthalten, und es mag überraschen, dass der Lachs zwar dazugehört, aber nicht ganz oben auf der Liste steht. Wenn Sie das nächste Mal beim Fischhändler stehen oder im Restaurant sitzen, sollten Sie nach den Omega-3-Fettsäure-Quellen suchen, die ich bereits in Kapitel 6 vorgestellt habe, weil sie die DNA reparieren: Seehecht (ein weißfleischiger Fisch aus der Kabeljau-Familie), Seegurke (eine asiatische Delikatesse, verwandt mit dem Seestern), Japanische Teppichmuscheln und Herzmuscheln, Thunfisch (Vorsicht wegen möglicher hoher Quecksilberbelastung), Gelbschwanzmakrele und Bottarga (dem getrockneten Rogen von Meeräschen, die im Mittelmeerraum als Delikatesse gelten).

Gesunde Omega-3-Fettsäuren besitzen eine antioxidative Wirkung, die der Zerstörung der DNA durch freie Radikale entgegenwirkt.[15] Sie können allerdings auch die DNA-Reparatur in den Zellen verbessern, die sich möglicherweise krebsartig verändern, wenn sie nicht regelmäßig überprüft werden.[16] Forscher der Harvard Medical School und des National Cancer Institute haben 1125 Fälle von Patienten mit Dickdarmkrebs untersucht,[17] wobei diese Patienten an zwei großen Studien teilgenommen hatten, der *Nurses' Health Study* und der *Health Professionals Follow-up Study*. Die Forscher untersuchten die Krebsproben auf Anzeichen für eine Instabilität in der DNA. Wenn nämlich eine Krebs-DNA stabil ist, verhalten sich deren Zellen weniger erratisch und sind berechenbarer in ihrem Verhalten. Wenn die Krebs-DNA jedoch instabil ist, agieren sie ungezügelt und können noch gefährlicher werden. Bei Krebs mit stabiler DNA spricht man von Mikrosatellitenstabilität, bei instabiler DNA von Mikrosatelliteninstabilität. Wie in Kapitel 4 bereits erwähnt, sind unsere Zellen darauf ausgerichtet, die DNA durch das Austauschen beschädigter Teile reparieren zu können.

Die Forscher beobachteten, dass (im Vergleich zu Patienten, die geringere Mengen Omega-3-Fettsäuren zu sich genommen hatten) ein hoher Omega-3-Fettsäuren-Konsum aus Meeresfrüchten mit einem um 46 Prozent verringerten Risiko einherging, einen aggressiveren Dickdarmkrebs mit Mikrosatelliteninstabilität zu entwickeln. Ein hoher Tageskonsum war gleichbedeutend mit der Menge guten Fetts, das man mit knapp 50 g Fisch zu sich nimmt, also etwa in der Größe eines Kartenspiels. Diese Fakten beweisen, dass Lebensmittel, die große Mengen an Omega-3-Fettsäuren enthalten, nicht nur durch ihre antioxidative Wirkung die DNA-Schäden reduzieren, sondern auch dazu beitragen, dass der Körper die DNA reparieren kann.

Pazifische Austern

Wenn Sie Austern lieben, wird Ihnen folgende Erkenntnis gefallen: Austern schützen Ihre DNA. Es gibt mehr als hundert verschiedene Arten zweischaliger Meeresmuscheln, die Pazifische Auster ist eine davon, eine recht kleine, süßlich schmeckende Auster, die weltweit gezüchtet wird. Sie produziert zwar keine Perlen, hat dafür aber antioxidative Vorzüge. Austernfleisch enthält große Mengen Taurin, einer Aminosäure, welche die DNA vor Schäden durch freie

Radikale schützt. Im Austernfleisch ebenfalls enthalten sind die Aminosäure Cystein sowie bioaktive Peptide, die Glutathion herstellen, ein starkes Antioxidans.[18]

Zwar gelten Austern roh gegessen als Delikatesse, doch sie werden auch frittiert, in Eintopfgerichte gegeben und zu Soße verarbeitet. Diese Soße ist besonders wirkungsstark, weil die Austern so weit eingekocht werden, bis schließlich ein Sud konzentrierter sekundärer Pflanzenstoffe entsteht. Die klassische dickflüssige, dunkle Austernsoße wurde zu Beginn des 19. Jahrhunderts in der chinesischen Provinz Guangdong erfunden. Sie wird in China und Südostasien häufig in Wok-Gerichten eingesetzt, um Korbblütlergemüsen wie Brokkoli und Pak Choi einen kräftigen Umami-Geschmack zu verleihen.

Forscher der öffentlichen Forschungseinrichtung Centre national de la recherche scientifique in Frankeich und des *Fox Chase Cancer Center* in Philadelphia haben die antioxidative Wirkung von Austernextrakten auf Menschen untersucht.[19] Sieben gesunde männliche Probanden erhielten Extrakt von Pazifischen Austern. Für die Zubereitung des Extrakts wurden frische Austern eine Stunde lang bei 80 Grad Celsius erhitzt, danach wurde der entstandene Sud zu Pulver getrocknet. Dieses Pulver nahmen die Probanden in Pillenform acht Tage lang dreimal täglich ein. Im Laufe der Studie wurden den Männern Blutproben entnommen, man fügte der DNA in der Probe Schaden zu und beobachtete diesen hinsichtlich einer möglichen Wirkung des Austernextrakts. Tatsächlich führte der Verzehr von Austernextrakt zu einer Verringerung des DNA-Schadens um satte 90 Prozent. Auch die im Blut gemessenen Werte des schützenden Antioxidans Glutathion verbesserten sich um 50 Prozent.

Wenn Sie das nächste Mal Austern essen möchten, fragen Sie nach, ob es auch Pazifische Austern sind. Außerdem können Sie Ihr Wokgemüse nun genüsslich mit Austernsoße als Geschmacksverstärker und gleichzeitigem DNA-Schutz würzen.

Nahrungsmittel mit epigenetischer Wirkung

Nahrungsmittel können unsere DNA nicht nur schützen und reparieren, sondern ihre Funktion auch durch einen Prozess beeinflussen, der als epigenetische Veränderung bekannt ist. Epigenetische Veränderungen entstehen ja, wie wir wissen, durch Einwirkungen von außen, dazu gehören Ernährung oder Umwelteinflüsse. Diese Einflüsse können eine DNA freisetzen, die andernfalls vielleicht still und funktionsunfähig geblieben wäre, oder aber eine DNA blockieren, die andernfalls aktiv wäre. Zwar sind einige epigenetische Veränderungen gesundheitsgefährdend, beispielsweise aufgrund toxischer Belastungen, tatsächlich aber haben Studien ergeben, dass bestimmte Nahrungsmittel nützliche epigenetische Veränderungen auslösen, die dann unserer Gesundheit zugutekommen.

Hier noch einmal eine kleine Zusammenfassung der verschiedenen epigenetischen Veränderungen: Methylierung findet statt, wenn die Chemikalie Methyl sich auf einen DNA-Strang setzt und die Expression eines Gens so vermindert, dass es nicht mehr normal funktionieren und Proteine produzieren kann. Demethylierung führt dazu, dass Proteine hergestellt werden, die zuvor blockiert waren. Durch Histonmodifikation wird eine DNA abgewickelt oder eingerollt, sodass sie entweder mehr oder weniger zur Verfügung steht, was (je nachdem, welche Gene im Spiel sind) in unterschiedlichem Maße gesundheitsförderlich sein kann. Wenn wir über die epigenetischen Veränderungen Bescheid wissen, können wir Nahrungsmittel auswählen, die schädliche Gene abschalten und nützliche aktivieren, sodass größere Mengen nützlicher Proteine hergestellt werden. Wenn nützliche DNA aktiviert und schädliche deaktiviert wird, ist das unserer Gesundheit überaus zuträglich.[20]

Soja

Soja hat nicht nur eine antiangiogenetische Wirkung, die den Krebs aushungert, sondern kann darüber hinaus auch Brustkrebs unterdrücken, indem es ein Tumorsuppressorgen epigenetisch aktiviert.[21] Es ist die Aufgabe jener Gene, das Tumorwachstum zu verhindern. Wenn diese Gene blockiert sind, können Brustkrebszellen leichter wachsen, und zwar selbst dann, wenn der Krebs eigentlich auch noch andere Verteidigungssysteme überwinden muss, um tödlich zu wirken. Die epigenetischen Veränderungen durch Soja sind jedoch so besonders wichtig, weil es zum Thema Soja und Brustkrebs einen gewissen Irrglauben gibt.

Wissenschaftler der University of Missouri und der Iowa State University haben untersucht, welche Wirkung es hat, Frauen sekundäre Pflanzenstoffe aus Soja (Isoflavone) zu verabreichen, um diese Tumorsuppressorgene zu aktivieren.[22] Sie warben 34 gesunde Frauen für eine randomisierte Prospektivstudie mit klinischem Doppelblindversuch an und verabreichten ihnen zehn Tage lang täglich entweder eine hohe oder eine geringe Dosis sekundärer Pflanzenstoffe aus Soja. Die niedrige Dosis war gleichbedeutend mit dem Verzehr von knapp 190 g Edamame-Bohnen am Tag, die hohe betrug 620 g. Die Blutwerte von Genistein, einem Soja-Isoflavon, waren beim Verzehr der großen Dosis höher.

Die Wissenschaftler analysierten besonders das Tumorsuppressorgen RARB2, denn Tumorsuppressorgene kontrollieren das Genom, um die Entwicklung von Krebs zu verhindern. Im Fall von Brustkrebs findet man das schützende Gen RARB2 oftmals im deaktivierten oder neutralisierten Zustand vor. Und es ist ja bekannterweise die Methylierung, welche die Funktion eines bestimmten Stücks der DNA blockiert.[23] Die Wissenschaftler stellten fest, dass das Tumorsuppressorgen selbst nach dem Verzehr einer niedrigen Dosis Isoflavone angeschaltet war. Das bedeutet, dass Sojaverzehr zu mehr Tumorsuppression führt und zu größerem Schutz vor Tumorwachstum. Bei den Probanden, die Soja-Isoflavone zu sich genommen hatten, zeigten sich auch erhöhte Werte von Cyclin D2 (CCND2), eines weiteren Tumorsuppressors.[24]

Diese Erkenntnisse haben praktischen Nutzen für Trägerinnen der BRCA-Mutation, denn wer dieses Gen besitzt, hat vermutlich ein höheres Risiko, an Brustkrebs, Eierstockkrebs oder Bauchspeicheldrüsenkrebs zu erkranken. Dank praktischer Gentests, die in den USA mittels Speichelprobe, in Deutschland via Bluttest möglich sind, wissen inzwischen immer mehr Frauen über ihren BRCA-Status Bescheid. Da es sich beim BRCA um ein Tumorsuppressorgen handelt, ist eine Mutation dieses Gens gleichbedeutend mit einem weniger guten Schutz vor Krebs. Eine Studie mit Patientinnen, die eine BRCA-Mutation aufwiesen, hat gezeigt, dass bei ihnen auch weitere Tumorsuppressorgene blockiert waren, unter anderem RARB2 und CCND2.[25] Soja trägt mithilfe epigenetischer Veränderungen dazu bei, diese krebsbekämpfenden Gene zu aktivieren, was mitunter erklärt, weshalb Soja helfen kann, der Gefahr durch eine BRCA-Mutation entgegenzuwirken.

Kreuzblütler-Gemüse

Wir haben bereits gesehen, wie wertvoll Brokkoli ist, tatsächlich aber ist die gesamte Familie der Kreuzblütengewächse imstande, epigenetische Veränderungen in unserer DNA herbeizuführen. Sowohl in Brokkoli wie auch in Pak Choi, Grünkohl und Weißkohl ist der sekundäre Pflanzenstoff Sulforaphan enthalten. Wissenschaftler des Institute of Food Research im englischen Norwich haben beispielsweise nachgewiesen, dass eine große Veränderung in der Genaktivität der Zellen beobachtet werden kann, wenn Darmkrebszellen Sulforaphan ausgesetzt werden. Sulforaphane führten dazu, dass die Aktivität von 63 Genen im Tumor um die Hälfte reduziert wurde.[26] Andere Studien konnten beweisen, dass Kreuzblütler epigenetische Aktivitätssteigerungen bei Tumorsuppressorgenen verursacht haben, die denen von Soja entsprechen und eine immanente Krebsabwehr aktivieren.[27]

Kaffee

Kaffeebohnen enthalten Polyphenole, die nützliche DNA-Funktionen auslösen. Ähnlich wie bei Soja sind es hier die Kaffee-Polyphenole, die das Tumorsuppressorgen RARB2 epigenetisch aktivieren. Wissenschaftler der University of South Carolina in Columbus haben diese Wirkung im Labor dokumentiert, wo sie menschliche Brustkrebszellen Chlorogensäure und Kaffeesäure ausgesetzt haben, zwei in Kaffee enthaltenen sekundären Pflanzenstoffen.[28] Beide Polyphenole veränderten die Krebszellen dahingehend, dass die Tumorsuppressorgene in der DNA freigesetzt wurden, was das Tumorwachstum vereitelte.

Tee

Der wichtigste sekundäre Pflanzenstoff im grünen Tee ist das Epigallocatechingallat (EGCG), das (ähnlich wie beim Kaffee) epigenetische Veränderungen auslöst, die den Einfluss der Tumorsuppressorgene verstärken, sodass sich nicht so leicht ein Tumor bilden kann. Wenn man die antiangiogenetische Wirkung und den Einfluss auf die Darmflora hinzurechnet, ist es kein Wunder, dass Tee nachweislich krebshemmend wirkt.[29] Grüner Tee veranlasst zudem epigenetische Veränderungen in Zellen, welche die Produktion des natürlichen antioxidativen Enzyms Glutathion-S-Transferase P1 (GSTP1) steigern, das wiederum die DNA zusätzlich schützt, indem es freie Radikale neutralisiert.[30]

Kurkuma

Wer jemals in einem indischen, indonesischen oder thailändischen Restaurant gegessen hat, hat mit großer Wahrscheinlichkeit Kurkuma zu sich genommen, ein Gewürz, das in Südostasien häufig verwendet wird. Man fügt es übrigens auch Senf zu, um diesem seine charakteristische goldene Farbe zu verleihen. Kurkuma ist eine tropische Pflanze, deren Wurzelstock geerntet, gekocht, im Ofen getrocknet und dann zu Pulver verarbeitet wird, wodurch ein orangefarbenes Gewürz entsteht, das schon seit Tausenden von Jahren in der Küche und der ayurvedischen Medizin Verwendung findet. Der wichtigste sekundäre Pflanzenstoff ist das Curcumin, das zahlreiche positive epigenetische Veränderungen hervorruft. Diese steigern die Aktivität jener Tumorsuppressorgene in unserem Körper, von denen bekannt ist, dass sie dem Tumorwachstum im Dickdarm und bei Leukämie entgegenwirken.[31]

Die epigenetische Wirkung des Curcumin schützt darüber hinaus die Gesundheit unserer Blutgefäße.[32] Bei Laborratten mit hohem Blutdruck stellten Wissenschaftler der China Academy of Sciences fest, dass der Verzehr von Curcumin Verletzungen der koronaren Blutgefäße, die das Herz versorgen, reduzierte. Das Curcumin führte dazu, dass die Gene das Protein TIMP (*tissue inhibitor of metalloproteinases*) produzieren, das entzündungslindernd wirkt. Da Entzündungen die Gefäßwände verletzen, was wiederum zu Gefäßverengungen durch Cholesterin-Ablagerungen führt, schützen die epigenetischen Veränderungen des Curcumins das Herz vor Entzündungen, die zu einem Herzinfarkt durch verstopfte Arterien führen können.

Auch das Gehirn profitiert vom Curcumin, wie Wissenschaftler der *Pusan National University* in Korea bewiesen. Sie setzten Zellen eines Hirntumors (Gliom) Curcumin aus, was eine epigenetische Veränderung auslöste, die dazu führte, dass die Krebszellen den programmierten Zelltod starben.[33] Dieselbe Forschergruppe setzte anschließend gesunde Nervenzellen aus dem Hirn dem Curcumin aus. Dabei konnte beobachtet werden, dass das Curcumin die Stammzellen dahingehend stimulierte, dass sie zu normalen maturierten Neuronen heranwuchsen. Das bedeutet, dass durch die epigenetische Kraft eines einzigen Gewürzes eine dreifache Wirkung erzielt werden kann: Curcumin schützt vor Krebs, reduziert Gefäßentzündungen und trägt zum Neuronenwachstum bei.

Kräuter

Viele beliebte Kräuter der Mittelmeerküche enthalten Rosmarinsäure, einen sekundären Pflanzenstoff, der erstmals im Rosmarin festgestellt wurde. Allerdings ist Rosmarinsäure auch in Basilikum, Majoran, Salbei, Thymian und Pfefferminze enthalten. Wissenschaftler der Universität Posen in Polen untersuchten dessen epigenetische Wirkung und stellten fest, dass Rosmarinsäure die Blockierung von Tumorsuppressorgenen in menschlichen Brustkrebszellen verhindert.[34]

Nahrungsmittel, die unsere Telomere schützen

Unsere Telomere spielen beim DNA-Schutz eine wichtige Rolle, indem sie die Chromosomenenden vor Schäden bewahren. Telomere verkürzen sich ganz natürlich mit dem Alter, ungefähr so wie eine Zündschnur, die langsam abbrennt. Alles, was dazu beiträgt, diesen Verkürzungsprozess zu verlangsamen, hilft unserer DNA dabei, gegen den Alterungsprozess anzukämpfen. Schauen wir uns deshalb die Lebensmittel und Getränke an, von denen man weiß, dass sie der Telomerverkürzung entgegenwirken.

Kaffee

Kaffee erfreut sich schon seit mehr als 600 Jahren großer Beliebtheit. Wenn es Ihnen genauso geht wie mir, dann ist die Tasse Kaffee Teil des morgendlichen Rituals, um in die Gänge zu kommen – vor allem wegen des Koffeins. Es hat sich allerdings herausgestellt, dass Kaffee, abgesehen vom Kick am Morgen, noch ganz andere Vorzüge hat und weitere sekundäre Pflanzenstoffe enthält. Er hält uns zum Beispiel länger am Leben.

Eine riesige europäische Prospektivstudie mit 521 330 Männern und Frauen, der *European Prospective Investigation into Cancer and Nutrition (EPIC)*, ergab, dass der Konsum von sowohl koffeinhaltigem als auch entkoffeiniertem Kaffee mit einer verringerten Sterblichkeitsrate von 12 Prozent bei Männern und 7 Prozent bei Frauen einherging, und zwar unabhängig von der Art der Erkrankung.[35] Der größte Gewinn war die Verringerung des Risikos, an einer Erkrankung des Verdauungstrakts zu sterben, was logisch ist, da der Darm die sekundären Pflanzenstoffe im Kaffee in höchster Konzentration abbekommt.

Koffein gibt uns vielleicht den gewünschten Kick, aber verglichen mit dem DNA-Schutz durch Kaffee spielt dies nur eine untergeordnete Rolle. In Laborversuchen stellte man fest, dass Koffein die Telomere eigentlich sogar verkürzt,[36] und doch hat das Kaffeetrinken den gegenteiligen Effekt. In einer Studie (*National Health and Nutrition Examination Survey*) dokumentierten Wissenschaftler den Kaffee- und Koffeinkonsum von 5826 Erwachsenen und legten dar, dass höherer Kaffeekonsum mit *längeren* Telomeren einhergeht.[37] Die Telomere waren pro Tasse Kaffee, die die Probanden täglich tranken, um 33,8 Basenpaare länger. Das bedeutet, dass bereits eine Tasse Kaffee am Tag den Alterungsprozess tatsächlich verlangsamt. Im Kaffee sind außer Koffein noch mehr sekundäre Pflanzenstoffe enthalten, und die Vielzahl dieser sekundären Pflanzenstoffe wirken wahrscheinlich so zusammen, dass sie gemeinsam eine Schutzwirkung zugunsten der Telomere erzielen. (Und wie wir uns erinnern, hat Kaffee auch beim Angiogeneseschutz einige Vorzüge.)

Eine dritte groß angelegte Studie, die *Nurses' Health Study,* bestätigte die Vorteile des Kaffeekonsums. Wissenschaftler untersuchten hierbei 4780 Frauen, die zu ihrem Kaffeekonsum ein Ernährungsprotokoll ausfüllten, dann wurden ihre Telomere mittels Blutproben vermessen.[38] Im Vergleich zu Kaffee-Abstinenzlern wiesen Frauen, die drei oder mehr Tassen Kaffee pro Tag tranken, längere Telomere auf.

In früheren Zeiten wurde Kaffee als mögliches Risiko für Herzkrankheiten betrachtet, da Koffein die Herzfrequenz steigern kann. Theoretisch war das richtig, tatsächlich aber wurde genau das

Gegenteil beobachtet, als man nämlich bevölkerungsbezogene Studien zum Kaffeekonsum durchführte. Wissenschaftler der University of York in England führten eine Metaanalyse mehrerer Humanstudien zum Verhältnis von Kaffeekonsum und Mortalitätsrate nach einem Herzinfarkt anhand der Daten von insgesamt 3271 Patienten durch. (Mithilfe einer Metaanalyse können Wissenschaftler zahlreiche Studien untersuchen, durch statistische Mittel deren Resultate miteinander vergleichen und alle Erkenntnisse zusammenfassen, sodass am Ende eine allgemeingültige Aussage aus allen verfügbaren Belegen entsteht.) Als man dies bei den Kaffeestudien machte, ergab die Analyse, dass bei mäßigen Kaffeetrinkern (ein bis zwei Tassen pro Tag) das Risiko, durch einen Herzinfarkt zu sterben, um 21 Prozent verringert war, bei starken Kaffeetrinkern (zwei oder mehr Tassen pro Tag) jedoch sogar um 31 Prozent. Die zahlreichen sekundären Pflanzenstoffe wirken vermutlich gemeinsam auf das Herz, was zu dieser angenommenen Risikominderung führt. Der auf Grundlage zahlreicher klinischer Studien bewiesene Gesamtnutzen von Kaffee für die Gesundheit ist ein weiteres gutes Beispiel dafür, warum man besser das vollwertige Nahrungsmittel auswählen (und verzehren) sollte, statt nur einzelne Bestandteile zu betrachten und allzu pauschale Schlussfolgerungen zu ziehen, wie das bei Kaffee und Koffein häufig geschieht.

Tee

Bei all den gesundheitsfördernden Wirkungen, die dem Tee zunehmend zugeschrieben werden, kommt logischerweise die Frage auf, ob Tee nicht womöglich auch den Telomeren zugutekommt. An der Chinese University of Hong Kong haben Wissenschaftler eine Probandengruppe, bestehend aus 976 Männern und 1030 Frauen, untersucht, die alle mindestens 65 Jahre alt waren.[39] Das Durchschnittsalter der Probanden lag bei 72 Jahren, was bei einer Studie zu Telomeren wichtig ist, weil diese ja bekanntlich mit dem Alter kürzer werden. Alle Teilnehmer der Studie berichteten, wie viel und wie oft sie bestimmte, in China gängige Lebensmittel aus 13 verschiedenen Kategorien zu sich nahmen, unter anderem auch Tee. Die Wissenschaftler entnahmen Blutproben und bestimmten die Telomerlänge in den weißen Blutkörperchen. Die Ergebnisse waren verblüffend: Teetrinken stand tatsächlich im Zusammenhang mit größerer Telomerlänge – jedoch nur bei älteren Männern, nicht bei den Frauen. Als man die Menge an Tee analysierte, welche die Männer zu sich nahmen, stellte man fest, dass diejenigen, die drei oder mehr Tassen Tee am Tag tranken, längere Telomere besaßen als diejenigen, die weniger als 80 ml Tee am Tag tranken. Der Unterschied in der Telomerlänge zwischen starken Teetrinkern und Männern, die sehr wenig Tee tranken, entsprach dem errechneten Unterschied von fünf Jahren zusätzlicher Lebenszeit. Keine andere Nahrungsmittelkategorie konnte in dieser älteren Bevölkerungsgruppe auf die Telomerlänge wirken. In der Studie wurde nicht explizit nach der Teesorte gefragt, die die Leute tranken, aber grüner Tee und Oolong-Tee sind in China die gängigsten Sorten.

Warum aber konnten Frauen nicht im gleichen Maße hinsichtlich einer Telomerverlängerung vom Tee profitieren? Die einzige weitere statistisch relevante Erkenntnis aus dieser Studie zeigte einen negativen Effekt auf Frauen (jedoch nicht auf Männer), der sich aus dem Zusammenhang zwischen dem Verbrauch von Bratölen und der Telomerlänge ergab. Die Wissenschaftler merkten an, dass in der chinesischen Kultur hauptsächlich die Frauen das Kochen übernehmen und so den Dämpfen erhitzter Öle ausgesetzt sind. Durch die extrem große Hitze im Wok könnten chemische Nebenprodukte entstehen, die den Telomeren schaden und somit den Nutzwert des Tees zunichtemachen.

Nüsse und Körner

Nüsse und Körner sind heutzutage beliebte Snacks, deren gesundheitlicher Nutzen gut nachweisbar ist. Sie enthalten viele Ballaststoffe (gut für die Darmflora) sowie starke sekundäre Pflanzenstoffe wie Gallussäure und Ellagsäure. Mindestens zwei groß angelegte Studien haben ergeben, dass der Verzehr von Nüssen und Körnern die Mortalitätsrate verringern kann.[40] In der *Physicians' Health Study* beispielsweise wurden 22 742 männliche Ärzte befragt, und es ergab sich ein Zusammenhang zwischen dem Verzehr von mindestens fünf Portionen Nüssen und Körnern pro Woche und einem um 26 Prozent verringerten Sterberisiko (im Vergleich zu Menschen, die selten oder gar keine Nüsse aßen). Die PREDIMED-Studie in Spanien mit 7447 gesunden Menschen, bei denen ein Risiko für Herz-Kreislauf-Erkrankungen bestand, ergab sogar einen noch größeren Nutzen. Bei denjenigen, die drei Portionen Nüsse pro Woche aßen, war im Vergleich zu Menschen, die keine Nüsse zu sich nahmen, das Mortalitätsrisiko um 39 Prozent zurückgegangen.

Vor dem Hintergrund, dass vermutlich ein Zusammenhang zwischen dem Verzehr von Nüssen und der Mortalitätsrate besteht, untersuchten Wissenschaftler der Brigham Young University in Utah, ob der Nussverzehr auch Auswirkungen auf die Telomerlänge hat. 5582 Männer und Frauen zwischen 20 und 84 Jahren, die bereits am *National Health and Nutrition Survey*-Programm (NHANES) der amerikanischen Behörde für Gesundheitsstatistiken (U. S. National Center for Health Statistics) teilnahmen, wurden befragt, wie oft und in welcher Menge sie Nüsse und Körner aßen.[41] In dieser Studie wurden unter dem Begriff »Nüsse und Körner« folgende Nahrungsmittel zusammengefasst: Mandeln, Mandelbutter und Mandelcreme, Paranüsse, Cashewnüsse und Cashewcreme, Maronen, Leinsamen, Haselnüsse, Macadamianüsse, Erdnüsse und Erdnussbutter, Pekannüsse, Pinienkerne, Pistazien, Kürbiskerne, Sesamsamen und Tahini (Sesampaste), Sonnenblumenkerne und Walnüsse. Die Wissenschaftler entnahmen den Probanden zunächst Blutproben, um die Telomerlänge zu bestimmen und dann nach Zusammenhängen mit der Ernährung zu forschen.

Die Analyse ergab, dass die Telomere länger waren, je mehr Nüsse und Körner gegessen wurden. Über das Jahr gerechnet waren die Telomere pro zehn Gramm verzehrter Nüsse und Körner um 8,5 Einheiten länger. Zehn Gramm Nüsse entsprechen etwa einem Esslöffel voll, das heißt also: neun Cashewnüsse, sieben Walnüsse oder sechs Mandeln, oder vier Teelöffel Leinsamen, Kürbiskerne oder Sonnenblumenkerne, oder zwei Teelöffel Sesamsamen. Dies sind Mengen, die man leicht jeden Tag zu sich nehmen kann, egal in welcher Form: einfach so als Snack, in einem Müsliriegel eingebacken oder als Salat-Topping.

Aber welchen Vorteil hat das nun auf den Alterungsprozess? Normalerweise schrumpfen die Telomere pro Jahr um 15,4 Basenpaare. Die NHANES-Studie hat ja ergeben, dass das Essen von Nüssen und Körnern die Telomere um 8,5 Einheiten pro zehn Gramm verzehrte Nüsse und Körner verlängert. Auf dieser Grundlage haben die Wissenschaftler ausgerechnet, dass die Zellalterung sich für jede Handvoll Nüsse oder Körner, die pro Tag gegessen werden, um etwa eineinhalb Jahre verlangsamt.

Mittelmeerdiät

Neben dem herrlichen Geschmack und den frischen Zutaten – und einmal ganz abgesehen vom Nutzen für Angiogenese, Stammzellen und Darmflora – steht die Mittelmeerdiät auch im Zusammenhang mit gesundem Altern und verbesserter Telomerlänge. Eine von Wissenschaftlern der Harvard University durchgeführte Studie befasste sich mit 4676 gesunden Frauen mittleren Alters aus der *Nurses' Health Study*, um den Zusammenhang zwischen Ernährungsgewohnheiten und Telomeren zu erforschen.[42] Die Frauen führten ein Ernährungsprotokoll, das von den Wissenschaftlern auf die Nähe zur Mittelmeerdiät hin analysiert wurde. Das in dieser Studie verwendete Punktesystem basierte auf erhöhtem Verzehr von Gemüse (mit Ausnahme von Kartoffeln), Obst, Nüssen, Vollkornprodukten, Hülsenfrüchten, Fisch, einfach ungesättigten Fettsäuren sowie moderatem Alkoholkonsum und geringem Verzehr von rotem und verarbeitetem Fleisch. Die Wissenschaftler entnahmen Blutproben und bestimmten die Telomerlänge in den weißen Blutkörperchen der Teilnehmerinnen. Bei Frauen, deren Ernährungsgewohnheiten der Mittelmeerdiät am nächsten kamen, waren die Telomere erheblich länger. Bei Frauen dagegen, die sich eher typisch westlich ernährten, mit viel Fleisch und gesättigten Fettsäuren, war genau das Gegenteil der Fall. Tatsächlich waren bei denjenigen, die sich am allerwenigsten gemäß der Mittelmeerdiät ernährten, die Telomere kürzer als im normalen Durchschnitt.

Die Mittelmeerdiät besteht aus Lebensmitteln und Getränken, von denen man weiß, dass sie viele Antioxidantien enthalten, die DNA reparieren können, entzündungshemmend wirken und die Telomerverkürzung verlangsamen.[43] Eine wichtige Erkenntnis dieser Studie bestand darin, dass kein einzelnes Lebensmittel auszumachen war, das als Wunderwaffe die Telomerlänge verbessern konnte. Es war das gesamte Ernährungskonzept, das den größten Einfluss hatte.

Gemüsereiche asiatische Ernährung

Es ist keine Frage, dass eine Ernährungsweise auf der Grundlage vegetarischer Lebensmittel für unsere Gesundheit förderlicher ist als eine Ernährung auf der Basis tierischer Proteine. Neben der Mittelmeerdiät ist die asiatische Küche eine Ernährungsweise, die ebenfalls hauptsächlich vegetarische Nahrungsmittel enthält – und als überaus gesund bekannt ist. Die erste Studie, für die umfangreiche Daten und Zahlen gesammelt und analysiert wurden, war das *China-Cornell-Oxford-Project,* das vom Ernährungs- und Gesundheitswissenschaftler T. Colin Campbell in seinem wegweisenden Buch *Die »China Study« und ihre verblüffenden Konsequenzen für die Lebensführung* wunderbar beschrieben worden ist. In dieser Studie wurde der Zusammenhang zwischen Ernährung, Herzerkrankungen, Krebs und Diabetes in Asien genau untersucht, sodass die Studie allgemein als eine der umfangreichsten Untersuchungen zum Thema Ernährung gilt, die jemals durchgeführt wurden.

In den vergangenen Jahren haben Wissenschaftler auch die Verbindung zwischen der asiatischen Küche und der Telomerlänge unter die Lupe genommen. Wissenschaftler der Sichuan University, des No. 4 West China Teaching Hospital, der Sun-Yat-sen University und des People's Hospital of Ganzi Tibetan Autonomous Prefecture in China haben 553 Erwachsene (272 Frauen und 281 Männer) im Alter zwischen 25 und 65 Jahren untersucht.[44] Die Teilnehmer machten genaue Angaben zu den Nahrungsmitteln, die sie im zurückliegenden Jahr zu sich genommen hatten. Die Auswertung der Fragebögen ergab eine Einteilung in vier verschiedene Ernährungsweisen: 1. Gemüsereiche Ernährung: vorwiegend Obst, Gemüse, Vollkornprodukte, Nüsse, Eier, Milchprodukte und Tee; 2. »Macho-Ernährung« (Begriff der Wissenschaftler): viel tierisches Protein und Alkohol; 3. Traditionelle Ernährung: Reis, rotes Fleisch und eingelegte Gemüse; 4. Energiereiche Ernährung: viel zuckerhaltige Getränke, Weißmehlprodukte und frittierte Lebensmittel. Dann nahmen die Wissenschaftler Blutproben, bestimmten die Länge der Telomere in den weißen Blutkörperchen und stellten eine Beziehung zwischen der Ernährungsweise und der Telomerlänge her.

Einzig die gemüsereiche Ernährung ging mit längeren Telomeren einher – und das interessanterweise auch nur bei Frauen. Bei Männern konnte mit dieser Studie keine Verbindung zwischen den vier unterschiedlichen Ernährungsweisen und der Telomerlänge festgestellt werden. Warum dieser Geschlechterunterschied besteht, weiß man nicht, es bestätigt jedoch die Tatsache, dass es nicht die eine Patentlösung für alle gibt. Es muss zu diesem Thema noch mehr geforscht werden, bevor man konkrete Empfehlungen für Ernährungsweisen zur Verlängerung der Telomere abgeben kann.

Allgemeine Veränderungen der Ernährung und Lebensweise

Bei der bedeutenden GEMINAL-Studie (*Gene Expression Modulation by Intervention with Nutrition and Lifestyle*) wurde ein ganzheitlicher und umfassender Ansatz bezüglich Ernährung und Lebensweise verfolgt. Die Studie wurde von Dean Ornish vom Preventive Medical Research Institute in Sausalito und der Nobelpreisträgerin Elizabeth Blackburn von der University of California in San Francisco durchgeführt. Die GEMINAL-Forscher untersuchten 24 Männer, denen ein geringes Prostatakrebsrisiko diagnostiziert worden war. Sie willigten ein, sich für drei Monate einer umfassenden Umstellung ihrer Ernährungs- und Lebensweise zu unterziehen.[45] Diese Umstellung umfasste einen dreitägigen Klausuraufenthalt, danach wöchentliche Beratung zur Lebensweise, ein wöchentliches Telefongespräch mit einer Krankenschwester, an sechs Tagen pro Woche Yoga, dazu Bewegung (sechsmal wöchentlich ein halbstündiger Spaziergang) und einmal in der Woche ein einstündiges Treffen der Selbsthilfegruppe. Die Umstellung der Ernährungsweise erfolgte in Anlehnung an die Mittelmeerdiät, zusätzlich erhielten die Teilnehmer Omega-3-Fettsäuren (Fischöl), Vitamin C und E sowie Selen als Nahrungsergänzungsmittel.

Zu Beginn der Umstellung sowie nach Ablauf der drei Monate entnahmen die Forscher den Teilnehmern Blutproben und analysierten die weißen Blutkörperchen auf die Aktivität der Telomerase, einem Enzym, das dazu beiträgt, die Telomere zu verlängern. Die Analyse ergab einen Anstieg der Telomeraseaktivität um beachtliche 30 Prozent im Anschluss an die Umstellung der Ernährungs- und Lebensweise. Gesteigerte Telomeraseaktivität verlängert die Lebensdauer einer Zelle sowie die ihrer Funktionsfähigkeit.[46] Je höher die Telomerasewerte, desto länger waren die Telomere, was der Gesundheit überaus zuträglich ist.

Fünf Jahre später konnten die GEMINAL-Forscher zehn Teilnehmer nachuntersuchen und verglichen deren Blutzellen und Telomere mit denen von 25 anderen Männern mit geringgradigem Prostatakrebs, die sich gegen die Umstellung entschieden hatten.[47] Die Forscher stellten fest, dass die Telomere der Männer, die sich für eine Veränderung ihrer Ernährungs- und Lebensgewohnheiten entschieden hatten, erheblich länger waren als bei der ursprünglichen

Messung. Bei der Gruppe, die sich gegen die Veränderung entschieden hatte, waren die Telomere dagegen verkürzt. Es hatte sich als vorteilhaft erwiesen, das Programm weiterzuverfolgen. Diejenigen in der Umstellungsgruppe, die sich stärker an die Vorgaben hielten, hatten längere Telomere als diejenigen, die es lässiger angingen.

Nahrungsmittel, die unserem DNA-Verteidigungssystem schaden

Es gibt allerdings auch Nahrungsmittel, die nicht so gut für unsere DNA sind und ihr sogar schaden können. Da sich dieses Buch ausschließlich mit der Ernährung beschäftigt, halte ich es für wichtig, Ihnen auch die Nahrungsmittel und Ernährungsgewohnheiten vorzustellen, die Ihrer DNA schaden können.

FETTREICHE NAHRUNGSMITTEL

Wenn wir das nächste Mal die Hand nach einem knusprigen Stück Frühstücksspeck ausstrecken oder ein herrlich durchzogenes Rib-Eye-Steak anschneiden möchten, sollten wir an unsere DNA denken. Fette Lebensmittel können durch epigenetische Veränderungen unsere Gesundheit angreifen. An der Universität von Uppsala in Schweden haben Forscher die epigenetischen Auswirkungen von gesättigten Fettsäuren an freiwilligen Teilnehmern einer Studie erforscht.[48] 31 gesunde, normalgewichtige Männer und Frauen im Alter zwischen 18 und 27 Jahren bekamen sieben Wochen lang kalorienreiche Muffins zu essen. Es gab zwei Sorten Muffins, eine mit extrem großen Mengen gesättigtem Fett (raffiniertes Palmöl) gebacken, die andere mit mehrfach ungesättigten Fettsäuren aus Sonnenblumenöl. Ziel der Studie war es, die Gewichtszunahmen, die durch das übermäßige Essen bei beiden Sorten Öl entstanden, zu vergleichen. Die Zahl der Muffins, die jeder Teilnehmer zu verzehren hatte, war auf eine Gewichtszunahme von 3 Prozent ausgerichtet.

Die Forscher stellten fest, dass gesättigte und mehrfach ungesättigte Fette unterschiedliche Auswirkungen hatten. Bei denjenigen

Teilnehmern, die gesättigte Fette zu sich genommen hatten, stieg sowohl der Anteil an Viszeralfett (Bauchinnenraumfett) als auch der an Leberfett. Zudem stiegen ihre Triglyceridwerte im Blut um 14 Prozent. Bei denjenigen, die Muffins mit mehrfach ungesättigten Fettsäuren aßen, verbesserte sich der Body Mass Index,[49] und die Triglyceridwerte sanken um 8 Prozent.

Die Forscher interessierten sich besonders dafür, welche epigenetischen Veränderungen als Begleiterscheinungen des Konsums der jeweiligen Fettsorten auftraten. Sie entnahmen den Teilnehmern zu Beginn und am Ende der Studie Gewebeproben aus dem Bauchfett, um die Genomveränderungen in den Fettzellen zu untersuchen. De facto sorgte das Fett dafür, dass 1442 Gene mittels Methylierung gelähmt wurden. Der Verzehr von Muffins, die mit ungesundem gesättigtem Fett gebacken worden waren, veränderte 28 von Fettzellen produzierte Proteine, während die Muffins mit mehrfach ungesättigten Fettsäuren die Genexpression nicht maßgeblich beeinflussten. Zwar weiß man noch zu wenig über die genauen Folgen individuell methylierter Gene, dennoch beweist diese Studie eindeutig, dass übermäßiger Verzehr von fettigen Lebensmitteln nicht nur zu Gewichtszunahme führt, sondern auch die Funktion unserer DNA verändert.

Laborversuche haben ergeben, dass eine fettreiche Ernährung unerwünschte epigenetische Veränderungen hervorruft, welche die Regenerationsfähigkeit der Leber herunterfahren. Da aber die Leber für die Entgiftung des Blutes extrem wichtig ist, kann dies zu einer Ansammlung von Toxinen und einer Vorstufe von entzündlichen Prozessen im Körper führen.[50]

INDUSTRIELL VERARBEITETES FLEISCH

Es ist ja allgemein bekannt, dass industriell verarbeitetes Fleisch nicht Teil einer gesunden Ernährung sein kann, allerdings belegen die Ergebnisse mehrerer groß angelegter Studien diese Tatsache noch eindrucksvoller. Sie zeigen nämlich, dass der Verzehr von industriell verarbeitetem Fleisch unsere Telomere schrumpfen lässt. Die *Multi-Ethnic Study of Atherosclerosis* (MESA) ist eine Studie, die mit 6000 Männern und Frauen unterschiedlicher Ethnien aus sechs Gemeinden in allen Teilen der USA (Baltimore, Chicago, Forsyth County in North Carolina, New York City, Los Angeles und St. Paul in Minnesota) durchgeführt wurde.[51] Innerhalb dieser Gruppe hatten die Wissenschaftler 840 Weiße, Afroamerikaner und Hispanoamerikaner untersucht, die dokumentierten, welche Nahrungsmittel sie im zurückliegenden Jahr wie oft zu sich genommen hatten. Die Lebensmittel waren in zwölf Kategorien eingeteilt: Vollkornprodukte, raffiniertes Getreide, Obst, Gemüse, nicht frittierte Meeresfrüchte, Nüsse und Körner, Milchprodukte, rotes Fleisch, industriell verarbeitetes Fleisch (einschließlich Schinken, Hotdogs, abgepackter Aufschnitt, Wurst, Innereien und Schweinshaxe), frittierte Lebensmittel (einschließlich Kartoffeln, Fisch und Geflügel), nicht kalorienreduzierte Limonaden und Kaffee. Die Forscher entnahmen Blutproben, bestimmten die Telomerlängen in den weißen Blutkörperchen und setzten die Telomerlänge in Zusammenhang mit der dokumentierten Ernährungsweise.

Die Ergebnisse waren entlarvend. Es gab nur eine einzige Lebensmittelkategorie, die im Zusammenhang mit verkürzten Telomeren stand: industriell verarbeitetes Fleisch. Pro zusätzlicher Portion industriell verarbeiteten Fleischs, das pro Tag gegessen wird, verkürzten sich die Telomere um 0,07 Einheiten. Durch normale Alterungsprozesse verkürzen sie sich um 15,4 Einheiten im Jahr. Vier- bis fünfmal pro Woche abgepackter Aufschnitt entspricht 220 Portionen industriell verarbeiteten Fleischs. Wenn man auf diese Weise isst, beschleunigt man mit seiner Ernährungsweise den Alterungsprozess um jeweils ein Jahr – und zwar pro Jahr.

Die *Strong Heart Family Study*, eine große Studie, die von der staatlichen Gesundheitsbehörde *National Heart, Lung, and Blood Institute* durchgeführt wurde, hat ebenfalls einen Zusammenhang zwischen industriell verarbeitetem Fleisch und kürzeren Telomeren festgestellt. In dieser Studie wurden an Mitgliedern von 13 Stämmen amerikanischer Ureinwohner genetische und andere Faktoren untersucht, die zu Herz-Kreislauf-Krankheiten beitragen. Die Forscher befragten 2864 amerikanische Ureinwohner nach ihrem Konsum von industriell verarbeitetem und von nicht verarbeitetem Fleisch im zurückliegenden Jahr, dann entnahmen sie ihnen Blut und bestimmten die Telomerlänge. In Übereinstimmung mit dem, was sich in der MESA-Studie andeutete, ergab auch diese Analyse, dass jede einzelne Portion industriell verarbeiteten Fleischs mit einer Verkürzung der Telomere um 0,021 Einheiten einhergeht.[52] Warum genau das industriell verarbeitete Fleisch die Telomere verkürzt, weiß man nicht, bei der Verarbeitung von Fleisch können jedoch durch einen Glykationsprozess AGEs (*Advanced Glycation End Products*) entstehen. Man weiß, dass AGEs in den Zellen oxidativen Stress verursachen und die DNA schädigen können. Es ist gut möglich, dass man in industriell verarbeitetem Fleisch noch andere Chemikalien finden wird, die negativ auf die Telomere wirken.

Eine überraschende Erkenntnis aus der *Strong Heart Family Study* war die, dass der Verzehr von *nicht* industriell verarbeitetem rotem Fleisch ein- oder zweimal pro Tag eher mit *längeren* Telomeren in Zusammenhang stand. Eine mögliche Erklärung für diese unerwartete Erkenntnis könnte sein, dass bestimmte sekundäre Pflanzenstoffe im roten Fleisch (wie etwa Vitamin B, Hämeisen und Carnosin) die Telomerverkürzung reduzieren können.[53] Dennoch hat der Konsum von rotem Fleisch seine Schattenseiten. Abgesehen von ungesunden gesättigten Fetten, die ein erhöhtes Risiko für Krebs und Herz-Kreislauf-Erkrankungen bedeuten, enthält rotes Fleisch L-Carnitin, das unsere Bakterien in Trimethylaminoxid umwandeln. Diese schädliche Chemikalie ist an der Entstehung von Adipositas, Diabetes, Krebs des Magen-Darm-Trakts und Herzerkrankungen beteiligt.[54] Eine Studie der Cleveland Clinic in Ohio konnte zeigen, dass L-Carnitin bei Mäusen zudem die Entwicklung von gefäßverengender Arteriosklerose beschleunigt.[55]

Auch bei der Zubereitungsweise von rotem Fleisch, beispielsweise beim Grillen, können krebserregende Stoffe entstehen, unter anderem heterozyklische Amine in den verkohlten Bereichen von Grillgut. Mag sein, dass die knusprigen Stellen lecker sind, aber sie können tödlich sein. Beim Fleischkonsum sollte man also die damit verbundenen Risiken überdenken und sich vor allem von Verkohltem fernhalten.

ZUCKERHALTIGE GETRÄNKE

Man glaubt oft, Limonaden und andere Softdrinks seien Produkte moderner Industrie, tatsächlich aber hat man schon im Altertum mit Kräutern und Früchten Wasser Geschmack verliehen. Das Zusetzen von Kohlensäure, um das Getränk zum Sprudeln zu bringen, hat 1767 der Chemiker Joseph Priestley erfunden, als er Wasser mit Kohlendioxid anreicherte und so das Sodawasser schuf, das zum Grundbaustein heutiger kohlensäurehaltiger Getränke wurde. Das Hinzufügen großer Mengen Zucker und Fruchtsaft zum Süßen des Sodawassers kam erst im 20. Jahrhundert auf. Künstliche Süßstoffe können, wie wir in Kapitel 8 gesehen haben, die Darmflora verändern. Wie aber wirken zuckerhaltige Getränke auf die DNA? Es gibt Forschungsergebnisse, die – wie in Kapitel 4 erwähnt – nahelegen, dass Kleinkinder, die Limonaden trinken, verkürzte Telomere haben. Es wird zu diesem Thema jedoch noch weiter geforscht.

Wissenschaftler der University of California in San Francisco, der University of California in Berkeley und der Stanford University haben die Auswirkungen von Zucker auf die DNA mithilfe von 5309 Erwachsenen untersucht, deren Gesundheitsdaten für die Studie *National Health and Nutrition Examination Survey* (NHANES) vom National Center for Health Statistics des US-Gesundheitsministeriums gespeichert waren. Zu den langfristig gesammelten Daten zu Ernährungs- und Gesundheitsparametern zählten unter anderem die Menge an konsumierten zuckerhaltigen Limonaden, nicht kohlensäurehaltigen Süßgetränken (Fruchtsäfte, Energydrinks, gesüßtes Wasser), Diät-Limonaden und reine Fruchtsäfte.[56] Zusätzlich zu den Ernährungsangaben wurden den Teilnehmern der Studie auch Blutproben abgenommen, anhand derer die Telomerlänge bestimmt wurde.

Die NHANES-Studie aus dem Jahr 2014 ergab, dass der durchschnittliche Konsum zuckerhaltiger Getränke in den USA bei mehr als 500 ml täglich lag, was etwa eineinhalb Dosen Limonade entsprach. Die Wissenschaftler berechneten alle verfügbaren Daten und fanden heraus, dass pro Dose Limo, die am Tag getrunken wird, die Telomere sich so sehr verkürzten, dass diese eine Dose den Alterungsprozess jedes Jahr um 4,6 Jahre beschleunigte. Man stellte fest, dass dieser Grad an Beschleunigung des Alterungsprozesses (4,6 Jahre) dem entsprach, der durch Zigarettenrauchen entsteht.

Das Tröstliche ist, dass diese Telomerverkürzung offenbar reversibel ist. Die positive Wirkung von mäßiger körperlicher Betätigung führte zu einem Zugewinn an Telomerlänge, der dem in der NHANES-Studie dokumentierten Verlust durch gezuckerte Limonaden und Getränke in etwa entsprach (4,4 Jahre).[57] Dieses Beispiel illustriert sehr schön, dass alles, was wir tun, eine Auswirkung hat, entweder positiv oder negativ. Wenn wir mehr gute Entscheidungen treffen, werden wir mit längeren Telomeren belohnt, während uns bei schlechten Entscheidungen das wieder abgenommen wird, was wir an anderer Stelle gewonnen haben.

Eine weitere Studie, die an der University of California in San Francisco und der University of California in Berkeley durchgeführt wurde, hat die Wirkung von Limonaden an 65 schwangeren Frauen zwischen 18 und 25 Jahren untersucht. Die Wissenschaftler befragten die Frauen zunächst nach ihrem Getränkekonsum, dann entnahmen sie ihnen zu Beginn der Studie, nach drei Monaten und neun Monate nach der Geburt ihres Kindes Blutproben zur Bestimmung der Telomerlänge. Die Ergebnisse zeigten, dass die Telomere sich verlängerten, sobald die Frauen den Konsum gezuckerter Getränke reduzierten.[58]

Auf den Punkt gebracht

Wenn wir es uns richtig gut gehen lassen, stellt dies Gefahren für unsere DNA dar. Man kann nicht allem aus dem Weg gehen, denn der Alterungsprozess fordert früher oder später unausweichlich seinen Tribut. Wir können jedoch unsere Ernährungsentscheidungen ganz bewusst einsetzen, um damit unsere DNA zu schützen, zu reparieren und wieder in die Spur zu bringen – und dadurch unserer Gesundheit zu dienen. Wir können ganz einfach jeden Tag unsere Nahrungsmittel bewusst auswählen: Speisen, die antioxidativ wirkende sekundäre Pflanzenstoffe enthalten und schädliche oxidierende Chemikalien in unserem Blut neutralisieren können. Manche Nahrungsmittel tragen auch dazu bei, die DNA zu reparieren, indem sie die Maschinerie jener Zellen in Gang setzen, die das Problem dann lösen.

Nahrungsmittel mit epigenetischer Wirkung können die DNA zu unserem Vorteil verändern, indem sie Gene freisetzen, die unsere Gesundheit schützen, wie es Tumorsuppressorgene tun, die das Wachstum von Krebszellen verhindern. Wenn wir diese Arbeit der DNA zu unserem Vorteil nutzen, kann uns das buchstäblich das Leben retten.

Und schließlich gibt es Nahrungsmittel, die unsere Telomere schützen und verlängern. Diese können dadurch wiederum unsere DNA schützen und den Alterungsprozess abmildern. Zwar schrumpfen die Telomere ganz natürlich im Laufe unseres Lebens und setzen unsere DNA gewissen Gefahren aus, doch manche Nahrungsmittel und Ernährungsgewohnheiten können diesen Prozess verlangsamen und in einigen Fällen sogar die Telomere wieder verlängern. Unsere DNA ist mehr als nur der Bauplan unseres genetischen Codes, sie ist ein Datenhighway, der beschützt, repariert und manchmal auch umgelenkt werden muss, um damit Umwelteinflüssen und den Spuren des Alterns entgegenzuwirken.

Wichtigste Nahrungsmittel mit Einfluss auf die DNA

Wirkt antioxidativ

Austernsoße
Bottarga
Brokkoli
Gelbschwanzmakrele
Gemischter Beerensaft
Guave
Herzmuscheln
Japanische Teppichmuscheln
Kiwifrucht
Orange
Orangensaft
Papaya
Pazifische Austern
Pink Grapefruit
Seegurke
Seehecht
Thunfisch
Tomate
Wassermelone

Fördert die DNA-Reparatur

Bottarga
Gelbschwanzmakrele
Herzmuscheln
Japanische Teppichmuscheln
Karotten
Kiwifrucht
Seegurke
Seehecht
Thunfisch

Mit epigenetischer Wirkung

Basilikum
Brokkoli
Grüner Tee
Grünkohl
Kaffee
Kurkuma
Majoran
Pak Choi
Pfefferminze
Rosmarin
Salbei
Soja
Thymian
Weißkohl

Verlängert Telomere

- Cashewcreme
- Cashewnüsse
- Erdnussbutter
- Erdnüsse
- Grüner Tee
- Haselnüsse
- Kaffee
- Kürbiskerne
- Leinsamen
- Macadamianüsse
- Mandelbutter
- Mandeln
- Maronen
- Paranüsse
- Pekannüsse
- Pinienkerne
- Pistazien
- Sesamsamen
- Sonnenblumenkerne
- Tahini
- Walnüsse

KAPITEL 10

WIE WIR DIE KOMMANDOZENTRALE UNSERES IMMUNSYSTEMS AKTIVIEREN

Es scheint, als ob unsere Großmütter mit ihren Patentrezepten zur Bekämpfung von Krankheiten sehr oft richtiggelegen haben. Beim Thema Immunsystem werden gerade ein paar Hausmittel im Lichte der Verteidigungssysteme neu geprüft. Die moderne Immunologie lehrt uns, welche Nahrungsmittel die Immunität beeinflussen und wie sie wirken.

Hühnersuppe zum Beispiel ist ja eines der ältesten Hausmittel der Welt. Man weiß, dass Suppe mit Hühnerfleisch und -knochen tatsächlich natürliche sekundäre Pflanzenstoffe enthält, die (in Labortests) die Entzündungsreaktion unseres Immunsystems verändern können. Eine geringere Entzündungsreaktion im Körper bedeutet, dass wir nicht so sehr unter den Erkältungs- und Grippesymptomen leiden.[1] Oder denken wir an die Faustregel »Bei Erkältung essen, bei Fieber fasten«. Tatsächlich können Fastenzeiten dem Körper helfen, sich von älteren, verbrauchten Immunzellen zu trennen. Die haben ihre besten Zeiten hinter sich und bringen den Körper dazu, aus den Stammzellen neue Immunzellen herzustellen, die dann gegen eine Krankheit ins Feld ziehen können.[2]

Neue Erkenntnisse haben ans Licht gebracht, dass bestimmte Lebensmittel dazu beitragen können, das Immunsystem richtig einzustellen und es gut in Schuss zu halten, damit es uns hilft, Krankheiten entgegenzutreten. Das, was wir essen und trinken, kann die zwei Arme unseres Immunsystems, das angeborene und das adaptive Immunsystem, an- oder abschalten. In diesem Kapitel werden wir Beweise dafür zu sehen bekommen, dass bestimmte Nahrungsmittel unsere körpereigenen Verteidigungssysteme ankurbeln können, sodass das Immunsystem uns gegen Krankheiten verteidigt.

Schauen wir uns jedoch zuerst die wichtigsten Krankheiten an, bei denen das Immunsystem dafür sorgt, dass wir uns krank fühlen. Auf dieser Grundlage können Sie dann entscheiden, wann Sie die Ernährung sinnvoll für sich einsetzen.

Krankheiten im Zusammenhang mit dem Immunsystem

Unser Immunsystem ist so untrennbar mit unserer Gesundheit verknüpft, dass im Grunde jede Krankheit damit in Zusammenhang gebracht werden kann. Es gibt allerdings zwei besonders wichtige Faktoren, die das Immunsystem mit der Gesundheit verbinden. Erstens die Bedingungen, die dazu führen, dass das Immunsystem geschwächt wird und nicht mehr in der Lage ist, Eindringlinge zu vertreiben. Zweitens die Bedingungen, die dazu führen, dass unser Immunsystem übertrieben hochfährt und in seinem Ungestüm Entzündungen auslöst und unbeabsichtigt Schäden an gesundem Gewebe verursacht.

Krankheiten bei Immunschwäche

Schauen wir uns zuerst die Krankheiten an, die durch Immunschwäche verursacht werden. Ein beschädigtes Immunsystem öffnet Tür und Tor für lebensbedrohliche Infektionen, die jedoch nur eine Gefahr von vielen darstellen. Auch Krebs kann sich ausbreiten, wenn ein wirkungsloses Immunsystem Krebszellen nicht erkennen kann. Dank neuer Krebstherapien kann man diese Schwächung angehen, denn bei Immuntherapien sorgen Medikamente dafür, dass das Immunsystem wieder in der Lage ist, Krebszellen zu lokalisieren und zu zerstören. Diese Medikamente haben bei der Behandlung von Malignen Melanomen zum Durchbruch geführt, ebenso bei Lungen-, Nieren- und Blasenkrebs, bei Tumoren in Kopf, Hals und Gebärmutter sowie einiger Blutkrebsarten wie beim Diffus Großzelligen B-Zell-Lymphom und bei Akuter Lymphatischer Leukämie.

Diese in den USA von der FDA (in Deutschland jedoch nicht) zugelassenen Medikamente können dazu beitragen, dass unser körpereigenes Immunsystem einen Tumor findet und zerstört. Krebs kann aber auch natürlich aufgespürt werden und von einem intakten und optimal arbeitenden Immunsystem ausgelöscht werden. Bei einigen Krebsarten wie dem Multiplen Melanom und Leukämie sind tatsächlich Immunzellen erkrankt, was ihre Verteidigungssysteme schwächt.

Ironischerweise verhält es sich so, dass bei traditionellen Krebstherapien, wo mit hoch dosierter Chemotherapie und Bestrahlungen gearbeitet wird, das Immunsystem geschwächt wird. Diese Therapien zerstören schnell wachsende Zellen, ein effizientes Mittel gegen Krebs. Andererseits fallen auch Immunzellen und andere gesunde Zellen der Therapie zum Opfer, was die körpereigene Fähigkeit, den Krebs zu bekämpfen, behindert.

Auch Infektionen mit bestimmten Viren können die körpereigene Fähigkeit zur Immunantwort zerstören. Wie in Kapitel 5 beschrieben, ist Aids (*Acquired Immune Deficiency Syndrome*) das klassische Beispiel für beeinträchtigte Immunität. Die Krankheit wird von einer Infektion mit dem Humanen Immundefizienz-Virus (HIV) ausgelöst. Humane Papillomaviren (HPV) schwächen die Fähigkeit des Immunsystems, infizierte Zellen zu finden und zu zerstören. Das wiederum erhöht das Risiko, an Gebärmutterhalskrebs, Peniskrebs und Krebs im Mund- und Rachenraum zu erkranken.[3] Impfungen gegen HPV trainieren das Immunsystem darauf, dieses krebserregende Virus zu zerstören. Hepatitis B und Hepatitis C gehören ebenfalls zu den Infektionen, die dem Körper die Fähigkeit nehmen, aus eigener Immunkraft einen Angriff gegen infizierte Zellen zu starten.[4] Beide Hepatitisformen können auch Leberkrebs auslösen.

Es gibt darüber hinaus auch Krankheiten, die das Immunsystem tatsächlich lähmen. Zwar sind Diabetes Typ 1 und 2 unterschiedliche Arten von Krankheiten, doch beide sorgen dafür, dass der Betroffene für Infektionen anfälliger wird. Auch adipöse Menschen erkranken leichter an einer Infektion, denn ihr Immunsystem ist beeinträchtigt, und der Körper befindet sich in einem chronischen Zustand leichter Entzündung.[5] Unter diesen Umständen können sich Nahrungsmittel, welche die Immunität stärken, als sehr nützlich erweisen.

Bevor wir aber fortfahren, hier noch ein wichtiger Vorbehalt: Nicht jede Form der Immunschwäche kann durch die Ernährung gelindert werden. Damit Nahrungsmittel ihre Wirkung entfalten können, braucht es ein vollständig intaktes Immunsystem. Bei bestimmten ererbten Krankheiten jedoch, wo Immunzellen defekt sind und nicht richtig funktionieren, kann man mit Ernährung nicht viel ausrichten. Zu diesen lebensbedrohlichen Immundefekten gehören unter anderem das Louis-Bar-Syndrom, das Chediak-Higashi-Syndrom und SCID (*Severe Combined Immunodeficiency Disorder*).

Krankheiten bei Immunüberreaktion

Das Gegenteil der Immunschwäche ist die Immunüberreaktion. Die Folge sind Autoimmunkrankheiten, bei denen das Immunsystem zur falschen Zeit am falschen Ort reagiert, was wiederum zu chronischen Entzündungen und Organschäden führt. Das klassische Beispiel ist hier Diabetes Typ 1, eine Krankheit, bei welcher der Körper sogenannte Autoantikörper gegen die insulinproduzierenden Langerhans-Inseln in der Bauchspeicheldrüse herstellt. Wenn diese Zellen (die Langerhans-Inseln) zerstört werden, wird nicht in ausreichendem Maße Insulin produziert, und der Körper kann die Blutglukose nicht gut genug verarbeiten. Bei Rheumatoider Arthritis greifen Autoantikörper die Gelenke an und können schwere körperliche Beeinträchtigungen sowie lähmende Schmerzen verursachen.

Lupus erythematodes, allgemein Lupus genannt, ist eigentlich eine Anhäufung von Autoimmunkrankheiten, bei denen Antikörper brutale Angriffe auf verschiedene Organe starten, unter anderem auf Herz, Lunge, Nieren, Haut, Gelenke, Gehirn und Rückenmark.

Die Sklerodermie ist eine heimtückische Krankheit, bei der Organe nach dem Angriff des Immunsystems von hartem Narbengewebe umgeben sind.

Bei der Multiplen Sklerose kennt man die genaue Ursache noch nicht, der Schaden aber, den diese Krankheit verursacht, entsteht durch Autoantikörper, welche die schützende Haut der Nervenzellen in Rückenmark und Gehirn verletzen. Die daraus resultierenden Schäden werden mit der Zeit immer umfassender und enden tödlich.

Auch die Schilddrüse kann ins Visier der Autoimmunkrankheiten geraten. Bei der Hashimoto-Thyreoiditis greifen Antikörper die Schilddrüse an und lähmen die Produktion der Schilddrüsenhormone. Bei Morbus Basedow greifen ebenfalls Antikörper die Schilddrüse an, diesmal jedoch spielen sie über Bande. Der Körper produziert hier Antikörper, die jene Hormone imitieren, die wiederum Schilddrüsenhormone produzieren, was jede Menge Begleiterscheinungen hat.[6] Bei Menschen, die an Zöliakie leiden, lösen Autoantikörper, die vom Gluten in der Nahrung stimuliert werden, schmerzhafte Darmentzündungen aus und zerstören Zellen in den Dünndarmwänden.[7]

Immunüberreaktionen führen zu chronischen Entzündungen. Asthmatiker haben ein besonders leicht zu triggerndes Immunsystem, das schnell schwere Entzündungen in der Lunge auslöst, wenn der Mensch bestimmten Umwelteinflüssen ausgesetzt ist. Bei Menschen mit Schuppenflechte entzünden sich Haut und Gelenke. Bei entzündlichen Darmerkrankungen wie Morbus Crohn und Colitis ulcerosa entstehen im Darm gewaltige Entzündungen, die zu Darmblutungen, Blähungen und Bauchschmerzen führen. Bei

Colitis ulcerosa kann der permanente Entzündungszustand zur Entstehung von Darmkrebs führen.

Nahrungsmittel, die das Immunsystem stimulieren

Von den vielen Nahrungsmitteln, die unser Immunsystem stärken können, widmen wir uns zunächst denjenigen, die unsere Immunfunktionen ankurbeln. Diese Nahrungsmittel können für Sie wichtig sein, wenn Sie an einer Krankheit leiden, die ein aktiveres Immunsystem benötigt. Eine kleine Warnung vorweg: Im Internet findet man zahlreiche Hinweise auf Lebensmittel, die angeblich das Immunsystem stärken, vielfach fehlen jedoch die wissenschaftlichen Belege dafür. Ich werde Ihnen in diesem Kapitel Studien vorstellen, die zu bestimmten Nahrungsmitteln mit Menschen durchgeführt worden sind und eine immunstärkende Wirkung gezeigt haben.

Pilze

Der weiße Champignon, unter den essbaren Pilzen einer der beliebtesten, wird überall in der Welt gegessen, mal roh im Salat, mal gekocht, zusammen mit verschiedensten Zutaten. Weiße Champignons enthalten zahlreiche sekundäre Pflanzenstoffe, beispielsweise Beta-Glucane, immunstimulierende Ballaststoffe. Wissenschaftler der University of Western Sydney in Australien untersuchten 20 gesunde Freiwillige, von denen sich die eine Gruppe ganz normal ernähren und die andere zusätzlich zur normalen Ernährung weiße Champignons essen sollte.[8] Die Champignonesser-Gruppe aß eine Woche lang täglich etwa 100 Gramm Champignons. Zum Test, ob Pilze Einfluss auf die Immunfunktion haben, bestimmten die Wissenschaftler die Werte von zwei Antikörpern (Immunglobulin A und G) im Speichel der Teilnehmer, denn nach einer Immunaktivierung erhöht sich die Antikörperproduktion. Die Wissenschaftler stellten einen stetigen Anstieg der Immunglobulin-A-Werte bei den Teilnehmern fest. Nach einer Woche Champignonverzehr lag der Anstieg bei 55 Prozent und stieg weiter bis zwei Wochen nach Ende des Pilzeessens auf 58 Prozent über dem Ausgangswert an. Der Champignonverzehr aktivierte den Darm, der wiederum das Immunsystem anregte, Antikörper zu produzieren. Die Antikörper wanderten durch die Blutbahnen zu den Schleimhäuten, wo sie in den Speichel sekretiert wurden.

Eine ganze Reihe anderer Laborstudien, die Extrakte anderer essbarer Pilze wie Shiitake, Maitake, Samtfußrübling, Pfifferling und Austernpilz untersuchte, wiesen nach, dass auch diese Pilze die Immunabwehr aktivieren können.[9] Einige der beliebtesten essbaren Pilze sind also nicht nur wohlschmeckend, sondern kurbeln auch unser Immunsystem an.

Getrockneter Knoblauch

Knoblauch ist sowohl als Küchenzutat wie auch als Heilmittel bekannt. Im alten Griechenland stärkten sich damit Sportler und Soldaten, darüber hinaus wurde er als heilendes Elixier eingenommen. Frischer Knoblauch hat einen starken, stechenden Geruch und intensiven Geschmack, der beim Kochen wertvoll ist, den er jedoch fast vollständig verliert, wenn er trocknet. Getrockneter Knoblauch wird als Nahrungsergänzungsmittel verarbeitet und enthält wichtige sekundäre Pflanzenstoffe wie das Apigenin, die auf das Immunsystem wirken.

Wissenschaftler der University of Florida in Gainesville haben in der Erkältungs- und Grippesaison die Wirkung von getrocknetem Knoblauch auf das Immunsystem von 120 gesunden Männern und Frauen zwischen Mitte 20 und Anfang 30 untersucht.[10] Zwei Gruppen erhielten 90 Tage lang entweder einen Extrakt aus getrocknetem Knoblauch oder ein Placebo. Man nahm den Probanden Blutproben ab, um die Immunreaktion zu analysieren, und wies sie an, täglich ihren Gesundheitszustand zu notieren. Auf diese Weise wurde jedes Krankheitssymptom, von der laufenden Nase über einen schweren Kopf, Halsschmerzen, Fieber oder Gliederschmerzen, aufgezeichnet, ebenso, ob die Teilnehmer so krank wurden, dass sie nicht zur Arbeit bzw. in die Uni gehen konnten.

Am Ende der Studie hatte die Gruppe, die den Knoblauch-Extrakt bekommen hatte, mehr T-Zellen und natürliche Killerzellen im Blut als die Gruppe mit den Placebos. Interessanterweise waren die T-Zellen, die durch getrockneten Knoblauch produziert worden waren, hochaufgeladen und konnten sich achtmal schneller reproduzieren als die T-Zellen der Placebo-Esser. Auch die natürlichen Killerzellen waren durch Knoblauch stärker geworden. Sie waren um 30 Prozent besser aktiviert als ähnliche Zellen der Vergleichsgruppe.

Aus den Krankheitsprotokollen ging hervor, dass Menschen, die Knoblauchextrakt zu sich nehmen, um 20 Prozent seltener Erkältungs- und Grippesymptome aufweisen, um 60 Prozent weniger Tage so krank waren, dass sie normale Aktivitäten absagen mussten, und um 58 Prozent seltener der Arbeit fernbleiben mussten. Mit dieser Studie konnte eine eindeutige Verbindung zwischen getrocknetem Knoblauch, erhöhter Immunzellenaktivität und weniger Krankheitsfällen nachgewiesen werden.

Für eine weitere Studie, die von der Kyoto Prefectural Universtity of Medicine in Japan durchgeführt wurde, untersuchte man Patienten mit inoperablem Krebs.[11] Nachdem man ihnen sechs Monate lang getrockneten Knoblauch gegeben hatte, verbesserte sich die Aktivität der natürlichen Killerzellen im Blut. Hier eröffnen sich weitere Möglichkeiten zu erforschen, inwieweit getrockneter Knoblauch dazu beitragen kann, die krebsbekämpfende Immunabwehr bei Patienten, die mit Immuntherapie behandelt werden, zu verstärken.

Diese Studien liefern klinische Beweise dafür, dass getrockneter Knoblauch in der Lage ist, unser Immunsystem zu stärken, sodass es gegen alltägliche Infektionen und möglicherweise sogar gegen Krebs ankämpfen kann.

Brokkolisprossen

Brokkolisprossen sind drei bis vier Tage alte Keimlinge aus Brokkolisamen, die mit ihrem mild-nussigen Geschmack eine wunderbare Salatzutat darstellen. Bekanntlich enthält Brokkoli Sulforaphan, einen sekundären Pflanzenstoff, der das Immunsystem aktiviert. Interessanterweise sind in Brokkolisprossen übrigens bis zu 100-mal mehr Sulforaphane enthalten als im normal ausgereiften Brokkoli.[12] Wenn man die Sprossen gründlich genug kaut, kann man den Brokkoli tatsächlich herausschmecken. Das Kauen ist vor allem auch deshalb wichtig, weil nur so die Wände der Pflanzenzellen aufgebrochen werden und dadurch das Enzym Myrosinase freigesetzt wird. Dieses Enzym ist insofern entscheidend, als es das Sulforaphan, das normalerweise in der Pflanze nicht aktiv ist, dahingehend umwandelt, dass es in unserem Mund aktiviert wird. Aktiviertes Sulforaphan wiederum beeinflusst die Zellen unseres Körpers.

Wissenschaftler der University of North Carolina at Chapel Hill, der Stanford University und des Universitäts-Kinderspitals beider Basel in der Schweiz haben eine klinische Studie mit Grippeimpfstoffen durchgeführt, um herauszufinden, welche Auswirkungen der Verzehr von Brokkolisprossen auf das Immunsystem hat.[13] Man wollte wissen, ob die Sprossen dazu beitragen können, die Immunreaktion auf die Impfung anzukurbeln. Die 29 gesunden freiwilligen Teilnehmer Ende 20 wurden in zwei Gruppen aufgeteilt, von denen eine vier Tage lang täglich 500 ml eines Gemüse-Shakes mit Brokkolisprossen bekam, die andere Gruppe dieselbe Menge eines Placebo-Getränks. Am zweiten Tag des Brokkoli-Shake- oder Placebo-Trinkens bekamen alle Teilnehmer eine Grippeschutzimpfung mittels Nasenspray. Mit dieser Sprühimpfung gelangten zwar geschwächte, aber dennoch lebendige Grippeviren in die Nasenschleimhaut.

Die Studie ergab, dass im Blut derjenigen Teilnehmer, die den Brokkolisprossen-Shake getrunken hatten, 22-mal mehr natürliche Killerzellen zu finden waren als bei denen, die nur den Placebo-Shake getrunken hatten. Auch waren die natürlichen Killerzellen wesentlich aggressiver. Der Praxistest zeigte schließlich, dass bei den Brokkoli-Shake-Trinkern weniger Grippeviren in den Nasenzellen übrig waren, was bewies, dass ihr Körper die Eindringlinge effizienter wieder loswurde. Der Verzehr von Brokkolisprossen kann also unsere Immunabwehr ankurbeln und helfen, sich gegen Grippeviren zu wehren.

Natives Olivenöl extra

Natives Olivenöl extra ist ein wichtiger Bestandteil der Mittelmeerdiät, und seine sekundären Pflanzenstoffe Hydroxytyrosol, Oleocanthal und Ölsäure können unser Immunsystem stärken.

Wissenschaftler der Tufts University in Massachusetts, der University of Massachusetts und des staatlichen spanischen Institute of Food Science, Technology and Nutrition (ICTAN-CSIC) in Barcelona entwickelten gemeinsam eine klinische Studie, mit der untersucht werden sollte, ob die Immunantwort verbessert würde, wenn man das Öl einer typisch amerikanischen Ernährung (Butter und Maisöl) durch natives Olivenöl ersetzte. Die Wissenschaftler wählten 41 Probanden aus der Umgegend von Boston aus, die über 65 Jahre alt und übergewichtig oder adipös waren.[14] Die Probanden ernährten sich typisch amerikanisch: ballaststoffarm, aber reich an gesättigten Fetten und raffiniertem Mehl. Die Wissenschaftler händigten allen Teilnehmern eine Flasche Öl und Brotaufstrich aus. Eine Gruppe erhielt das native Olivenöl aus Spanien, sowohl in flüssiger Form wie auch als Margarine.[15] Die andere Gruppe erhielt einen Mix aus Mais- und Sojaöl und Butter. Drei Monate lang aßen die Probanden zwar weiter typisch amerikanisch, doch sie verwendeten ausschließlich die ihnen zugeteilten Öle und Brotaufstriche, wobei beide Gruppen pro Person etwa drei Esslöffel Öl am Tag zu sich nahmen. Eine Blutanalyse ergab, dass bei der Olivenöl-Gruppe die T-Zellen um 53 Prozent besser in der Lage waren, sich zu aktivieren und auszudehnen. Bei derselben Art von Immunzellen war in der Vergleichsgruppe mit Mais- und Sojaöl sowie Butter keine Veränderung festzustellen.

Olivenöl trägt ebenfalls dazu bei, die Reaktionen des Körpers auf Allergene zu mindern, der sekundäre Pflanzenstoff Hydroxytyrosol im nativen Olivenöl unterstützt die Immunzellen bei der Herstellung von Interleukin-10, das wiederum entzündungslindernd wirkt.[16] Dieses Zusammenwirken beweist, dass allein das Ersetzen typisch amerikanischer Küchenöle durch Olivenöl sowohl immunstärkende wie auch entzündungshemmende Wirkung haben kann.

Beachtenswert ist dabei, dass nicht alle Olivenöle dieselbe Menge an Hydroxytyrosol aufweisen. In einer Studie des spanischen Instituto de la Grasa in Sevilla verglich man die Polyphenole aus vier verschiedenen sortenreinen spanischen Olivenölen (nativ extra) der Olivensorten Arbequina, Hojiblanca, Manzanilla und Picual.[17] Die höchsten Hydroxytyrosolwerte wurden im Olivenöl aus Picual-Oliven ermittelt.

Ellagsäure

Der hochwirksame sekundäre Pflanzenstoff Ellagsäure mit seiner abwehrstärkenden Gesundheitswirkung steckt in zahlreichen beliebten Nahrungsmitteln, von denen Maronen, Brombeeren, schwarze Himbeeren, Walnüsse und Granatäpfel die höchsten Anteile aufweisen. Wie in Kapitel 6 bereits erwähnt, wirkt Ellagsäure antiangiogenetisch und kann dadurch Tumore aushungern und ihr Wachstum stoppen. Im Immunsystem jedoch kann die Ellagsäure den Immunzellen helfen, indem sie deren Fähigkeit verbessert, Krebszellen aufzuspüren und zu zerstören.

Wissenschaftler der Universität Tor Vergata in Rom haben diese Immunwirkung auf Blasenkrebs untersucht.[18] In Labortests verlangsamte die Ellagsäure das Wachstum von Blasenkrebszellen und hinderte sie daran, Proteine herzustellen, die Tumorblutgefäße stimulieren.

Aufgrund der angiopräventiven Eigenschaften der Ellagsäure hatte man diese Wirkung erwartet. Was man nicht erwartet hatte, war ein zusätzlicher Effekt mit interessanten Auswirkungen: Die Ellagsäure verringerte außerdem die Produktion des immunverhüllenden Proteins PD-L1 durch die Krebszellen um 60 Prozent. PD-L1 nämlich hilft den Krebszellen, sich zu verhüllen, sodass sie den körpereigenen Immunzellen bei der Suche entwischen und den Tumor gewissermaßen tarnen. Wenn die Krebszellen nicht in der Lage sind, genug PD-L1 herzustellen, sind sie für das Immunsystem sichtbarer, das dann die Kavallerie ruft und die Krebszellen zerstören lässt.

Als man Mäusen mit wachsenden Blasentumoren Ellagsäure injizierte, ging das Tumorwachstum um 61 Prozent zurück. Aus diesen Ergebnissen geht hervor, dass Ellagsäure in der Lage ist, Krebs zu unterdrücken, indem es zwei körpereigene Verteidigungssysteme anspricht: die Angiogenese und die Immunität. Ellagsäure ist damit der erste sekundäre Pflanzenstoff aus Nahrungsmitteln, von dem bewiesen ist, dass er das krebsverhüllende Protein PD-L1 gezielt angehen kann. Zwar wurden die Studien zur Ellagsäure im Labor vorgenommen, doch kann man daraus ableiten, dass einige Nahrungsmittel immuntherapeutische Eigenschaften besitzen, die in der Krebstherapie nützlich einsetzbar sind. Möglicherweise sind sie auch in der Lage, den Körper darin zu unterstützen, seine eigenen Überwachungsmechanismen zum Schutz vor Krebs einzusetzen.

Immunstärkende Fruchtsäfte

CRANBERRYSAFT

Schon seit Jahren wird Cranberrysaft als Mittel zum Schutz vor Blasenentzündungen angepriesen. Nun haben Wissenschaftler der Sapporo Medical University in Japan diesen Nutzen in einer klinischen Studie mit Frauen bewiesen, die an wiederkehrenden Harnwegsinfekten litten. Die Frauen tranken 24 Wochen lang jeden Abend vor dem Schlafengehen gut 120 ml Cranberrysaft. Im Vergleich zu Frauen, die ein Placebo-Getränk zu sich nahmen, ging bei Frauen über 50 die Infektionsfrequenz durch das Trinken von Cranberrysaft um 40 Prozent zurück.[19]

Landläufig wird dieser Effekt damit erklärt, dass Cranberrysaft den Säuregehalt im Urin verändert, sodass die Bakterien keinen Fuß in die Tür bekommen und sich die Infektion nicht ausbreiten kann. Das ist allerdings noch längst nicht alles. Wissenschaftler der University of Florida in Gainesville haben eine Studie entwickelt, um zu untersuchen, inwieweit Cranberrysaft das Immunsystem beeinflusst.[20] 45 gesunde freiwillige Teilnehmer der Studie wurden in zwei Gruppen eingeteilt, von denen eine Cranberrysaft bekam, die andere ein Placebo-Getränk, das dieselbe Farbe hatte wie Cranberrysaft und auch ebenso viele Kalorien, allerdings weder Cranberrys noch sekundäre Pflanzenstoffe aus Cranberrys enthielt.[21] Man führte die Studie in der Grippezeit, im Frühling zwischen März und Mai, durch. Jeder Teilnehmer trank zehn Wochen lang täglich einen knappen halben Liter des ihm zugeteilten Getränks. Wie bei der Knoblauch-Studie führten die Teilnehmer auch hier ein Krankheitstagebuch, in das über die Dauer der Studie alle Erkältungs- und Grippesymptome eingetragen wurden.

Eine Blutanalyse ergab, dass der echte Cranberrysaft positiv auf TCRγδ-Zellen (eine besondere Art von Immun-T-Zellen) wirkte. Diese Zellen sitzen sowohl in der Darmwand wie auch in anderen Schleimhäuten im Körper, unter anderem im Harntrakt. TCRγδ-Zellen wirken als Ersthelfer für Bakterien und Viren, die sich über die Schleimhäute Eintritt in den Körper verschaffen möchten. Im Vergleich zu den Zellen der Placebo-Safttrinker waren die TCRγδ-Zellen im Blut der Cranberrysafttrinker dreimal besser in der Lage, sich zu teilen und auszudehnen, was die Immunabwehr steigert.

Die Immunzellen der Teilnehmer, die Cranberrysaft getrunken hatten, produzierten satte 148 Prozent mehr Interferon-Gamma-Proteine, ein chemisches Signal, das nach dem Safttrinken die Immunantwort auf Infektionen antreibt. Die Placebo-Gruppe produzierte um 25 Prozent weniger Immunsignale und war somit anfälliger für Infektionen.

All diese Veränderungen stimmten mit den Krankheitsprotokollen überein, denn die Cranberrysaft-Gruppe wies 16 Prozent weniger Fälle von Erkältungs- und Grippesymptomen auf. Der Nutzen vom Cranberrysafttrinken ist also mehr als nur ein Ammenmärchen, denn Cranberrys aktivieren das Immunsystem – und zwar nicht nur in der Blase, sondern im gesamten Körper.

SAFT AUS CONCORD-TRAUBEN

Abgesehen von den DNA-schützenden Eigenschaften, die ich im letzten Kapitel vorgestellt habe, hat Concord-Traubensaft zusätzlich eine immunstärkende Wirkung. Die lilafarbene Traube enthält sekundäre Pflanzenstoffe, die unsere T-Zellen beeinflussen, unter anderem Anthocyane, Proanthocyane und Hydroxyzimtsäure. Weitere sekundäre Pflanzenstoffe in Trauben, die das Immunsystem aktivieren können, sind Vitamin C und Melatonin.[22]

Dieselben Wissenschaftlergruppen, die an der University of Florida den Cranberrysaft untersucht haben, führten auch eine randomisierte placebokontrollierte klinische Studie zu Concord-Traubensaft und seiner Wirkung auf das Immunsystem durch.[23] 78 gesunde Männer und Frauen im Alter zwischen 50 und 75 Jahren wurden in zwei Gruppen eingeteilt und bekamen neun Wochen lang täglich entweder 350 ml reinen Concord-Traubensaft oder dieselbe Menge eines Placebo-Getränks. Eine Blutanalyse ergab, dass die Probanden, die den Concord-Traubensaft tranken, um 27 Prozent mehr TCRγδ-Zellen aufwiesen als vor dem Traubensaft-Konsum. Bei der Placebo-Gruppe war keine Veränderung in der Anzahl von T-Zellen zu verzeichnen.

Was man bei Getränken, auch bei solchen mit natürlicher Süße wie dem Concord-Traubensaft, immer bedenken muss, ist, dass sie Einfluss auf den Blutzuckerspiegel haben können. Fruchtsäfte enthalten viel Zucker, der den Insulinspiegel in die Höhe treiben und dem Stoffwechsel Schwierigkeiten bereiten kann. Diabetiker und alle anderen, die auf ihren Blutzuckerspiegel achten müssen, sollten daher Fruchtsäfte nur nach Rücksprache mit dem Hausarzt in ihre Ernährung aufnehmen. Auch Krebspatienten sollten sich vor stark gesüßten Getränken in Acht nehmen, denn Zucker nährt die Krebszellen und unterstützt ihr Wachstum.

Blaubeeren

Die sekundären Pflanzenstoffe in den Blaubeeren verleihen ihnen große Immunkraft. Wissenschaftler der Louisiana State University haben an 27 Probanden Ende 50 die Immunwirkung von Blaubeeren in einer randomisierten, placebokontrollierten klinischen Studie untersucht.[24] Bei allen Teilnehmern der Studie war das Metabolische Syndrom diagnostiziert worden, das als Vorstufe für Herz-Kreislauf-Erkrankungen gilt. Die Studienteilnehmer wurden in zwei Gruppen eingeteilt und tranken sechs Wochen lang zum Frühstück und zum Abendessen entweder 350 ml Blaubeersmoothie oder einen Placebo-Smoothie der gleichen Menge. Die Blaubeersmoothies wurden mit gefriergetrocknetem Blaubeerpulver und Joghurt oder Milch angerührt. Die Menge an Blaubeerpulver entsprach 220 g frischen Blaubeeren.[25] Der Placebo-Smoothie wurde aus denselben Zutaten hergestellt, nur ohne Blaubeeren.

Blutproben, die vor und nach der Studie entnommen worden waren, bewiesen, dass bei denjenigen, die den Blaubeersmoothie tranken, die Zahl der dendritischen Zellen um 88 Prozent gestiegen war. Diese Immunzellen tragen dazu bei, die Immunantwort auf Infektionen zu initiieren. Bei den Probanden, die den Placebo-Smoothie getrunken hatten, war keine Veränderung hinsichtlich der Zahl der dendritischen Zellen oder anderen Immunzellen zu erkennen.

Am Ende der Studie sanken bei den Blaubeersmoothie-Trinkern auch die Entzündungsmarker, was nahelegt, dass Blaubeeren auch starke Entzündungen lindern können, indem sie die Immunfunktion ankurbeln.

Wissenschaftler der Appalachian State University in North Carolina, der University of Montana und der Vanderbilt University in Tennessee führten gemeinsam eine Studie zur Wirkung von Blaubeeren auf den Körper nach intensivem Training durch.[26] Es ist bekannt, dass intensives Training einen kurzen Anstieg an Immunzellen hervorruft, der dann aber unmittelbar nach dem Training wieder abfällt. Die Wissenschaftler warben 25 körperlich fitte Freiwillige Anfang 30 an und ermittelten deren Grundwerte zu Sauerstoffaufnahme, Herzfrequenz und Atmung. Eine Hälfte der Gruppe bekam sechs Wochen lang täglich eine abgepackte Portion Blaubeeren (umgerechnet ca. 190 g) zu essen und befolgte strikte Ernährungsanweisungen, damit alle Probanden etwa gleiche Ausgangswerte hatten. Die andere Hälfte der Gruppe ernährte sich genauso, aß aber keine Blaubeeren.

Am Ende der sechs Blaubeerenwochen mussten die Teilnehmer zweieinhalb Stunden auf das Trimmrad. Zuvor aber nahmen die Wissenschaftler Blutproben. Eine Stunde vor dieser Trainingseinheit bekamen die Blaubeerenesser eine größere Portion frischer Blaubeeren als zuvor (375 g). Unmittelbar nach dem Training wurde erneut eine Blutprobe genommen. Eine Stunde danach noch ein letztes Mal, um zu vergleichen, was mit den Immunzellen passiert war und wie sich der Verzehr der Blaubeeren ausgewirkt hatte. Man analysierte die Blutproben auf unterschiedliche Immunzellen, unter anderem B- und T-Zellen sowie natürliche Killerzellen.

Die Ergebnisse waren sehr aufschlussreich. Vor dem Training hatten die Blaubeerenesser fast doppelt so viele natürliche Killerzellen im Blut wie die Placebo-Gruppe. Normalerweise geht man davon aus, dass die Zahl dieser Zellen nach dem Training rapide abnimmt, aber bei den Blaubeerenessern blieb der Wert auch noch mindestens eine Stunde nach dem Ende des Trainings hoch.

Die Tatsache, dass Blaubeeren in der Lage sind, die Zahl der natürlichen Killerzellen ansteigen zu lassen, ist von großer Bedeutung. Die natürlichen Killerzellen sind besonders für die Immunreaktionen wichtig, die virusinfizierte Zellen oder Tumorzellen beseitigen. Zusätzlich können sie dem Immunsystem helfen, sich an Eindringlinge von außen zu erinnern. Diese Studie ist sehr interessant, weil sie die genaue Menge Blaubeeren benennt, die für diese Immunwirkung notwendig ist. In diesem Falle 190 g frische Beeren am Tag.

Chilischoten

Chilischoten gehören zur Familie *Capsicum,* von der sich der Name des wunderbaren sekundären Pflanzenstoffs Capsaicin ableitet, in dem die Schärfe steckt. Die leuchtend rote, gelbe und grüne Farbe der Chilischoten deutet darauf hin, dass weitere sekundäre Pflanzenstoffe enthalten sind – zum Beispiel Zeaxanthin, Lutein und Beta-Carotin, die alle eigene Wirkungsweisen haben. Capsaicin aktiviert das Immunsystem und steigert nachweislich die Anzahl der weißen Blutkörperchen im Blutkreislauf sowie die der antikörperproduzierenden B-Zellen.[27]

Wissenschaftler der University of Connecticut haben die Wirkung von Capsaicin auf die Immunantwort speziell bei Krebs untersucht.[28] In Labortests erhielten Mäuse, die an Fibrosarkomen, einer besonders aggressiven Tumorart, litten, Capsaicin-Injektionen. Die Tumore hörten entweder auf zu wachsen oder fielen in einigen Fällen sogar zusammen und verschwanden. Als die Wissenschaftler unter dem Mikroskop untersuchten, was vom Krebs übrig geblieben war, stellten sie fest, dass die mit Capsaicin behandelten Tumore 42-mal mehr sterbende Zellen enthielten als Tumore, die nicht mit Capsaicin behandelt worden waren. Die Immunantwort sah so aus, dass das Immunsystem Tumorzellen tötete.

Ebenfalls untersuchten die Wissenschaftler am Beispiel von Mäusen mit wachsenden Darmtumoren, wie Capsaicin in das Immunsystem eingreift. Sie stellten fest, dass Capsaicin die dendritischen Zellen des Immunsystems aktiviert, die sogar über spezielle Capsaicin-Rezeptoren verfügen.[29] Wie ein Schlüssel, der in ein bestimmtes Schlüsselloch passt, schaltete das Capsaicin die Immunzellen aus.

Als man die Mäuse erneut mit Capsaicin behandelte, verlangsamte sich das Tumorwachstum erheblich. Das Capsaicin stimulierte das Immunsystem der Mäuse dahingehend, dass es cytotoxische T-Lymphozyten produzierte, die Krebszellen töteten.

Indem man Capsaicin in den Tumor injizierte, konnte bewiesen werden, dass dieser sekundäre Pflanzenstoff in den Chilischoten imstande ist, das Immunsystem zu aktivieren und es gegen Krebszellen zu wappnen. Übrigens benutzten die Wissenschaftler nur 200 Mikrogramm Capsaicin pro Behandlung, um in den Genuss der Kraft dieses Stoffs zu kommen. Dies entspricht etwa der Capsaicin-Menge, die in einem Fünftel einer Habanero-Chilischote steckt.

Pazifische Austern

Die Pazifische Auster hat, wie wir aus Kapitel 9 bereits wissen, DNA-schützende Eigenschaften. Aber das ist noch nicht alles. Die Auster mit dem charakteristisch cremig-salzigen Geschmack wird von Meeresfrüchtefans besonders geschätzt und gehört zu den weltweit am häufigsten gezüchteten Austernarten. Zwar werden den Austern Wunderwirkungen als Aphrodisiakum zugeschrieben, aber wir sollten auch ihre immunstärkenden Eigenschaften im Blick behalten, die auf den Proteingehalt zurückgehen.

Wissenschaftler der Shandong University in China kauften auf dem örtlichen Fischmarkt Pazifische Austern und extrahierten immunstimulierende Peptide.[30] 14 Tage lang verfütterten sie diesen Austernextrakt an Mäuse mit aktiven Weichteiltumoren und verglichen die Wirkung der Auster mit der des Chemotherapiewirkstoffs Cyclophosphamid sowie mit den Auswirkungen unbehandelter Weichteiltumore. Die Versuche bewiesen, dass bei Mäusen, die den Austernextrakt gefressen hatten, das Tumorwachstum – im Vergleich zu unbehandelten Mäusen – um 48 Prozent zurückgegangen war. Zwar war bei den Mäusen, die mit Chemotherapie behandelt wurden, der Tumorrückgang am größten, doch schädigte die Chemotherapie dabei Milz und Thymusdrüse. Beide sind

Organe des Immunsystems, somit bedeutet diese Schädigung einen unerwünschten Schlag gegen die Immunabwehr. Bei den Mäusen hingegen, die man mit Austernextrakt gefüttert hatte, waren die Immunorgane gewachsen, woraus man schließen kann, dass die krebshemmende Wirkung des Austernextrakts auf eine verbesserte Immunfunktion zurückgeht. Zudem hatten die mit Austernextrakt gefütterten Mäuse doppelt so viele natürliche Killerzellen im Blut wie unbehandelte Mäuse und 38 Prozent mehr als die Mäuse, die mit Chemotherapie behandelt wurden. Natürliche Killerzellen sind besonders wichtig, da sie Krebszellen töten.

Zusätzlich zu den Peptiden enthalten Austern interessanterweise auch zahlreiche andere Immunstimulantien. Eine Gruppe von Wissenschaftlern der Central Taiwan University of Science and Technology konnte nachweisen, dass Pazifische Austern immunstimulierende Polysaccharide enthalten. Ein Extrakt, der diese Austern-Polysaccharide enthält, kann sowohl T-Zellen wie auch natürliche Killerzellen stimulieren.[31] Als man Labormäuse mit aktiven Melanomen mit diesen Austern-Ploysacchariden fütterte, ging das Tumorwachstum im Vergleich zu unbehandelten Mäusen um sage und schreibe 86 Prozent zurück.[32]

Austern besitzen zudem entzündungshemmende Eigenschaften, wie von Wissenschaftlern der National Taiwan University bewiesen werden konnte. Sie pochierten die Austern vier Stunden lang und vermischten das Austernfleisch anschließend mit Alkohol. Aus der so entstandenen Lösung konnten die sekundären Pflanzenstoffe, unter anderem Proteine und Beta-Glucane, extrahiert werden.[33] Danach fütterten die Wissenschaftler mit diesem Extrakt Mäuse, die aufgrund einer Allergie gegen Ovalbumin (einem Eiweiß-Protein) an Darmentzündungen litten. Die Allergie führt normalerweise zu starken Durchfällen und schweren durch die Entzündungen entstandenen Verletzungen des Darms. Die Reaktion auf das Ovalbumin fiel jedoch erheblich schwächer aus, nachdem man die Mäuse mit dem Austernextrakt gefüttert hatte. Die Durchfälle verringerten sich um 30 Prozent, und die Darmentzündungen gingen um 37 Prozent zurück. Unter dem Mikroskop betrachtet, sahen die Darmzellen, trotz Kontakt mit dem Allergen, beinahe normal aus.

Schalentierfans aufgepasst: Diese salzige Auster kann nun auch die Aktivierung der Immunabwehr, entzündungshemmende Eigenschaften und DNA-Schutz mit in ihr Portfolio aufnehmen. Wir sollten sie also nicht mehr ausschließlich als Aphrodisiakum betrachten.

Süßholz

Aus der Süßholzwurzel wird die Süßigkeit Lakritz hergestellt, das Echte Süßholz dagegen wird traditionell als Geschmacksstoff sowie als Heilmittel bei Magen- und Atemwegsbeschwerden eingesetzt. Nun hat man herausgefunden, dass es auch immunstärkend wirkt. Zu den vielen in der Süßholzwurzel enthaltenen sekundären Pflanzenstoffen zählen Isoliquiritin, Glabrinsäure und 18ß-Glycyrrhetinsäure. Letztere ist ein natürlicher Süßstoff, der 50-mal süßer ist als Zucker und dennoch nicht den Blutzuckerspiegel anhebt. Im Gegenteil, die Glycyrrhetinsäure senkt den Glukosewert im Blut und sorgt dafür, dass die Zellen empfänglicher für die Wirkung des Insulins werden.

Wissenschaftler der Montana State University, die sich mit Süßholz beschäftigten, haben bewiesen, dass Glycyrrhetinsäure das Immunsystem gegen Virusinfektionen schützt.[34] Sie fütterten die Glycyrrhetinsäure an Mäuse, die mit Rotaviren infiziert waren, einem hoch ansteckenden Krankheitserreger, der in den Darm eindringt und starke Durchfälle verursacht. Bei Menschen sind Rotaviren für mehr als 30 Prozent aller Todesfälle weltweit aufgrund infektiöser Durchfälle im Kindesalter verantwortlich.[35]

Die Studie ergab, dass die Körper der Mäuse durch die Ernährung mit Glycyrrhetinsäure um 50 Prozent besser in der Lage waren, mit den Viren fertigzuwerden. Der Grund war eine erhöhte Aktivität jener Gene im Darm, die T-Zellen rekrutieren, um Infektionen zu bekämpfen. Die Anzahl der T-Zellen, die die Darmwände und Lymphknoten bewachen, stieg an. Interessanterweise stieg ebenfalls die Zahl der B-Zellen im Darm, von denen wir ja aus Kapitel 5 wissen, dass sie Antikörper zur Infektionsbekämpfung herstellen. Zudem erinnern sie sich daran, wie Bakterien und Viren aussehen, und können dadurch auf spätere Infektionen reagieren.

Eine kleine Warnung zur Glycyrrhetinsäure: Größere Mengen können den Natriumhaushalt des Körpers aus dem Gleichgewicht bringen. Ein hoher Süßholzkonsum kann also zu einem hohen Salzwert im Körper und zu hohem Blutdruck führen.[36] Auch die Kaliumwerte im Blut können dadurch beeinflusst werden, was Auswirkungen auf das Herz haben kann und möglicherweise zu Wechselwirkungen mit Medikamenten führt.[37] Gerade im Hinblick auf diese möglichen Nebenwirkungen sollte man süßholzhaltige Nahrungsergänzungsmittel nur in Maßen konsumieren und den Blutdruck im Auge behalten, denn Süßholz enthält zudem Polysaccharide. Diese sekundären Pflanzenstoffe können jedoch im Körper die Produktion des Protein-Signals Interleukin-7 auslösen, das wiederum dem Körper signalisiert, mehr T-Zellen herzustellen. Auf diese Weise kann eine krebshemmende Reaktion im Körper ausgelöst werden. Wissenschaftler der Tianjin University of Traditional Chinese Medicine in China haben einen Extrakt aus gekochten Süßholzwurzeln hergestellt, der jene Polysaccharide enthielt. Sie testeten die tumorhemmende Wirkung, indem sie Mäuse mit Dickdarmkrebs zwei Wochen lang täglich mit dem Extrakt fütterten.[38] Normalerweise verlieren Mäuse mit Tumoren, ebenso wie Menschen, an Gewicht. Die mit Süßholzextrakt gefütterten Mäuse legten aber an Gewicht zu, während ihre Tumore gleichzeitig um 20 Prozent kleiner wurden. Auch die Immunorgane der Mäuse, Milz und Thymusdrüse, nahmen an Größe und Gewicht zu, was beweist, dass die Immunaktivität gesteigert war.

In Blutproben wurde bei den mit Süßholzextrakt gefütterten Mäusen eine größere Zahl T-Helferzellen wie auch Cytotoxischer

T-Zellen gemessen. Während der Studie blieben bei diesen Mäusen Aktivität, Verhalten und Aussehen normal. Die Mäuse hingegen, die keinen Süßholzextrakt erhielten, waren so ausgemergelt wie Krebspatienten, und ihr Fell sah stumpf aus.

Als die Wissenschaftler die tumorhemmende Wirkung des Süßholzes mit jener der Chemotherapie verglichen, stellten sie fest, dass der Süßholzextrakt 61 Prozent der Wirkung der Chemotherapie erlangte, und zwar gänzlich ohne Nebenwirkungen. Forschungsergebnisse wie dieses werfen ein ganz neues Licht auf den Nutzen zur Immungesundheit, der aus traditionellen Heilmitteln wie Süßholz gewonnen wird.

Entzündungslindernde und autoimmunberuhigende Nahrungsmittel

Manchmal kann es genauso wichtig sein, ein überaktives Immunsystem zu beruhigen, wie es wichtig ist, ein zu schwaches anzukurbeln. Autoimmunkrankheiten gelten als nicht therapierbare Krankheiten, die von Ärzten mit hoch dosierten Steroiden behandelt werden, damit das Immunsystem in Schach gehalten wird. Das Problem mit den Steroiden ist allerdings, dass sie extrem unangenehme Nebenwirkungen haben, beispielsweise Knochenschwäche, dünnere Haut, Entstehung von grauem Star, Wundheilungsprobleme, bis hin zu Psychosen. Zwar sind Steroide oftmals hilfreich, aber sie sind dennoch eine unvollkommene Lösung. Sich mit Nahrungsmitteln zu ernähren, die das Immunsystem zügeln, ist dagegen für Menschen, die an Autoimmunkrankheiten leiden, ein wichtiger Schritt nach vorn. Mittels der Ernährung können Organe davor geschützt werden, durch Anschläge aus den eigenen Reihen – in diesem Fall dem eigenen Immunsystem oder auch Medikamenten, mit denen die Autoimmunkrankheit behandelt werden soll – zerstört zu werden.

Manche Nahrungsmittel verringern das Leiden an Autoimmunkrankheiten dadurch, dass sie die zugehörige Entzündung lindern. Dies gelingt durch zahlreiche sekundäre Pflanzenstoffe, die entzündliche Immunzellen beruhigen. Andere Nahrungsmittel haben präbiotische Eigenschaften und nähren die gesunden Darmbakterien, die (wie wir aus Kapitel 8 wissen) der Darmflora helfen, eigene entzündungshemmende Stoffwechselprodukte wie Butyrate herzustellen. Solche Stoffwechselprodukte können dann die überaktiven Immunzellen beruhigen. Sobald die Entzündung überstanden ist, kann der normale Immunzustand im Körper wiederhergestellt werden, um das Gleichgewicht der Homöostase zu erlangen. Eine wirksame Lösung durch die Ernährung kann sogar dazu führen, dass Autoimmunkranke völlig auf Medikamente verzichten können.

Jeder, der selber an einer schweren Autoimmunkrankheit leidet oder bereits jemanden gepflegt hat, kann nachvollziehen, wie wichtig die Befreiung von Symptomen sein kann, beispielsweise bei Krankheiten wie Asthma, Rheumatoider Arthritis, Lupus, Sklerodermie, Multipler Sklerose oder entzündlichen Darmerkrankungen. Wer einmal über den Berg ist, wünscht sich nichts mehr, als weitere Schübe zu vermeiden, das gilt sowohl für den Patienten wie auch für den Arzt. Das Leben ist erheblich einfacher, wenn man beschwerdefrei ist – und wenn man das durch die Ernährung erreichen kann, ist man einen großen Schritt weiter.

Eine Möglichkeit, vor weiteren Krankheitsschüben verschont zu bleiben, besteht darin, diejenigen Nahrungsmittel zu vermeiden, die Entzündungen hervorrufen können.[39] Forscher des Institute Gustave Roussy in Frankreich bewiesen in einer Studie mit 67 581 Frauen, dass eine Ernährung mit reichlich Proteinen aus Fleisch und Fisch entzündungsförderlich ist und mit einem erhöhten Risiko für entzündliche Darmerkrankungen einhergeht.[40] Hoher Konsum von Zucker und Softdrinks führt bei Menschen, die darüber hinaus wenig Gemüse essen, zu einem höheren Risiko, an Colitis ulcerosa zu erkranken, einer entzündlichen Darmkrankheit.[41] Da manche Ernährungsweisen dafür bekannt sind, Entzündungen zu begünstigen, ist es wichtig, solche Nahrungsmittel zu vermeiden, wenn man das Immunsystem beruhigen will.

Nachfolgend werde ich Ihnen ein paar Ernährungsweisen und Nahrungsmittel vorstellen, die dazu beitragen können, im Rahmen einer allgemeinen Stärkung der Verteidigungssysteme ein überaktives Immunsystem im Gleichgewicht zu halten.

Vitamin-C-haltige Lebensmittel gegen Lupus

Lupus ist nicht nur *eine* Krankheit, es ist im Grunde eine Anhäufung mehrerer Autoimmunkrankheiten, bei der Autoantikörper die Gelenke, Nieren, das Herz, die Lungen, die Haut und andere Organe angreifen. Weltweit leiden etwa fünf Millionen Menschen an Lupus. Die Behandlung der Krankheit erfolgt hauptsächlich durch Medikamente, die in immer höherer Dosierung eingesetzt werden, um das Immunsystem zu unterdrücken, allerdings oftmals mit starken Nebenwirkungen.

Vitamin-C-haltige Nahrungsmittel können die Autoimmunantwort im Körper herunterfahren. Wissenschaftler des Miyagi Cancer Center Research Institute in Japan führten eine auf vier Jahre angelegte Studie zur Ernährung bei Lupus durch. Sie untersuchten 196 Frauen aus 21 Krankenhäusern der Präfektur Miyagi im Nordosten Japans. Bei allen Frauen, die durchschnittlich 40 Jahre alt waren, war eine inaktive oder milde Form von Lupus diagnostiziert worden. Man maß ihre auf Lupus zurückgehenden Organschädigungen sowie den Aktivitätsgrad der Krankheit und bat sie, Angaben zu ihrer Ernährung zu machen.

Als alle Ernährungsparameter analysiert worden waren, kamen die Wissenschaftler zu dem Schluss, dass (im Vergleich zu Frauen, die wenig Vitamin C zu sich nahmen) das Risiko für aktiven Lupus um 74 Prozent gesenkt werden konnte, wenn der größte Teil der Ernährung mit Lebensmitteln bestritten wurde, die viel Vitamin

C enthielten.[42] Die Menge an Vitamin C lag bei 154 mg pro Tag, was eineinhalb großen Orangen entspricht oder 250 g Erdbeeren, 360 g rohem Brokkoli oder 1200 g ungekochten Cherrytomaten (die man natürlich in eine wunderbare Soße reduzieren kann). Weitere Vitamin-C-Quellen sind beispielsweise Säfte aus der brasilianischen Frucht Camu-Camu, der Acerola, Guave und Grapefruit. Die Miyagi-Studie war die erste, die bewies, dass zwischen mit der Ernährung einfach aufgenommenem Vitamin C und der Lupus-Aktivität ein Zusammenhang besteht.

Vitamin C beeinflusst das Immunsystem auf vielerlei Weise, unter anderem dadurch, dass es den Körper anregt, mehr Regulatorische T-Zellen (Treg) herzustellen.[43] Die Treg-Zellen haben, wie wir aus Kapitel 5 wissen, einen einzigartigen Job: Sie fahren die Immunreaktion herunter, um das Immungleichgewicht im Körper wiederherzustellen.[44] Bei einer Autoimmunkrankheit wie Lupus können die Treg-Zellen durch ein Ruhigstellen des Immunsystems dazu beitragen, Schübe zu vermeiden, was wiederum den Nutzen von Vitamin C beweist.

Grüner Tee

Und wieder einmal erweist sich der grüne Tee als besonders gesund, diesmal im Hinblick auf Autoimmunkrankheiten. Sein wichtigster sekundärer Pflanzenstoff, das uns inzwischen bekannte EGCG (Epigallocatechingallat), fährt die Aktivität des Immunsystems herunter, indem es die Anzahl der entzündungsfördernden T-Zellen reduziert. Gleichzeitig steigert das EGCG die Produktion von Treg-Zellen, und das wiederum bringt die Aktivität des Immunsystems auf ein normales Maß zurück.[45] Vergessen wir nicht, dass EGCG zudem antiangiogenetisch wirkt und die DNA schützt – ein gutes Beispiel dafür, wie es Mutter Natur gelingt, viele gute Dinge in einem einzigen sekundären Pflanzenstoff zu vereinen.

Wissenschaftler des Jean Mayer USDA Human Nutrition Research Center for Aging an der Tufts University in Massachusetts haben die Wirkung von EGCG an Mäusen untersucht, die eine Autoimmun-Hirnerkrankung entwickelt hatten, ähnlich der Multiplen Sklerose beim Menschen. Bei Mäusen spricht man hier von Experimenteller autoimmuner Enzephalomyelitis. Im Gehirn der Mäuse werden, wie bei Menschen mit MS, die Nerven ihrer schützenden Haut beraubt. Die Folgen sind Nervensterben, Gehirnentzündung und Narbenbildung. Wenn man den Mäusen EGCG oral zuführte, waren die Symptome schwächer ausgeprägt, und die Immunzellen produzierten weniger entzündliche Proteine. Bei der Untersuchung der Gehirne zeigte sich, dass insgesamt weniger Entzündungen aufgetreten waren und dass der Nervenschaden geringer war.[46] Grüner Tee war also in der Lage, die Waagschalen eines überaktiven Immunsystems wieder ins Gleichgewicht zu bringen und die Immunzerstörung im Gehirn zu verringern.[47]

Wissenschaftler der University of Shizuoka, der Kansai Medical University, des National Institute for Longevity Sciences und der University of Tokyo in Japan untersuchten gemeinsam die positive Wirkung von grünem Tee auf eine weitere Krankheit: Lupus.[48] Hier verwendeten sie ein anderes Mäusemodell. In diesem Fall entwickelten die Mäuse spontan ähnliche Antikörper wie bei Lupus, und die Folge waren unter anderem schwere Nierenschäden, die bei Lupus-Patienten besonders gefürchtet sind. Die Wissenschaftler mischten dem Mäusefutter drei Monate lang Grünteepulver bei. Eine Vergleichsgruppe von Mäusen erhielt normales Futter.[49] Bluttests ergaben, dass diejenigen Mäuse, die das Grünteepulver zu sich genommen hatten, deutlich geringere Antikörperwerte aufwiesen als die Mäuse mit dem normalen Mäusefutter. Genau genommen waren bei den Grünteemäusen die Immundepots durch die Krankheit, im Vergleich zu den normal essenden Mäusen, um 80 Prozent kleiner. Als man die Nieren untersuchte, stellten die Wissenschaftler fest, dass bei den Grünteemäusen viermal weniger Schäden durch die Autoimmunerkrankung erkennbar waren als bei der Vergleichsgruppe. Dadurch, dass sie tatsächlich weniger Nierenschäden hatten, lebten die Mäuse, die Grünteepulver gefressen hatten, doppelt so lange wie die normal gefütterten Mäuse.

Wissenschaftler des National Defense Medical Center in Taiwan stellten eine ähnliche Wirkung fest: Als man EGCG fünf Monate lang an Mäuse verfütterte, die eine Disposition aufwiesen, an Lupus zu erkranken, wurden weniger Nierenschäden festgestellt.[50] Zusätzlich erkannte man, dass grüner Tee die Zahl der Treg-Zellen steigerte, da sie die Immunreaktion zügelten und die Krankheit so weniger schwer ausfiel.[51]

Dieser positive Effekt konnte auch in Studien an Menschen nachgewiesen werden. Wissenschaftler der Ahvaz Jundishapur University of Medical Sciences im Iran führten eine randomisierte, placebokontrollierte klinische Doppelblindstudie mit 68 an Lupus erkrankten Frauen im Alter zwischen 15 und 55 Jahren durch.[52] Drei Monate lang erhielt eine Gruppe der Teilnehmerinnen täglich grünen Tee in Form einer Kapsel, die so viel EGCG enthielt wie 1,2 Liter Tee. Die Vergleichsgruppe erhielt ein Placebo. Die Wissenschaftler beobachteten den Aktivitätsgrad der Krankheit anhand von routinemäßigen medizinischen Tests und Labortests. Die Teilnehmerinnen gaben Blut- und Urinproben ab und füllten Fragebögen zu Ernährung und Lebensgewohnheiten aus.

Am Ende der dreimonatigen Studie stellten die Wissenschaftler fest, dass bei den Frauen mit dem Grünteepulver der Aktivitätsgrad der Lupuserkrankung um das Zweifache gesunken war. Bei den Teilnehmerinnen hingegen, die das Placebo erhalten hatten, gab es keine nennenswerte Veränderung. Auch die Blutwerte von Anti-DNA-Antikörpern, einem Marker für Lupus, waren in der Grünteegruppe niedriger. Die Auswertung der Fragebögen zur Lebensqualität ergab, dass diejenigen, die grünen Tee bekommen hatten, im Hinblick auf Körperfunktionen und allgemeine Gesundheit eine Verbesserung um 30 Prozent im Vergleich zur Placebogruppe aufwiesen.

Zusammengenommen bilden diese Studien eine überzeugende Darstellung dessen, was grüner Tee zu leisten vermag, wenn ein überaktives Immunsystem gezügelt und vor den Symptomen wie auch den Organschäden von Lupus geschützt werden soll.

Ernährungsweisen, die Autoimmunkrankheiten lindern

Vegane, lebendige Rohkost

Rohkost bedeutet, Nahrungsmittel im ursprünglichen und unverarbeiteten Zustand zu essen, will sagen: Sie werden nicht über 40 Grad Celsius erwärmt und somit auch nicht gekocht. Zwar gibt es auch Aborigines-Kulturen, die ungekochte Lebensmittel essen, doch eigentlich geht das Ernährungskonzept der Rohkost auf die Lebensreform-Bewegung des späten 19. und frühen 20. Jahrhunderts in Deutschland zurück. Man wollte damals »zurück zur Natur« und warnte vor den Gefahren der Zivilisation. Theoretisch kann Rohkost natürlich die gesamte Palette an Lebensmitteln umfassen, tatsächlich aber wird Rohkost von Gesundheitsbewussten als vegetarische oder vegane Ernährung praktiziert. Verfechter der Rohkost erklären, dass ungekochte Nahrungsmittel mehr natürliche Nährstoffe und Antioxidantien sowie weniger Giftstoffe enthalten als gekochte. Kritiker halten dagegen, dass Rohkost größere Risiken birgt, Krankheitserreger zu transportieren, und vielleicht nicht sämtliche Nährstoffe bieten kann, die der Körper braucht. Manche Vorstellungen über Rohkost entspringen möglicherweise auch Trugschlüssen über die Gefahren des Kochens. Genetische Studien haben jedenfalls ergeben, dass der Mensch sich in einem langen Entwicklungsprozess an gekochte Nahrungsmittel gewöhnt hat.[53]

Ein Zweig der Rohkosternährung wird als »lebendige Nahrung« bezeichnet, weil sie auf Sprossen basiert, von denen man annimmt, dass sie beim Sprießen nützliche Enzyme produzieren. Zur lebendigen Nahrung können auch fermentierte Nahrungsmittel zählen, die große Mengen nützlicher Bakterien wie *Lactobacillus* enthalten. Man geht davon aus, dass alle drei – Rohkost, vegane Ernährung und lebendige Nahrung – ein geringeres Entzündungspotenzial aufweisen und das Immunsystem nicht provozieren. Daher wäre es möglich, dass eine pflanzenreiche Rohkost mit lebendiger Nahrung Autoimmunerkrankungen wie Rheumatoide Arthritis zügelt.

Wissenschaftler des *Turku University General Hospital* in Finnland untersuchten die Wirkung einer Rohkost mit lebendiger Nahrung an 43 Probanden, die meisten davon Frauen im Alter zwischen Ende 40 und Ende 50 mit chronischem Rheuma.[54] Alle Patienten hatten geschwollene Gelenke und erhöhte Entzündungsmarker im Blut. Die Wissenschaftler teilten die Probranden willkürlich in zwei Gruppen und teilten ihnen für die Dauer von einem Monat entweder ungekochte vegane Rohkost aus lebendiger Nahrung zu oder gestatteten ihnen, mit der gewohnten »Allesesser-Ernährung« fortzufahren. Die Interventionsernährung bestand aus pflanzenreichen Zutaten, die gewaschen, ausgekeimt, fermentiert, gemischt oder entwässert waren. Es handelte sich um Mandelbutter, Äpfel, Avocados, Bananen, Rote Bete, Blaubeeren, Karotten, Cashewnüsse, Blumenkohl, fermentierte Lebensmittel (Gurke, Sauerkraut, Hafermilch), Feigen, Knoblauch, Hirse, Rotkohl, Meeresalgen, Sesamsaat, Sprossen (Mungbohnen, Linsen, Weizen), Erdbeeren, Sonnenblumenkerne, Tamarindensoße, Weizenkeime und Zucchini. Auf tierische Produkte wurde komplett verzichtet. Die Wissenschaftler führten Gespräche mit den Probanden und nahmen Urinproben, um eine Übereinstimmung mit der Ernährung zu gewährleisten. Sie nahmen Blut- und Stuhlproben und bewerteten die Verbesserungen als stark oder gering.

Die Studie ergab, dass 28 Prozent der Patienten, die sich mit veganer, lebendiger Rohkost ernährt hatten, in der Gruppe mit starken Verbesserungen gelandet waren, während von der allesessenden Vergleichsgruppe kein Teilnehmer starke Verbesserungen erreichte. Die Zusammensetzung der fäkalen Darmflora veränderte sich bei der Gruppe mit der veganen, lebendigen Rohkost entscheidend, nicht jedoch in der Allesessergruppe. Aufgrund dieser Erkenntnisse kann man davon ausgehen, dass eine Ernährung mit lebendiger Nahrung die Symptome Rheumatoider Arthritis lindert, indem Veränderungen in der Darmflora hervorgerufen werden, die wiederum Entzündungen reduzieren.

Gemüsereiche, proteinarme Ernährung

Eine immunabschwächende Ernährung könnte Multiple-Sklerose-Patienten dabei unterstützen, neue Krankheitsschübe oder Rückfälle zu vermeiden. Forscher der italienischen Stiftung Fondazione Don Carlo Gnocchi haben in einer zwölf Monate langen Studie hauptsächlich pflanzliche Ernährung als Therapie bei Multipler Sklerose (MS) erforscht.[55] 20 Freiwillige, die an schubförmig remittierender MS litten, einer entmutigenden Abfolge von immer neuen Krankheitsschüben, nahmen an der Studie teil. Man hatte sie ausgesucht, da sie sich nach eigenen Angaben auf eine von zwei bestimmten Ernährungsweisen konzentriert hatten. Eine Gruppe hatte sich gemüsereich und proteinarm ernährt, sodass ihre Nahrungsmittel hauptsächlich aus frischem Obst und Gemüse bestanden sowie Hülsenfrüchten, Nüssen, Vollkornprodukten und nativem Olivenöl. Sie aßen wenig Fisch, Geflügel, Eier und Milchprodukte, wenig Zucker und Salz, tranken keinen Alkohol und aßen weder rotes Fleisch noch nahmen sie gesättigte tierische Fette zu sich. Die andere Gruppe gab an, sich typisch westlich zu ernähren, also regelmäßig rotes Fleisch zu essen, dazu industriell verarbeitetes Fleisch, raffiniertes Mehl, mit Zucker versetzte Lebensmittel und gesättigte Fette. Im Laufe der Studie wurden die Teilnehmer alle vier Monate von einem Ernährungswissenschaftler befragt, sodass man davon ausgehen konnte, dass sie ihrer Ernährungsweise treu blieben.

Zu Beginn und am Ende der Studie wurden die Krankheitssymptome der Teilnehmer ausgewertet. Die Studie ergab, dass bei denjenigen, die sich gemüsereich und proteinarm ernährten, die Rückfallquote dreimal niedriger war und sie sich weniger eingeschränkt fühlten als die Teilnehmer, die sich typisch westlich ernährt hatten. Anhand einer Analyse der Blutwerte konnte man ablesen, dass im Blut der Teilnehmer mit der veganen Ernährungsweise weniger aktivierte T-Zellen vorhanden und die Monozytenwerte niedriger waren, die als Entzündungsindikator gelten. Dies waren auch die Voraussetzungen für einen Schutz vor einem erneuten Rückfall und neuen Symptomen.

Auf der Suche nach einer Verbindung zwischen der Ernährungsweise, der Darmflora und der Immunantwort untersuchten die Forscher auch Stuhlproben der Teilnehmer. Sie wurden fündig: Bei den Teilnehmern mit der pflanzenbasierten Kost fand man um 35 Prozent höhere Werte des Darmbakteriums *Lachnospira,* das entzündungshemmende kurzkettige Fettsäuren produziert. Dieses Darmbakterium unterstützt die Treg-Zellen bei ihrer Reifung, damit sie die Immunantwort bei der Multiplen Sklerose dämpfen, sodass die Krankheit unterdrückt werden kann.[56] Zwar ist dies nur eine Studie mit wenigen Patienten, doch ist der Unterschied zwischen den beiden Ernährungsgruppen und den T-Zellen-Aktivierungen hinsichtlich der Verbesserungen so beeindruckend, dass dies den einen oder anderen MS-Patienten vielleicht dazu bewegen kann, seine Ernährung auf hauptsächlich pflanzliche Kost umzustellen.

Ernährung mit Autoimmunprotokoll (AIP)

Dieses Ernährungskonzept macht große Anleihen bei der Paleo-Diät. Es wurde dabei eine Strategie gefunden, um entzündliche Darmerkrankungen zu lindern. Patienten mit entzündlichen Darmerkrankungen leiden unter schweren Beschwerden im Verdauungstrakt wie Bauchkrämpfen, Blähungen, Durchfällen, Blut im Stuhl, Appetitlosigkeit und unbeabsichtigtem Gewichtsverlust. Hoch entwickelte Medikamente, sogenannte biologische Therapien, können zwar wirksam sein, sind aber allzu oft nicht imstande, der Krankheit Einhalt zu gebieten, und haben zudem Nebenwirkungen.

Schauen wir uns zunächst die Paleo-Diät an. Paleo bedeutet, dass viele Lebensmittel von vornherein wegfallen – in der Annahme, dass das, was der Mensch im Paläolithikum, der Altsteinzeit, gegessen hat, keine Entzündungen im Körper hervorrufen kann. Anders als moderne industriell verarbeitete Lebensmittel. Im Grunde gibt es kaum Beweise dafür, was der Mensch in der Altsteinzeit tatsächlich zu sich genommen hat, dennoch hat man sich in einigen kleineren Studien damit beschäftigt, die Auswirkungen der Paleo-Diät auf Darmentzündungen zu untersuchen, denn man geht davon aus, dass deren entzündungshemmende Eigenschaften einem überaktiven Immunsystem helfen können.

Eine Gruppe von Wissenschaftlern, unter der Leitung des Scripps Research Institute in Kalifornien, machte sich daran, herauszufinden, ob die striktere Version der Paleo-Diät, das sogenannte Autoimmunprotokoll (AIP), Patienten mit entzündlichen Darmerkrankungen helfen kann. Beim AIP verzichtet man auf alle Nahrungsmittel, die möglicherweise den Darm reizen und durchlässige Darmwände erzeugen können. Die Lebensmittel, auf die verzichtet wird, sind im Wesentlichen: alle Körner, Nüsse, Samen, Milchprodukte, Nachtschattengewächse (Tomaten, Kartoffeln und Paprika), fast alle Gemüseöle und sämtliche Süßungsmittel. (Bitte denken Sie daran: Viele dieser Nahrungsmittel sind bereits in diesem Buch behandelt worden und mit ihnen der überzeugende Beweis für ihren gesundheitlichen Nutzen für verschiedene Verteidigungssysteme.) Erlaubt sind beim AIP die meisten Gemüsesorten, Omega-3-Fettsäuren-reiche Meeresfrüchte, tierisches Protein (einschließlich Leber), natives Olivenöl, fermentierte Nahrungsmittel und einige Früchte. Bevor das AIP startet, muss zunächst eine Verzichtphase erfolgen, in der alle reizauslösenden Nahrungsmittel vermieden werden. Einen Monat lang muss man sich strikt auf diese Weise ernähren, bis alle Symptome der entzündlichen Darmerkrankung verschwinden und sich das allgemeine Wohlbefinden verbessert. Danach werden die zuvor vermiedenen Nahrungsmittel langsam wieder zugeführt, immer nur eins auf einmal und nur so lange, bis wieder Symptome entzündlicher Darmerkrankungen auftreten. Man verzichtet auf alles, was reizt, und behält in seinem Ernährungsplan nur das bei, was man gut verträgt.

Bei der klinischen Studie des Scripps Research Institute setzte man 15 Patienten mit aktiven entzündlichen Darmerkrankungen (entweder Morbus Crohn oder Colitis ulcerosa) elf Wochen lang auf die AIP-Diät.[57] Zwar handelte es sich in diesem Fall um eine kleine Studie, doch führte das AIP zu sehr deutlichen positiven Veränderungen bei den Darmentzündungen. Bei Patienten mit Morbus Crohn konnte eine Verbesserung der Werte gemäß *Harvey-Bradshaw-Index* um 51 Prozent ermittelt werden. (Mit diesem Index misst man den Aktivitätsgrad der Krankheit.) Bei Patienten mit Colitis ulcerosa war nach sechs Wochen das Blut im Stuhl deutlich reduziert, und ihr anteiliger Wert gemäß *Mayo Score,* bei dem hier der Krankheitsgrad gemessen wird, verbesserte sich durch das AIP um 83 Prozent. Nach sechs Wochen befanden sich 73 Prozent der Patienten in der Remission, und diese Phase hielt während der gesamten elf Wochen der Studie über an.

Die Forscher fanden auch Beweise für die abgeklungenen Entzündungen bei den Menschen, die sich nach AIP ernährten. Die Werte des Proteins Calprotectin, das Entzündungen anzeigt, sanken im Laufe der Studie um 76 Prozent.[58] Bei visueller Inspektion des Darms mittels Endoskopie konnten die Wissenschaftler am Ende der elfwöchigen Studie Verbesserungen an den Darmwänden der Patienten erkennen.

Ein wichtiger Faktor, den man bei den Ergebnissen der Scripps-Studie nicht vergessen darf, ist der, dass nicht nur die Ernährung der Probanden verändert wurde. Die Hälfte der Patienten wurde gleichzeitig auch medikamentös gegen die Darmerkrankungen behandelt, beispielsweise mit Antikörperwirkstoffen wie Infliximab, Adalimumab und Vedolizumab. Es müssen noch Studien zu dieser Ernährungsweise allein durchgeführt werden. AIP scheint in Kombination mit medikamentöser Behandlung hilfreich zu sein, ist jedoch alleine nicht ausreichend. In der Scripps-Studie wurde nicht untersucht, ob das Wiederzuführen von bestimmten Nahrungsmitteln positive Auswirkungen hatte, denn im Alltag von Patienten wäre eine abwechslungsreichere Ernährung wünschenswert. Da das AIP auf Verzicht basiert, ist es nicht so einfach, diese Ernährungsweise über einen längeren Zeitraum beizubehalten. Meiner Meinung nach sind Verzicht-Diäten für die Gesundheit nicht optimal, es kann jedoch sinnvoll sein, die reizauslösenden Nahrungsmittel auf diese Weise zu identifizieren und später zu vermeiden. Allein das kann Patienten, die an aktiven entzündlichen Darmerkrankungen leiden, schon Linderung verschaffen.

Auf den Punkt gebracht

Eine Ernährung zum Wohle des Immunsystems funktioniert ungefähr so, als ob man über Kopfhörer Musik hört. Es ist eigentlich ganz einfach, wenn man alles richtig einstellt. Manchmal muss man ein bisschen aufdrehen, dann wieder ein wenig runterregeln. Es gibt Phasen, in denen wir unser Immunsystem ankurbeln müssen, damit es uns vor Infektionen schützt, zum Beispiel in der Erkältungszeit. Das Gleiche gilt, wenn wir stressige Zeiten erleben, auch dann müssen wir unser Immunsystem stark machen, denn ein intaktes Immunsystem kann uns vor etlichen Krankheiten schützen, die – ebenso wie Infektionen – von außen auf uns zukommen. Es kann uns aber auch vor Krankheiten schützen, die sich in unserem Inneren entwickelt haben, wie Krebs oder Autoimmunerkrankungen. Ein Krebspatient sollte unbedingt alles in seiner Macht Stehende tun, um sein Immunsystem zu schützen und der Immunabwehr die beste Munition zur Verfügung zu stellen, mit der Krebszellen identifiziert und beseitigt werden können. Dies ist besonders dann wichtig, wenn man mit hoch dosierter Chemotherapie behandelt wird und/oder Bestrahlungen bekommt, denn beide Behandlungsformen stellen für das Immunsystem eine große Belastung dar. Immunstärkende Ernährung während der Krebstherapie kann dazu beitragen, dass die Medikamente noch besser wirken.

Die wichtigste Botschaft für Sie ist diese: Schützen Sie Ihr Immunsystem mit allem, was Ihnen zur Verfügung steht. Wenn Sie gerade eine der neuen Immuntherapien gegen Krebs bekommen, die ja darauf aufbauen, dass Ihr Immunsystem Krebszellen beseitigt, ist es besonders wichtig, es so fit zu machen wie möglich. Ihr Arzt kann das nicht für Sie erledigen, das müssen Sie selbst in die Hand nehmen.

Unsere Darmflora kommuniziert mit unserem Immunsystem über eine biscuitrollenartige Schicht im Darm, dem darmassoziierten lymphatischen Gewebe, kurz darmassoziiertes Immunsystem oder auch GALT genannt. Wenn die Darmbakterien gesund sind, helfen sie auch unserem Immunsystem, uns gesund zu erhalten. Alle Lebensmittel aus Kapitel 8, die sich positiv auf unsere Darmflora auswirken, unterstützen auch unser Immunsystem. Deshalb ist es so wichtig, dass wir die Verteidigungssysteme nicht isoliert voneinander betrachten und nur auf ein einziges achten, denn sie funktionieren nur als Team. Alle fünf Verteidigungssysteme, die ich in diesem Buch vorgestellt habe, arbeiten so zusammen, dass sie gemeinsam unsere Gesundheit erhalten.

Andererseits gibt es auch Autoimmunkrankheiten, schwere Erkrankungen, bei denen unser Immunsystem übermäßig aggressiv reagiert und manchmal sogar lebensbedrohliche Schäden an unseren Organen verursachen kann. Bestimmte Nahrungsmittel und Ernährungsweisen können das Immunsystem beruhigen, Symptome lindern und neue Schübe verhindern. Diese Krankheiten lehren uns, dass wir unser Immunsystem immer schön im Gleichgewicht halten sollten, nicht allzu aktiv, nicht allzu passiv. Bei Autoimmunkrankheiten kann es vorkommen, dass man fast permanent die Stellschrauben der eigenen Ernährung nachziehen muss, damit Entzündungen abgewendet werden können.

Wie wir gesehen haben, ist die alte Weisheit, dass man essen muss, um das Immunsystem zu stärken, inzwischen auch in der Welt der Wissenschaft angekommen. Mit den Informationen aus diesem Buch können wir unser Wissen über immunrelevante Nahrungsmittel so einfach wie noch nie in die alltägliche Praxis umsetzen.

Wichtigste immunrelevante Nahrungsmittel

Immunstärkend

Austernpilze
Blaubeeren
Brokkolisprossen
Brombeeren
Champignons
Chilischoten
Concord-Traubensaft
Cranberrysaft
Enoki-Pilze
Granatäpfel
Knoblauch (getrocknet)
Maitake-Pilze
Maronen
Olivenöl (nativ extra)
Pazifische Austern
Pfifferlinge
Schwarze Himbeeren
Shiitake-Pilze
Süßholz
Walnüsse

Immunberuhigend

Acerola (Vitamin C)
Brokkoli (Vitamin C)
Camu-Camu (Vitamin C)
Cherrytomaten (Vitamin C)
Erdbeeren (Vitamin C)
Grapefruit (Vitamin C)
Grüner Tee
Guave (Vitamin C)
Orangen (Vitamin C)

TEIL III

PLANEN, AUSWÄHLEN UND IN DIE TAT UMSETZEN

Die Ernährung wirken lassen

Was zählt, ist nicht, wie gut du bist,
sondern wie gut du sein wirst.
ATUL GAWANDE

Genau jetzt ist der Zeitpunkt gekommen, wo Sie Ihre Einstellung zur Ernährung verändern können und entscheiden, was Sie essen. Wir treffen Tag für Tag mehrere Male wichtige Entscheidungen, die unsere Chancen erhöhen, ohne Angst vor drohenden chronischen Krankheiten länger und besser zu leben. In Teil III erkläre ich, wie Sie Ihr neues Wissen über Verteidigungssysteme und die zahlreichen Nahrungsmittel, die sie beeinflussen, in die Praxis umsetzen können.

Ich habe dafür ein 5 × 5 × 5-Gerüst entwickelt, mit dem es sehr einfach ist, gesundheitsförderliche Nahrungsmittel in den Alltag zu integrieren. Mein Ansatz ist keine Patentlösung für alle Menschen, und es ist auch keine Diät, mit der Sie Ihr Gewicht reduzieren sollen. Es ist einfach eine Methode, die Ihnen hilft, bewusst und beständig gesunde Ernährungsentscheidungen zu treffen, unabhängig davon, wo Sie leben und was Sie tun.

Das Beste aber ist, dass es bei diesem Konzept nicht um Verzicht, Einschränkung oder Entbehrung geht. Es geht vielmehr um das, was Sie gern essen, um Ihre persönlichen Vorlieben. Es ist doch wunderbar, wenn das, was gut für Sie ist, gleichzeitig auch das ist, was Sie am liebsten mögen, oder? Auf Grundlage der Forschungsergebnisse, die ich in Teil I und II vorgestellt habe, wird genau das jetzt Realität.

In den folgenden Kapiteln lernen Sie, ganz neu über Ihre Ernährung zu denken, und entdecken ein paar außergewöhnliche Nahrungsmittel. Sie lernen, wie man das 5 × 5 × 5-Gerüst im Alltag anwendet, und bekommen ein paar einfache, leckere Rezepte an die Hand, damit Ihr neues, gesünderes Leben beginnen kann. Ich gebe Ihnen auch einen kurzen Einblick in den neuesten Stand der »Food as Medicine«-Bewegung, in der Nahrungsmittel erfolgreich als Medizin eingesetzt werden. Man kann durch richtiges Essen tatsächlich länger leben. Und ich werde Ihnen zeigen, wie das geht.

KAPITEL 11

DAS 5 × 5 × 5-GERÜST: RICHTIG ESSEN, LÄNGER LEBEN

Geschafft! Sie haben schon viel über die Verteidigungssysteme gelernt, die unserem Körper dabei helfen, Krankheiten abzuwenden, und über die Lebensmittel und Getränke, die diese Verteidigungssysteme stärken. Sie sind nun so weit, dass Sie damit beginnen können, Ihren Körper gesünder zu machen und gegen Krankheiten zu wappnen. In diesem Kapitel geht es darum, wie Sie Ihr neu erworbenes Wissen anwenden. Ich gebe Ihnen einen Ernährungsplan mit auf den Weg, der Sie Ihr Leben lang begleiten kann und darauf basiert, die fünf Verteidigungssysteme zu stärken: Angiogenese, Regeneration, Mikrobiom/Darmflora, DNA-Schutz und Immunsystem.

Dies ist weder eine Diät noch ein Fitnessplan und auch kein Programm zum Erhalt der geistigen Frische. Es ist kein Plan, der Ihnen Tag für Tag Mahlzeit für Mahlzeit vorschreibt und Ihnen verkündet, wie Sie Ihr Leben zu organisieren haben. Das hier ist viel besser. Hier geht es darum, die Wahl zu haben, denn ich will Ihnen ja nicht bei jedem einzelnen Nahrungsmittel vorschreiben, ob Sie es essen dürfen oder wann. Stattdessen finden Sie hier einen angenehmen Weg, wie Sie Lebensmittel, die die Verteidigungssysteme stärken, so in Ihre persönliche Lebensweise eingliedern können, dass Sie sich besser fühlen, besser aussehen und länger leben.

Das 5 × 5 × 5-Gerüst hilft Ihnen dabei, Ihr Leben mit Unterstützung der Selbstheilungskräfte Ihres Körpers zu retten. Es ist eine

Vorgehensweise, die ich entwickelt habe, um die fünf Verteidigungssysteme zu unterstützen. Mindestens fünf gesundheitsförderliche Nahrungsmittel, die man mag, werden in Mahlzeiten und Snacks aufgenommen und bei bis zu fünf über den Tag verteilten Gelegenheiten verzehrt: Frühstück, Mittagessen, Abendessen und immer dann, wenn man einen Snack oder einen Nachtisch isst.

Da 5 × 5 × 5 ein Gerüst ist und keine Vorschrift, kann es jedweder Ernährungsweise angepasst werden, ganz egal wie Sie sich derzeit ernähren: Ob Paleo, Whole30, Ornish-Diät, Low Carb, vegetarisch, glutenfrei, allergenfrei oder ketogen – und auch dann, wenn Sie gar keinem Ernährungsplan folgen. Das 5 × 5 × 5-Gerüst schließt niemanden aus, weil es ein größer angelegtes Konzept ist, in das man andere Diäten und Programme sehr leicht integrieren kann. Das schafft jeder.

Dieses Gerüst ist so individuell und einzigartig wie Sie selbst, denn Sie stellen es sich auf der Grundlage Ihrer persönlichen Vorlieben zusammen. Selbst wenn Sie strenge Richtlinien schätzen und ein eiserner Verfechter von Diätprogrammen sind, lässt sich das 5 × 5 × 5-Gerüst prima anwenden.

Das 5 × 5 × 5-Gerüst ist flexibel und braucht nur wenig Aufwand, man bleibt also leichter bei der Stange. Und es schränkt nicht ein, denn es geht ja darum, gesunde Nahrungsmittel der normalen Ernährung *zuzufügen,* nicht darum, auf etwas zu verzichten. Das Gerüst funktioniert auch, wenn Sie gern Vorratshaltung betreiben und mehrere Mahlzeiten auf einmal vorbereiten. Und es funktioniert auch, wenn Sie jeden Tag etwas Neues kochen oder wenn Sie Resteessen mögen.

Die Zusammensetzung des 5 × 5 × 5-Gerüsts entstand auf Basis der wissenschaftlichen Forschungen, die Sie in diesem Buch kennengelernt haben. Es richtet sich an alle, denn es bietet viele Möglichkeiten. Daher funktioniert es gleichermaßen bei Anfängern, Gesundheitsaposteln, Ernährungswissenschaftlern und Wellness-Coaches.

Das 5×5×5-Gerüst ist kein zermürbendes Sieben-, Zehn- oder Dreißig-Tage-Programm, durch das Sie sich durchbeißen müssen. Vielmehr ist das Gerüst so konzipiert, dass man problemlos dabeibleiben und es langfristig in den Alltag integrieren kann. Es ist flexibel und veränderbar, denn es wurde in dem Bewusstsein konzipiert, dass jeder Tag anders ist, jeder Mensch anders ist und sich ständig irgendetwas ändert.

Ich möchte Ihnen zeigen, wie dieses Gerüst angewendet wird, damit Sie ausprobieren können, in unterschiedlichen Situationen und an verschiedenen Orten gesund zu essen. Die meisten Menschen finden es unrealistisch, einen starren Ernährungsplan in jeder Lage durchziehen zu müssen. In meiner Vorstellung muss es möglich sein, die Ernährungsweise den Gegebenheiten anzupassen, beispielsweise welche Lebensmittel gerade verfügbar sind, wie das soziale Umfeld aussieht und was das Budget hergibt. Das 5×5×5-Gerüst funktioniert deshalb, weil es nicht um Perfektion geht, sondern um Auswahl. Die tägliche sorgfältige Wahl unserer Nahrungsmittel ist deshalb so besonders wichtig, weil diese Entscheidungen einander gegenseitig verstärken!

Wie man das 5 × 5 × 5-Gerüst anwendet

- Nutzen Sie als Erstes meine unter »Persönliche Favoritenliste« zusammengestellte Nahrungsmittelliste ab Seite 348 und suchen Sie sich aus diesen mehr als 200 Lebensmitteln, die mindestens einem der fünf Verteidigungssysteme helfen, Ihre Favoriten heraus. So können Sie Ihre persönliche Liste bevorzugter Nahrungsmittel zusammenstellen.
- Suchen Sie sich als Nächstes daraus fünf Lebensmittel für jeden Tag aus. Achten Sie darauf, dass jedes mindestens einem der Verteidigungssysteme nützt und dass Sie mit Ihrer Auswahl alle fünf Verteidigungssysteme abgedeckt haben.

- Und dann essen Sie diese fünf Nahrungsmittel an einem Tag, entweder in einer Mahlzeit oder auf fünf verschiedene Mahlzeiten, Snacks und andere Gelegenheiten verteilt. Die meisten Menschen essen fünfmal am Tag etwas (Frühstück, Mittagessen, Snack, Abendessen, Nachtisch), und vielleicht ist es am einfachsten, die Auswahl auf diese fünf Mahlzeiten zu verteilen. Man kann sie aber natürlich auch alle zusammen essen. Entsprechend Ihrer persönlichen Vorlieben können Sie so viele oder wenige Mahlzeiten am Tag einnehmen, wie Sie wollen; achten Sie nur darauf, dass Sie jeden Tag alle fünf Nahrungsmittel essen.

Später, in Kapitel 14, werde ich Ihnen am Beispiel eines kleinen Musterspeiseplans zeigen, wie dieses Gerüst im Alltag angewendet wird, und Ihnen ein paar einfache und leckere Rezepte vorstellen. Mit denen können Sie dann gesundheitsförderliche Zutaten ganz leicht in Ihre tägliche Ernährung integrieren. Sie erhalten außerdem detaillierte Informationen darüber, wie man dieses Ernährungskonzept umsetzt. Zunächst aber möchte ich Ihnen ein paar zugrunde liegende Prinzipien vorstellen, aus denen ich dieses Gerüst erstellt habe.

Das Leben ist selten perfekt

Wenn wir bei der Ernährung eine gute Wahl treffen, stärkt das unsere Abwehrkräfte, aber hin und wieder kommt es vor, dass wir nicht dazu in der Lage sind oder es sich schwierig gestaltet. Deshalb ist es so wichtig, so oft wie möglich die richtige Wahl zu treffen, denn so können wir die weniger guten Entscheidungen wieder ausgleichen. Und es ist dies auch der Grund, warum wir über unseren allgemeinen Gesundheitszustand Bescheid wissen müssen, was wir mit der Risikobewertung in Anhang B erreichen können. Mit dieser Einschätzung können wir ein Gespür dafür entwickeln, ob dringender Handlungsbedarf besteht oder ob wir noch etwas Luft haben. Wer in der grünen Bewertungszone liegt, darf sich etwas mehr Spielraum zugestehen. Wer sich aber in der gelben oder roten Zone befindet und im Moment gerade keine gute Wahl treffen kann, sollte alles daransetzen, so rasch wie möglich wieder die Ernährungsauswahl im Sinne des 5 × 5 × 5-Gerüsts treffen zu können.

Wenn ich selbst beispielsweise genau weiß, dass mich eine Situation erwartet, in der meine Auswahl an Nahrungsmitteln eher nicht gesund sein wird, dann tanke ich mich vorher oder am nächsten Tag umso mehr mit gesundem Essen auf. Je mehr gesunde Lebensmittel wir zu uns nehmen, desto weniger Platz ist in unserem Magen (und unserem Leben) für Ungesundes.

Essen, was gut schmeckt

Das 5 × 5 × 5-Gerüst gibt uns die Möglichkeit auszusuchen, was wir essen und wann wir es essen. Ausgangspunkt ist die Auswahl unserer persönlichen Favoriten aus einer Liste mit Nahrungsmitteln, die dafür bekannt sind, dass sie unsere Verteidigungssysteme stärken. Diese Nahrungsmittel werden Teil unseres persönlichen Gerüsts für unsere Gesundheit. Jeder isst am liebsten das, was ihm gut schmeckt. Ich wollte deshalb ein Gerüst erstellen, das weder ein Gebot ist, das uns zwingt, bestimmte Dinge zu essen, noch ein Verbot, das uns vorschreibt, was wir von unserem Essensplan streichen sollen.

Bei besonders strengen Ernährungsplänen springen die Leute häufig während der Fahrt ab und kehren zu den alten (oftmals ungesunden) Gewohnheiten zurück, weil sie auf zu vieles verzichten mussten. Menschen wie ich hingegen langweilen sich schnell, wenn sie immer und immer wieder dasselbe essen sollen. Das 5 × 5 × 5-Gerüst ist genau dafür da, solche Probleme von vornherein zu umgehen, weil wir mit unserem persönlichen Lieblingsessen anfangen und die Zusammenstellung der Nahrungsmittel verändern können. Es ist viel einfacher, Ernährungsgewohnheiten zu ändern, wenn man essen kann, was einem schmeckt.

Maßgeschneidert essen

Wenn es um die Gesundheit geht, bin ich davon überzeugt, dass es nicht die eine Patentlösung für alle gibt. Wir Ärzte wissen, dass sich unsere Arbeit mit den Patienten zunehmend individueller gestalten wird. Die allgemeine Entwicklung bewegt sich von der Massenabfertigung hin zu persönlichen Empfehlungen für jeden Einzelnen, auf der Grundlage der besonderen Gegebenheiten des Körpers (der Zellen und der Disposition) und den persönlichen Wünschen. Das Ziel wird es sein, die besten Behandlungsmöglichkeiten mit Umstellungen der Lebensgewohnheiten zu kombinieren, angepasst an die individuelle Veranlagung und die Situation des Patienten.

Wir müssen aber nicht auf die Zukunft warten, um alltäglich von maßgeschneiderter Ernährung zu profitieren. Wir können schon heute mithilfe des 5 × 5 × 5-Gerüsts unsere eigene Lösung finden, indem wir unsere Vorlieben und Abneigungen genauso berücksichtigen wie unsere Lebensmittelallergien und Intoleranzen, Gesundheitsrisiken und Sorgen, unsere Lebensumstände, unser Budget und alles, was für uns sonst noch eine Rolle spielt. Wenn es medizinische Gründe gibt, weshalb wir bestimmte Dinge nicht essen, dann ist auch das etwas Persönliches. Wählen Sie die Nahrungsmittel aus, die Ihnen schmecken, und lassen Sie die weg, die Sie nicht mögen.

Nachhaltig essen

Ein vernünftiger Plan ist einer, den man beibehält und der individuell zugeschnitten ist. Wenn man versucht, sich einem Plan anzupassen, der eigentlich für jemand anderen entwickelt wurde, könnte man sich genauso gut in einen Schuh quetschen, der eine Nummer zu klein ist. Man fühlt sich nicht wohl und hält es nicht lange damit aus. Wenn das Ziel ein langes Leben und der Schutz vor Krankheiten ist, dann ist Vielfalt in der Ernährung sinnvoll. Der gesundheitliche Nutzen entsteht ja nicht aus einer einzigen Zutat auf der Speisekarte, es ist vielmehr die Mischung aller Nahrungsmittel, die im Laufe der Zeit unser Schicksal zu unseren Gunsten wenden können. Das 5 × 5 × 5-Gerüst ist nachhaltig, weil es maßgeschneidert ist, auf Ihren persönlichen Vorlieben basiert und den jeweiligen Lebensumständen angepasst werden kann. Und genau deswegen können Sie es durchhalten.

Anpassungsfähig bleiben

Unser Leben verändert sich ständig, von einem Tag zum nächsten und manchmal sogar im Laufe eines einzigen Tages. Am Arbeitsplatz beispielsweise haben wir einen ganz anderen Zugang zu Nahrungsmitteln als am Wochenende zu Hause. Die Auswahl in einem Restaurant unterscheidet sich massiv von der, die wir in unserer eigenen Küche haben. Wenn wir bei Freunden eingeladen sind, kann sich das, was sie uns so liebenswürdig servieren, stark von dem unterscheiden, was wir uns normalerweise aussuchen würden. Unterwegs oder im Urlaub kommt es vor, dass am Ziel unserer Reise eine ganz andere Nahrungsmittelauswahl auf uns wartet, als wir es von daheim gewohnt sind. Das 5 × 5 × 5-Gerüst ist genau deswegen so flexibel konzipiert und kann an jede Lebenssituation angepasst werden.

Wie bei vielen anderen Dingen im Leben ist auch hier der Schlüssel zum Erfolg, dass man anpassungsfähig und widerstandsfähig bleibt. Ich stelle mir gern vor, dass *Richtig essen, länger leben* ein bisschen wie die Sportart Mixed Martial Arts funktioniert. Im MMA treten zwei Kämpfer in Fünf-Minuten-Runden gegeneinander an und müssen sich nicht auf einen Kampfstil beschränken, wie etwa beim Boxen. Sie dürfen sich stattdessen bei zahlreichen Kampfsportarten (wie Aikido, Boxen, Judo, Jiu-Jitsu, Kung-Fu, Ringen) bedienen, um den Gegner zu besiegen. Das Ziel, Punkte zu machen und zu gewinnen, steht über dem strengen Festhalten an einer Stilrichtung oder Philosophie. Der Kampfsportler Bruce Lee, der als Pionier des MMA gilt, hat einmal verkündet, dass die Effizienz seines Kampfstils darin begründet sei, dass er gar keinen Stil verfolge. Er nahm Techniken verschiedener Kampfsportarten in sein Repertoire auf und konnte sich dadurch immer an neue Gegebenheiten anpassen. Lee hat sogar Techniken vom Fechten übernommen, um seine Gegner damit zu besiegen.

Wenn wir langfristig gesund bleiben wollen, ist genau diese Flexibilität so wichtig beim Essen. Was ich damit meine, ist Folgendes: Wir müssen erstens ein höheres Bewusstsein dafür entwickeln, welchen Einfluss Gefühle, Hunger und Stress darauf haben, welches Essen wir auswählen. Zweitens brauchen wir die richtigen Überzeugungen auf Grundlage wissenschaftlicher Erkenntnisse und drittens den Willen, tatsächlich etwas zu tun. Danach müssen wir alle Hebel in Bewegung setzen. Nicht jeder kann jederzeit Nahrungsmittel auftreiben, die alle Kriterien erfüllen: bio, nicht genverändert, aus nachhaltiger Landwirtschaft, regional, saisonal, grasgefüttert, wild gewachsen, frei laufend ... Wir sind ständig unterwegs, bewegen uns mit zum Teil halsbrecherischer Geschwindigkeit durchs Leben und haben oftmals keine Möglichkeit oder Zeit, Nahrungsmittel zu kaufen, die wir in einer optimalen Situation gerne essen würden.

Das 5 × 5 × 5-Gerüst funktioniert aber auch unter solchen Umständen. Wenn wir die Nahrungsmittelauswahl variabel gestalten, können wir uns mit dem 5 × 5 × 5-Gerüst gut ernähren und alle gesunden Lebensmittel zu uns nehmen, die uns gerade zur Verfügung stehen, um unsere Verteidigungssysteme gegen Krankheiten zu wappnen. Achten Sie darauf, zu Hause eine gesunde Auswahl zu treffen, und kalkulieren Sie ein, dass es Situationen gibt, wo es schwierig sein wird, gesunde Nahrungsmittel in guter Qualität zu bekommen. Dann improvisieren Sie mit dem, was Sie haben. Wenn Sie sich daran gewöhnt haben, flexibel zu reagieren, wird »richtig essen« für Sie ein ganz natürlicher und alltäglicher Vorgang werden.

Das 5 × 5 × 5-Gerüst anwenden

Alle Informationen, die Sie in diesem Buch erhalten haben, münden mit dem 5 × 5 × 5-Gerüst in einen einfachen Plan, der Ihre Gesundheit verbessert, Ihre Geschmacksknospen erfreut und Sie vor Krankheiten schützt.

Und so funktioniert es: Jede der drei Fünfen steht für eine Maßnahme, die Sie zugunsten Ihrer Gesundheit ergreifen.

5 Verteidigungssysteme
5 gesundheitsfördernde Nahrungsmittel für jeden Tag
5 Gelegenheiten am Tag, gesund zu essen

Schauen wir uns das im Einzelnen an.

Die erste Fünf des 5 × 5 × 5-Gerüsts: Die Verteidigungssysteme

Unsere fünf Verteidigungssysteme halten unsere Gesundheit perfekt im Gleichgewicht. Bei kleinen gesundheitlichen Störungen passen sich die Systeme an, lösen das Problem und funktionieren hinter den Kulissen einfach weiter – ohne dass wir etwas davon mitbekommen. Im Grunde möchten wir, dass unsere Gesundheit auf diese Art unser ganzes Leben lang funktioniert.

Wenn wir jeden Tag etwas für jedes unserer Verteidigungssysteme tun, stärken wir die allgemeine Widerstandsfähigkeit gegenüber Krankheiten und gewöhnen uns daran, alles im Griff zu haben. Um alle fünf Verteidigungssysteme zu unterstützen und zu stärken, nutzen wir die zweite Fünf.

Die zweite Fünf des 5 × 5 × 5-Gerüsts: Lebensmittel für unsere Gesundheit

Bei der zweiten Fünf geht es um unsere persönliche Auswahl von mindestens fünf unserer Nahrungsmittelfavoriten, die wir in die tägliche Ernährung integrieren. Sie brauchen keine ärztliche Erlaubnis, um zu essen, was Ihnen schmeckt, denn ich werde Ihnen dabei helfen, eine Liste Ihrer Nahrungsmittel-Favoriten zu erstellen. Diese Liste kommt aus einer Datenbank mit Lebensmitteln und Getränken, die nachweislich einem oder mehreren Verteidigungssystemen nützen. Manche Nahrungsmittel, die Sie besonders gerne mögen, wirken auf eines der Verteidigungssysteme, andere auf mehrere und wieder andere stärken gleich alle fünf. (Diese Liste kommt in Kapitel 13.)

Wenn wir fünf verschiedene Nahrungsmittel auswählen, die jeden Tag jedes der fünf Verteidigungssysteme anregen, kommen wir insgesamt auf 35 gesunde Nahrungsmittel in der Woche – das bedeutet 1820 gesunde Ernährungsentscheidungen im Jahr! Dies sind lauter kleine Aktienpakete, die wir zugunsten unserer Gesundheit anlegen, und sie tragen viel dazu bei, die weniger guten Ernährungsentscheidungen, die wir alle hin und wieder treffen, auszugleichen. Rechnen wir das mal durch: Sagen wir, Sie treffen satte 100-mal im Jahr eine schlechte Wahl (Frittiertes, gegrilltes rotes Fleisch etc.). Wenn Sie sich aber trotzdem nach dem 5 × 5 × 5-Gerüst ernähren, bleiben 95 Prozent Ihrer Ernährungsentscheidungen gesund. Und wieder einmal siegt das Gute.

Um es noch einmal deutlich zu sagen: Die fünf ausgesuchten Nahrungsmittel sind ja nicht die einzigen, die Sie am Tag zu sich nehmen, sondern fünf, die Sie bewusst so auswählen, dass sie alles andere, was Sie an dem Tag essen, ergänzen. Und es müssen ja auch nicht jeden Tag dieselben fünf sein. Natürlich können Sie das eine oder andere jeden Tag essen, wenn Sie möchten, es geht schließlich vor allem darum, dass es *mindestens* fünf am Tag sind. Sie dürfen auch eine größere Zahl von gesunden Nahrungsmitteln auswählen und so viele davon essen, wie Sie möchten. Je mehr gesunde Nahrungsmittel Sie zu sich nehmen, desto besser wappnen Sie Ihre Festung und desto größer wird Ihr Aktienpaket.

Die dritte Fünf des 5 × 5 × 5-Gerüsts: Gelegenheiten, gesund zu essen

Bei der letzten Fünf geht es darum, wann wir essen, also um Mahlzeiten und Snacks. Wie bereits erwähnt, nehmen die meisten von uns fünfmal am Tag etwas zu sich: Frühstück, Mittagessen und Abendessen, zwischendurch vielleicht ein Snack und ein Nachtisch. Das bedeutet, dass wir jeden Tag fünf Gelegenheiten haben, die von uns ausgewählten gesunden Lebensmittel zu essen. Auch diese fünf Gelegenheiten sind nur optional. Sie können alle fünf ausgewählten gesunden Nahrungsmittel in eine Mahlzeit packen oder aber auf mehrere Mahlzeiten verteilen. Das macht Sie so flexibel, dass Sie die Umstellung auf gesunde Ernährung wechselnden Umständen anpassen können, und das selbst dann, wenn Sie unterwegs sind und vielleicht eine Mahlzeit auslassen müssen.

Ich hebe die fünf Mahlzeiten so hervor, um Ihnen die Vielzahl der Möglichkeiten zu verdeutlichen, und rate weder zu mehr noch zu weniger Mahlzeiten am Tag. Das 5 × 5 × 5-Gerüst funktioniert auch, wenn Sie mehr oder weniger Mahlzeiten als fünf zu sich nehmen und sogar, wenn Sie den ganzen Tag über zwischendurch immer mal wieder etwas futtern. Die meisten Leute finden es am einfachsten, die fünf ausgewählten Nahrungsmittel auf fünf Mahlzeiten am Tag zu verteilen, aber Sie können das machen, wie Sie möchten.

Wenn Sie erst einmal angefangen haben, werden Sie merken, dass es einfach ist, weil der Plan flexibel, individualisierbar, realistisch und gewohnheitsfördernd ist. Und vor allem basiert er auf Ihrer eigenen Auswahl.

Fangen wir also an.

Schritt 1: Erstellen Sie Ihre persönliche Favoritenliste

Als Vorbereitung auf die Arbeit mit dem 5 × 5 × 5-Gerüst erstellen Sie als Erstes Ihre persönliche Favoritenliste mit Nahrungsmitteln (*Preferred Food List*, PFL), die Sie richtig gerne mögen. Grundlage für Ihre Liste ist die nachfolgende Masterliste mit Nahrungsmitteln, die Sie alle bereits aus diesem Buch kennen. Nehmen Sie nun einen Stift, gehen Sie die Liste durch und kreuzen Sie *jedes* Lebensmittel und Getränk an, das Sie wirklich gerne mögen. Seien Sie ehrlich zu sich selbst. Und nehmen Sie sich Zeit, denn manche Nahrungsmittel kennen Sie vielleicht gar nicht dem Namen nach, schauen Sie sich dann im Internet ein Bild davon an. Erkennen Sie es? Haben Sie es schon mal probiert? Selbst wenn Sie kein Gesundheitsapostel sind, werden Sie mithilfe des 5 × 5 × 5-Gerüsts schnell zum Experten bei der Auswahl von Nahrungsmitteln, die Ihren Verteidigungssystemen zuträglich sind. Für alle Nahrungsmittel, von denen Sie genau wissen, dass Sie sie nicht mögen, allergisch darauf reagieren oder einfach nicht vertragen, gilt: einfach ignorieren.

Persönliche Favoritenliste

Obst

- ☐ Acerola
- ☐ Apfel (Granny Smith)
- ☐ Apfel (Red Delicious)
- ☐ Apfel (Renette)
- ☐ Aprikose
- ☐ Bittermelone
- ☐ Blaubeeren
- ☐ Blaubeeren (getrocknet)
- ☐ Blutpflaumen
- ☐ Brombeeren
- ☐ Brombeeren (getrocknet)
- ☐ Camu-Camu
- ☐ Cranberrys
- ☐ Cranberrys (getrocknet)
- ☐ Erdbeeren
- ☐ Goji-Beeren
- ☐ Granatäpfel
- ☐ Grapefruit
- ☐ Guave
- ☐ Himbeeren
- ☐ Kaki
- ☐ Kirschen
- ☐ Kirschen (getrocknet)
- ☐ Kiwifrucht
- ☐ Litschi
- ☐ Mango
- ☐ Nektarinen
- ☐ Orangen
- ☐ Papaya
- ☐ Pfirsich
- ☐ Pflaumen
- ☐ Pink Grapefruit
- ☐ Schwarze Apfelbeeren
- ☐ Schwarze Himbeeren
- ☐ Schwarze Himbeeren (getrocknet)
- ☐ Sultaninen
- ☐ Wassermelone
- ☐ Weintrauben

Gemüse

- ☐ Aubergine
- ☐ Bambussprossen
- ☐ Blattkohl
- ☐ Blaue Kartoffeln
- ☐ Blumenkohl
- ☐ Brokkoli
- ☐ Brokkolisprossen
- ☐ Cherrytomaten
- ☐ Chicorée
- ☐ Chilischoten
- ☐ Endivie
- ☐ Farnspitzen
- ☐ Friséesalat
- ☐ Gelbe Tomaten
- ☐ Glatte Endivie
- ☐ Grüne Bohnen
- ☐ Grünkohl
- ☐ Kapern

- ☐ Karotten
- ☐ Kimchi
- ☐ Knoblauch (getrocknet)
- ☐ Lollo-Rosso-Salat
- ☐ Mangold
- ☐ Pak Choi
- ☐ Pao Cai
- ☐ Radicchio
- ☐ Radicchio Rosso di Treviso
- ☐ Romanesco
- ☐ Rüben
- ☐ Rucola
- ☐ San-Marzano-Tomaten
- ☐ Sareptasenf
- ☐ Sauerkraut
- ☐ Schwarze Tomaten
- ☐ Sellerie
- ☐ Spargel
- ☐ Spinat
- ☐ Steckrüben
- ☐ Tomaten
- ☐ Vulkanspargel
- ☐ Wasabi
- ☐ Wasserkresse
- ☐ Weißkohl
- ☐ Wildbrokkoli
- ☐ Würzsellerie
- ☐ Zucchiniblüten
- ☐ Zwiebeln

Hülsenfrüchte und Pilze

- ☐ Austernpilze
- ☐ Champignons
- ☐ Enoki-Pilze
- ☐ Erbsen
- ☐ Igel-Stachelbart-Pilz
- ☐ Kichererbsen
- ☐ Linsen
- ☐ Maitake-Pilze
- ☐ Morcheln
- ☐ Pfifferlinge
- ☐ Schwarze Bohnen
- ☐ Shiitake-Pilze
- ☐ Soja
- ☐ Steinpilze
- ☐ Trüffel
- ☐ Weiße Bohnen

Nüsse, Samen, Getreide, Brot

- ☐ Cashewcreme
- ☐ Cashewnüsse
- ☐ Chiasamen
- ☐ Erdnussbutter
- ☐ Erdnüsse
- ☐ Gerste
- ☐ Hanfsamen
- ☐ Haselnüsse
- ☐ Kürbiskerne
- ☐ Macadamianüsse
- ☐ Mandelbutter
- ☐ Mandeln

- ☐ Maronen
- ☐ Paranüsse
- ☐ Pekannüsse
- ☐ Pinienkerne
- ☐ Pistazien
- ☐ Pumpernickel
- ☐ Reiskleie
- ☐ Sauerteigbrot
- ☐ Sesamsamen
- ☐ Sonnenblumenkerne
- ☐ Tahini
- ☐ Vollkornprodukte
- ☐ Walnüsse

Meeresfrüchte

- ☐ Amerikanische Austern
- ☐ Anchovis (Sardellen)
- ☐ Arktischer Saibling
- ☐ Austernsoße
- ☐ Blaubarsch
- ☐ Bottarga
- ☐ Dorade
- ☐ Forellenbarsch
- ☐ Gelbschwanzmakrele
- ☐ Großaugen-Thunfisch
- ☐ Heilbutt
- ☐ Herzmuscheln
- ☐ Japanische Teppichmuscheln
- ☐ Kaviar
- ☐ Lachs
- ☐ Lachsrogen
- ☐ Languste
- ☐ Makrele
- ☐ Meeräsche
- ☐ Pazifische Austern
- ☐ Petersfisch
- ☐ Regenbogenforelle
- ☐ Rotbarbe
- ☐ Rotbarsch
- ☐ Roter Thun
- ☐ Sardinen
- ☐ Scheidenmuscheln
- ☐ Schwertfisch
- ☐ Seebrasse
- ☐ Seegurke
- ☐ Seehecht
- ☐ Sepiatinte
- ☐ Stachelmakrele
- ☐ Thunfisch

Fleisch

- ☐ Hähnchen (dunkles Fleisch)

Milchprodukte

- ☐ Camembert
- ☐ Cheddar
- ☐ Edamer
- ☐ Emmentaler

- ☐ Gouda
- ☐ Jarlsberg-Käse
- ☐ Joghurt
- ☐ Münsterkäse
- ☐ Parmesan (Parmigiano Reggiano)
- ☐ Stilton

Kräuter und Gewürze

- ☐ Basilikum
- ☐ Ginseng
- ☐ Kurkuma
- ☐ Majoran
- ☐ Oregano
- ☐ Pfefferminze
- ☐ Rosmarin
- ☐ Safran
- ☐ Salbei
- ☐ Süßholz
- ☐ Thymian
- ☐ Zimt

Öl

- ☐ Natives Olivenöl extra

Süßigkeiten

- ☐ Dunkle Schokolade

Getränke

- ☐ Beerensaft (gemischt)
- ☐ Bier
- ☐ Concord-Traubensaft
- ☐ Cranberrysaft
- ☐ Granatapfelsaft
- ☐ Grüner Tee
- ☐ Jasmintee
- ☐ Kaffee
- ☐ Kamillentee
- ☐ Naturtrüber Apfelsaft
- ☐ Oolong-Tee
- ☐ Orangensaft
- ☐ Rotwein (Cabernet, Cabernet Franc, Petit Verdot)
- ☐ Schwarzer Tee
- ☐ Sencha-Tee

Nun lehnen Sie sich zurück und schauen sich Ihr Werk an. Herzlichen Glückwunsch, Sie haben soeben Ihre persönlichen Nahrungsmittelfavoriten aus der Masterliste ausgewählt. Und jeder einzelne davon aktiviert nachweislich eines Ihrer Verteidigungssysteme. Lassen Sie uns nun all dies in den nächsten Schritt einarbeiten.

Schritt 2: Lichten Sie es ab!

Nun, da Sie Ihre persönliche Favoritenliste erstellt haben, ist es an der Zeit, herauszuarbeiten, wie Ihre Auswahl Ihren Verteidigungssystemen nützlich sein kann. Blättern Sie zu Anhang A und kopieren Sie sich die *5×5×5- Favoritenliste.* Die Übersicht ist mehrere Seiten lang und enthält Nahrungsmittellisten, unterteilt nach den Verteidigungssystemen, die unterstützt werden: Angiogenese, Regeneration, Mikrobiom/Darmflora, DNA-Schutz und Immunsystem. Nehmen Sie sich nun die Liste von Schritt 1 vor und übertragen Sie Ihre Kreuzchen in die neue Liste, die dem jeweiligen Verteidigungssystem zugeordnet ist, das aktiviert wird. Machen Sie sich keine Gedanken, wenn einzelne Nahrungsmittel mehrfach auftauchen, das sind diejenigen, die mehrere Verteidigungssysteme beeinflussen. Kreuzen Sie Ihren Favoriten *jedes Mal* an, wenn er auf der Liste steht.

Wenn Sie alle Ihre persönlichen Favoriten auf der Übersicht angekreuzt haben, holen Sie bitte Ihr Handy und machen ein Foto von jeder Seite der Übersicht. Nun haben Sie Ihre persönliche 5×5×5-Favoritenliste (PFL) immer griffbereit.

Mit der PFL im Handy können Sie im Supermarkt, im Restaurant und auch bei einer Abendeinladung Nahrungsmittel auswählen. In der ersten Zeit werden Sie sehr oft auf Ihr Handy schauen müssen, sobald Sie sich aber an Ihre persönliche Liste gewöhnt haben, werden Sie Ihre Nahrungsmittelfavoriten im Schlaf finden. Auf diese Art können Sie im Grunde das ganze Jahr über Ihre Einkaufslisten führen und müssen im Supermarkt nicht erst lange überlegen.

Schritt 3: Wählen Sie fünf pro Tag aus

Nun können Sie mit dem fertigen 5×5×5-Gerüst arbeiten. Gehen Sie für jeden Wochentag einmal durch Ihre PFL und suchen Sie fünf verschiedene Nahrungsmittel aus, eines für jedes der Verteidigungssysteme. Es ist übrigens kein Problem, wenn ein Lebensmittel mehrere Verteidigungssysteme beeinflusst. Sie selbst teilen sich diese fünf Nahrungsmittel für einen Tag zu. Auf diese Weise unterstützen Sie täglich alle fünf Verteidigungssysteme.

Abgesehen von diesen fünf können Sie sich den Rest der Nahrungsmittel an diesem Tag frei auswählen, aber wählen Sie gesunde Dinge aus – gerne auch aus den Listen in diesem Buch. Schreiben Sie sich die fünf für den jeweiligen Tag auf, vielleicht ebenfalls in der Notizfunktion Ihres Handys (dann haben Sie die Liste auf jeden Fall immer bei sich) oder auf einem Zettel, im Kalender oder Tagebuch. Wenn Sie einen Speiseplan schreiben oder für die gesamte Woche einkaufen, können Sie Ihre Liste zum Beispiel am Sonntag erstellen und alle Nahrungsmittel heraussuchen, die Sie die Woche über in Ihre Mahlzeiten integrieren möchten.

Viele Nahrungsmittel wirken auf mehrere Verteidigungssysteme ein, und das ist gut so. Pilze beispielsweise kurbeln das Immunsystem an und verbessern die Darmflora. Orangen wirken antiangiogenetisch, helfen, die DNA zu reparieren, und beruhigen das Immunsystem. Es gibt allerdings für diese Nahrungsmittel eine Regel: Wenn Sie etwas auswählen, was mehrere Verteidigungssysteme beeinflusst, zählt es dennoch nur als eins von fünf Nahrungsmitteln. Sie müssen für diesen Tag trotzdem noch vier weitere aussuchen, die jeweils eines der Verteidigungssysteme stärken. Und wenn ein einziges Nahrungsmittel sich tatsächlich positiv auf alle vier Bereiche auswirkt, müssen Sie trotzdem noch vier weitere auswählen, um am Ende Ihre fünf komplett zu haben.

Es ist ziemlich einfach, das durchzuhalten, denn man muss nicht bis an sein Lebensende den kompletten Ernährungs- oder Diätplan dafür umstellen, sondern integriert ganz einfach ein paar gesunde Nahrungsmittel in die gewohnte Lebensweise. Vielleicht fühlen Sie sich, wenn Sie das 5 × 5 × 5-Gerüst benutzt haben, so wohl, dass Sie jeden Tag neue Nahrungsmittel hinzufügen möchten. Ich kann das nur empfehlen und möchte Sie ermutigen, auch neue Nahrungsmittel auszuprobieren, von denen Sie vielleicht noch nie etwas gehört haben. Machen Sie einfach ein Kreuzchen und dann ein neues Foto von der Liste. Ihre PFL wird sich auf diese Weise ständig verändern und wachsen. Irgendwann werden Sie feststellen, dass Sie bei jeder Mahlzeit zahlreiche gesunde Nahrungsmittel auswählen, ganz einfach deshalb, weil Sie wissen, was Ihre Gesundheit fördert. Freunde, Verwandte und Kollegen werden wissen wollen, warum Sie sich genau das ausgesucht haben, was auf Ihrem Teller liegt – und dann können Sie ihnen etwas wirklich Neues erzählen. Richtig zu essen wird von ganz alleine funktionieren und Spaß machen.

Wie Sie die richtige Auswahl treffen und Nahrungsmittel wählen, um gegen eine bestimmte Krankheit anzukämpfen, werde ich Ihnen am Ende dieses Kapitels und in Kapitel 15 zeigen. Wenn Sie einfach schnell wissen wollen, welches Nahrungsmittel für welches der Verteidigungssysteme geeignet ist, können Sie in Anhang A nachsehen. In Teil I dieses Buches finden Sie Tabellen, in denen Sie nachsehen können, welche Verteidigungssysteme welche Krankheiten beeinflussen.

Schritt 4: Die ausgewählten Fünf essen

Jetzt sind wir bereit zum Durchstarten. Besorgen Sie sich die fünf ausgesuchten Nahrungsmittel und essen Sie sie, wann immer Sie möchten. Es ist wichtig, flexibel zu bleiben, denn Ihr Zeitplan kann sich von einem zum anderen Tag und von Situation zu Situation verändern, ebenso wie die Gelegenheit, bei der Sie bestimmte Dinge essen können. Essen Sie ganz, wie Sie wollen. Das Wichtigste ist, dass Sie jeden Tag alle fünf Verteidigungssysteme aktivieren, so funktioniert das 5 × 5 × 5-Gerüst. Irgendwann kommt der Zeitpunkt, wo Sie ganz von selbst so oft eine gute Wahl treffen, dass fast alles, was Sie an irgendeinem Tag zu sich nehmen, Ihrer Gesundheit zugutekommt.

Übernehmen Sie Verantwortung für Ihr Leben

Ich werde oft gefragt, ob das Gerüst sich mit Ernährungseinschränkungen verträgt, wenn Sie etwa Pescetarier, Vegetarier oder Veganer sind, sich nach der Paleo-Diät, glutenfrei, ketogen oder ohne Milchprodukte ernähren. Die Antwort ist Ja. Auch wenn Sie Anhänger einer bestimmten Ernährungsrichtung sind, können Sie das Gerüst selbstverständlich benutzen, weil die Auswahl der Nahrungsmittel auf der persönlichen Favoritenliste so umfangreich ist. Sie müssen nur wissen, was Sie aufgrund Ihrer Ernährungsweise nicht essen dürfen und diese Nahrungsmittel von Ihrer persönlichen Favoritenliste streichen.

Eine andere Frage, die mir oft gestellt wird, ist die, ob es schlimm ist, wenn man mal einen Tag aussetzt. Beim 5 × 5 × 5-Gerüst ist es wichtig, es so gut wie möglich zu machen und langfristig zu denken. Es geht schließlich um Ihre Gesundheit und um lebenslange Verringerung von Krankheitsrisiken. Ein paar laxe Tage kann man sich natürlich erlauben, ohne das große Ganze zu gefährden. Schummeln ist übrigens gar nicht nötig, denn Sie treffen ja von Anfang bis Ende Ihre eigenen Entscheidungen.

Die 5 × 5 × 5-Archetypen

Die meisten von uns leben so, dass man sie in Szenarien zusammenfassen kann, die eine konsequent gesunde Ernährung mitunter ziemlich schwierig machen. Ich habe daher eine Reihe von Archetypen entworfen, um Ihnen anhand dieser Beispiele zu zeigen, wie Sie mit dem 5 × 5 × 5-Gerüst die Verantwortung für Ihr Leben übernehmen können. Vielleicht stimmt Ihr Leben ja mit einem dieser Archetypen überein (wenn nicht, macht das auch nichts). Natürlich ist jeder Mensch anders, dennoch haben diese Tipps schon so manchem (auch mir selbst) geholfen, den Pfad des richtigen Essens nicht zu verlassen. Die Ratschläge sind so gehalten, dass sie jedem helfen, auch denen, die sich dort nicht wiederfinden. Beherzigen Sie sie einfach trotzdem!

»Gestresste Eltern«

Jeder, der Kinder hat, weiß, wovon ich spreche. Sie haben wahrscheinlich Kinder unterschiedlichen Alters, vielleicht auch einen Säugling. Sie fühlen sich, als ob ständig aus unterschiedlichsten Richtungen an Ihnen herumgezerrt wird, von Ihren Kindern, dem Chef, der lieben Verwandtschaft und den Freunden, für die Sie kaum Zeit finden. Es fällt Ihnen schwer, irgendetwas richtig gut zu machen, einfach, weil Sie überfordert sind. Wenn Ihre Kinder noch sehr klein sind oder eines krank ist, schlafen Sie wahrscheinlich wenig oder nur mit Unterbrechungen. Sie bringen Ihre Kinder zur Schule oder zur Kita und holen sie wieder ab, Sie fahren sie von hier nach da. Für sich selbst finden Sie im Moment kaum Zeit, aber Sie möchten sich bei allem, was Sie um die Ohren haben, dennoch gerne gut ernähren. Wenn Sie nicht den richtigen Kraftstoff tanken, leidet Ihre Gesundheit. Ihre Kinder brauchen Sie als gutes Vorbild und haben ein Anrecht auf gesunde Eltern. Auch Ihr Partner oder Ihre Partnerin möchte, dass Sie gesund sind. In dieser umtriebigen Lebensphase kann es hilfreich sein, Mahlzeiten zu planen, um gesünder zu leben.

So kann Ihnen das 5 × 5 × 5-Gerüst helfen vorauszuplanen:

- Nehmen Sie sich sonntags ein bisschen Zeit, um Ihre persönliche Favoritenliste durchzusehen, und überlegen Sie, was in der Woche auf Sie zukommt. Wählen Sie die Nahrungsmittel aus, die Sie an jedem einzelnen Wochentag essen möchten.
- Wenn Sie mit jemandem zusammenleben, können Sie ihn oder sie bitten, eine eigene PFL zu erstellen, damit Sie die Listen vergleichen oder zusammenfügen und dann Einkaufszettel schreiben und Mahlzeiten planen können.

- Kochen Sie die ausgesuchten gesunden Nahrungsmittel auf Vorrat, damit Sie für die ganze Woche fertige Mahlzeiten haben und sich Reste zum Mitnehmen einpacken können. Auf diese Weise bringen Sie Ihre fünf Nahrungsmittel in Mittag- und Abendessen unter, ohne dass Sie sich jeden Tag den Kopf zerbrechen müssen, wie Sie gesunde Mahlzeiten auf den Tisch bekommen. Wenn Sie an einem Wochentag kochen und alles vorbereiten, können Sie damit die fünf Nahrungsmittel für die ganze Woche abdecken. Hier sind ein paar Ideen fürs Kochen auf Vorrat:
  - Kochen Sie einen Topf Suppe oder Eintopf zum Abendessen, der noch als Mittagessen für den nächsten Tag reicht.
  - Grillen Sie Gemüse und fügen Sie es über die Woche verteilt unterschiedlichen Gerichten zu.
  - Kochen Sie größere Mengen Getreide wie Quinoa oder Naturreis, die Sie im Laufe der Woche aufbrauchen.
- Halten Sie stets ein paar gesunde Snacks wie Nüsse oder Obst in Reichweite.
- Bestellen Sie bei einem Supermarkt, der Ihnen frische Waren bis an die Tür liefert. So können Sie Zeit sparen.
- Halten Sie sich immer an Ihre PFL, wenn Sie Nahrungsmittel online bestellen.

»Vielflieger«

Sie sind beruflich viel unterwegs, entweder weil Ihr Job das verlangt oder weil Sie selbst ein Unternehmen führen. Irgendwie fühlen Sie sich permanent gehetzt, immer auf Trab, von einem Ort zum nächsten. Und das, was Sie unterwegs essen – am Flughafen, im Flugzeug, im Bus, Auto oder Hotel –, ist im Normalfall nicht sonderlich gesund. Wahrscheinlich ist es oft sogar ziemlich furchtbar. Immer auswärts zu essen verliert auf Dauer auch seinen Reiz. Da Sie aber so viel unterwegs sind, ist es schwierig, konsequent gute Ernährungsentscheidungen zu treffen.

Es gibt Situationen, wo Sie die Mixed-Martial-Arts-Technik

anwenden können, um sich der jeweiligen Situation anzupassen und zu nehmen, was gerade da ist. Wenn es sich nicht vermeiden lässt, dass Sie auf dem Flughafen oder im Flugzeug essen, sollten Sie als Erstes die Liste auf Ihrem Handy befragen und überlegen, ob irgendetwas von der Speisekarte zu Ihrer PFL passt – und das bestellen Sie. Genauso können Sie das im Hotel machen, wenn Sie entweder beim Zimmerservice oder im Restaurant ordern.

So hilft Ihnen das 5 × 5 × 5-Gerüst, wenn Sie unterwegs sind:

- Gehen Sie, bevor Sie losfahren, kurz Ihre Favoritenliste durch und überlegen Sie sich, was Sie davon vor Ort am ehesten bekommen können. Das ermöglicht Ihnen, sich schon frühzeitig darauf einzustellen, welche Nahrungsmittel Sie zur Auswahl haben und welche Wahl Sie treffen werden.
- Wählen Sie aus Ihrer PFL Nahrungsmittel aus, die haltbar und gut mitzunehmen sind, zum Beispiel Nüsse, Studentenfutter, selbst gemachte Müsliriegel oder dunkle Schokolade.
- Wenn Sie essen gehen, sollten Sie im Restaurant das Angebot auf der Speisekarte mit Ihrer PFL abgleichen und so viele Ihrer fünf ausgewählten Nahrungsmittel wie möglich bestellen. Wenn Sie nichts Passendes finden, können Sie nachfragen, ob man Ihnen bestimmte Zutaten zusammenstellt, die Ihrem 5 × 5 × 5-Gerüst entsprechen.
- Manchmal findet man wunderbare Sachen aus der PFL bei den Vorspeisen, jedoch nichts davon bei den Hauptgerichten. Bestellen Sie in diesem Fall lieber mehrere Vorspeisen mit gesunden Zutaten statt ein ungesundes Hauptgericht.
- Wenn Sie ein paar Tage lang im selben Hotel bleiben und hinsichtlich Ihrer Ernährung recht ehrgeizig sind, können Sie auch ein Zimmer mit Kühlschrank buchen und diesen mit Nahrungsmitteln von Ihrer PFL aus einem Geschäft in der Nähe füllen.
- Kaufen Sie sich Tee oder Kaffee in einem Café vor Ort oder nehmen Sie eigene Teebeutel mit, was auf Reisen sehr praktisch ist.

»Junge Rockstars«

Jeder junge Erwachsene ist im Grunde seines Herzens ein Rockstar. Der Prototyp sieht so aus: Sie sind Mitte zwanzig, leben in einer WG oder haben eine eigene Wohnung. Sie arbeiten viel, feiern viel und genießen es, frei und unabhängig zu sein. Gutes Aussehen und Ihr Wohlbefinden sind Ihnen wichtig, deswegen gehen Sie ins Fitnessstudio, laufen Halbmarathons oder haben sogar einen Personal Trainer. Fitness ist genau Ihr Ding, aber das mit der gesunden Ernährung funktioniert irgendwie nur phasenweise. Bei Licht betrachtet feiern Sie vielleicht manchmal ein bisschen sehr viel und wissen selbst, dass das nicht sonderlich gesund ist. Da Sie aber jung sind und Ihr Körper widerstandsfähig, vertragen Sie auch einiges. Sie wissen aber aus diesem Buch, dass sich der Schaden, den Sie Ihrem Körper heute zufügen, später im Leben rächen wird. Ihre Verteidigungssysteme arbeiten im Moment noch wie von Zauberhand, aber auf längere Sicht, irgendwann in den nächsten zehn oder 20 Jahren, wenn eine neue Lebensphase anbricht, könnten Sie dafür bitter bezahlen müssen. So wollen Sie nicht leben, aber Sie wollen genauso ungern Zeit mit Zukunftssorgen verschwenden.

Dabei kann Sie das 5 × 5 × 5-Gerüst unterstützen:

- Schauen Sie jeden Morgen Ihre PFL an und notieren Sie sich, welche fünf Nahrungsmittel Sie an diesem Tag essen möchten. Es wird bald zu Ihrem Tagesablauf dazugehören, die entsprechenden Nahrungsmittel auszusuchen, zu essen und dann täglich abzuhaken. Wenn Sie möglichst viele davon möglichst früh am Tag zu sich nehmen, verschaffen Sie sich damit mehr Spielraum für den Rest des Tages, wo Sie auch mal gewohnte Wege verlassen und vielleicht mit Freunden Neues ausprobieren können.
- Laden Sie sich eine App herunter, mit der Sie Ihre täglichen Ziele checken können. Da Sie vermutlich zu denen gehören, die aus allem das Optimum herausholen möchten, wird es Ihnen nicht schwerfallen, mind. diese fünf Nahrungsmittel täglich zu essen.

- Wenn Sie trainieren, sollten Sie den Großteil der fünf ausgesuchten Nahrungsmittel immer direkt vor oder nach dem Training zu sich nehmen, damit es zur Gewohnheit wird.
- Wenn Sie jeden Tag Kaffee oder Tee trinken, denken Sie daran, dass Sie gerade schon eines der fünf Nahrungsmittel zu sich genommen haben, Sie brauchen also an diesem Tag nur noch vier weitere.
- Motivieren Sie sich selbst, indem Sie einen Sport daraus machen. Fordern Sie im Freundes- oder Kollegenkreis jemanden auf mitzumachen und schauen Sie, wer von Ihnen es schafft, das 5 × 5 × 5-Gerüst am längsten durchzuhalten, hundertprozentig und ohne zwischendurch auszusetzen.
- Kochen Sie selbst und lernen Sie, Mahlzeiten vorzubereiten. Wenn Sie ein paar der Grundzutaten, die ich im nächsten Kapitel vorstellen werde, im Haus haben, ist es wesentlich einfacher, gesund zu kochen. Außerdem verleiht Ihnen regelmäßiges Kochen mehr Kontrolle und Flexibilität innerhalb des 5 × 5 × 5-Gerüsts, als wenn Sie täglich auswärts essen.

»Reif und weise«

Hier wäre noch ein Stereotyp: Sie sind im Berufsleben gefestigt, besitzen einen kompletten Haushalt und haben in Ihrem Leben (meistens) alles im Griff. Sie können gut planen und sind so weit, dass weder Familie noch Beruf, Sozialleben oder persönliche Interessen zu kurz kommen. Sie haben Ihre Entscheidungen unter Kontrolle und verfügen über ein paar Rücklagen. Inzwischen kennen Sie sich selbst ganz gut und können klar sagen, was Sie wollen und was nicht.

Auch beim Essen wissen Sie genau, was Sie mögen und was Sie vermutlich nie probieren werden. Sie sind zum Gewohnheitstier geworden, freiwillig. Zwar sind Sie der Ansicht, dass Sie eigentlich jünger sind, als Ihr Ausweis behauptet, aber Ihre Freunde werden langsam alt und bekommen Krankheiten, an die keiner von Ihnen noch vor zehn Jahren gedacht hat. Vielleicht sind sogar einige Freunde oder Familienmitglieder an chronischen Krankheiten verstorben. Ob Sie wollen oder nicht, allmählich wird Ihnen auch Ihre eigene Sterblichkeit bewusst.

So hilft Ihnen das 5 × 5 × 5-Gerüst – auch wenn Sie schon recht weise und in Ihren Gewohnheiten gefestigt sind:

- Nutzen Sie Ihre Selbstkenntnis und Ihre Lebenserfahrung, um die Nahrungsmittel der Auswahlliste anzukreuzen, die Sie am allerliebsten mögen. Kringeln Sie Ihre Favoriten ein.
- Planen Sie im Voraus für das Wochenende und suchen Sie schon die fünf Nahrungsmittel aus, die Sie an jedem Tag essen möchten. Konzentrieren Sie sich und denken Sie daran, dass Sie es mit dem 5 × 5 × 5-Gerüst schaffen werden. Achten Sie unbedingt darauf, dass Sie die Nahrungsmittel auswählen, die Ihnen am besten schmecken.
- Wenn Sie zum Essen ausgehen möchten, überlegen Sie bitte vorher, wo Sie das bekommen, was auf Ihrer PFL steht. Sie wissen wahrscheinlich sowieso, in welchem Restaurant Sie eher die gesunden Sachen finden. Probieren Sie aus, wie viele Nahrungsmittel von Ihrer Liste Sie in einer einzigen Mahlzeit unterbringen können.
- Wenn Sie sich nicht sowieso schon zu Hause als versierter Koch betätigen, könnte es vielleicht Ihr neues Hobby werden, gesund zu kochen. Schauen Sie sich im Internet Koch-Sendungen an, oder belegen Sie einen Kurs, um Ihre Kochkünste zu verbessern. Wenn Sie nämlich Ihre eigenen Gerichte zubereiten, können Sie nicht nur sich selbst Gesundheit schenken, sondern auch Ihrer Familie und Freunden. (Im nächsten Kapitel habe ich jede Menge praktische Ernährungstipps für Sie.)

Menschen mit schweren Krankheiten

Wenn Sie derzeit gegen eine Krankheit ankämpfen, ist das Lesen dieses Buches mit einer gewissen Dringlichkeit verbunden. Sie wollen die Krankheit unbedingt besiegen und Ihre Gesundheit (oder die eines anderen Menschen, den Sie pflegen) wiederherstellen. Manchmal ist die Situation kaum zu ertragen, aber Sie werden vermutlich Verwandte, Freunde und Ärzte haben, die ihr Bestes geben, um Ihnen zu helfen. Vielleicht haben Sie im Moment nicht die Energie, zu kochen oder Mahlzeiten zu planen. Wenn Sie selbst erkrankt sind, haben Sie vielleicht nicht einmal Appetit auf irgendetwas. Denken Sie trotzdem daran, dass Ernährung eine Möglichkeit bietet, die Verteidigungssysteme zu aktivieren, die Ihren Körper dann wieder in den sicheren Hafen der Gesundheit zurückführen können.

So können Sie das 5 × 5 × 5-Gerüst in dieser Situation nutzen:

- Besprechen Sie alle Veränderungen in Ihrer Ernährung mit Ihrem Arzt.
- Bitten Sie Freunde, Verwandte oder ein Unterstützer-Netzwerk um Hilfe, damit jemand mit Ihnen die PFL durchgeht. Lassen Sie sich die Liste vorlesen und bestimmen Sie, was angekreuzt werden soll. Falls die anderen schon wissen, welche Nahrungsmittel Sie gern mögen, lassen Sie sie diese ankreuzen und schauen Sie nur noch nach, ob alles richtig ist. Bitten Sie darum, dass jemand ein Handyfoto von der Liste macht, damit man Ihnen die richtigen Nahrungsmittel mitbringen kann.
- Wer auch immer Ihnen beim Einkauf, bei der Essensplanung und beim Kochen behilflich ist, sollte Ihre PFL kennen und mithilfe dieser die Wochenplanung durchführen.
- Da Sie womöglich nicht viel essen, sollten Sie versuchen, alle fünf Nahrungsmittel in eine oder zwei Mahlzeiten zu packen.
- Falls Sie im Krankhaus sind, sollten Sie die Diätassistenten einbinden und sie bitten, Ihnen beim Umsetzen der PFL zu helfen.

Kaum jemand mag das normale Krankenhausessen wirklich, bitten Sie deshalb die Diätassistenten, ob man für Sie ein Gericht zusammenstellen kann. Wenn Sie rechtliche Unterstützung benötigen, damit Ihre Wünsche erfüllt werden, können Sie sogar einen Patientenanwalt um Hilfe bitten.

- Egal gegen welche Krankheit Sie gerade ankämpfen, es ist extrem wichtig, dass Sie auf Ihre Ernährung achten, denn sie kann Ihre Verteidigungssysteme stärken und die Wirkung der Medikamente, die Sie möglicherweise einnehmen müssen, unterstützen.

Insidertipps zum Einbau des 5 × 5 × 5-Gerüsts in den Alltag

Damit es Ihnen leichter fällt, das 5 × 5 × 5-Gerüst in Ihr Leben zu integrieren, habe ich ein paar Tipps für Sie zusammengestellt. Es sind dieselben fünf Tipps, die auch mir geholfen haben, meine eigene Ernährung umzustellen.

Der Teller muss nicht immer leer werden

Auch wenn Sie dazu erzogen wurden, jeden Bissen auf Ihrem Teller aufzuessen (und wenn er noch so voll war) – das ist ungesund. Jeder weiß, wie es sich anfühlt, wenn man bereits pappsatt ist und dann noch gedrängt wird, alles aufzuessen, was einem jemand anders auf den Teller geladen hat. Der Zwang, den Teller leer zu essen, stammt aus Kriegszeiten, wo das Essen knapp war, und führt heute zu übermäßigem Essen und Adipositas.[1]

Wählen Sie bei jeder Mahlzeit angemessene Portionen aus und essen Sie nur so lange, bis Sie keinen Hunger mehr haben. In Japan gibt es das Prinzip des »Hara Hachi Bu«, was »essen, bis man zu acht (von zehn) Teilen satt ist« bedeutet, oder auch »Bauch zu 80 Prozent gefüllt«. Dies ist eine kluge Vorgehensweise, denn schon bevor wir uns satt fühlen, hat unser Körper genug Nahrung bekommen. Der erste Bissen schmeckt großartig. Wenn wir langsam satt werden, merken wir, dass das Essen nicht mehr ganz so verlockend schmeckt. Wir essen aber häufig trotzdem weiter, entweder aus Gewohnheit oder weil wir dazu erzogen worden sind, den Teller leer zu essen und kein Essen wegzuwerfen.

Ich erteile Ihnen hiermit die Erlaubnis, etwas auf Ihrem Teller übrig zu lassen. Essen Sie langsamer und warten Sie darauf, dass das Essen in Ihrem Magen für die Ausschüttung von Sättigungshormonen sorgt, die Ihrem Gehirn mitteilen, dass es bitte schön den Appetit abschaltet. Das kann allerdings 20 Minuten dauern. Wenn Sie Ihr Essen hinunterschlingen, ist alles schon in Ihrem Körper gelandet, bevor die natürliche Sättigungsreaktion anspringt. Das Ergebnis: Sie essen mehr als nötig.

Machen Sie eine Pause, sobald Sie merken, dass das Essen Sie nicht mehr so anspricht, und bleiben Sie aufmerksam. Horchen Sie in Ihren Körper hinein, legen Sie Handy und Laptop beiseite und schalten Sie während der Mahlzeit den Fernseher aus. Laden Sie sich nicht zu viel auf den Teller. Und beenden Sie jede Mahlzeit, bevor Sie das Gefühl haben, im nächsten Moment zu platzen.

Lassen Sie ein paar Mahlzeiten pro Woche aus

Die meisten wissenschaftlichen Studien zu Ernährung und Lebensdauer beweisen, dass es die Lebensdauer verlängert, wenn man Kalorien einspart. Zwei Jahre lang 15 Prozent Kalorien einzusparen verlangsamt nicht nur die Stoffwechselalterung, sondern führte in einer Studie auch zu einem Gewichtsverlust von durchschnittlich 19 Pfund.[2] Abgesehen von den Vorteilen des Jungbleibens und des Gewichtsverlustes ist die Einschränkung von Kalorien auch hilfreich, weil sie alle fünf Verteidigungssysteme mobilisiert. Bei trendigen Diäten wie den unterschiedlichen Formen des Intervallfastens (16:8, 5:2, Eat-Stop-Eat oder die Warrior-Diät) werden zwar ebenfalls Kalorien eingespart, es geht aber auch einfacher.

Eine simple Möglichkeit besteht darin, an ein paar Tagen pro Woche einfach das Frühstück oder Mittagessen auszulassen. Das machen Sie vielleicht ohnehin schon, wenn Sie ein hektisches und intensives Leben führen. Auf diese Weise sparen Sie 15 Prozent Ihrer Mahlzeiten. Falls Sie eine Mahlzeit auslassen, sollten Sie dennoch darauf achten, dass Sie Ihre fünf Favoriten pro Tag zu sich nehmen. Das ist ganz einfach, wenn Sie sie beispielsweise in mindestens eine Mahlzeit oder einen Snack einarbeiten. Was das Fasten angeht, so muss man sich darüber im Klaren sein, dass die Langzeitwirkungen von extremem Fasten und Ketogenese (Hungerzuständen) auf gesunde Menschen noch nicht ausreichend erforscht sind. Wie bei allem, was mit der Ernährung zu tun hat, gilt auch hier, dass extreme Maßnahmen oft nur kurzfristigen Nutzen haben, der Gesundheit jedoch langfristig schaden können. Wenn Sie Mahlzeiten auslassen, sollten Sie das in vernünftigem Maße tun.

Achtsam essen

Handeln Sie jedes Mal bewusst, wenn Sie etwas essen: Nehmen Sie sich einen Moment Zeit und denken Sie darüber nach, was Sie zu sich nehmen. Denken Sie über das Warum nach: Sie wollen Ihren Körper dabei unterstützen, gesünder zu werden und sich nicht nur mit Masse und Kalorien vollstopfen. Nahrungsmittel enthalten sekundäre Pflanzenstoffe. Machen Sie sich daran, diese zugunsten Ihrer Gesundheit zu Werke gehen zu lassen. Hören Sie auf Ihren Körper. Bevor es abgepackte und industriell verarbeitete Lebensmittel und Fast Food gab und Online-Bestellungen noch nicht möglich waren, haben die Menschen instinktiv und gemäß ihrem natürlichen Appetit gegessen. Unser Körper ist so konzipiert, dass er, wenn er selbst entscheiden darf, ganz mit sich im Reinen ist und von sich aus Signale ans Hirn sendet, die uns sagen, was wir brauchen. Wir wissen ja inzwischen, dass diese Signale auch aus der Darmflora kommen können, und sollten deshalb mit der Absicht essen, unseren Darmbakterien etwas Gutes zu tun.

Essen in guter Gesellschaft

Beim Essen geht es nicht nur ums Überleben, sondern vielmehr auch um Kultur, Tradition und Freude. Die Menschen, die in der sogenannten demografischen Blauen Zone mit besonders vielen Hundertjährigen leben (in der japanischen Präfektur Okinawa, auf Sardinien in Italien, auf der griechischen Insel Ikaria, auf der Nicoya-Halbinsel in Costa Rica und in Loma Linda im kalifornischen Hinterland), essen auf sehr unterschiedliche, zuweilen überraschende Weise, was ihnen Gesundheit und ein langes Leben beschert. Allen gemeinsam ist jedoch der Sinn für Gemeinschaft und enge soziale Bindungen. Man kann sein Essen am besten in der Gesellschaft von Freunden und Verwandten genießen.

Achten Sie, sofern das möglich ist, immer darauf, dass Sie nicht alleine essen. Wir Menschen sind soziale Wesen, und genussvoll essen bedeutet eigentlich, dass auch andere dabei sind. Schon die Jäger und Sammler aßen gemeinsam mit denjenigen, denen sie vertrauten, und teilten mit ihnen die wertvolle Nahrung, die sie erbeutet hatten. In vielen Kulturen wird dadurch, dass man in Gruppen isst, die Nahrung reichhaltiger, und die Vielfalt der Küche wird so allen zuteil. Wer gemeinsam isst, kocht häufig auch gemeinsam. Und das Kochen sorgt dafür, dass wir das Essen, das wir zubereiten, wertschätzen und zu den Zutaten, die wir unserem Körper zuführen, eine Verbindung herstellen.

Neues ausprobieren

Neue Erfahrungen fördern unsere persönliche Entwicklung. Aus diesem Grund sind Kochshows im Fernsehen beliebt, ebenso wie Features über fremde Küchen oder Speisekarten von Restaurants. Wenn Sie firm werden im Umgang mit dem 5 × 5 × 5-Gerüst, werden Sie überrascht sein, wie viele Nahrungsmittel unsere Verteidigungssysteme stärken. Viele davon werden Sie mögen, andere sind Ihnen ziemlich egal. Aber es wird mit Sicherheit ein paar neue Nahrungsmittel geben, die Sie noch nicht probiert haben. Ich würde Ihnen empfehlen, Ihre PFL alle sechs Monate zu überarbeiten, und zwar aus verschiedenen Gründen: Erstens, weil ständig wissenschaftliche Beweise für die Wirksamkeit neuer Nahrungsmittel in Bezug auf Krankheiten veröffentlicht werden, die Sie sicherlich in Ihre Liste aufnehmen möchten. Zweitens, weil ich Ihnen empfehle, Nahrungsmittel zu kosten, die Sie vorher noch nicht probiert haben, denn es gehört zu den schönen Seiten des Lebens, Neues zu entdecken – vor allem beim Essen. In Kapitel 14 stelle ich Ihnen Rezepte vor sowie ein Muster eines Wochenplans, damit Sie einen guten Ausgangspunkt haben.

Zuerst aber gehen wir gemeinsam in die Küche.

KAPITEL 12

UMDENKEN IN DER KÜCHE

Da Sie nun wissen, wie Sie Ihr persönliches 5 × 5 × 5-Gerüst erstellen, brauchen Sie nur noch das passende Werkzeug – und zwar in Ihrer Küche. Vielleicht gehören Sie zu den viel beschäftigten Menschen, die meistens auswärts essen, was aber leider nicht der beste Weg zu mehr Gesundheit ist. Wenn Sie das richtige Werkzeug zur Hand haben, mit dem Sie ein gesundes Essen oder einen Snack zu Hause zubereiten können, ist es viel leichter, selbst für die eigene Gesundheit zu sorgen.

Mit den Informationen aus diesem Kapitel können Sie aus den Nahrungsmitteln, die Sie essen möchten, den größten Nutzen ziehen. Um richtig zu essen, müssen Sie die richtigen Nahrungsmittel auswählen, diese richtig lagern und so zubereiten, dass Ihre gesundheitsförderliche Wirkung am besten zum Tragen kommt. Dies ist nicht nur aus Geschmacks- oder Haltbarkeitsgründen wichtig, sondern auch die Zubereitungsweise kann dazu beitragen, die gesundheitsförderlichen Eigenschaften der Zutaten zu erhalten oder sogar zu intensivieren. Wenn Sie auswärts essen, haben Sie keinerlei Kontrolle über Zutaten und Zubereitung. Wenn Sie zu Hause kochen, liegt alles in Ihrer Hand. In diesem Kapitel möchte ich Sie zum Umdenken in der Küche bewegen und kann Ihnen genau sagen, was Sie brauchen.

Für mich war die Küche immer das Zentrum meines Zuhauses. Als ich ein Kind war, hatte meine Mutter immer etwas Leckeres auf dem Herd, wenn ich aus der Schule kam. Wenn ich mich an den Geruch von

Abendessen in meiner Kindheit erinnere, hat das heute noch etwas Heimeliges für mich. Ich habe immer wissen wollen, was da geschnitten, gehackt, gemixt, angebraten, gekocht oder gedämpft wurde, und deshalb hat meine Mutter mir vieles über die Zutaten und Zubereitungsweisen, die sie verwendete, beigebracht. Ich habe irgendwann gelernt, meine Lieblingsgerichte nach ihren Rezepten zu kochen.

Heute sind die Küchen anders ausgestattet als zu Zeiten unserer Eltern und Großeltern. Damals waren die gängigsten Küchenutensilien und Gerätschaften stets vorhanden, man bekam sie als Aussteuer zur Hochzeit geschenkt, oder sie wurden von Generation zu Generation weitergegeben. Heute dagegen besitzen zwar viele Menschen gigantische Küchengeräte, wie sie in Fernseh-Kochshows und Dauerwerbesendungen gezeigt werden, in einigen Küchen aber fehlt es am Nötigsten. Man braucht nicht viele aufwendige Küchenutensilien, um leckere, gesunde Mahlzeiten herzustellen, eine gewisse Grundausstattung aber sollte vorhanden sein.

Schauen wir uns ein paar Dinge an, die in keiner gesundheitsbewussten Küche fehlen sollten, weder in den Schränken noch in der Vorratskammer. Und ich werde Ihnen ein paar der besten Zubereitungsarten vorstellen, die jeder Hobbykoch kennen sollte, der einfache, gesunde Gerichte zubereiten möchte.

Küchenutensilien

In jeder Küche sollte eine gewisse Grundausstattung vorhanden sein, damit ein gesundes Essen zubereitet werden kann. Es gibt Leute, die gerne eine schlichte, minimalistische Küche haben, ein paar Utensilien jedoch sind unerlässlich.

- **Messer (Kochmesser mit 20-Zentimeter-Klinge, Gemüsemesser):** Messer aus Edelstahl oder Keramik schneiden gut und halten lange, außerdem sind sie leicht zu reinigen.

- **Metall-Kneife:** Mit Kneifen oder Grillzangen kann man heiße Zutaten beim Kochen in Topf oder Pfanne wenden.
- **Durchschlag aus Metall:** Zum Abtropfen von Nudeln, zum Waschen von Gemüse und zum Abspülen von Obst.
- **Hochwertige Pfannen (Bratpfannen oder Sauteusen mit Keramikbeschichtung, aus Edelstahl oder Gusseisen):** Pfannen sollten keine Plastikteile haben, damit man sie auch in den Backofen stellen und leicht reinigen kann.
- **Suppentopf mit Deckel:** Für die Zubereitung von Suppen und Eintöpfen.
- **Schmortopf oder Bräter mit Deckel:** Zum Garen im Ofen.
- **Auflaufform aus Glas oder Keramik:** Zum Braten von Gemüse, Meeresfrüchten oder Geflügel.
- **Backbleche:** Edelstahl ist am besten, aber bei Aluminium verteilt sich die Hitze gleichmäßiger (bei Alublechen Backpapier verwenden).
- **Bambus-Dampfgarer:** Leicht zu reinigen, wiegt kaum etwas und kocht Nahrungsmittel schnell und ohne Öl.
- **Wok:** Kaufen Sie einen Wok aus Gusseisen oder Edelstahl, aber niemals einen mit Antihaft-Beschichtung. Suchen Sie einen mit Metallgriffen ohne Plastik aus.
- **Reiskocher:** Erleichtert das Reiskochen, man muss an gar nichts denken. Einfach Wasser zufügen und den Knopf drücken, das Gerät meldet, wenn der Reis fertig ist. Man muss weder die Zeit im Auge behalten noch am Ofen stehen bleiben und aufpassen, dass nichts anbrennt.
- **Flotte Lotte/Passiermühle:** Dieses Gerät benutzt man, um Nahrungsmittel zu passieren und abzuseihen und Kerne, Haut und grobe Stücke zu entfernen. Kaufen Sie eines mit Blättern aus Edelstahl.
- **Schneidebrett:** Kaufen Sie eines aus Holz, denn Holz schont Ihre Messer und ist die natürlichste Unterlage zum Schneiden oder Hacken von Nahrungsmitteln.

- **Tischbackofen:** Als Alternative zur Mikrowelle, wenn man Lebensmittel schnell erhitzen möchte.
- **Schälmesser**
- **Dosenöffner**
- **Schneebesen:** immer nur aus Metall
- **Reibe:** Um Käse, Nüsse oder Zitrusschalen zu reiben.
- **Pfeffermühle**
- **Kochlöffel aus Holz**
- **Edelstahl-Schöpfkelle**
- **Standmixer:** Für die Zubereitung von Smoothies und Suppen
- **Messbecher:** Einer aus Glas für Flüssigkeiten und einer aus Metall für trockene Nahrungsmittel
- **Messlöffel aus Metall**
- **Kaffeemühlen:** Kaufen Sie am besten zwei, eine für Kaffee, eine für Gewürze.
- **Bistro-Kaffeebereiter:** Beim French-Press-Verfahren bleiben die sekundären Pflanzenstoffe nicht im Filter hängen, sondern fließen mit in den Kaffee.
- **Hot Water Dispenser:** Vereinfacht die Teezubereitung. Man muss einfach nur den Knopf drücken, und schon hat man heißes Wasser.
- **Korkenzieher oder Weinflaschenöffner**
- **Vorratsdosen:** Immer aus Glas, niemals aus Plastik

Mit Gerätschaften, die in die Kategorie »nice to have« fallen, können Sie gesundes Essen auch aufwendiger zubereiten und aufbewahren. Sie sind keinesfalls notwendig, können aber Ihre Sammlung an Küchenutensilien praktisch ergänzen.

- **Pürierstab:** Handmixer, mit dem man in einem Behälter Nahrungsmittel pürieren kann (großartig für Suppen)
- **Entsafter:** Damit können viele Arten von Säften einfach zubereitet werden.

- **Mörser und Stößel:** Perfekt für die Herstellung von Pesto und zum Zerdrücken von Knoblauch.
- **Pilzbürste:** Damit reinigt man Pilze, ohne sie waschen zu müssen, entfernt bei Waldpilzen Erde vom Waldboden oder bei Kulturpilzen den Kompost (oftmals Stroh, Pferde- oder Geflügelmist).
- **Plancha:** Metallkochplatte, die auf einen Grill oder eine andere Hitzequelle gelegt wird. Sorgt für gleichmäßige erhitzbare Oberfläche und verhindert, dass Fett in die Flamme oder auf die Kohlen tropft, was giftige Dämpfe erzeugen kann. Die Plancha sollte aus Gusseisen sein.
- **Schnellkochtopf:** Für nährstoffschonendes, schnelles Garen.
- **Schongarer:** Elektrischer schwerer Keramiktopf, mit dem man eine Mahlzeit unbeaufsichtigt den Tag über kochen lassen kann und ein warmes Essen vorfindet, wenn man abends heimkommt.

Platz für Neues

Wenn ich Leuten bei der Ausstattung ihrer Küche helfe, sehe ich als Erstes zu, dass ausgemistet wird, damit genug Platz für Neues, Gesundheitsförderliches vorhanden ist. Wenn Sie selbst kritisch durch Ihre Küche gehen, finden Sie sicherlich auch das eine oder andere Gerät, das eigentlich nicht mehr gebraucht wird oder gar kaputt ist, und ein paar Utensilien, die komplett überflüssig sind. Werfen Sie die folgenden Dinge weg:

- **Teflonbeschichtete Antihaftpfannen:** Meiden Sie Teflon, weil es auf dem Herd schnell überhitzt. Wenn nämlich die Teflonschicht sehr hoch erhitzt wird, werden giftige Dämpfe freigesetzt. Vögel, die solchen Dämpfen ausgesetzt werden, können am sogenannten Teflonfieber sterben. Bei Menschen spricht man vom Polymerfieber, das der Lunge erheblichen Schaden zufügen kann.[1]

- **Vorratsdosen aus Plastik:** Plastik wird mit der Zeit spröde und kann die darin enthaltenen Nahrungsmittel kontaminieren. Bewahren Sie Reste, Suppen und Eintöpfe deshalb in Glasbehältern auf.
- **Plastikutensilien und -geräte:** Pfannenwender, Kochlöffel, Messbecher, Durchschlag etc.
- **Becher aus Styropor und Plastik:** Beide Materialien enthalten Chemikalien, die im Kontakt mit heißen Getränken freigesetzt werden können. Benutzen Sie für Heißgetränke Keramikbecher, und nehmen Sie nach Möglichkeit immer Ihren eigenen Becher mit und lassen diesen im Coffee-Shop auffüllen.

Ihre Speisekammer

Im Mittelalter war die Speisekammer der Raum, in dem unter anderem Brot gelagert wurde. Vom altfranzösischen Wort für diesen Raum, *paneterie,* leitet sich daher der englische Ausdruck *pantry* ab, der immer öfter auch in Deutschland verwendet wird. Heute jedoch wird kaum mehr Brot gelagert, und die Speisekammer ist häufig nur mehr ein Schrank in der Küche, wo all das aufbewahrt wird, was nicht gekühlt werden muss, wie trockene Lebensmittel, Konserven und Abgepacktes. Wenn Ihre Speisekammer mit den richtigen Nahrungsmitteln gut gefüllt ist, können Sie regelmäßig gesunde Mahlzeiten zubereiten und brauchen nur noch Frischwaren auf dem Markt oder im Laden kaufen. Leider neigen Speisekammern dazu, mit allem vollgestopft zu werden, was wenig benutzt wird und Regalflächen verschwendet. Ich empfehle daher, die Vorräte regelmäßig auszumisten.

Befinden sich darin Lebensmittel, die Sie geschenkt bekommen haben und garantiert nicht essen werden? Alte abgepackte Zutaten, die Sie für irgendein Gericht gekauft und dann nie wieder gebraucht haben? Dinge, die Sie schon ein paar Jahre zuvor im Urlaub gekauft und dann weggelegt haben? Wenn Sie auf eine dieser Fragen mit »vielleicht« geantwortet haben, ist es an der Zeit nachzuschauen. Überprüfen Sie Ihre Vorräte jetzt und dann alle sechs Monate. Misten Sie alles aus, dessen das Haltbarkeitsdatum überschritten ist, und werfen (oder geben) Sie alles weg, was Sie gar nicht essen möchten. Durch regelmäßiges Ausmisten verhindern Sie, dass sich abgelaufene Nahrungsmittel ansammeln. Und Sie erinnern sich wieder an die gesundheitsförderlichen Artikel, die Sie bereits eingekauft haben und nun zum Kochen verwenden können.

Dies sind die wichtigsten Zutaten, die Sie im Vorratsschrank haben sollten. Informationen darüber, wie lange die einzelnen Zutaten gelagert werden dürfen, erhalten Sie am Kapitelende.

Öl und Essig

- **Natives Olivenöl extra:** Bevorraten Sie sich mit kalt gepresstem Olivenöl der folgenden Ölsorten, denn diese besitzen die höchsten Anteile an Polyphenolen: Koroneiki (Griechenland), Moraiolo (Italien) und Picual (Spanien). Lagern Sie das Öl in dunklen Glasflaschen und schützen Sie es vor Licht, denn Licht kann das Öl ranzig werden und seine gesunden sekundären Pflanzenstoffe verlieren lassen.
- **Essig:** Echter Jahrgangs-Balsamessig (»Aceto Balsamico Tradizionale«) kommt aus Modena oder der Region Reggio Emilia in Italien. Er ist teuer, aber jeden Cent wert. Wenn Sie ihn bei sich in der Nähe nicht bekommen, können Sie ihn online bestellen. Er schmeckt nicht nur fantastisch, sondern enthält darüber hinaus Melanoidine, einen sekundären Pflanzenstoff, der DNA-Schäden vorbeugt.[2] Auch Apfelessig sollte in keinem Vorratsschrank fehlen, denn er senkt erwiesenermaßen den Cholesterinspiegel im Blut.[3] Lagern Sie Essig an einem kühlen, dunklen Ort. Es gibt Balsamicos, die sind 100 Jahre alt, da hat Ihrer die Chance, älter zu werden als Ihr Schrank.

Trockene Vorräte

- **Getrocknete Kräuter und Gewürze:** Basilikum, Gewürznelken, Kardamom, Kräuter der Provence, Kurkuma, Muskat, Oregano, Paprika, Rosmarin, Thymian, Vanilleschoten, Zimt. Lagern Sie all dies in fest verschlossenen Gläsern.
- **Schwarzer Pfeffer:** Enthält Piperin, das die Aufnahme anderer sekundärer Pflanzenstoffe erleichtert (genauso wie das Curcumin beim Kurkuma).[4] Kaufen Sie ganze Pfefferkörner und mahlen Sie diese frisch in der Mühle, wenn Sie sie brauchen.
- **Bohnen:** Kaufen Sie getrocknete Ackerbohnen, Adzukibohnen, Flageolet-Great-Northern-Bohnen, Kichererbsen, Kidneybohnen, Linsen, Pintobohnen, schwarze Bohnen, weiße Bohnen. Nach zwei Jahren verlieren Bohnen langsam ihre natürliche Feuchtigkeit. Die Vitamine verfliegen nach und nach und sind nach fünf Jahren völlig verschwunden.[5]
- **Reis:** Brauner Reis (aus Kalifornien, Indien und Pakistan gilt er als relativ unbedenklich, es ist unwahrscheinlich, dass er Arsen enthält[6]) oder japanischer Rundkorn-Naturreis (nicht vollständig gemahlen, sodass der gesunde Keim erhalten bleibt). Da brauner Reis natürliche Öle enthält, ist er nur sechs bis acht Monate haltbar.
- **Mehl:** Vollkornmehl, glutenfreies Mehl, Stärkemehl aus Pfeilwurz, Kokosmehl und Amaranth. In luftdichten Gefäßen lagern.
- **Nudeln:** Vollkornnudeln, Sepianudeln und japanische Buchweizennudeln (Buchweizen stärkt das Immunsystem).[7]
- **Kaffee:** Kaufen Sie geröstete Bohnen und mahlen Sie die Menge selbst, die Sie gerade brauchen. Bewahren Sie die Bohnen in einem luftdicht verschlossenen Behälter auf, und schützen Sie sie vor Licht und Wärme, denn beides schadet dem Geschmack und den sekundären Pflanzenstoffen. Es besteht noch keine Einigkeit darüber, ob es eventuell besser ist, die Bohnen einzufrieren, um den Geschmack zu bewahren, außerdem weiß man noch nicht, wie das Gefrieren auf die sekundären Pflanzenstoffe im Kaffee wirkt.[8]

- **Tee:** Grüner Tee, Oolong, schwarzer Tee und Kamillentee – sie alle gibt es sowohl im Beutel als auch lose. Bewahren Sie Tee immer in dunklen Behältern auf.
- **Nüsse:** Mandeln, Cashewnüsse, Macadamia-Nüsse, Pekannüsse, Pinienkerne und Walnüsse. Durch ihren hohen Ölanteil halten sich die meisten Nüsse nicht sehr lange. Man kann sie zwar einfrieren, damit sich die Haltbarkeit verlängert, aber ich würde Ihnen empfehlen, immer nur so viel zu kaufen, wie Sie innerhalb der nächsten paar Wochen benötigen.
- **Trockenobst:** Aprikosen, Blaubeeren, Cranberrys, Kirschen, Mangos, Papaya und Rosinen kann man gut mit Nüssen zu einem Snack mischen. Häufig werden Sulfite zum Haltbarmachen benutzt, die dann allergische Reaktionen auslösen können, die meisten Bioprodukte kommen aber ohne Sulfite aus.
- **Getrocknete Pilze:** Getrocknete Morcheln, Pfifferlinge, Shiitake-Pilze und Steinpilze können eingeweicht werden und kehren fast zu ihrer ursprünglichen Form zurück. Wenn sie mitgekocht werden, verleihen sie jeder Mahlzeit Geschmack und Intensität. In luftdichten Behältern aufbewahren.
- **Fischkonserven:** Eingelegte Sardellen aus Spanien oder Portugal, Sardinen, Makrelen, Echter Bonita (Thunfisch), Muscheln oder Baby-Kalamari sind Delikatessen, die in Dosen mehrere Jahre lang gelagert werden können. Allerdings sollten Sie sie wegwerfen, wenn die Dosen auslaufen oder stark verbeult sind.
- **Vollkornprodukte:** Vollkorngerste, Buchweizen, Couscous, Dinkel, Haferflocken und Quinoa. Bewahren Sie all diese Produkte in luftdichten Behältern auf.
- **Samen und Körner:** Chiasamen, Kürbiskerne, Sesamsaat und Sonnenblumenkerne. Sie alle sind reich an natürlichen Ölen und werden bei Zimmertemperatur schnell ranzig. Daher sind sie nicht gut zu lagern und sollten nur in kleinen Mengen gekauft werden.

- **Kapern:** Die kleinen, in Salz eingelegten sizilianischen Kapern von der Insel Pantelleria gelten als die besten. Gläser nach dem Öffnen im Kühlschrank aufbewahren.

Soßen und Pasten

- **Sriracha-Soße:** Beliebte Würzsoße aus Chilischoten, Essig und Knoblauch. Wird als Dip verwendet und ist nach der Küstenstadt Si Racha im Osten Thailands benannt. Diese Soße sollte nach dem Öffnen im Kühlschrank aufbewahrt werden.
- **Chilipaste:** Pikante Paste aus Chilischoten, wird zum Würzen und Kochen verwendet.
- **Dosentomaten:** Die Besten sind die San-Marzano-Tomaten, die viel Lycopin enthalten.
- **Tomatenmark:** In der Tube oder in der Dose erhältlich. Die beste Tubenversion ist aus San-Marzano-Tomaten hergestellt, und das zweifach konzentrierte Mark hat einen besonders intensiven Geschmack. Nach dem Öffnen im Kühlschrank aufbewahren und innerhalb von drei Monaten aufbrauchen.
- **Sardellenpaste:** Eine Paste aus Sardellen, Salz und Olivenöl, wird in der Tube verkauft und zum Würzen verwendet. Ungeöffnet kann man die Tube jahrelang aufbewahren, nach dem Öffnen im Kühlschrank lagern.
- **Misopaste:** Aus fermentiertem, salzigen Soja, Reis und Gerste hergestellt. Schmeckt stark umami. Nach dem Öffnen im Kühlschrank aufbewahren.
- **Austernsoße:** Eine umami-schmeckende Soße aus Asien. Nach dem Öffnen im Kühlschrank aufbewahren.
- **Sojasoße:** Fermentiertes Produkt, wird am besten an einem kühlen, dunklen Ort gelagert. Nach dem Öffnen im Kühlschrank aufbewahren.

Natürliche Süßungsmittel

- **Honig:** Manuka-Honig aus Neuseeland stimuliert das Immunsystem und wirkt bei Halsschmerzen gut zusammen mit Tee und Zitrone.[9]
- **Ahornsirup:** Güteklasse A enthält mehr als 20 Polyphenole (sekundäre Pflanzenstoffe).[10]
- **Ahornzucker:** Natürliches Süßungsmittel, das aus Ahornsirup hergestellt wird. Man hat darin 30 Polyphenole gefunden. Einige dieser sekundären Pflanzenstoffe wirken als Antioxidantien und besitzen entzündungshemmende Eigenschaften.[11]

Anmerkung zu Wasserflaschen

Viele Menschen bevorraten sich mit Wasserflaschen, um schnell etwas gegen den Durst zur Hand zu haben. Ich würde Ihnen jedoch nicht empfehlen, regelmäßig Wasser aus Plastikflaschen zu trinken. In wissenschaftlichen Studien wurde nachgewiesen, dass auch bei Plastik ohne Bisphenol A Mikroplastik in das Wasser gerät. In einer Studie wurden mehr als 2400 Mikroplastikpartikel in 250 Millilitern abgepackten Wassers gefunden.[12] Alternativ können Sie besser eine Karaffe mit kaltem Leitungswasser in den Kühlschrank stellen. Sie können sich auch ein erfrischendes Aromawasser zubereiten und nützliche sekundäre Pflanzenstoffe zufügen, indem Sie Zitronen- oder Orangenscheiben, klein geschnittenes Kernobst (beispielsweise Pfirsiche), Beeren, Sellerie oder Gurken ins Wasser geben.

Die wichtigsten Garmethoden

Gesundes Essen fängt mit frischen, qualitativ hochwertigen Zutaten an. Wenn man die besorgt hat, muss man aber auch wissen, wie man sie zubereitet. Man kann mit zahlreichen Methoden ein gesundes Essen kochen, manche jedoch sind einfacher als andere. Bei der Fülle von Kochshows im Fernsehen sind Sie sicherlich mit allen Techniken vertraut, die in Restaurants verwendet werden. Wir werden uns aber auf die Methoden konzentrieren, die man zu Hause einsetzen kann.

Nachfolgend stelle ich Ihnen die Grundtechniken vor, die Sie beherrschen sollten. Damit können Sie Ihre ausgewählten Nahrungsmittel auf verschiedene Weisen zubereiten und Ihre Mahlzeiten interessant, frisch und abwechslungsreich gestalten. Das eine oder andere kennen Sie wahrscheinlich bereits, da wir aber Ihren Plan, Ihre Utensilien und Zutaten zusammenstellen, wollen wir uns kurz mit einigen besonders guten Garmethoden und deren Vorbereitung vertraut machen. Beachten Sie bitte, dass hier weder die Tiefkühltruhe noch die Mikrowelle eine Rolle spielen.

- **Dämpfen:** Dies ist eine besonders gesunde Methode, bei der Dampf benutzt wird, um Nahrungsmittel in einem Metall- oder Holzbehälter zu garen. Einen Bambus-Dampfgarer kann man in einen gusseisernen Wok setzen, der mit kochendem Wasser gefüllt ist. Als Variante können Sie die Nahrungsmittel auch in ein Stück Pergamentpapier wickeln und Brühe oder Gewürze zufügen. Bei diesem Foliengaren sorgt die Brühe in dem Päckchen für Dampf, der die Kochsäfte schützt.
- **Blanchieren:** Hier wird Gemüse sehr kurz (wie kurz, hängt von der Menge und der Gemüsesorte ab) in kochendes Wasser gegeben und dann mit kaltem Wasser abgeschreckt, damit der Garprozess unterbrochen wird. Anschließend lässt man es abtropfen. Mit dieser Methode kann man Gemüse besonders gut für Wokgerichte vorbereiten, die Haut abziehen oder auch Bitterstoffe entfernen.
- **Kurzbraten:** Hier werden klein geschnittene Lebensmittel in wenig heißem Öl unter Rühren im Wok zubereitet. Auf die Art wird das Äußere scharf angebraten, während im Inneren die

Nährstoffe und Geschmacksstoffe erhalten bleiben. Passen Sie auf, dass Sie nicht zu viel Öl verwenden oder es so weit überhitzen, dass es anfängt zu qualmen. Wenn Sie zum Kurzbraten Olivenöl verwenden, sollten Sie dazu kein natives Olivenöl extra nehmen, denn dies brennt an und gibt Fehlaromen, sogenannte Off-Flavours, an das Essen ab.

- **Sautieren:** Ähnlich wie beim Kurzbraten wird auch hier wenig Öl in einer Pfanne auf dem Herd erhitzt, um klein geschnittene Nahrungsmittel darin zu garen.
- **Pochieren:** Vorsichtig werden empfindliche Nahrungsmittel wie Fisch in simmerndem Wasser (65 bis 75 Grad Celsius) langsam bei geringer Hitze gegart, damit der Geschmack und die sekundären Pflanzenstoffe in die Flüssigkeit übergehen. Diese kann dann als Soße oder Brühe verwendet werden.
- **Simmern:** Eine schonende Art, Nahrungsmittel in Flüssigkeit zu garen, bei der sie erst zum Kochen gebracht werden und dann weiterköcheln. Wenn Tomaten zu Soße eingekocht werden, wird durch das Simmern ihr Lycopin in eine nützliche, leicht aufzunehmende chemische Form umgewandelt.
- **Schmoren:** Das Kochgut wird in einer schweren Pfanne scharf angebraten, dann gibt man Flüssigkeit (meist Brühe) und weitere Zutaten hinzu und deckt die Pfanne mit einem Deckel ab. Die Nahrungsmittel köcheln so lange, bis alles gar ist und sich die Geschmacksstoffe verbinden. Die Schmorflüssigkeit wird dadurch sehr schmackhaft und kann als Soße verwendet werden.
- **Schongaren:** Wie beim traditionellen Schmoren im Ofen wird bei dieser Methode Kochgut bei geringer Hitze mehrere Stunden in Flüssigkeit gekocht, meist in einem elektrischen Schongarer, der unbeaufsichtigt bleiben kann. Schongaren ist eine bequeme Kochmethode für Leute, die keine Zeit haben, selbst zu kochen, weil sie nicht zu Hause oder den Tag über anderweitig beschäftigt sind, aber dennoch eine anständige Mahlzeit zubereiten möchten.

- **Druckgaren:** Eine Schnellkochmethode, bei der mit Dampf im Inneren eines fest verschlossenen Topfes hohe Temperaturen erzeugt werden und so die Kochzeit verringert wird. Besonders nützlich, wenn in Höhenlagen gekocht wird, wo der Siedepunkt des Wassers niedriger und es schwierig ist, überhaupt Nudeln zu kochen, weil das Wasser nicht heiß genug wird, bevor es verdampft. Gehen Sie vorsichtig damit um (auch wenn gewisse Vorsichtsmaßnahmen bereits in Schnellkochtöpfe eingebaut sind), damit er nicht explodiert und Sie sich nicht verbrennen.
- **Plancha-Grillen:** *Plancha* ist das spanische Wort für Backblech, man bereitet darauf Gemüse, Fisch oder Fleisch bei extrem hoher Temperatur auf einer glatten Metall- oder Steinoberfläche über offenem Feuer zu, ohne dass das Blech mit der Flamme in Berührung kommt. Auf der Plancha wird das Äußere des Grillguts scharf angebraten, wodurch die Nähr- und Geschmacksstoffe eingeschlossen bleiben, ähnlich wie beim Kurzbraten im Wok.
- **Grillen:** Jeder kennt diese urtümliche Methode, bei der Nahrungsmittel (üblicherweise auf einem Rost oder am Spieß) über einer Flamme oder heißen Kohlen gegart werden. Wenn sich die Hitzequelle über dem Grillgut befindet, spricht man von Gratinieren, das aber wird üblicherweise im Backofen gemacht. Was Sie vielleicht noch nicht wissen, ist, dass beim Grillen von Fleisch (nicht aber bei Gemüse) krebserregende Polyzyklische Aromatische Kohlenwasserstoffe (PAK) entstehen, wenn Öl aus dem Fleisch in die Flamme tropft und Qualm produziert. Der aufsteigende Rauch setzt sich auf dem garenden Fleisch ab. Hohe Grilltemperaturen wandeln auch die Aminosäuren und Proteine[13] im Fleisch in giftige Heterozyklische Aromatische Amine (HAA) um. Vorheriges Marinieren von tierischen Proteinen mit Olivenöl, Kurkuma, Soja und Früchten trägt erwiesenermaßen dazu bei, die Bildung von karzinogenen Stoffen beim Garprozess zu verringern.[14] Wenn Sie auf dem Grill Gemüse zubereiten, sollten Sie dies bei mittleren Temperaturen tun und den Rost vorher gründ-

lich reinigen, damit keine krebserregenden Polyzyklischen Aromatischen Kohlenwasserstoffe vom letzten Grillen in der Kohle aufsteigen. Wenn man Gemüse auf einer sauberen Oberfläche grillt, entstehen keine krebserregenden Stoffe, jedenfalls solange das Gemüse nicht anbrennt. Verbrannte Nahrungsmittel schmecken nicht mehr gut, und es ist auch nicht ganz ungefährlich, sie zu essen.

- **Braten im Ofen:** Hier werden Nahrungsmittel (Gemüse oder Fleisch) gegart, indem sie im Backofen mit warmer, trockener Hitze umhüllt werden. Besonders zart wird Fleisch wie auch Gemüse bei sehr niedrigen Ofentemperaturen zwischen 120 bis 150 Grad, wobei man den Garpunkt mit dem Bratenthermometer überprüfen kann. Um einen guten Geschmack zu erzielen und so viel Feuchtigkeit wie möglich zu erhalten, kann man mit Marinaden arbeiten und das Bratgut regelmäßig bestreichen oder mit ein wenig Olivenöl beträufeln.
- **Backen:** Methode, bei der mit trockener Hitze im Ofen Nahrungsmittel gegart werden, üblicherweise aus Rühr- oder Hefeteig.
- **Marinieren:** Dies ist eine Vorbereitungsmethode, bei der Lebensmittel mit einer gewürzten Flüssigkeit bestrichen, darin eingeweicht oder eingetaucht werden. Dann erst werden sie gebraten, sautiert, gegrillt oder gedämpft. Die Marinade kann dazu beitragen, zähes Fleisch zarter zu machen, und bietet beim Grillen Schutz gegen krebserregende Stoffe. Fisch und Gemüse wird gerne mariniert, um so die gesundheitsfördernden Kräuter, Gewürze und Öle hinzuzufügen.
- **Einlegen:** Diese Methode wurde schon im Altertum verwendet, um Nahrungsmittel länger haltbar zu machen. Gemüse wird in Brühe oder Essig getaucht und fermentiert, wobei sich sowohl die Konsistenz wie auch der Geschmack verändert. Mäßiges Zufügen von Salz, Essig und natürlichen Bakterien können den Prozess beeinflussen. Durch das Einlegen können Sommergemüse halt-

bar gemacht und in den Wintermonaten verzehrt werden. Wie in Kapitel 8 beschrieben, enthalten fermentierte Nahrungsmittel wie Kimchi, Sauerkraut und Pao Cai viele gesunde Bakterien, sodass dieses eingelegte Gemüse probiotisch wirkt.

Noch gesünderes Garen

Hier kommen noch ein paar ergänzende gesundheitsfördernde Koch- und Zubereitungstipps:

- **Benutzen Sie beim Kochen von Gemüse alles, was essbar ist.** Beim Brokkoli zum Beispiel müssen Sie sich nicht auf die Röschen beschränken, bereiten Sie auch den Strunk zu. Das Gleiche gilt für Pilze. Normalerweise verwenden wir nur den Hut und werfen den Stiel weg. Verwerten Sie alles! Sowohl der Brokkolistrunk als auch der Stiel vom Pilz enthalten größere Mengen sekundärer Pflanzenstoffe als Röschen und Hut und sind daher wirksamer für unsere Verteidigungssysteme. Ähnlich ist es bei Karotten. Kaufen Sie frische Karotten mit Grün und kochen Sie das Grün, das antiangiogenetische Eigenschaften besitzt. Und wenn Sie Tomaten zubereiten, sollten Sie die Haut dranlassen, denn sie enthält große Mengen an Lycopin.
- **Nicht frittieren und Öl nicht mehrmals verwenden.** Öl spaltet sich beim Erhitzen auf. Wenn es erneut erhitzt wird, wird die chemische Struktur instabil, das Öl wird ranzig und zerfällt in oxidierende Produkte, die Ihrer DNA möglicherweise schaden können.
- **Wenn Sie Öl benutzen, dann natives Olivenöl extra.** Allerdings sollten Sie Olivenöl (auch kein anderes) nicht überhitzen, bis es raucht, denn dann können sowohl giftige Dämpfe wie auch schädliche Transfette entstehen. Benutzen Sie beim Sautieren oder Kurzbraten nur Pfannen aus Gusseisen, Edelstahl oder mit Keramikbeschichtung.

- **Wärmen Sie Speisen nicht in der Mikrowelle wieder auf, sondern langsam im Ofen oder auf der Herdplatte.** Stärkehaltige Speisen gehören nicht in die Mikrowelle, denn durch die Hitze verwandelt sich die Stärke in schädliche Polymere, die sich in Ihrem Körper anlagern und gefährlich für Ihre Organe werden können.[15] Wenn Sie sich Ihr Mittagessen mit in die Arbeit nehmen, sollten Sie es in einem Glas- oder Metallbehälter transportieren, nicht in einer Plastikschüssel. Selbst wenn man im Büro weder Toaster noch Backofen zur Verfügung hat, müssen warme Speisen nicht in der Mikrowelle aufgewärmt werden, man benutzt einfach Thermosbehälter.

Nahrungsmittel im Kühlschrank aufbewahren

Zu den ersten Dingen, die Sie tun, wenn Sie vom Einkaufen nach Hause kommen, gehört das Wegräumen. Unten folgt eine Liste von Obst und Gemüsen, die im Kühlschrank aufbewahrt werden sollten, falls Sie sie nicht direkt essen. Ebenfalls aufgelistet ist, wie lange sie frisch bleiben. Für eine gesunde Ernährung ist es wichtig, den Kühlschrankinhalt regelmäßig zu überprüfen und auszumisten. Wenn Sie wissen, wie lange Ihre Nahrungsmittel haltbar sind, können Sie Ihre Einkäufe besser planen und überlegen, wie viel Sie kaufen.

Lebensmittel	***Haltbarkeit***
Äpfel	3 Wochen
Blaubeeren	1 Woche
Brokkoli (auch Wildbrokkoli)	1 Woche
Brombeeren	2-3 Tage (einlagig auf Küchenpapier)
Chilischoten	2 Wochen
Cranberrys	4 Wochen

Lebensmittel	***Haltbarkeit***
Endiviensalat	5 Tage
Erbsen (frisch)	4 Tage in der Schote
Erdbeeren	3 Tage
Granatäpfel	3 Wochen
Grüne Bohnen	1 Woche
Grünkohl	3 Tage
Himbeeren	3 Tage (einlagig auf Küchenpapier)
Ingwer (frisch)	3 Wochen
Karotten	2 Wochen
Kirschen	3 Tage (unverschlossen in einer Schale)
Kiwis	4 Tage
Mango	4 Tage
Mangold	3 Tage
Orangen	2 Wochen
Pak Choi	3 Tage
Pilze	1 Woche (in einer Papiertüte)
Radicchio	4 Tage
Salatkopf	5 Tage
Sellerie	2 Wochen
Spinat	3 Tage
Steinobst (Aprikosen, Nektarinen, Pfirsiche, Pflaumen)	5 Tage
Wassermelone	nicht aufgeschnitten 1 Woche, aufgeschnitten 2 Tage
Weintrauben	3 Tage
Weißkohl	1-2 Wochen
Zitronen	3 Wochen
Zucchini	5 Tage

Meeresfrüchte aufbewahren

Es ist wichtig für Ihre Gesundheit, dass Sie regelmäßig Meeresfrüchte essen. Wenn Sie das bereits tun, kennen Sie sich bestimmt mit dem Kaufen und Verarbeiten von Fisch aus. Falls Sie aber Fisch-Novize sind, möchte ich Ihnen einen kurzen Überblick vermitteln, der Ihnen zeigt, wie einfach es ist. Für Leute, die an der Küste wohnen, ist es natürlich einfach, mal eben zum Fischhändler zu gehen und frisch gefangenen Fisch zu kaufen. Die Fischer fahren nachts raus und verkaufen ihren Fang am nächsten Morgen an die Fischhändler.

Den meisten Menschen im Inland begegnet der Fisch allerdings erst, wenn er zum Laden transportiert worden ist und auf Eis liegt. Wenn Sie frischen Fisch kaufen, sollten Sie ihn sofort nach Hause bringen, mit kaltem Wasser abspülen, trocken tupfen und ihn spätestens am nächsten Tag essen. Bewahren Sie ihn bis zum Kochen im Kühlschrank auf. Eine gute Alternative für Menschen im Inland ist Fisch, der an Bord eines Fischerbootes schockgefrostet und vakuumverpackt worden ist. Möglicherweise ist er sogar von höherer Qualität, weil er nur Minuten nach dem Fang eingefroren wurde. Wenn Sie tiefgekühlten Fisch kaufen, sollten Sie diesen in der Packung im Tiefkühlfach aufbewahren, bis Sie mit der Zubereitung beginnen.

Lebende Schalentiere wie Venus- und Miesmuscheln müssen sofort in den Kühlschrank, wenn Sie nach Hause kommen. Legen Sie sie ohne Wasser in eine Schüssel, denn Süßwasser bringt sie um. Decken Sie die Schüssel mit einem feuchten Tuch ab, denn wenn Sie sie in eine Plastiktüte einschließen, sterben sie. Stellen Sie die Schüssel in den Kühlschrank. Venusmuscheln überleben so etwa eine Woche, Miesmuscheln nur etwa drei Tage. Frischer Hummer, Krebse oder zuvor tiefgekühlte Kalamari sind leicht verderblich und müssen noch am selben Tag verzehrt werden.

Was in den Küchenschrank oder die Speisekammer gehört

Lebensmittel	*Haltbarkeit*
Ahornsirup	4 Jahre
Ahornzucker	4 Jahre
Austernsoße	1 Jahr, nach dem Öffnen 6 Monate
Blaue Kartoffeln	3 Wochen
Bohnen (getrocknet)	1–2 Jahre
Chilipaste	länger als 1 Jahr
Dosentomaten	1 Jahr
Essig	5–10 Jahre oder länger
Fischkonserven	länger als 3 Jahre
Frühlingszwiebeln	1 Monat
Getrocknete Pilze	1 Jahr oder länger
Getrocknete Gewürze	1–3 Jahre
Grapefruit	1 Woche
Grüner Tee	1 Jahr
Honig	2 Jahre
Kaffee (gemahlen)	3–5 Monate
Kaffee (Bohnen)	9 Monate
Kapern (verschlossen)	1 Jahr
Knoblauch	2 Monate
Mehl	6 Monate
Misopaste	länger als 1 Jahr, nach dem Öffnen weniger als 1 Jahr
Natives Olivenöl extra	2 Jahre
Nudeln	1–2 Jahre
Nüsse	6–9 Monate

Lebensmittel	*Haltbarkeit*
Pinienkerne	2 Monate
Reis	6 – 8 Monate
Samen und Saaten	2 – 3 Monate
Sardellenpaste	mehrere Jahre, nach dem Öffnen weniger als 1 Jahr
Schwarzer Pfeffer	1 – 3 Jahre
Schwarzer Tee	2 Jahre
Sojasoße	ewig, nach dem Öffnen 2 – 3 Jahre
Sriracha-Soße	länger als 1 Jahr
Tomaten (frisch)	3 – 4 Tage
Tomatenmark	länger als 1 Jahr, nach dem Öffnen 3 Monate im Kühlschrank
Trockenfrüchte	6 – 12 Monate
Vollkorn-Müsli	6 Monate
Zwiebeln	2 Monate

Ihre Küche ist nun startklar, Sie haben alle Utensilien zur Hand und Ihre Fertigkeiten auf den neuesten Stand gebracht. Nun wenden wir uns erneut den Nahrungsmitteln zu. In Teil II haben wir uns mit den Beweisen für den gesundheitlichen Nutzen bestimmter Lebensmittel beschäftigt. In Kapitel 11 haben Sie aus einer Menge erwiesenermaßen gesunder Nahrungsmittel Ihre Favoriten zu einer persönlichen Liste zusammengestellt und sich überlegt, womit Sie Ihre Gesundheit verteidigen möchten. Ich möchte Ihnen nun noch ein paar wirklich ungewöhnliche Nahrungsmittel vorstellen und Ihnen von Speisen berichten, die Sie vielleicht noch nicht probiert haben, die Ihnen aber bestimmt gefallen, wenn Sie Spaß am Experimentieren haben.

KAPITEL 13

AUSSERGEWÖHNLICHE NAHRUNGSMITTEL

Wahrscheinlich findet jeder von uns etwas anderes außergewöhnlich, und vielleicht ist Ihre Vorstellung davon, was man als ausgefallen bezeichnen würde, von dem geprägt, was man in den Medien präsentiert bekommt. In Fernsehsendungen kann man Köchen dabei zusehen, wie sie in fernen Ländern seltsame Dinge essen und probieren, wie die Welt schmeckt. Im Koch-Quiz geht es um ungewöhnliche, geheime Zutaten, und im Internet schwadronieren Wellness-Gurus über die neuesten Ernährungstrends aus dem Dschungel. Lebensmittelhersteller, Wellness-Experten und Restaurantketten bewerben immer neue Nahrungsmittel als Superfood. Das Neue fasziniert uns verständlicherweise immer erst einmal, doch sollten wir uns lieber auf wissenschaftliche Beweise, nicht auf Werbemaßnahmen verlassen, um zu entscheiden, was wirklich außergewöhnlich ist. Wir möchten schließlich nach Inhaltsstoffen entscheiden, nicht nach dem Aussehen.

In diesem Kapitel habe ich deshalb für Sie eine kleine Zusammenfassung der Nahrungsmittel, die ich auf der Grundlage ihrer Eigenschaften für Ernährung und Gesundheit als außergewöhnlich empfinde. Sehen Sie diese als tiefen Einblick in das, was mit richtigem Essen möglich ist. Ich kann Ihnen nur empfehlen, diese Speisen einmal zu probieren. Sie passen nicht nur ganz mühelos in Ihr 5 × 5 × 5-Gerüst, sondern erfreuen auch Gaumen und Seele.

Ich habe meine Sammlung außergewöhnlicher Lebensmittel in vier Kategorien eingeteilt. In der ersten, »Kulinarische Abenteuerreisen«, finden Sie weniger bekannte Nahrungsmittel, die Sie vielleicht noch nie gesehen und daher wahrscheinlich auch noch nie probiert haben. Es handelt sich um regionale Delikatessen, die Sie überraschen und erfreuen werden, wenn sie fachmännisch zubereitet werden.

Die nächste Kategorie sind die »Großen Überraschungen«, von denen man nie gedacht hätte, dass sie gesundheitlichen Nutzen haben, doch er ist wissenschaftlich erwiesen. Hier werden Sie große Augen machen und ein paar ziemlich coole Dinge lernen, mit denen Sie Freunde und Kollegen demnächst verblüffen können.

Danach stelle ich Ihnen die »Alleskönner« vor. Dies sind Nahrungsmittel, die ich bereits in diesem Buch erwähnt habe und die nicht nur eine oder zwei Verteidigungssysteme stärken, sondern tatsächlich alle fünf. Wenn Sie diese Nahrungsmittel zu sich nehmen, haben Sie schon wichtige Punkte für Ihre Gesundheit eingefahren.

Schließlich und endlich erhalten Sie Tipps, wie Sie von den Nahrungsmitteln, die ohnehin gut für Sie sind, die besten bekommen, die »Spitzenware«. In diesem Absatz machen wir eine virtuelle Einkaufstour, bei der Sie lernen, wie ein Profi vorzugehen und so das Beste vom Besten in Ihren Einkaufswagen zu laden.

Kulinarische Abenteuerreisen

Überall auf der Welt werden die Geschmäcker anspruchsvoller, weil sich Kulturen vermischen und Nahrungsmittel keine Landesgrenzen mehr kennen. Daher finden wir heute in unseren Supermärkten Nordamerikas, Europas und Asiens ganz selbstverständlich Lebensmittel, die einst als exotisch galten, wie etwa Fischsoße, Burrata-Frischkäse und schwarzer Reis. Sie selbst lernen wahrscheinlich das eine oder andere interessante Lebensmittel kennen, wenn Sie im Urlaub oder auf Dienstreisen sind oder wenn Freunde oder Kollegen Ihnen etwas empfehlen.

Und selbst wenn wir nicht durch die Welt reisen, haben wir heute durch Onlinevideos, Kochshows, Pop-up-Restaurants und Street-Food-Festivals mehr Zugang zu unterschiedlicheren Geschmacksrichtungen, als man sich noch vor 30 Jahren vorstellen konnte. Diese Nahrungsmittel eröffnen uns die Möglichkeit, kulinarische Abenteuerreisen zu unternehmen. Unten stelle ich Ihnen nun ein paar interessante Nahrungsmittel aus traditionellen Küchen der ganzen Welt vor. Sie sind nicht nur aufgrund ihres Geschmacks außergewöhnlich, sondern auch, weil ihr gesundheitlicher Nutzen wissenschaftlich erwiesen ist.

Zucchiniblüten. In den Sommermonaten bekommt man diese Blüten auf Bauernmärkten oder im Gemüseladen. Die gesamte Blüte ist essbar und schmeckt leicht süßlich. Sie wird im Salat oder zu Nudelgerichten gegessen, manchmal auch gefüllt oder gebacken. Die Blüte enthält Spinasterol, einen sekundären Pflanzenstoff, der die DNA vor Mutationen schützt, das Immunsystem unterstützt und Brust- sowie Eierstockkrebszellen vernichtet.[1]

Kaki. Diese süße Frucht, die äußerlich der Tomate ähnelt, stammt ursprünglich aus China, ist dann im Mittelmeerraum heimisch geworden und inzwischen überall auf der Welt zu finden. In Japan ist sie die Nationalfrucht. Es gibt verschiedene Kaki-Sorten wie die Sharonfrucht, die Persimone oder auch die Hachiya, die reif so süß und weich ist, dass man sie wie Pudding löffeln kann. Man hat festgestellt, dass Kaki-Extrakt Dickdarmkrebs- und Prostatakrebszellen vernichtet.[2]

Frischer Wasabi. Die essbare Wurzel des Japanischen Meerrettichs ist ein sogenanntes Rhizom, das unter der Erde wächst und im Frühjahr von Hand geerntet wird. Die Wurzel wird mit einer Reibe gerieben, sodass die köstliche, würzige Wasabi-Paste entsteht, die den Geschmack von Sushi betont. Es ist erwiesen, dass Wasabi-

Extrakt die Zellen von Brustkrebs, Dickdarmkrebs und Leberkrebs töten kann.[3] (Bitte beachten Sie, dass die typische grüne Paste, die üblicherweise in Restaurants zum Sushi serviert wird, oft kein echter Wasabi ist, sondern ein Wasabi-Surrogat, das aus pulverisiertem Meerrettich und grüner Lebensmittelfarbe hergestellt wird.)

Bittermelone. Die gurkenförmige Frucht der Bittermelone besitzt eine dünne Schale, deren Oberfläche warzenähnlich genoppt ist. Dieses gehaltvolle Kürbisgewächs wird in der chinesischen, indischen, indonesischen und karibischen Küche verarbeitet und zusätzlich als Heilmittel verwendet. Ihr einzigartig bitterer Geschmack wird durch das Kochen stark abgemildert und verstärkt stattdessen den Geschmack anderer Zutaten des jeweiligen Gerichts. Wenn es um Heilwirkung geht, ist bitter nicht selten besser. So auch hier, wo die sekundären Pflanzenstoffe erwiesenermaßen Dickdarm- und Brustkrebszellen töten, den Cholesterinspiegel und bei Diabetikern den Blutzuckerspiegel senken.[4] Dies ist jedoch kein Gemüse, an dem man sich als unerfahrener Hobbykoch alleine zu Hause versuchen sollte. Am besten probiert man die Bittermelone in einem Restaurant oder bei jemandem, der weiß, wie sie zubereitet wird.

Farnspitzen. Die grünen, gewundenen Ranken von jungem Farn sind essbar und in manchen Gegenden ein paar kurze Frühlingswochen lang zu kaufen. Im Englischen nennt man die Farnspitzen *fiddleheads,* also Fiedelköpfe, weil sie aussehen wie die Schnecke an der Geige. Sie sind wie andere Gemüse randvoll mit sekundären Pflanzenstoffen, die unsere Verteidigungssysteme stärken, vor allem die Stammzellen und das Mikrobiom.[5] Man kann sie in ein wenig Olivenöl sautieren oder roh im Salat essen. Achten Sie aber immer darauf, die Reste vom Waldboden gut abzuwaschen.

Trüffeln. Noch ein Geschenk aus dem Wald. Wenn Sie sich mal etwas ganz Besonderes gönnen möchten, lassen Sie sich ein bisschen Trüffel über Nudeln, Reis, Gemüse, Fisch oder Geflügel hobeln. Bei dieser knolligen, golfballgroßen Delikatesse (nach der übrigens die Schokoladentrüffel benannt sind) handelt es sich um Pilze, die unter der Erde wachsen und im Herbst und Winter in Frankreich, Italien und Spanien von Hunden und Schweinen aufgespürt werden. Trüffeln sondern einen unverwechselbaren Geruch ab, der von natürlichen Chemikalien stammt, die menschlichen Pheromonen ähneln. Sie enthalten Anandamid, einen Neurotransmitter, der zusätzlich das Immunsystem ankurbelt. Interessanterweise aktiviert das Anandamid dasselbe Belohnungszentrum im Gehirn wie Cannabis, das ein Hochgefühl auslöst.[6] Andere sekundäre Pflanzenstoffe in den Trüffeln schützen die DNA, verbessern die Muskelfunktionen und den Energiestoffwechsel.[7] Zwar gehören Trüffeln zu den teuersten Nahrungsmitteln der Welt, doch wenn man die seltene Gelegenheit hat, sie einmal zu probieren, sind sie den finanziellen Aufwand auf jeden Fall wert.

Und hier noch ein paar seltene kulinarische Funde aus dem Meer, die Ihre Geschmacksnerven ebenso erfreuen wie Ihre Verteidigungssysteme:

Bottarga. Bottarga ist der salzige Rogen der Meeräschen aus dem Mittelmeer. Der Klassiker stammt aus Sardinien und heißt *bottarga di muggine,* man bekommt ihn in italienischen Delikatessengeschäften. Der Bottarga wird wie Käse über Nudeln oder Reis gerieben und verleiht den Speisen einen reichhaltig salzigen Geschmack. Wie die meisten Rogen, so ist auch Bottarga reich an Omega-3-Fettsäuren. Er hat auch noch einen Zusatznutzen: Man hat in Labortests nachgewiesen, dass Bottarga-Extrakt Dickdarmkrebszellen tötet.[8]

Sepia. Die meisten Kopffüßerarten (Kalmar, Tintenfisch und Oktopus) verspritzen schwarze Tinte, sogenannte Sepia, um Angreifern zu entkommen. Fischer fangen die Sepia aus dem Tintenbeutel der

Tintenfische auf, denn sie gilt in der Mittelmeerküche als wohlschmeckende Delikatesse. Zu den bekanntesten Sepia-Gerichten gehören die schwarze Paella (*arroz negro*), das venezianische *risotto al nero di seppia* und die schwarzen Nudeln *pasta al nero di seppia.*[9] In Labortests wurde nachgewiesen, dass die Sepia antioxidative und antiangiogenetische Eigenschaften hat, die Stammzellen schützt und das Immunsystem stärkt.[10] Sepia kann sogar die Darmflora vor den Nebenwirkungen einer Chemotherapie schützen.[11]

Scheidenmuscheln. Wenn Sie Liebhaber von Meeresfrüchten sind, werden Sie Scheidenmuscheln mögen. Die Schalen dieser ungewöhnlichen Muschelart sehen eigentlich aus wie altertümliche Rasiermesser und sind 8–15 cm lang. Die Muscheln werden überall auf der Welt auf Fischmärkten lebend verkauft. Man kann sie dämpfen oder mit Olivenöl, Knoblauch und Weißwein auf der Plancha garen. Man muss sie gar nicht per Hand aus der Schale lösen, denn beim Kochen öffnen sich die Schalen von selbst, sodass das Fleisch leicht essbar im Saft liegt. Es schmeckt süß und sehr lecker. Im Labor wurde nachgewiesen, dass der Extrakt vom Fleisch der Scheidenmuschel (durch Eintauchen in heißes Wasser entnommen) die Produktion von Antikörpern aus Immunzellen steigert und damit in der Lage ist, Brustkrebs- und Leberkrebszellen direkt zu töten.[12]

Große Überraschungen

Manchmal macht man bei der Recherche zu Ernährung und Gesundheit auch Entdeckungen, bei denen einem vor Staunen der Mund offen stehen bleibt. Es gibt nämlich Studien, die den gesundheitlichen Nutzen von Nahrungsmitteln enthüllen, die lange Zeit als komplett ungesund oder Ernährungssünden gebrandmarkt waren und nun in neuem Licht erscheinen. Das Schöne an der Wissenschaft ist ja, dass wir uns dem zuwenden können, wofür uns Beweise geliefert werden. Manchmal erhalten wir so einen ganz neuen Blickwinkel auf bestimmte Nahrungsmittel. Die folgenden Nahrungsmittel gehören nicht zu den dringend empfohlenen, es handelt sich lediglich um eine Sammlung großer Überraschungen, die bei der Recherche zutage traten:

Bier. Übermäßiger Konsum von alkoholischen Getränken schadet unseren Verteidigungssystemen, und Bier liefert darüber hinaus eine Menge Kalorien, die wir nicht benötigen.[13] Bier enthält aber auch sekundäre Pflanzenstoffe, die während des Gärprozesses in die Flüssigkeit gelangen. Einer davon, das Xanthohumol, besitzt krebshemmende Eigenschaften, wirkt antiangiogenetisch und kann das Wachstum von Fettzellen (ja, tatsächlich!) bremsen.[14] Eine epidemiologische Studie mit 107 998 Menschen hat ergeben, dass Bierkonsum mit einer Verringerung des Risikos für Nierenkrebs einhergeht.[15] Der nichtalkoholische Teil des Biers stimuliert die Stammzellen, die dem Herz guttun, wie in Kapitel 7 bereits beschrieben.[16]

Käse. Käse enthält gesättigtes Fett und kann sehr salzhaltig sein, beides wird mit gesundheitlichen Gefahren verbunden. Andererseits haben Studien mit Zehntausenden von Menschen in Schweden ergeben, dass der Verzehr *kleiner Mengen* Käse (bis zu sechs Scheiben pro Tag) mit einem geringeren Herzinfarktrisiko in Verbindung gebracht wird.[17] Eine große deutsche Studie mit 24 340 Menschen ergab, dass der tägliche Verzehr von umgerechnet zwei Scheiben Gouda, Jarlsberg, Emmentaler oder Edamer mit einem geringeren Lungenkrebs- und Prostatakrebsrisiko in Verbindung stand.[18] Dieser gesundheitliche Nutzen geht, wie in Kapitel 6 beschrieben, auf das Vitamin K2 im Hartkäse zurück. Andere Käsesorten wie Parmesan (Parmigiano Reggiano), Cheddar und Camembert bescheren unserem Mikrobiom gesunde Darmbakterien.

Schokolade. Als Süßigkeit betrachtet ist Schokolade eine Mischung aus gesättigtem Fett und raffiniertem Zucker. Und beide Zutaten sind ungesund. Dunkle Schokolade jedoch enthält sehr viel Kakaomasse, und diese Hauptzutat bringt uns zahlreiche gesundheitliche Vorteile. Mehr Kakaomasse im Verein mit weniger Zucker und einem geringeren Milchanteil macht die dunkle Schokolade zu einer gesünderen Nascherei. Man hat herausgefunden, dass der Verzehr dunkler Schokolade das Risiko für Herzerkrankungen und Diabetes senkt, die DNA schützt und den Darmbakterien nützt.[19] Wie in Kapitel 7 beschrieben, kann das Trinken von heißem Kakako mit hohem Kakaomasseanteil die Zahl der Stammzellen erhöhen und die Durchblutung verbessern. Es können sogar Zellen von entzündungsfördernd zu entzündungshemmend umprogrammiert werden.[20]

Parmaschinken und Ibérico-Schinken. Industriell verarbeitetes Fleisch ist grundsätzlich keine gute Wahl. Willenskraft und Selbstdisziplin sind zwar hilfreiche Tugenden, doch nicht alle Menschen möchten sich ständig selbst kasteien. Wenn auch für Sie Schinken ein Stück Lebensqualität bedeutet, denken Sie bitte an Kapitel 6 und daran, dass der spanische Jamón Ibérico de Bellota von Schweinen stammt, die mit Eicheln gefüttert wurden, und der italienische Parmaschinken von Schweinen, denen man Molke (gut für die Darmbakterien) von Parmesankäse und Maronen gegeben hat. Sowohl Eicheln wie auch Maronen enthalten ungesättigte Omega-3-Fettsäuren. Schränken Sie zugunsten Ihrer Gesundheit Ihren Fleischkonsum (und insbesondere den von industriell verarbeitetem Fleisch) ein. Es gibt keine einzige Studie, die belegt, dass irgendeine industriell verarbeitete Sorte Fleisch einen gesundheitlichen Nutzen hätte. Es ist daher eine große Überraschung, dass diese beiden Schinken-Delikatessen tatsächlich gesunde Fette besitzen.

Würzige Speisen. Es gab Zeiten, da hat man pikante Nahrungsmittel für potenziell gesundheitsschädlich gehalten, wenn auch nur aufgrund der Tatsache, dass sie Sodbrennen verursachen können. Wissenschaftliche Forschungen haben aber zu einem allgemeinen Umdenken über die wärmeerzeugenden, gesundheitsförderlichen Eigenschaften geführt, die beispielsweise im Capsaicin getrockneter sowie frischer Chilischoten stecken. Eine groß angelegte Studie aus China, wo sich ganze Landstriche feurig ernähren, ergab, dass der Verzehr von mindestens einer pikanten Speise am Tag in Verbindung mit einem geringeren Mortalitätsrisiko stand, unabhängig von der Ursache, sei es Krebs, eine Herzerkrankung, Schlaganfall, Diabetes, eine Atemwegserkrankung oder Infektion.[21]

Auch unsere Darmbakterien mögen es scharf. Untersuchungen haben ergeben, dass eine mit Chilischoten versorgte Darmflora Entzündungen und Adipositas entgegenwirken kann.[22]

Blaue Kartoffeln. Diese herausstechenden Kartoffeln mit ihrer blauschwarzen Schale und dem lilafarbenen Inneren findet man inzwischen auch in Geschäften und Restaurants. Der gesündeste Weg, blaue Kartoffeln zu essen, ist wahrscheinlich, sie gebacken oder gekocht in den Salat zu schneiden. Wissenschaftler haben im Labor herausgefunden, dass blaue Kartoffeln antiangiogenetisch wirken und Krebsstammzellen töten können. Die krebshemmende Wirkung ist auch bestätigt, wenn die Kartoffeln gekocht, gebacken oder als Bratkartoffeln gebraten werden.[23]

Baumnüsse. Nüsse von Bäumen wie Mandeln, Cashews, Maronen, Macadamianüsse, Pekannüsse, Pistazien und Walnüsse sind noch keine sonderlich große Überraschung, wir wissen bereits, dass sie gut für uns sind. Ihre Wirkung jedoch lässt uns staunen. Eine große europäische Studie ergab, dass der Verzehr von eineinhalb Portionen Nüsse (22 Walnusshälften) pro Tag mit einem um 31 Prozent geringeren Risiko einherging, an Dickdarmkrebs zu erkranken.[24]

Noch erstaunlicher aber waren die Ergebnisse einer gemeinsamen Studie von 13 großen Krebszentren, unter anderem der Harvard University, Duke University, der University of California in San Francisco und der University of Chicago, die herausgefunden hatten, dass zwei Portionen Nüsse pro Woche bereits ausreichen, um die Mortalitätsrate von Patienten mit Dickdarmkrebs im dritten Stadium, die konventionell mit Chemotherapie behandelt wurden, um satte 53 Prozent zu senken.[25]

Alleskönner

In diesem Buch haben Sie bereits mehr als 200 Nahrungsmittel kenengelernt, die mehrere Verteidigungssysteme aktivieren können. Wenn Sie genau hingesehen haben, werden Sie festgestellt haben, dass ein paar Nahrungsmittel mehrmals in verschiedenen Kapiteln auftauchen, weil sie auf mehr als nur eines der Verteidigungssysteme wirken. Ich habe nun eine Liste genau dieser Nahrungsmittel zusammengestellt, die Einfluss auf alle fünf Verteidigungssysteme haben. Wie ein Team, das in einer Saison alle Titel gewinnt, wirken diese Nahrungsmittel-Champions auf alle Bereiche unseres Körpers, deswegen nenne ich sie die Alleskönner.

Ich werde oft gefragt, welches das Nahrungsmittel ist, das ich unbedingt empfehlen würde. Beim Essen gibt es aber nie nur eine Lösung. Wenn ich jedoch für mich selbst auswählen würde (was ich jeden Tag tue), dann wäre die Grundlage diese Liste:

Alleskönner

Früchte

Aprikosen
Blaubeeren
Kirschen
Kiwifrucht

Litschis
Mangos
Nektarinen
Pfirsiche
Pflaumen

Gemüse

Auberginen
Bambussprossen
Farnspitzen
Grünkohl
Karotten

Getränke

Grüner Tee
Kaffee
Kamillentee
Schwarzer Tee

Nüsse und Körner

Hanfsamen
Kürbiskerne
Sesamsaat
Sonnenblumenkerne
Walnüsse

Meeresfrüchte

Sepiatinte

Öl

Natives Olivenöl extra

Süßigkeiten

Dunkle Schokolade

Vergessen Sie bitte nicht, dass es (abgesehen von diesen Alleskönnern) noch viele andere Nahrungsmittel gibt, die unsere Verteidigungssysteme stärken. Ich empfehle deshalb, sich nicht zu sehr auf diese Liste zu fixieren, sondern verschiedene Nahrungsmittel zu kombinieren, um die Ernährung abwechslungsreich zu gestalten. Die Nahrungsmittel der Alleskönner-Liste können Sie jederzeit problemlos in Ihre PFL integrieren, wenn Sie die nächste Woche planen. Wenn Sie gegen eine bestimmte Krankheit ankämpfen und noch einmal nachsehen möchten, gegen welche Krankheiten die Alleskönner nachweislich helfen, schauen Sie kurz in der Tabelle auf Seite 453 in Kapitel 15 nach oder blättern in den Kapiteln 6 bis 10, um nachzulesen, welche Verbindung zwischen den einzelnen Verteidigungssystemen und bestimmten Krankheiten besteht.

Beachten Sie dabei, dass in dieser Tabelle nur Nahrungsmittel aufgelistet sind, die in Teil II dieses Buches erwähnt werden. Die Wissenschaft macht stetig weitere Fortschritte, und die Liste wird länger werden. Informieren Sie sich gerne auf meiner Webseite (www.drwilliamli.com) über den aktuellen Stand und neue Nahrungsmittel für diese Liste.

Spitzenware

Es kommt vor, dass sich beim Einkauf im Supermarkt oder auf dem Markt eine Routine entwickelt und man irgendwann in einem Trott feststeckt. Selbst wenn wir in den Gängen und Regalen eine große Auswahl vorfinden, greifen wir immer wieder zu den gleichen Lebensmitteln. Falls Ihnen genau das hin und wieder passiert, finden Sie Einkaufen wahrscheinlich langweilig. Man weiß ja, dass es andere, vielleicht bessere Dinge gibt, ist aber vielleicht nicht sicher, was man davon auswählen soll. Mit Ihrer persönlichen Favoritenliste haben Sie schon einen bunten Katalog leckerer Dinge zur Hand. Ich möchte Sie nun noch auf einen virtuellen Rundgang durch die Lebensmittelabteilung einladen und Ihnen die Spitzenware zeigen, die ich mir selbst aussuche, wenn ich einkaufen gehe. Mit dem nötigen Hintergrundwissen können wir über den Tellerrand schauen und uns darauf konzentrieren, nur das Beste mit nach Hause zu nehmen. Wenn es ums Essen geht, ist mein Motto: Spitze ist immer besser als gut.

Obst und Gemüse: Suchen Sie stets nach frischen, saisonalen Nahrungsmitteln, sie weisen die beste Qualität auf. Alles, was Sie in der Obst- und Gemüseabteilung finden, ist natürlich vegan, und es gibt immer etwas Neues zu entdecken. Beim Gemüse könnten Sie die vielen verschiedenen Chicorée-Sorten ausprobieren, wenn Sie sich an Grünkohl satt gegessen haben. Die ganze Korbblütler-Familie ist voller gesunder Sorten, unter anderem die Brüsseler Endivie, glatte Endivie, Frisée-Salat, Puntarelle (Vulkanspargel), Radicchio und *Radicchio tardivo di Treviso.* Alle besitzen sie krebshemmende sekundäre Pflanzenstoffe und können Abwechslung und eine interessante Note in Ihren Speisezettel bringen.[26] Es gibt im Internet zahlreiche Videos, in denen Sie lernen können, wie man diese Gemüse zubereitet (sautieren, braten, kochen oder eine andere Garmethode); dazu gibt es leckere Rezepte.

Tomaten enthalten viele sekundäre Pflanzenstoffe, die die Verteidigungssysteme stärken. Manche Sorten sind jedoch noch besser als andere. Besonders hohe Lycopin-Anteile besitzen San-Marzano-Tomaten, Cherrytomaten, schwarze Tomaten und Mandarin-Fleischtomaten.[27] Falls Sie nach anderen Lycopin-Quellen Ausschau halten möchten, können Sie Wassermelonen und Papayas versuchen. Es gibt Papayasorten, die sogar noch mehr Lycopin besitzen als Tomaten.[28]

Auch beim Obst verhält es sich so, dass die Auswahl an Äpfeln, die wir im Herbst vorfinden, manchmal verwirrend sein kann. Die Sorten mit dem höchsten Anteil an gesundheitsfördernden Polyphenolen sind Granny Smith, Red Delicious und Renette. Wenn ich gesunde, leckere Äpfel kaufe, suche ich immer gezielt nach diesen Sorten.

In der Pilzabteilung sollten Sie nach frischen, ganzen Pilzen mit Stiel im Holzkorb suchen. Machen Sie einen Bogen um fertig verpackte, bereits geschnittene Pilze ohne Stiel, denn deren sekundäre Pflanzenstoffe gehen schneller verloren. Spitzenmäßig im Geschmack sind Pfifferlinge, Morcheln, Steinpilze, Maitake- und Shiitake-Pilze. Den ganz normalen weißen Champignon darf man aber nicht vergessen, denn er ist eine sehr gesunde Wahl.

Meeresfrüchte: Jeder weiß, dass Lachs gesund ist, wenn man aber mal etwas anderes essen möchte oder diesen speziellen Fisch nicht mag, kann man andere Meeresfrüchte mit hohem Omega-3-Fettsäure-Anteil probieren. Ich habe in zahlreichen internationalen Datenbanken zum Anteil von Omega-3-Fettsäuren von Meeresfrüchten recherchiert. Zu meinen Favoriten unter denen mit besonders hohem Anteil gehören: japanische Teppichmuscheln, Gelbschwanzmakrele, Seebarsch, Blauflossenthun und Herzmuscheln. Wenn Sie frische Austern bekommen können, sollte man auch deren gesundheitsfördernde Wirkung nicht vergessen, denn sie schützen die DNA und kurbeln das Immunsystem an.

Wenn wir die Fischabteilung betreten, sollten wir jedoch daran denken, dass einige der beliebtesten großen Fische wie Thunfisch und Schwertfisch sehr viel Quecksilber enthalten können. Falls Sie sehr gerne Sushi essen und Thunfisch besonders gern mögen, sollten Sie hin und wieder beim Arzt Ihre Quecksilberwerte im Blut messen lassen. Schwangere Frauen sollten daher beim Sushi-Essen besonders vorsichtig sein.

Fischkonserven muss man übrigens gar nicht links liegen lassen, denn es sind oft kleinere, weniger mit Quecksilber belastete Fische, die aber viele gute Omega-3-Fettsäuren enthalten. Die besten Fischkonserven kommen traditionell aus Spanien, Portugal und Frankreich, werden jedoch in alle Welt exportiert. Die gängigsten Dosenfische mit den höchsten Anteilen an Omega-3-Fettsäuren sind Lachs, Makrele, Thunfisch, Sardinen und Sardellen.

Meeresfrüchte mit viel gesundem Fett

Hoher Anteil an Omega-3-Fettsäuren
(mehr als 0,5 Gramm pro 100 Gramm Meeresfrüchte)

Amerikanische Austern
Arktischer Saibling
Blaubarsch
Blauflossenthun
Bottarga
Dorade

Europäischer Wolfsbarsch
Fischrogen (Lachs)
Forellenbarsch
Gelbschwanzmakrele
Großaugenthun
Heilbutt
Herzmuscheln
Japanische Teppichmuscheln
Kaviar (Stör)
Lachs
Languste
Makrele
Meeräsche
Pazifikaustern
Petersfisch
Regenbogenforelle
Rotbarsch
Rote Meerbarbe
Sardellen
Sardinen
Schwertfisch
Seegurke
Seehecht

Olivenöl: Inzwischen weiß jeder, dass natives Olivenöl extra das Beste ist, was man zum Kochen bei niedrigen Temperaturen, zur Zubereitung von Speisen und als Salatdressing verwenden kann. Die meisten Leute aber kaufen tatsächlich Öl von einer Marke, die ihnen am geläufigsten ist. Allerdings enthalten nicht alle Olivenölsorten gleich viele sekundäre Pflanzenstoffe, und ich suche immer nach sortenreinen Ölen mit hohem Polyphenolanteil: Koroneiki, Picual oder Moraiolo. Wenn Sie das nächste Mal vor der großen Auswahl an verschiedenen Ölen stehen, sollten Sie sich die Zeit nehmen, die Etiketten sorgfältig zu lesen und nach der Olivensorte zu suchen, aus der das Öl hergestellt ist.

* * *

Alle Nahrungsmittel, von denen Sie gerade gelesen haben, gehören zu den außergewöhnlichen Nahrungsmitteln, die man meiner Meinung nach wenigstens einmal probiert haben sollte. Sie unterstützen nicht nur unsere Verteidigungssysteme, sondern können auch unsere Geschmacksnerven erfreuen und verleihen Ihrer Ernährung einen Hauch von Abenteuer. Wenn Sie etwas Neues ausprobieren und merken, dass es Ihnen schmeckt, fügen Sie es einfach Ihrer persönlichen Favoritenliste hinzu, damit es Teil Ihres Ernährungsrepertoires werden kann. Sie können selbstverständlich auch Dinge auswählen, die nicht in diesem Kapitel erwähnt werden, und auf die Art Neues entdecken.

Sie sind nun an einem Punkt angelangt, wo Sie über ausreichend Wissen über Ihre Verteidigungssysteme verfügen, und haben sich eine persönliche Favoritenliste mit Nahrungsmitteln zusammengestellt, die diese Verteidigungssysteme stärken. Sie haben einiges über Garmethoden und Zutaten für das Kochen zu Hause gelernt und haben ein paar kulinarische Überraschungen kennengelernt. Nun ist es an der Zeit, alle diese Faktoren zu verbinden und mit dem Essen anzufangen! Im nächsten Kapitel stelle ich Ihnen daher Rezepte mit den leckeren Nahrungsmitteln aus diesem Buch vor und gebe Ihnen ein Muster für einen Speiseplan an die Hand. Mein Ziel ist, Sie dahingehend zu inspirieren, dass Sie für den Rest Ihres Lebens an dieser einfachen und flexiblen Ernährungsweise Gefallen finden.

KAPITEL 14

MUSTERSPEISEPLAN UND REZEPTE

Frei wählen zu dürfen ist eine feine Sache, wenn man allerdings etwas ganz neu anfängt, kann es auch einmal zu viel sein. Neu muss jedoch nicht gleichbedeutend sein mit einschüchternd oder verwirrend. Zum Beispiel dann nicht, wenn Sie Hilfe in Form eines Ratgebers oder eines Musters bekommen, an dem Sie sich orientieren können. So haben Sie die Möglichkeit, mit dem 5 × 5 × 5-Gerüst Ihren eigenen Weg zum gesunden Essen zu finden. In diesem Kapitel finden Sie praktische Ratschläge und Inspiration, damit Sie üben können, das Gerüst in Ihr Leben zu integrieren.

Ich habe für Sie ein paar wunderbare Rezepte mit vielen der für mich leckersten gesunden Nahrungsmittel ausgesucht, sodass Sie gleich damit anfangen können, einige schmackhafte Speisen zuzubereiten und gesund zu essen.

Musterspeiseplan für das 5 × 5 × 5-Gerüst

Diesen Musterplan müssen Sie nicht haarklein befolgen. Ich möchte Ihnen damit lediglich ein paar Möglichkeiten aufzeigen, wie das 5 × 5 × 5-Gerüst in der Praxis aussehen kann. Sie können damit lernen, unterschiedliche Optionen in Ihrer Ernährung auszuprobieren, und mit dem Musterplan anfangen zu üben.

Es wird Ihnen nur dann wirklich gelingen, richtig und gesund zu essen, wenn Sie einen Plan haben und diesen auch in die Tat umsetzen. In Ihrem Plan muss aber auch Raum bleiben für die Realitäten des Alltags, die es uns so schwer machen, starren Diätplänen treu zu bleiben. Genau deswegen habe ich das 5 × 5 × 5-Gerüst erfunden, denn unsere Tage und Wochen verlaufen eben oft nicht wie geplant. Jeder Tag ist ein bisschen anders als der vorherige, es kommt irgendwas dazwischen, der Zeitplan gerät durcheinander, und alles muss neu geplant werden.

Auch wenn Sie nur den Musterplan und die Rezepte ausprobieren, denken Sie bitte immer daran: Das einzig Verbindliche beim 5 × 5 × 5-Gerüst ist, dass Sie mindestens fünf gesundheitsförderliche Nahrungsmittel zu sich nehmen und darauf achten, dass alle fünf Verteidigungssysteme dadurch jeweils mindestens einmal gestärkt werden. Mehr nicht. Abgesehen von dieser einen Regel können Sie das Gerüst jeder Situation anpassen und diese Ernährungsweise so verfolgen, wie Sie es möchten. Natürlich sollten Sie von den Nahrungsmitteln, von denen Sie wissen, dass sie nicht gut für Sie sind, möglichst wenig zu sich nehmen, aber ich konzentriere mich lieber darauf, Schlechtes durch Gutes zu ersetzen. Das ist im Leben grundsätzlich eine gute Vorgehensweise.

Wie der Musterspeiseplan zu lesen ist

- Jede Spalte steht für einen Beispieltag der Woche.
- Oben in jeder Spalte sind die fünf für diesen Tag ausgewählten Nahrungsmittel aufgelistet. Dahinter steht ein Buchstabe für das angesprochene Verteidigungssystem: A = Angiogenese, R = Regeneration, M = Mikrobiom, I = Immunsystem, D = DNA-Schutz.
- Wenn man genauer hinsieht, merkt man, dass die fünf Nahrungsmittel an manchen Tagen über alle fünf Mahlzeiten verteilt sind, an anderen dagegen nur auf zwei oder drei. Dies soll Ihnen zeigen, wie flexibel Sie das Gerüst an die Gegebenheiten einzelner Tage anpassen können, je nachdem, wo Sie sind und was gerade anliegt.

Im Folgenden möchte ich Ihnen 24 Rezepte mit Nahrungsmitteln für ein gesundes langes Leben verraten. Ich möchte Ihnen zeigen, dass es möglich ist, die Zutaten so zu verwenden und zu kombinieren, dass es wirklich unglaublich gut schmeckt. Alle Rezepte wurden getestet und können in maximal 30 Minuten zubereitet werden (bei manchen Rezepten muss man zusätzlich Zeit für Vorbereitungen einplanen, die man aber nicht in der Küche verbringen muss, beispielsweise Auskühlen, Köcheln, Backen etc).

Wie die Nahrungsmittel in diesem Buch, so stammen auch die Garmethoden und Geschmacksrichtungen aus ganz unterschiedlichen Kulturen und verschiedenen kulinarischen Traditionen: Die Mittelmeerküche und die asiatische Küche sind natürlich stark vertreten, denn in diesen Regionen werden bevorzugt vegetarische, frische Vollwertprodukte mit einfachen Garmethoden zubereitet und gesunde Öle verwendet, die wenig gesättigtes Fett enthalten. Aus Teil II dieses Buches kennen Sie Brokkolistrunk, dunkle Schokolade, Maronen, gekochte Tomaten, Walnüsse, Hähnchenschenkel und vieles mehr. Alle Rezepte können mit den in Kapitel 12 beschriebenen Küchenutensilien und -geräten leicht zubereitet werden. Solche Rezepte koche ich selbst gerne nach und freue mich immer, diese Gerichte mit Freunden und Verwandten zusammen zu genießen.

Vor diesem Hintergrund möchte ich, dass Sie den Musterspeiseplan und die Rezepte nur als Starthilfe betrachten, nicht als Ziel Ihrer Ernährung. Der Vorteil des 5 × 5 × 5-Gerüsts ist, dass es einfach an jede Lebensweise anzupassen ist und Sie dazu anhält, Dinge auszuprobieren. Sie haben in diesem Buch zwar mehr als 200 Nahrungsmittel kennengelernt, es gibt aber noch wesentlich mehr, die ebenfalls gesund sind. Wenn Sie im Lebensmittelgeschäft eine Zutat finden, die Sie anspricht, rate ich Ihnen, diese auf jeden Fall zu probieren. Falls dieses Nahrungsmittel hier im Buch noch nicht angesprochen wird, können Sie nachschauen, ob es Verteidigungssysteme beeinflusst und welche Gesundheitsnutzen es bietet.

SONNTAG	MONTAG	DIENSTAG
Fünf Nahrungsmittel für den Tag • Nektarinen (A) • Dunkle Schokolade (R) • Brokkolistiele (M) • Lachs (D) • Tomaten (I)	**Fünf Nahrungsmittel für den Tag** • Hähnchenschenkel (A) • Grüner Tee (R) • Sauerteigbrot (M) • Walnüsse (D) • Orange (I)	**Fünf Nahrungsmittel für den Tag** • Kapern (A) • Vollkorn (R) • Granatapfelsaft (M) • Tomate (D) • Dunkle Schokolade (I)
Frühstück Nektarine mit Joghurt	**Frühstück**	**Frühstück** Müsliriegel mit dunkler Schokolade und Granatapfelsaft
Mittagessen Brokkolistrunk-Suppe mit Oregano	**Mittagessen**	**Mittagessen**
Snack Selbstgemachte Tomaten-Salsa auf getoastetem Sauerteigbrot	**Snack** Orange + Walnüsse + Grüner Tee	**Snack**
Abendessen Gebratener Lachs	**Abendessen** Hähnchencurry + Sauerteigbrot	**Abendessen** Vollkornnudeln mit frischer Tomatensoße und Kapern
Nachtisch Gesunde Mousse au chocolat	**Nachtisch**	**Nachtisch**

MITTWOCH	DONNERSTAG	FREITAG	SAMSTAG
Fünf Nahrungsmittel für den Tag • Heilbutt (A) • Soja (R) • Gouda (M) • Ooolong-Tee (D) • Dunkle Schokolade (I)	**Fünf Nahrungsmittel für den Tag** • Tofu (A) • Staudensellerie (R) • Shiitake-Pilze (M) • Mango (D) • Chilischoten (I)	**Fünf Nahrungsmittel für den Tag** • Walnüsse (A) • Blaue Kartoffeln (R) • Sauerteigbrot (M) • Tomaten (D) • Grünkohl (I)	**Fünf Nahrungsmittel für den Tag** • Hähnchen (A) • Austern (R) • Joghurt (M) • Kiwi (D) • Kaffee (I)
Frühstück Oolong-Tee	**Frühstück**	**Frühstück**	**Frühstück** Joghurt mit Kiwi, dazu Kaffee
Mittagessen Salat mit Gouda	**Mittagessen**	**Mittagessen** Sommergemüse-Eintopf u. a. mit Tomaten und Grünkohl, dazu Sauerteigbrot	**Mittagessen** Halbe Portion pazifische Austern
Snack Müsliriegel mit dunkler Schokolade (Rest vom Vortag)	**Snack**	**Snack**	**Snack**
Abendessen Gedämpfter Heilbutt mit Ingwer, Sojasoße, Sesamöl und Frühlingszwiebeln	**Abendessen** Wokpfanne mit Tofu, Shiitake-Pilzen, Chilischoten und Staudensellerie	**Abendessen** Gnocchi aus blauen Kartoffeln mit Walnuss-Pesto	**Abendessen** Hähnchen mit Minze und Fischsoße
Nachtisch	**Nachtisch** Mango	**Nachtisch**	**Nachtisch**

Eine Profi-Recherche kann so ablaufen, dass Sie im Internet beispielsweise bei PubMed nachsehen. Dies ist eine seriöse, kostenlose und offizielle (englischsprachige) Suchmaschine, die auf die Datenbank der *United States National Library of Medicine* zugreift, die wiederum vom *National Health Service* betrieben wird. PubMed greift auf mehr als 28 Millionen Studien zu und ist frei verfügbar unter https://www.ncbi.nlm.nih.gov/pubmed. Dort können Sie eine ganze Schatzkiste voller Daten durchforsten und finden kurze Zusammenfassungen beinahe aller zuverlässigen Veröffentlichungen, mit Grundvoraussetzungen, Methoden und Ergebnissen der jeweiligen Studie. So bekommen Sie eine Vorstellung davon, welchen gesundheitlichen Nutzen ein Nahrungsmittel haben kann.

So können Sie selbst recherchieren: Tippen Sie in der Suchleiste den englischen Namen des Nahrungsmittels ein, das Sie interessiert, und zusätzlich einen Suchbegriff zu einem Verteidigungssystem, beispielsweise »Angiogenesis«, »Regeneration«, »Stem cells«, »Mikrobiome«, »DNA« oder »Immune system«. PubMed durchsucht für Sie seine 28 Millionen Forschungsartikel und bietet Ihnen dann alle Studien an, die diese beiden Suchbegriffe enthalten.

Ich werde Ihnen dabei helfen, die stetig wachsende Liste der von mir analysierten Lebensmittel im Blick zu behalten, und bringe regelmäßig die Liste der gesunden Lebensmittel auf den neuesten Stand. Schauen Sie nach unter www.drwilliamli.com/checklist.

Auch die Liste der Rezepte können Sie beliebig verlängern, indem Sie im Internet nach Zutaten Ihrer Favoritenliste suchen. Geben Sie einfach den Namen der Zutat und den Suchbegriff »Rezept« in eine Suchmaschine ein, und schon werden Sie eine ganze Reihe von Rezeptvorschlägen erhalten. Bleiben Sie aber wählerisch und suchen Sie nur Rezepte aus, die gesunde Zutaten und Garmethoden beinhalten.

Und hier folgen die Rezepte, die ich für Sie zusammengestellt habe, damit Sie starten können:

Rezeptliste

Müsliriegel mit dunkler Schokolade

Ein Frühstücksriegel, der sowohl unsere Darmflora als auch die Stammzellen stimuliert, ist ein guter Start in den Tag – vor allem, wenn auch dunkle Schokolade drin ist.

Portionen: 12 Riegel
Zeitbedarf: 15 min Vorbereitung
15–20 min Backzeit
2–3 Stunden zum Abkühlen

ZUTATEN:

70 g Cashewkerne, grob gehackt (können bei Nuss-Allergie auch weggelassen werden)
200 g Haferflocken (zart)
¼ TL Salz
35 g getrocknete Bio-Aprikosen
35 g getrocknete Bio-Mangos
35 g getrocknete Bio-Cranberrys
35 g getrocknete Bio-Blaubeeren
120 ml Schokoraspeln (70 Prozent Kakaoanteil oder mehr) oder selbst geraspelte dunkle Schokolade
6–7 große getrocknete Datteln, grob gehackt
60 ml Ahornsirup
½ TL Vanille-Extrakt

ZUBEREITUNG:

Ofen auf 175 Grad vorheizen.
In einer großen Rührschüssel Cashews, Haferflocken und Salz vermischen. Aprikosen, Mangos, Cranberrys, Blaubeeren und Schoko-

lade zufügen und gut untermischen. Datteln, Sirup und Vanille in der Schüssel einer Küchenmaschine glatt pürieren. Falls die Masse noch zu dick oder klumpig ist, löffelweise warmes Wasser hinzufügen, bis etwa die Konsistenz von Apfelmus erreicht ist. Dann das Dattel-Sirup-Püree zur Früchtemischung geben und gründlich rühren, bis alle Zutaten bedeckt sind und aneinanderkleben.
Die Mischung auf ein mit Backpapier ausgelegtes Backblech füllen und unbedingt mit den Fingern oder einem Backspatel fest andrücken. Auf der mittleren Schiene des Backofens 15 bis 20 Minuten backen, bis die Ränder anfangen, leicht braun zu werden. Aus dem Ofen nehmen und auf einem Gitter abkühlen lassen. Dann 2–3 Stunden oder über Nacht im Kühlschrank lagern, erst danach in Riegel schneiden. Abgedeckt im Kühlschrank aufbewahren.

Ingwer-Orangen-Kakao

Ein heißer Kakao kann unserem Körper helfen, sich selbst zu regenerieren, indem die Zahl der Stammzellen im Blutkreislauf erhöht wird. Das Wichtigste dabei ist, dunkle Schokolade zu verwenden. Dieses Rezept stammt von einer guten Freundin, der Chocolatiere Katrina Markoff, mit der ich beim Kreieren von Schokoladenrezepten, die einzigartige Kombinationen gesunder Zutaten erhalten, zusammengearbeitet habe.

Portionen: 4 Portionen à 175 ml
Zeitbedarf: 5 min Vorbereitungszeit
5 min Kochzeit

ZUTATEN:
750 ml Mandel-, Kokos-, Hafer- oder Kuhmilch
45 g dunkle Schokolade (72 Prozent)
30 g Kakaopulver

3 – 10 cm lange Zesten von einer Orange
1 EL Kokoszucker (optional)
Kokos-Schlagsahne (optional, Rezept siehe unten)

ZUBEREITUNG:
Milch, Schokolade, Kakao, Ingwer, Orangenschale und Zucker (falls gewünscht) in einen kleinen Topf geben und bei mittlerer Hitze unter Rühren erwärmen, bis sich der Kakao aufgelöst hat und die Schokolade geschmolzen ist. Orangenschale herausnehmen und Getränk servieren. Eventuell einen Klacks Kokos-Schlagsahne daraufgeben.

KOKOS-SCHLAGSAHNE
1 Dose Kokoscreme oder Kokosmilch (400 ml)
2 EL Agavendicksaft
½ TL Vanille-Extrakt
1 Prise Salz
Die Kokoscreme oder -milch über Nacht im Kühlschrank kühlen. Dose nicht schütteln oder umdrehen, damit Creme und Flüssigkeit sich nicht vermischen. Am nächsten Tag zehn Minuten vor dem Schlagen eine große Rührschüssel kühl stellen. Kokoscreme bzw. -milch aus dem Kühlschrank nehmen und ohne die Dose zu schütteln oder umzudrehen öffnen. Dicke Creme oben abnehmen und die Flüssigkeit aufbewahren, um später einen Smoothie oder den Kakao (siehe oben) daraus zu machen. Die gehärtete Creme in die gekühlte Schüssel geben und 45 Sekunden mit dem Mixer cremig schlagen. Agavendicksaft, Vanille und Salz zugeben und eine weitere Minute schlagen. Gegebenenfalls mit Agavendicksaft abschmecken.
Sofort verwenden oder kalt stellen, im Kühlschrank wird die Kokossahne bei längerer Kühlung ziemlich fest. Hält bis zu einer Woche.

Warmer Salat mit Karottengrün

Wamer Salat mit Kreuzkümmelaroma aus antiangiogenetischem Karottengrün und Shiitake-Pilzen vermischt sich mit der Süße von Cherrytomaten.

Portionen: 4
Zeitbedarf: 15 min Vorbereitungszeit
15 min Kochzeit

ZUTATEN:

1 Bund zartes Karottengrün, in 2–5 cm lange Streifen geschnitten, harte Stiele wegwerfen
2 EL natives Olivenöl extra (evtl. mehr Öl zum Garnieren)
½ Zwiebel (mittelgroß), gewürfelt
2 Knoblauchzehen, gehackt
100 g Shiitake-Pilze mit Kappen und Stielen, fein geschnitten
½ TL Meersalz, evtl. mehr zum Garnieren
½ TL gemahlene rote Chiliflocken (optional)
½ TL gemahlener Kreuzkümmel
200 g halbierte Cherrytomaten
Zesten von einer Zitrone
frisch gemahlener schwarzer Pfeffer nach Geschmack

ZUBEREITUNG:

Karottengrün in einer großen Salatschüssel anrichten und beiseitestellen. Olivenöl in einer tiefen Pfanne bei mittlerer Hitze erwärmen. Zwiebeln und Knoblauch zufügen und 2–3 Minuten schmoren, bis die Zwiebeln glasig sind und der Knoblauch leicht braun wird und zu riechen beginnt. Pilze hinzufügen und 3–5 Minuten köcheln lassen, bis sie weich werden. Mit Meersalz, roten Chilis (falls gewünscht) und Kreuzkümmel würzen. Tomaten zufügen und kochen, bis sie weich sind. Gemüsemischung über das Karottengrün geben und vermischen, bis die Blätter zusammenfallen. Mit Salz, Pfeffer, Zitronenzesten und ein paar Tropfen Öl würzen. Sofort servieren.

Klassische Zitronen-Vinaigrette

Salat kann man aus den unterschiedlichsten Kombinationen von Blattgemüsen, Kräutern und klein geschnittenen Gemüsen zusammenstellen. Was auch immer Sie wählen, durch das richtige Dressing wird aus einem guten Salat ein richtig leckerer Salat. Sie können jedem Salat aus Ihrer persönlichen Favoritenliste gerne noch weitere gesunde Zutaten beifügen.

Portionen: 4 – 6
Zeitbedarf: 5 min

ZUTATEN:
1 kleine Knoblauchzehe, gehackt
1 gesalzene Sardelle, abgetropft
Saft einer ½ Zitrone
1 TL Dijon-Senf
60 ml natives Olivenöl extra
frisch gemahlener schwarzer Pfeffer nach Geschmack
Meersalz nach Geschmack

ZUBEREITUNG:
Zerdrücken Sie mit Mörser und Stößel (oder mit einem Löffel in einer kleinen Schale) Knoblauch und Sardelle zu einer Paste. Zitronensaft und Senf zufügen und vermischen. Olivenöl zugießen und mit dem Rührbesen die Zutaten verrühren. Mit frisch gemahlenem Pfeffer würzen und eine Prise Salz zugeben. Falls Sie den Salat als Mittagessen mit in die Arbeit nehmen, können Sie das Dressing in

einem separaten Behälter aufbewahren und erst direkt vor dem Verzehr darübergeben.

Gebratene Pilze

Hier zeige ich Ihnen die perfekte Art, eine Mischung immunstärkender Pilze zu genießen, die auch unserer Darmflora nützen und die Angiogenese unterstützen.

Portionen: 4
Zeitbedarf: 10 min Vorbereitungszeit
30 min Backzeit

ZUTATEN:

2 Pfund gemischte Pilze (weiße Champignons, Shiitake, braune Champignons, Pfifferlinge, Morcheln, Maiktake und/oder Steinpilze) mit Hut und Stiel, geputzt und in dicke Scheiben geschnitten
60 ml natives Olivenöl extra
4 Knoblauchzehen, gehackt
frisch gemahlener schwarzer Pfeffer nach Geschmack
6–8 Zweige Thymian oder Rosmarin
Meersalz nach Geschmack
1 Zweig glatte Petersilie, fein gehackt

ZUBEREITUNG:

Ofen auf 230 Grad vorheizen. Pilze, Olivenöl, Knoblauch und Pfeffer zusammen in eine Schüssel geben und vorsichtig vermengen. Die Pilzmischung dann auf ein mit Backpapier ausgelegtes Backblech legen oder in eine Auflaufform geben, gleichmäßig verteilen, mit Thymian/Rosmarin-Zweigen garnieren und in den Ofen schieben. 25–30 Minuten backen, bis die Pilze goldbraun werden. Ein wenig abkühlen lassen, salzen, Petersilie darauf verteilen und warm servieren.

Vorsicht: Pilze sollten nicht in Wasser gewaschen oder eingetaucht werden, putzen Sie sie mit einem feuchten Papiertuch oder einem Küchentuch. Pilze erst salzen, wenn sie gar sind.

Gegrillte Auberginen

Auberginen enthalten Chlorogensäure, die unser Regenerationssystem und andere Verteidigungssysteme aktiviert. In diesem Rezept werden sie zuerst gegrillt und anschließend mit vielen abwehrstärkenden Zutaten gewürzt, die ihnen einen wunderbaren Geschmack verleihen. Die sekundären Pflanzenstoffe werden von der Aubergine aufgenommen, und es entsteht eine ebenso köstliche wie gesunde Speise.

Portionen: 4 – 6
Zeitbedarf: 20 min Vorbereitungszeit
5 – 6 min Grillzeit
30 min Ruhezeit

ZUTATEN:
4 kleine oder 2 große Auberginen
2 TL frischer Oregano, gehackt, oder 1 TL getrockneter Oregano
1 großes Bund Minze, gehackt (durch Petersilie ersetzen, falls bevorzugt)
3 – 4 Knoblauchzehen, fein gehackt
Salz nach Geschmack
Chiliflocken nach Geschmack (optional)
60 ml natives Olivenöl extra
guter Balsamico-Essig, nach Geschmack
6 – 8 Basilikumblätter
gehackte Oliven nach Geschmack (optional)
Kapern nach Geschmack (optional)

ZUBEREITUNG:
Gartengrill oder Ofengrill vorheizen. Aubergine waschen und abtrocknen. Enden oben und unten abschneiden und wegwerfen. Aubergine längs in 0,5 Zentimeter dicke Scheiben schneiden.
Die Auberginenscheiben 2–3 Minuten pro Seite grillen. Wenn sie gar sind, eine Lage nebeneinander in eine Auflaufform legen und mit Oregano, Minze, Knoblauch, Salz und Chiliflocken (falls gewünscht) würzen. Mit Olivenöl beträufeln und ein paar Spritzer Balsamico darübergeben. Bei jeder Lage Auberginen und Gewürze wiederholen. Maximal drei Lagen übereinanderstapeln.
Mit Folie fest verschließen und mindestens 30 Minuten bei Zimmertemperatur oder im Kühlschrank ruhen lassen, damit alle Aromen die Aubergine durchdringen können. Sie können dieses Gericht auch gut vorbereiten und über Nacht ziehen lassen. Im Kühlschrank halten sich die gegrillten Auberginen in einem fest verschlossenen Behälter 7–10 Tage.
Serviertipp: Richten Sie die Auberginen auf einem großen Teller an und geben Sie Basilikumblätter (ganz oder in feine Streifen geschnitten) darüber. Garnieren Sie sie noch mit Oliven und/oder Kapern, falls gewünscht.
Gegrillte Auberginen eignen sich hervorragend als Vorspeise oder Beilage und können auch zusammen mit Rucola als Salat serviert werden. Oder Sie schneiden die Auberginen in mundgerechte Stücke und servieren sie auf geröstetem Brot als Bruschetta.

Brokkolistrunk-Suppe mit Oregano

Diese Suppe bietet eine wunderbare Möglichkeit, die antiangiogenetisch wirkenden Brokkoliröschen und -strünke in Ihren Ernährungsplan einzubauen. Für dieses Rezept habe ich noch Brokkolisprossen hinzugefügt, damit auch das Immunsystem noch angekurbelt wird.

Portionen: 6 – 8
Zeitbedarf: 10 min Vorbereitungszeit
20 min Kochzeit

ZUTATEN:

1 Brokkoli
2 EL natives Olivenöl extra
1 Zwiebel mittelgroß, in Scheiben geschnitten
4 Knoblauchzehen, fein geschnitten
2 TL getrockneter Oregano
1,2 l Gemüsebrühe
80 g Spinat, gewaschen und abgetropft
1 Bund glatte Petersilie, gewaschen und ohne Stiele
Zeste einer halben Zitrone
grobes Natursalz, nach Geschmack
frisch gemahlener schwarzer Pfeffer, nach Geschmack
Brokkolisprossen zum Garnieren, nach Geschmack

ZUBEREITUNG:

Brokkoliröschen vom Strunk schneiden und beiseitelegen. Strunk schälen und in 2 cm große Würfel schneiden. Röschen und Strunkstücke bitte nicht miteinander vermischen.
Olivenöl in einem großen Topf bei mittlerer Hitze erwärmen, Zwiebeln und Knoblauch zugeben und etwa fünf Minuten garen, bis beides glasig wird und sich der Geruch ausbreitet.

Klein geschnittenen Brokkolistrunk und Oregano zufügen und 3–5 Minuten garen, dann die Brühe angießen. Zum Kochen bringen und bei mittlerer Hitze 10 Minuten köcheln lassen, bis der Strunk zart ist. Beiseitestellen.
In einem Topf einen Liter Wasser zum Kochen bringen, Brokkoliröschen darin 2–3 Minuten blanchieren, dann in Eiswasser abschrecken. Mit Spinat und Petersilie ebenso verfahren, dann das Gemüse auf einem Küchentuch trocknen lassen.
Die Brühe mit dem Brokkolistrunk mit der Küchenmaschine bei hoher Geschwindigkeit zerkleinern. Nach und nach Brokkoliröschen, Spinat und Petersilie zufügen und weitermixen, bis die Suppe gleichmäßig gebunden und leuchtend grün ist. Mit Salz und Pfeffer würzen und mit Zitronenzeste und Brokkolisprossen garnieren.

Maronensuppe

Gerade im Herbst bietet diese Suppe eine köstliche Gelegenheit, von der Ellagsäure in den Maronen zu profitieren. Man kann sie zu sautierten Pilzen und knusprigem Sauerteigbrot essen.

Portionen: 4
Zeitbedarf: 10 min Vorbereitungszeit
30 min Kochzeit

ZUTATEN:

2 EL natives Olivenöl extra, zusätzlich Öl zum Garnieren
1 große Schalotte, geschnitten
2 Stängel Staudensellerie mit Blättern, geschnitten
1 mittelgroße Karotte
1 Knoblauchzehe
Blätter von 2 Zweigen Thymian

3 frische Lorbeerblätter oder 1 getrocknetes Blatt, nicht schneiden, wird später aus der Suppe genommen
Meersalz nach Geschmack
schwarzer Pfeffer nach Geschmack
200 g gekochte Maronen
1 l Gemüsebrühe

ZUBEREITUNG:
Olivenöl bei mittlerer Hitze im Topf erwärmen. Schalotte, Sellerie, Karotte, Knoblauch, Thymian, Lorbeer, Salz und Pfeffer zufügen und 5–7 Minuten anschwitzen, bis sich der Geruch ausbreitet. Maronen zufügen und gut umrühren. Gemüsebrühe zugießen und zum Kochen bringen. Bei mittlerer Hitze 20 Minuten köcheln lassen. Danach Lorbeerblätter herausnehmen. Mit einem Pürierstab die Suppe gleichmäßig cremig pürieren. Mit Salz und Pfeffer abschmecken. Auf jede Portion Suppe in der Schüssel ein paar Spritzer Olivenöl geben.

Pilzsuppe

Man kann diese warme Wohlfühlsuppe aus den unterschiedlichsten Pilzsorten zusammenstellen, die alle unser Immunsystem stärken und dem Gericht einen angenehmen Umami-Geschmack verleihen. Seien Sie kreativ und kaufen Sie eine Auswahl verschiedener Pilze, die Sie bei diesem Rezept ausprobieren können.

Portionen: 4
Zeitbedarf: 10 min Vorbereitungszeit
30 min Kochzeit

ZUTATEN:

2 EL natives Olivenöl extra
1 große Schalotte, geschnitten
4 Knoblauchzehen, gehackt
500 g Pilze (Champignons, Shiitake, Pfifferlinge, braune Zuchtchampignons und/oder Austernpilze), gehackt
Blätter von 3–4 Zweigen Thymian
Meersalz nach Geschmack
1 l Gemüsebrühe
schwarzer Pfeffer nach Geschmack
1 Bund glatte Petersilie, gehackt

ZUBEREITUNG:

Olivenöl in einem Topf bei mittlerer Hitze erwärmen und Schalotte und Knoblauch 4–5 Minuten darin garen, bis sie Duft verströmen. Pilze und Thymianblätter zugeben und mit einem Hauch Salz würzen. Weitere 4–5 Minuten garen, bis die Pilze bräunen. Ein paar besonders schöne Pilze beiseitelegen, um die Suppe später damit zu garnieren. Brühe zugießen und weitere 15–20 Minuten köcheln lassen. Mit einem Pürierstab oder in der Küchenmaschine pürieren, bis die Suppe gleichmäßig gebunden ist. Nach Belieben mit Salz und Pfeffer würzen. Mit den beiseitegelegten Pilzstücken und der gehackten Petersilie garnieren.

Kürbissuppe

Klassische Herbstsuppe für die Zeit, wenn es frische Hokkaidokürbisse zu kaufen gibt.

Portionen: 4
Zeitbedarf: 10 min Vorbereitungszeit
45 min Back-/Kochzeit

ZUTATEN:

2–3 kleine Hokkaidokürbisse
2–3 EL natives Olivenöl extra
Meersalz nach Belieben
2 Knoblauchzehen, gehackt
1 mittelgroße weiße Zwiebel, gehackt
¼ TL schwarzer Pfeffer
½ TL Kardamom
½ TL Zimt
½ TL Kurkuma
¼ TL Muskat
500 ml Gemüsebrühe
240 ml Kokosmilch
Kürbiskerne nach Belieben

ZUBEREITUNG:

Backblech mit Backpapier auslegen und Ofen auf 175 Grad vorheizen. Kürbisse halbieren und Kerne sowie Fäden entfernen. Mit etwas Olivenöl beträufeln, mit Salz bestreuen und mit der Schale nach oben auf das Backpapier legen. Im Ofen 30–45 Minuten backen, bis man mit dem Messer leicht ins Kürbisfleisch einstechen kann. Abkühlen lassen, dann schälen und beiseitestellen.

Olivenöl bei mittlerer Hitze in einem Topf erwärmen. Knoblauch und Zwiebel mit Pfeffer und ¼ TL Salz würzen und 2–3 Minuten garen, bis sie Duft verströmen. Kardamom, Zimt, Kurkuma und Muskat zufügen und kräftig umrühren, damit sich alle Gewürze gut untermischen. Kürbisfleisch dazugeben und gut durchmischen. Brühe und Kokosmilch angießen und köcheln, bis die Suppe heiß brodelt. Suppe mit einem Pürierstab pürieren, bis sie cremig ist. Bei Bedarf mit Salz würzen und mit Kürbiskernen garnieren.

Suppe aus gebratenen blauen Kartoffeln

Noch nie hat Kartoffelsuppe so gut geschmeckt. Die natürliche Farbe der blauen Kartoffeln tötet Krebsstammzellen und wirkt antiangiogenetisch. Man kann diese Suppe auch mit einem Klecks Joghurt garnieren, der unsere Darmflora unterstützt.

Portionen: 4
Zeitbedarf: 10 min Vorbereitungszeit
45 min Back-/Kochzeit

ZUTATEN:

500 g (4 – 6 mittelgroße) blaue Kartoffeln, geschält und in ca. 2 cm große Stücke geschnitten
3 EL natives Olivenöl extra, evtl. mehr zum Garnieren
Meersalz nach Belieben
frisch gemahlener Pfeffer
½ kleine rote Zwiebel oder 1 große Schalotte, gewürfelt
2 Knoblauchzehen
1 Stängel Staudensellerie mit Grün, geschnitten
2 kleine Zweige Rosmarin (ganz, werden später herausgenommen)
1 – 1,5 l Gemüsebrühe
fein gehackte Petersilie oder Dill
Joghurt (optional zum Garnieren)

ZUBEREITUNG:
Ofen auf 200 Grad vorheizen. Kartoffeln auf ein Backblech legen (entweder beschichtet oder mit Backpapier ausgelegt). Mit 1 EL Olivenöl beträufeln und mit Salz und Pfeffer würzen. 25–30 Minuten backen, bis die Kartoffeln anfangen zu karamellisieren und weich werden.
Die restlichen 2 EL Olivenöl bei mittlerer Hitze in einem Topf erwärmen. Zwiebel hineingeben und 1–2 Minuten garen. Knoblauch, Sellerie und Rosmarin zufügen, mit Salz und Pfeffer würzen und 4–5 Minuten anschwitzen, bis alles weich ist und duftet. Gebackene Kartoffeln zufügen und so viel Brühe angießen, dass die Kartoffeln bedeckt sind. Zum Kochen bringen, dann bei mittlerer Hitze 8–10 Minuten köcheln lassen, bzw. so lange, bis die Kartoffeln gar sind. Rosmarinzweige entfernen. Mit einem Pürierstab die Suppe gleichmäßig cremig pürieren. Mit gehackter Petersilie oder Dill und frisch gemahlenem Pfeffer bestreuen und bei Bedarf einen großen Klecks Joghurt auf die Suppe geben.

VARIANTE: *BACKEN SIE ZUSAMMEN MIT DEN BLAUEN KARTOFFELN VIOLETTE KAROTTEN UND LILA BLUMENKOHL.*

Sommergemüse-Eintopf

Wenn im Sommer alles wächst und gedeiht, gibt es nichts Besseres als einen Eintopf aus frischen Gemüsen und Kräutern mit all ihren gesundheitlichen Vorzügen. In diesem Kraftpaket von einem Rezept stecken 18 Zutaten, die Ihre Verteidigungssysteme stärken.

Portionen: 4–6
Zeitbedarf: 30 min Vorbereitungszeit
45 min Kochzeit

ZUTATEN:

3 EL natives Olivenöl extra
1 mittelgroße Zwiebel, gehackt
2 Stängel Staudensellerie, in 1 cm dicke Scheiben geschnitten
3 Karotten mit Grün, Karotten in 1 cm große Würfel geschnitten, Grün grob gehackt
Salz nach Bedarf
2–3 Knoblauchzehen, fein gehackt
½ TL Chiliflocken oder 1 frische Chilischote, längs halbiert (optional)
2–3 Zweige Oregano, Majoran, Thymian oder alles in jedweder Kombination
250 ml passierte Tomaten (siehe Rezept »Frische Tomatensoße« auf Seite 432), ersatzweise 6 frische Eiertomaten, gehäutet, entkernt und klein geschnitten oder 1 Dose Tomatenstücke
1 mittelgroße Zucchini, in 1,5 cm große Würfel geschnitten
2 mittelgroße blaue Kartoffeln, in 1,5 cm große Würfel geschnitten
1 kleine Süßkartoffel, in 1,5 cm große Stücke geschnitten
1 l Gemüsebrühe
1 getrocknetes Lorbeerblatt oder 2–3 frische Lorbeerblätter
200 g Palmkohl, klein geschnitten
1 Dose Cannellini-Bohnen, gewaschen und abgetropft
10–12 Blätter frische Minze oder Basilikum, klein geschnitten
geröstetes Sauerteigbrot

ZUBEREITUNG:

Olivenöl in einem großen Schmortopf bei mittlerer Hitze erwärmen. Zwiebel, Sellerie und Karotten hineingeben, mit Salz bestreuen und 3-4 Minuten kochen. Knoblauch, Chili und Oregano zufügen. Weitere 2–3 Minuten kochen. Passierte Tomaten zufügen, salzen und 5 Minuten köcheln lassen. Zucchini, blaue Kartoffeln, Süßkartoffel und Brühe zufügen. Aufkochen lassen. Lorbeer zufügen und Hitze reduzieren, 20-25 Minuten köcheln lassen, bis die Kartoffeln so weich sind, dass man mit einer Gabel hineinstechen kann. Kohl, Karottengrün und Bohnen zufügen und weitere 10 Minuten kochen. Vom Herd nehmen, Minze (oder Basilikum) zufügen und umrühren. In Schüsseln servieren, ein paar Tropfen Olivenöl auf jede Portion geben, dazu geröstetes Sauerteigbrot.

Anmerkung: Sie können bei den Gemüsen und Kräutern auch variieren. Salbei und Koriander wären eine Möglichkeit. Gemüse, die sich ebenfalls für diesen Eintopf eignen, sind Sommerkürbis, Butternusskürbis, grüne Bohnen, gelbe Kartoffeln und Mais. Wenn es deftiger sein soll, können Sie Nudeln, Quinoa oder Dinkel verwenden. Oder Sie bestreuen den Eintopf mit frischen Avocado-Würfeln und/oder Ihrem Lieblingskäse.

Pesto mit Trofie-Nudeln

Dieses traditionelle ligurische Nudelgericht mit seinem fantastischen Geschmack, seiner Einfachheit und einzigartigen Kombination von sekundären Pflanzenstoffen aus Basilikum, Pinienkernen, Knoblauch und Olivenöl ist kaum zu übertreffen. Die Nudeln werden häufig aus Kastanienmehl hergestellt, was sie noch gesünder macht.

Portionen: 2–3
Zeitbedarf: 5 min Vorbereitungszeit
Kochzeit der Nudeln nach Packungsangabe

ZUTATEN:
2 Bund Basilikum (frische Blätter ohne Stiele)
20 g Pinienkerne oder Walnüsse
2 kleine Knoblauchzehen
175 ml natives Olivenöl extra
60 g geriebener Parmesankäse, zusätzlich etwas zum Garnieren
Meersalz
500 g Trofie-Nudeln aus Kastanienmehl (falls Ihr Geschäft in der Nähe sie nicht führt, kann man sie im Internet bestellen)

ZUBEREITUNG:
In der Küchenmaschine Basilikum, Nüsse, die Hälfte des Öls und die Hälfte des Käses verarbeiten. Alles gut miteinander vermischen. Küchenmaschine mit geringer Geschwindigkeit laufen lassen und das restliche Öl langsam, aber stetig einlaufen lassen. Wenn alles gut miteinander verbunden ist, die Masse in eine Schüssel geben. Restlichen Käse unterheben. Bei Bedarf salzen.
Unterdessen einen Topf mit Wasser zum Kochen bringen. Nudeln hineingeben und *al dente* kochen, also eine Minute weniger, als auf der Packung angegeben. Nudeln in einen Durchschlag abgießen, dabei einen Viertelliter Nudelwasser auffangen. Nudeln mit dem Pesto und so viel von dem Kochwasser in einer großen Schüssel vermischen, dass alle Nudeln gut mit der Soße bedeckt sind. Sofort servieren und Parmesankäse darüberstreuen.

Walnusspesto

Falls Sie gedacht haben, Basilikumpesto sei das beste Pesto, dann probieren Sie doch mal dieses mit Walnüssen. Und denken Sie an die vielen klinischen Studien, die beweisen, dass Walnüsse gut für die Gesundheit sind und Krankheiten bekämpfen.

Portionen: 4
Zeitbedarf: 15 min Zubereitungszeit

ZUTATEN:
1 Scheibe Sauerteigbrot ohne Rinde
175 ml Vollmilch
80 g Walnusskerne
2 EL Pinienkerne
1 Knoblauchzehe, grob gehackt
20 g geriebener Parmesankäse (Parmigiano Reggiano)

1 Zweig frischer Majoran
3 EL natives Olivenöl extra
Salz
schwarzer Pfeffer

ZUBEREITUNG:
Brot in eine kleine Schüssel legen. Milch zugeben und das Brot 1–2 Minuten darin einweichen. Brot vorsichtig ausdrücken und in die Küchenmaschine geben. Milch aufbewahren.
Walnüsse, Pinienkerne, Knoblauch, Käse und Majoran ebenfalls in die Küchenmaschine geben, anschalten und das Öl langsam zulaufen lassen. Das Pesto soll eine dicke, aber noch cremige Konsistenz haben, falls nötig, aufbewahrte Milch zugeben. Mit Salz und Pfeffer abschmecken.
Walnusspesto kann als Nudelsoße verwendet oder zu Fisch, Geflügel und Gemüse serviert werden. Fest verschlossen in einem Behälter hält es sich im Kühlschrank 3–4 Tage. Nicht einfrieren.

Anmerkung: Man kann die Walnüsse auch in einer kleinen Pfanne oder 5 Minuten im Ofen bei 190 Grad anrösten, damit sie einen noch besseren Geschmack entwickeln. Auch die Häutchen kann man bei Bedarf von den gerösteten Walnüssen mit einem Küchentuch abreiben.

Gnocchi aus blauen Kartoffeln

Auch so kann man ein gesundes Pastagericht herstellen: Gnocchi aus blauen Kartoffeln zielen direkt auf Krebsstammzellen. Mehr muss man gar nicht sagen.

Portionen: 4
Zeitbedarf: 30 min Vorbereitungszeit
40 – 50 min Kochzeit

ZUTATEN:
1 kg blaue Kartoffeln
125 g Mehl, zusätzliches Mehl für die Arbeitsplatte
1 Ei, gequirlt
½ TL Salz
Parmesankäse (Parmigiano Reggiano) zum Garnieren

ZUBEREITUNG:
Kartoffeln waschen und ungeschält in einen großen Topf geben. So viel Wasser zufügen, dass die Kartoffeln bedeckt sind, zum Kochen bringen und 30 – 40 Minuten köcheln lassen, bis man mit der Gabel leicht in die Kartoffeln stechen kann. (Kochzeit hängt von der Größe der Kartoffeln ab.) Wenn sie gar sind, Kartoffeln abschütten und gut abtropfen lassen. Auf einem Küchentuch etwas abkühlen lassen.
Abgekühlte Kartoffeln pellen und zerdrücken. Am besten benutzt man hierfür eine Kartoffelpresse oder eine Passiermühle (Flotte Lotte), damit die Gnocchi leicht und locker werden. Kartoffelmasse auf einer bemehlten Arbeitsfläche ausbreiten und abkühlen lassen. Etwa zwei Drittel des Mehls über die Kartoffeln streuen und in der Mitte eine Mulde formen. Ei und Salz in die Mulde geben und alle Zutaten mit den Händen vermischen und den so entstandenen Teig sanft durchkneten. Nach und nach das restliche Mehl zugeben, der Teig soll noch ein wenig klebrig sein.

Einen rechteckigen Laib formen und in 8–10 Stücke schneiden. Jedes Teil zu einer langen, ca. 1,5 cm dicken Rolle formen, dann jede Rolle in etwa 2,5 cm lange Stücke schneiden. Überschüssiges Mehl vorsichtig abschütteln und Gnocchi in einen Topf mit kochendem Wasser geben. 2–4 Minuten köcheln, bis die Gnocchi an die Wasseroberfläche treiben, dann vorsichtig mit der Schaumkelle herausheben und gut abtropfen lassen. Einen Viertelliter Kochwasser aufbewahren. Gnocchi in eine vorgewärmte Schüssel geben, mit Walnusspesto oder einer anderen Nudelsoße vorsichtig vermischen. Bei Bedarf noch etwas vom Kochwasser zugeben.
Falls gewünscht, mit Parmigiano Reggiano bestreuen.

Anmerkung: Gnocchi müssen innerhalb von 30–45 Minuten nach der Herstellung gekocht werden, sonst kleben sie aneinander. Falls Sie sie nicht direkt verwenden möchten, legen Sie die Gnocchi auf ein bemehltes Backblech und frieren Sie sie ein. Sobald sie gefroren sind, können Sie sie in einen geeigneten Behälter umfüllen und tiefgefroren lagern.

Frische Tomatensoße zu Pasta

Dieses klassische Pastagericht unterstreicht die Frische der Tomaten, die antiangiogenetisch wirken, die Darmflora stärken und die DNA schützen. Garnieren Sie das Gericht noch mit Parmesankäse.

Portionen: 4–6
Zeitbedarf: 30–40 min Vorbereitungszeit
30 min Kochzeit

ZUTATEN:

2–3 Pfund feste, reife Tomaten, am besten San Marzano, Roma oder andere eierförmige Tomaten
1–2 EL natives Olivenöl extra
½ kleine Zwiebel, fein gehackt
1–2 Knoblauchzehen, fein gehackt
½ TL Chiliflocken (optional)
Salz
3–4 frische Basilikumblätter, in Juliennestreifen geschnitten
500 g Vollkornnudeln
Parmesankäse (Parmigiano Reggiano), gerieben

ZUBEREITUNG PASSIERTE TOMATEN METHODE NR. 1:

Einen großen Topf Wasser zum Kochen bringen. Tomaten waschen und längs halbieren. Kerne und Strunkansatz entfernen, Tomaten ins kochende Wasser geben und 4–6 Minuten kochen, sodass die Tomaten weich werden, aber nicht zerfallen.

Tomaten mehrere Minuten im Durchschlag abtropfen lassen, dabei den Durchschlag ein wenig schütteln, damit so viel Wasser wie möglich abtropft.

Passiermühle über eine große Schüssel halten und die Tomaten portionsweise hineingeben. Kurbel der Passiermühle im Uhrzeigersinn drehen, damit der Tomatenbrei unten in die Schüssel tropft. Nach jeder Portion die Kurbel gegen den Uhrzeigersinn drehen, um Haut und Samen entfernen zu können.

ZUBEREITUNG PASSIERTE TOMATEN METHODE NR. 2:

Einen großen Topf Wasser zum Kochen bringen. Eine große Schüssel mit Eiswasser neben den Herd stellen. Schubweise immer 3–4 Tomaten gleichzeitig ins kochende Wasser geben und 45–90 Sekunden kochen, bis die Haut aufbricht. Mit der Schaumkelle herausheben und ins Eiswasser legen.

Tomaten längs halbieren, Kerne und Strunkansatz entfernen. Tomaten in einen Durchschlag geben und so viel überschüssiges Wasser wie möglich abtropfen lassen. Schubweise die Tomaten in der Küchenmaschine passieren, bis eine gleichmäßig gebundene Masse entsteht.

VORBEREITUNG BASIS-TOMATENSOSSE:
Olivenöl in einer großen Pfanne oder einem schweren Schmortopf bei mittlerer Hitze erwärmen. Zwiebel zufügen und 2–3 Minuten anschwitzen. Knoblauch (und Chili, falls gewünscht) zufügen und ebenfalls anschwitzen, bis der Knoblauch duftet. Nicht braun werden lassen. Etwa 500 ml passierte Tomaten zufügen und salzen. Soße 20–30 Minuten köcheln lassen. Die Hälfte des frischen Basilikums zufügen. Mit Lieblingsnudeln (Empfehlung: Spaghetti) servieren. Ein paar Spritzer Olivenöl über jede Portion träufeln, dazu den Rest Basilikum und frisch geriebenen Parmesan.

VARIANTEN:
Pilzsoße: In die Zwiebel-Knoblauch-Mischung frische Pilze geben und 2–3 Minuten anschwitzen. Dann passierte Tomaten zufügen.
Auberginensoße: In die Zwiebel-Knoblauch-Mischung Auberginenwürfel geben (am besten mit Haut, kann aber, falls gewünscht, auch vorher entfernt werden). 120 ml Wasser zufügen und 4–5 Minuten bedeckt köcheln, bis das Wasser verdampft ist. Dann die passierten Tomaten zugeben.

Anmerkung: Sie können auch größere Portionen passierte Tomaten zubereiten und diese gemäß eines entsprechenden Rezepts in Einmachgläsern lagern. Vor dem Einfüllen in Gläser salzen. Zur Not kann man überschüssige passierte Tomaten auch einfrieren. Sie können darüber hinaus auch als schnelle Pizzasoße herhalten, einfach mit Olivenöl, Salz und Oregano abschmecken.

Pasta mit Knoblauchgrün und Cherrytomaten

Knoblauchgrün ist ein Sommerschmankerl. Karamellisiert und zusammen mit lycopinreichen Tomaten sorgt es für ein leichtes, leckeres Pastagericht. Ein paar Spritzer Zitronensaft erfreuen die Geschmacksnerven und schenken uns gleichzeitig einen Schwung sekundärer Pflanzenstoffe.

Portionen: 2 – 4
Zeitbedarf: 10 min Vorbereitungszeit
15 min Kochzeit

ZUTATEN:

12 Stängel Knoblauchgrün mit Blüte, gewaschen und in ca 5 cm lange Stücke geschnitten
4 EL natives Olivenöl extra
Salz
knapp 1 kg Cherrytomaten
ca. 350 g Linguine oder andere Nudeln
frisch gepresster Zitronensaft
1 EL Zitronenzesten
schwarzer Pfeffer
frische Basilikumblätter, von Hand halbiert
frischer Mozzarella in 2,5 cm großen Würfeln (optional)

ZUBEREITUNG:

Backofen auf 220 Grad vorheizen.
Geschnittenes Knoblauchgrün mit 2 EL Olivenöl und einer Prise Salz in eine Rührschüssel geben und alle Zutaten gut miteinander vermischen. Gleichmäßig und einlagig auf einem Backblech mit Rand oder einer Bratpfanne verteilen. 10 – 13 Minuten braten, bis das Grün karamellisiert und knusprig wird. Aufpassen, dass es nicht verbrennt. Zum Abkühlen beiseitestellen.

Inzwischen einen Topf gut gesalzenes Wasser zum Kochen bringen. Nudeln *al dente* kochen (1 Minute weniger, als auf der Packung angegeben), abschütten und beiseitestellen.
Restliches Olivenöl in einer Pfanne erhitzen, Cherrytomaten darin anbraten, bis die Schale aufbricht, der Saft entweicht und sie zusammenfallen.
In einer Rührschüssel die gekochten Linguine mit dem kross gebratenen Knoblauchgrün gut vermischen. Portionsweise auf Teller verteilen und großzügig die gebratenen Tomaten darübergeben. Frischen Zitronensaft darüberspritzen, mit Zitronenzesten garnieren und mit frisch gemahlenem schwarzem Pfeffer abschmecken. Zerpflückte Basilikumblätter und Mozzarellawürfel daraufstreuen. Bei Zimmertemperatur servieren.

Spaghetti mit Kakao, Kalamari und Chili-Gewürz

Dieses gesunde Rezept mag abenteuerlich klingen, aber Ihre Geschmacksknospen werden es lieben. Das Zusammenspiel von Kakao und Chili hüllt die Nudeln in wunderbare Aromen ein. Und die Kalamari sorgen für den vollendeten Geschmack.

Portionen: 4
Zeitbedarf: 10 min Vorbereitungszeit
15 – 20 min Kochzeit

ZUTATEN:

2 EL natives Olivenöl extra
½ Schalotte, fein geschnitten
1 kleine Knoblauchzehe, gehackt
¼ TL gemahlener roter Pfeffer oder Cayennepfeffer
225 g Baby-Kalamari oder geschnittene Kalamari-Ringe und Tentakeln
Salz

2 EL zerkleinerte Kakaobohnen
2 EL Backkakao
180 ml Fischfond
60 ml frisch gepresster Orangensaft
350 g Spaghetti
geraspelte dunkle Schokolade (80 Prozent Kakaoanteil)
1 EL Orangenzesten
Chilipulver

ZUBEREITUNG:

Olivenöl bei mittlerer Hitze in einer großen, tiefen Pfanne erwärmen. Schalottenscheiben, Knoblauch und gemahlenen roten Pfeffer hineingeben. Kalamaristücke zugeben, salzen und 2–3 Minuten anbraten. Kalamari aus der Pfanne nehmen und warm halten.

Kakaobohnen, Kakaopulver, Fischfond und Orangensaft in die Pfanne geben. Gut rühren, bis das Kakaopulver aufgelöst ist. Bei geringer Hitze köcheln lassen.

Spaghetti in Salzwasser *al dente* kochen (1 Minute weniger, als auf der Packung angegeben), dann abschütten und in die Soße geben. Eine Minute lang erhitzen, damit sich alles miteinander verbindet.

Spaghetti mit Soße auf Tellern verteilen, Kalamari zugeben und mit Raspeln dunkler Schokolade, Chilipulver und Orangenzesten garnieren.

Hähnchen mit Kokoscurry

Ein gutes Curryrezept, das immer gelingt, ist ein Muss in jedem Haushalt und versorgt uns mit den Vorzügen des Kurkuma im Currypulver. Hier kommen noch Hähnchenschenkel und Chilischoten dazu, sie wirken antiangiogenetisch und stärken das Immunsystem.

Portionen: 4
Zeitbedarf: 15 min Vorbereitungszeit
45 min Kochzeit

ZUTATEN (SOSSE):

340 ml Kokosmilch (Dose)
75 ml Hühnerbrühe
35 g Orangenmarmelade
2 EL thailändische Fischsoße
1 EL Currypulver
½ Jalapeño- oder Serrano-Chili, fein gehackt und ohne Samen
frisch gemahlener Pfeffer

ZUTATEN (HÄHNCHENKEULEN):

1 EL Bratöl
2 ½ Pfund Hähnchenkeulen, halbiert und vom Knochen gelöst
1 mittelgroße Zwiebel, in 1,5 cm große Stücke geschnitten
1 EL gehackter Knoblauch
2 mittelgroße Kartoffeln mit dünner Schale, in 1,5 cm große Stücke geschnitten
¾ Pfund ganze Babykarotten, geschält
2 TL Orangenzesten
Salz
3 EL gehacktes frisches Thai-Basilikum oder normales Basilikum

ZUBEREITUNG:

Soßenzutaten in einer Metallschüssel verrühren, bis alles gleichmäßig verteilt ist. Beiseitestellen.

Öl in einem Wok oder einer tiefen Bratpfanne bei mittlerer Hitze erwärmen. Hähnchen hineingeben und etwa 5 Minuten garen, bis das Fleisch goldbraun ist, dabei einmal wenden. Hähnchen aus der Pfanne nehmen und nur 2 EL Flüssigkeit darinlassen. Zwiebel hineingeben und 1–2 Minuten garen, Knoblauch zufügen und weitere 15 Sekunden garen. Hähnchen in die Pfanne zurücklegen, Kartoffeln, Karotten und Orangenzesten zugeben und die Soße angießen. Zum Kochen bringen, dann Hitze herunterschalten, Pfanne abdecken und etwa 45 Minuten lang köcheln, bis das Fleisch beim Aufschneiden nicht mehr rosa ist und die Kartoffeln und Karotten zart sind. Mit Salz abschmecken und Basilikum kurz vor dem Servieren einrühren.

Hähnchen mit Minze in Fischsoße

Noch nie haben antiangiogenetisch wirkende Hähnchenkeulen so gut geschmeckt wie in diesem köstlichen Gericht mit Minze und thailändischer Fischsoße.

Portionen: 4
Zeitbedarf: 15 min Vorbereitungszeit
15 min Kochzeit

ZUTATEN (SOSSE):

120 ml trockener Weißwein
2 EL Sojasoße
2 EL thailändische Fischsoße
2 EL gehackte Minze
2 TL Rohrohrzucker (Demerara)
¼ TL schwarzer Pfeffer

ZUTATEN (HÄHNCHEN):

60 ml Bratöl
6 – 8 frische Minzblätter
1 Jalapeño- oder Serrano-Chili, fein geschnitten
2 TL gehackter Knoblauch
½ TL Chiliflocken (oder nach Belieben)
1 Pfund Hähnchenkeulen, ohne Haut und vom Knochen gelöst, quer in dünne Medallions geschnitten

ZUBEREITUNG:

Soßenzutaten in einer kleinen Schale gut miteinander vermischen, dann beiseitestellen.
Öl in einem Wok erwärmen, es soll heiß werden, aber nicht qualmen. Ein Minzblatt etwa 30 Sekunden lang ins Öl legen, bis es glänzend, transparent und leuchtend grün wird. (Wenn das Öl zu heiß ist, wird das Blatt olivgrün und schmeckt bitter.) Blatt aus dem Öl nehmen und auf einem Papiertuch abtropfen lassen. Das Gleiche mit den anderen Blättern.
Bis auf 2 EL alles Öl aus der Pfanne nehmen. Chilischote, Knoblauch und Chiliflocken hineingeben und 2 – 3 Minuten unter Rühren garen. Soße in den Wok gießen, Hähnchenmedallions etwa 2 Minuten in der Soße wenden, bis das Fleisch gar ist. Sofort servieren, z. B. mit braunem Reis.

Muscheln von der Plancha

Aus einfachen Zutaten wie frischen Muscheln mit Olivenöl, Knoblauch und Weißwein entsteht hier ein außergewöhnliches Gericht, das Schalentierfreunden ebenso gefällt wie Gesundheitsbewussten.

Portionen: 4
Zeitbedarf: 10 min Vorbereitungszeit
15 min Kochzeit

ZUTATEN:

60 ml natives Olivenöl extra
3 Knoblauchzehen, fein gehackt
2 Pfund frische Muscheln (Venusmuscheln, Scheidenmuscheln, Herzmuscheln oder Japanische Teppichmuscheln), geputzt
240 ml trockener Weißwein
Fleur de Sel
knuspriges Brot

ZUBEREITUNG:

Eine Plancha oder eine schwere Pfanne auf einem Grill oder einer Gasflamme erhitzen, bis sie sehr heiß ist (falls Sie in der Küche grillen, vergessen Sie nicht, die Dunstabzugshaube einzuschalten!). Olivenöl erst in die Pfanne gießen, wenn diese heiß ist, damit es nicht qualmt. Knoblauch zugeben und 10 Sekunden anschwitzen, dann sofort die Muscheln nebeneinander in der Pfanne ausbreiten und 5 Minuten garen, bis sich die meisten geöffnet haben und die Flüssigkeit austritt. Wein angießen und Pfanne kräftig rütteln. Weitere 5–6 Minuten kochen, bis sich alle Muscheln geöffnet haben. Ungeöffnete Muscheln wegwerfen.
Muscheln in eine große Schüssel löffeln, Flüssigkeit zugeben und salzen. Sofort servieren und mit reichlich Brot die Flüssigkeit aufnehmen.

Gedämpfter Fisch mit Ingwer

Fisch zu dämpfen ist eine einfache und schnelle Möglichkeit, ein leckeres und gesundes Essen auf den Tisch zu bringen. Wenn dann noch Pilze, Soja und Frühlingszwiebeln dazukommen, werden auf einen Schlag gleich mehrere Verteidigungssysteme mobilisiert.

Portionen: 4
Zeitbedarf: 10 min Vorbereitungszeit
20 min Kochzeit

ZUTATEN:

2 Shiitake-Pilze
6 EL Sojasoße
1/8 TL Zucker
4 Seebarschfilets
2 EL Sesamöl
2 Frühlingszwiebeln, längs in Juliennestreifen geschnitten, weiße und grüne Teile separat
1 Stück frischer Ingwer, gut 7 cm lang, geschabt und in Juliennestreifen geschnitten
1 kl. Bund Koriander, Stiele von Hand abgeteilt, sodass Blätter in kleinen Gruppen beisammenbleiben
3 EL Shaoxing-Reiswein

ZUBEREITUNG:

Pilze hauchdünn schneiden und beiseitestellen. Sojasoße, Zucker und 2 EL Wasser in einer kleinen Schüssel mischen und ebenfalls beiseitestellen. Einen Wok ca 5 cm hoch mit Wasser füllen, abdecken und das Wasser aufkochen lassen. Deckel abnehmen und einen Bambus-Dampfgarer hineinsetzen.
Fisch waschen und trocken tupfen. Danach auf einen hitzebeständigen Teller oder in eine Auflaufform legen. Reiswein über

den Fisch gießen. Teller in den Dampfgarer geben und abdecken. 10 – 12 Minuten dämpfen. Mit einem scharfen Messer in den Fisch stechen, um zu sehen, ob er gar ist, wenn ja, geht das Messer ganz durch. Aus dem Dampfgarer nehmen und auf einen Servierteller legen, Frühlingszwiebeln, die Hälfte des Ingwers, den Koriander und die Pilze auf dem Fisch verteilen.
Sesamöl in einer Pfanne erhitzen, bis es heiß ist, aber nicht raucht. Herd ausschalten und das Öl über den Fisch träufeln. Dann die Soja-Mischung über den Fisch geben. Mit dem restlichen Ingwer garnieren und sofort servieren.

Trüffel aus dunkler Schokolade und Maronen

Mit diesen Trüffeln erhalten wir aus einer kleinen Menge Schokolade sämtliche Vorzüge und kommen zusätzlich noch in den Genuss von Ellagsäure aus den Maronen. Erfreuen Sie sich an dieser europäischen Süßspeise.

Ergibt etwa 36 Trüffel
Zeitbedarf: 20 min Vorbereitungszeit
5 min Kochzeit
30 min Ruhezeit

ZUTATEN:
1 Pfund gekochte Maronen
120 g dunkle Schokolade (70 Prozent oder mehr Kakaoanteil), in ca. 1,5 cm großen Stücken
3 EL Honig
1 TL Vanille-Extrakt
30 g Backkakao
Geriebene Orangenschale (optional)
Mandel-, Kokos- oder Vollmilch nach Bedarf
Pralinenförmchen aus Papier (optional)

GARNIERUNG FÜR DIE TRÜFFEL:

Wählen Sie aus, so viel Sie möchten, aber lassen Sie die Garnierung jeweils in einer eigenen Schale

Backkakao

Kokosraspeln

Rohrohrzucker

fein gehackte Walnüsse

fein geraspelte Schokolade

ZUBEREITUNG:

Mit einer Passiermühle, Kartoffelpresse oder Gabel die Maronen zerdrücken und in eine große Rührschüssel geben. Schokolade im Wasserbad schmelzen. Vom Herd nehmen und die Maronen hinzufügen. Honig, Vanille, Kakaopulver und (wenn gewünscht) geriebene Orangenschale ebenfalls zugeben. Alle Zutaten gut vermischen. Wenn die Mischung zu trocken ist und auseinanderfällt, teelöffelweise Milch zufügen, bis die Masse hält. Falls sie zu klebrig geworden ist, 20–30 Minuten im Kühlschrank ruhen lassen. Einen Löffel der Masse in die Hand nehmen und zwischen den Handflächen zu einer Kugel rollen. In einer der Garnierungsschalen wälzen und auf ein Tablett oder in ein Pralinenförmchen legen. In einem abgedeckten Behälter im Kühlschrank aufbewahren.

Gesunde Mousse au Chocolat

Schokolade zum Nachtisch kommt immer gut an, vor allem wenn es dunkle Schokolade ist, die Ihre Gefäße und Stammzellen stärkt. Bei diesem Rezept kommen Sie zusätzlich in den Genuss der Vorzüge von Soja.

Portionen: 4
Zeitbedarf: 10 min Vorbereitungszeit
5 min Kochzeit
30 min Ruhezeit

ZUTATEN:

120 g dunkle Schokolade (70 Prozent Kakaoanteil oder mehr), in 1,5 cm großen Stücken
340 g Seidentofu
2 EL Ahornsirup
gehackte Nüsse (Baumnüsse wie Walnüsse, Haselnüsse oder Pekannüsse) zur Verzierung
Blaubeeren, Erdbeeren und/oder Brombeeren zum Garnieren
frische Minze zum Garnieren (optional)

ZUBEREITUNG:

Schokolade bei mittlerer Hitze im Wasserbad schmelzen, dabei gelegentlich umrühren. Wenn die Schokolade vollständig geschmolzen ist, Seidentofu und Ahornsirup zufügen. Umrühren, damit alles gut vermischt wird. Masse in die Küchenmaschine geben und schaumig schlagen. Fertige Mousse in kleine Auflaufförmchen oder Dessertschalen füllen. Im Kühlschrank abkühlen und mindestens 30 Minuten ruhen lassen. Vor dem Servieren mit gehackten Nüssen, Beeren und, falls gewünscht, Minzblättern garnieren.

* * *

Als Nächstes folgt ein Kapitel für Leserinnen und Leser, die gerade gegen eine Krankheit ankämpfen oder einen Kranken pflegen. Hoffentlich haben die vorangegangenen Kapitel Ihnen ein paar neue Ideen vermittelt, wie man sich ernähren und Mahlzeiten vorbereiten kann. In diesem letzten Kapitel möchte ich die Diskussion über die Ernährung auf eine neue Ebene heben. Es gibt inzwischen unzählige Bücher voller Ernährungstipps, ich dagegen möchte Ihnen etwas über die Mengen erzählen, die Sie tatsächlich benötigen, um gesundheitlich von der Ernährung zu profitieren.

KAPITEL 15

NAHRUNGSMITTEL RICHTIG DOSIEREN

In diesem letzten Kapitel möchte ich Ihnen einen wichtigen neuen Ansatz vorstellen: Wenn wir Nahrungsmittel als Medizin begreifen, ist es wichtig, dass wir sie auch richtig dosieren. Ebenso wie die (bio-)chemischen Bestandteile von Arzneimitteln üben auch die sekundären Pflanzenstoffe aus den Nahrungsmitteln, die wir zu uns nehmen, eine quasi-pharmakologische Wirkung auf unsere Zellen aus. Wie bereits erwähnt, werden Nahrungsmittel heute mit denselben Methoden untersucht, die sonst bei der Entwicklung von Arzneimitteln angewendet werden. Ich möchte Ihnen einen Einblick in das geben, was die Spitze der Bewegung »Food as Medicine« (Ernährung als Medizin) inzwischen erreicht hat und welchen Einfluss der Ansatz, Nahrungsmittel richtig zu dosieren, auf unsere künftige Ernährungsweise hat. Der erste Schritt besteht darin, die richtige Dosis der einzelnen Nahrungsmittel herauszufinden, mit denen wir unsere Gesundheit verbessern können.

Bei Arzneimitteln sind Ärzte sich darüber im Klaren, dass es entscheidend ist, das richtige Medikament auszuwählen und die richtige Dosis zu verordnen, damit optimale Ergebnisse erzielt werden. Die Dosis ist hierbei die Menge Arznei, die in einer bestimmten Weise und Häufigkeit eingenommen wird. Bevor in den USA ein Medikament durch die FDA für die allgemeine Verwendung zugelassen wird, müssen Pharmaunternehmen sehr viel Geld (durchschnittlich mehr als 2,6 Milliarden Dollar pro Medikament) in Entwicklung und Testverfahren zur richtigen Dosis investieren.

In Europa ist das Zulassungsverfahren anders organisiert, daher sind auch die Kosten nicht vergleichbar. In Deutschland ist das Bundesinstitut für Arzneimittel und Medizinprodukte die zuständige Behörde, in Österreich ist es die Österreichische Agentur für Gesundheit und Ernährungssicherheit, in der Schweiz die Swissmedic.

Und dennoch sprechen Ärzte im Allgemeinen nicht darüber, wie Nahrungsmittel zu dosieren sind, während sie es bei Medikamenten ganz selbstverständlich tun.

Eine Nahrungsmitteldosis beschreibt die Menge eines Lebensmittels oder Getränks, das bei Verzehr eine bestimmte gesundheitliche Wirkung erzielt. Zum Beispiel wird die Frage beantwortet, wie viele Äpfel man am Tag essen muss, um das Risiko einer bestimmten Krankheit zu verringern. Die Dosis kann für die Prävention wichtig sein, für eine langfristige Behandlung oder zur Unterdrückung von Symptomen, um Rückfälle zu verhindern. Ein ganzer Berg von Forschungsergebnissen hat erwiesen, dass bestimmte Lebensmittel und Getränke Einfluss auf Gesundheit und Krankheit nehmen und welche Menge an Nahrungsmitteln notwendig war, um diese Wirkung zu erzielen.

Jedes Mal, wenn ich mit Patienten über Ernährung und Gesundheit spreche, rede ich auch über die Dosierung von Nahrungsmitteln. Ich erkläre ihnen, dass bestimmte Nahrungsmittel nützlich sein können, weil ihre sekundären Pflanzenstoffe ähnlichen Einfluss auf unsere Zellen und die Systeme unseres Körpers ausüben wie Medikamente. Ich berichte, was ich über die Möglichkeiten weiß, den größtmöglichen gesundheitlichen Nutzen zu erzielen; wie wichtig es ist, das richtige Nahrungsmittel auszuwählen und es auf die richtige Weise zuzubereiten. Ich gebe alle Informationen über die Dosierung von Nahrungsmitteln weiter, die von Wissenschaftlern veröffentlicht werden, damit meine Patienten diese Nahrungsmittel in ihren Alltag integrieren können. Die meisten Ärzte haben Fortbildungen zum Thema Ernährung und Gesundheit bitter nötig und sollten auch darin geschult werden, wie sie darüber mit ihren Patienten sprechen können. Bezüglich der Dosierung von Nahrungsmitteln müssen wir noch wesentlich mehr in die Ausbildung von Medizinstudenten, praktizierenden Ärzten und Ernährungswissenschaftlern investieren. Das Ziel einer umfassenden Gesundheitsvorsorge sollte es auch sein, alle Patienten mit dem notwendigen Wissen darüber auszustatten, wie sie ihre individuellen Bedürfnisse mit den Ernährungsmöglichkeiten, die ihnen zur Verfügung stehen, in Einklang bringen können.

Die Wissenschaft von der richtigen Nahrungsmitteldosierung

Die Dosierung von Nahrungsmitteln resultiert aus logischen Überlegungen, die unter anderen von Wissenschaftlern wie mir und meinem Team in der *Angiogenesis Foundation* entwickelt wurden, wo wir Lebensmittel, Lebensmittelextrakte und sekundäre Pflanzenstoffe mit streng wissenschaftlichen Methoden untersuchen. Wir beginnen mit Nahrungsmittelmengen, wie sie bei klinischen Studien verwendet oder in epidemiologischen Forschungen alltäglicher Ernährungsgewohnheiten großer Bevölkerungsgruppen beobachtet wurden, und analysieren deren gesundheitlichen Nutzen. Wir analysieren die Daten und vergleichen, ob der gefundene gesundheitliche Nutzen, der mit einem bestimmten Nahrungsmittel in Verbindung gebracht wurde, mit dem übereinstimmt, was wir über die Wirkung der in diesem Nahrungsmittel enthaltenen sekundären Pflanzenstoffe auf die Verteidigungssysteme wissen, und ob sie dazu beitragen, die Gesundheit zu erhalten und Krankheiten zu verhindern. Danach übertragen wir die berichtete Menge des Lebensmittels oder Getränks und die Häufigkeit des Verzehrs in Dosierungsangaben.

In Fällen, in denen ein Ernährungsfaktor ermittelt wird, errechnen wir mithilfe staatlicher Datenbanken, wie viel dieses Faktors in Nahrungsmitteln effektiv vorhanden ist. Zusätzlich analysieren wir die vorhandenen sekundären Pflanzenstoffe in den Nahrungsmitteln und beobachten ihre Wirkung im Labor anhand von molekularen, genetischen und biochemischen Testverfahren, wie sie normalerweise für biopharmazeutische Forschung verwendet werden. Die Wirkung dieser Substanzen wird dann wieder auf ihre im Nahrungsmittel enthaltene Menge übertragen, damit ermittelt werden kann, ob die benötigte Menge des Nahrungsmittels einem realistischen Verzehr entspricht. Auf diese Weise untersuchen wir die Alltagstauglichkeit von Nahrungsmitteln als Medizin.

In meinem TED-Talk kamen die meisten Zuschauerreaktionen, als ich die Ergebnisse einer Studie vorgestellt habe, bei der wir die Wirksamkeit bestimmter Nahrungsmittel auf die Angiogenese eins zu eins mit Medikamenten verglichen hatten. Wir hatten vier Krebsmedikamente, sieben weitere gängige Arzneimittel (Entzündungshemmer, Statine bzw. Cholesterinsenker, Blutdrucksenker und ein Antibiotikum) sowie 16 Ernährungsfaktoren aus Nahrungsmitteln untersucht, die mit einer Risikoverringerung bestimmter Krebsarten in Verbindung standen. Bemerkenswerterweise waren in dem von uns durchgeführten Experiment 15 Ernährungsfaktoren in ihrer Wirkung stärker als ein Krebsmedikament. Die meisten Nahrungsmittel konnten sich gegen die Pharmaerzeugnisse behaupten oder waren sogar wirkungsvoller. Einige der ältesten Krebsmedikamente wurden ja tatsächlich aus natürlichen Quellen gewonnen, wie beispielsweise Baumrinden, Heilpflanzen und sogar Meeresorganismen. Zwar setzt diese Studie die Wirkung der Nahrungsmittel auf Menschen nicht mit der von Medikamenten gleich, doch bringen solche Forschungsergebnisse selbst hartgesottene Anhänger der Pharmaindustrie dazu, innezuhalten und zu bestaunen, welche Kraft Mutter Natur den Nahrungsmitteln verliehen hat.

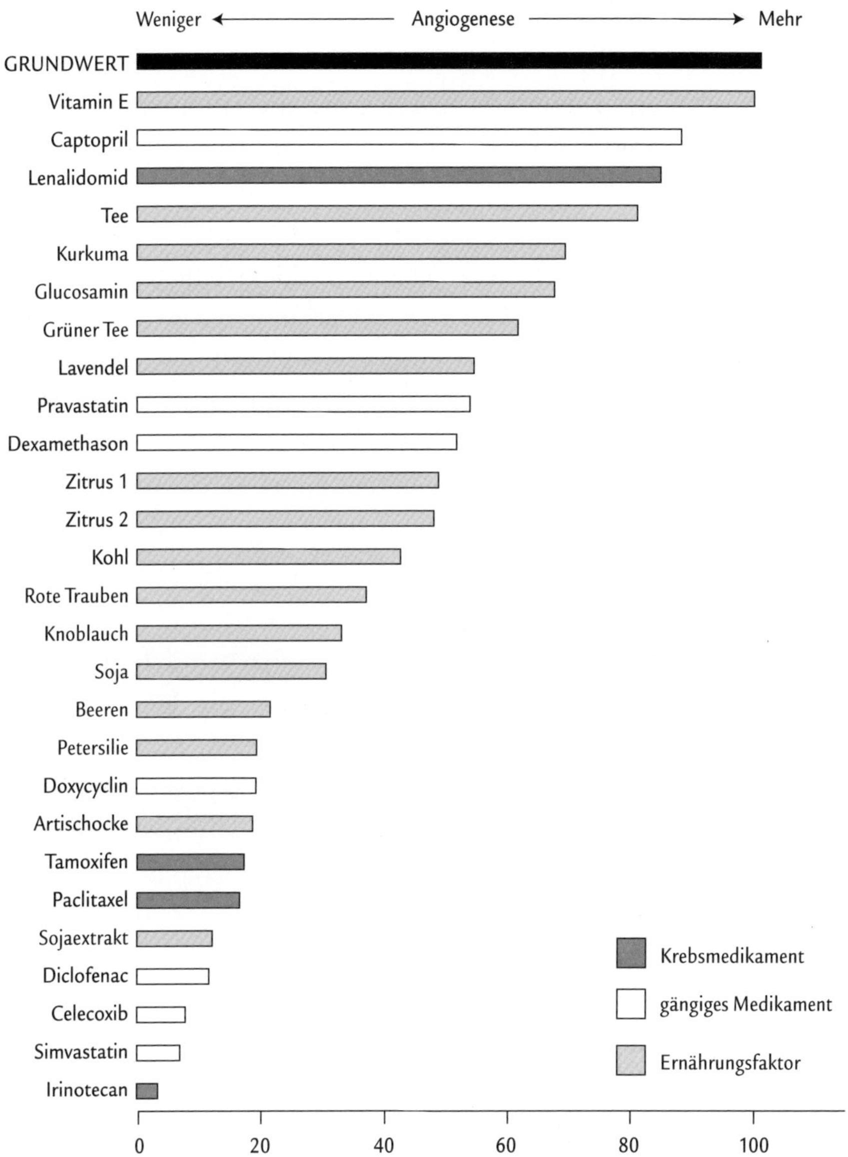

Bisher ging es fast immer, wenn von »gesunder« Ernährung die Rede war, um Portionsgrößen (meist im Hinblick auf Gewichtsverlust). Heute aber haben wir neue Werkzeuge aus Molekular- und Zellbiologie sowie aus der Genomforschung zur Verfügung, mithilfe derer wir die Gesundheitswirkung von Lebensmitteln auf eine Weise untersuchen können, wie es noch vor wenigen Jahren unmöglich gewesen wäre. Zusätzlich können wir aufgrund einiger neuer klinischer und epidemiologischer Forschungsergebnisse die Menge der Nahrungsmittel, die wir zu uns nehmen, wie auch die Häufigkeit, mit der wir dies tun, aus einem neuen Blickwinkel betrachten.

Nachfolgend sehen Sie eine Tabelle, in der sich viele der in diesem Buch beschriebenen Nahrungsmittel finden, sowie die Dosierung, die als relevant für die Krankheitsbekämpfung identifiziert wurde. Schauen Sie genau hin, es ist erstaunlich, dass man dort bestimmte Nahrungsmittel findet, die eine nachgewiesene Wirkung auf Krankheiten wie beispielsweise Darmkrebs, Nierenkrebs, Lupus und Arthritis haben.

Diese Liste ist bei Weitem nicht vollständig, das kann sie auch nicht sein, denn es wird ständig weiter geforscht, und jede Woche werden neue Erkenntnisse veröffentlicht. Seien Sie sich auch darüber im Klaren, dass bei den Nahrungsmitteln, die den Sprung in diese Liste geschafft haben, eine spezielle Dosierung als Hilfe gegen spezielle Erkrankungen nachgewiesen wurde. Es gibt viele weitere Nahrungsmittel, die gegen Krankheiten helfen können, indem sie die Verteidigungssysteme unterstützen und aktivieren und dadurch langhaltig für Gesundheit sorgen. Schlagen Sie auch in der Liste in Anhang A nach, sie soll Ihnen eine Gedankenstütze sein, welche Nahrungsmittel auf welches Verteidigungssystem wirken und welche Krankheiten durch die Stärkung bestimmter Verteidigungssysteme angesprochen werden. So können Sie Ihre Ernährung in ein vielfältiges Arsenal krankheitsbekämpfender Nahrungsmittel umwandeln.

Dosierung von Nahrungsmitteln

Nahrungsmittel, ihre Dosierung und die betreffenden Krankheiten

Lebensmittel/Getränk	Dosis beim Menschen	Krankheit
Äpfel	1–2 pro Tag 1–2 pro Tag	Blasenkrebs Dickdarmkrebs
Aprikosen	2 Früchte pro Tag 2 Früchte pro Tag	Speiseröhrenkrebs Kopf- und Halskrebs
Bambussprossen	45 g * pro Tag	Metabolisches Syndrom, Adipositas
Bier	1 Bier pro Tag 1 Bier pro Tag 5 Bier pro Woche 1–2 Bier pro Tag	Dickdarmkrebs koronare Herzkrankheit Nierenkrebs Demenz
Blaubeeren	110 g pro Woche	Brustkrebs
Blaubarsch	1 Portion oder mehr pro Woche 100 g pro Tag Blaue Kartoffeln	altersbedingte Makuladegeneration Dickdarmkrebs 5 kleine Kartoffeln pro Tag*, Dickdarmkrebs
Brokkoli	180–360 g pro Woche 180–360 g pro Woche 360 g pro Tag	Brustkrebs Speiseröhrenkrebs Lupus erythematodes
Brombeeren	630 g pro Tag*	Blasenkrebs
Cashewnüsse	26 Nüsse pro Tag	Dickdarmkrebs
Cherrytomaten	1200 g (ungekocht) pro Tag	Lupus erythematodes
Dunkle Schokolade	375 mg Flavonoide (etwa 1 Paket CocoaPro) pro Tag	koronare Herzkrankheit
Dunkles Hähnchenfleisch	etwa 1 Keule (100 g) pro Tag	Dickdarmkrebs
Edamame	190 g pro Tag	Brustkrebs
Edamer	2 Scheiben pro Tag	Dickdarmkrebs
Erdbeeren	220 g pro Tag	Lupus erythematodes

Nahrungsmittel, ihre Dosierung und die betreffenden Krankheiten

Lebensmittel/Getränk	Dosis beim Menschen	Krankheit
Fermentierter Kimchi	140 g pro Tag	metabolisches Syndrom, Adipositas
Fisch/Schalentiere mit reichlich Omega-3-Fettsäuren	85 g pro Tag 85 g pro Tag	Dickdarmkrebs Brustkrebs
Grüner Tee	450-700 ml pro Tag 900 ml pro Tag 900 – 1200 ml pro Tag 900 – 1200 ml pro Tag 900 – 1200 ml pro Tag	Dickdarmkrebs Herz-Kreislauf-Erkrankungen Lupus erythematodes Multiple Sklerose Rheuma
Joghurt	mehr als 1 Portion pro Tag	Herz-Kreislauf-Erkrankungen
Kaffee	2 Tassen oder mehr pro Tag	Myokarditis (Herzmuskelentzündung)
Kimchi	140 g pro Tag	Bluthochdruck
Kirschen	2 Früchte pro Tag 2 Früchte pro Tag	Speiseröhrenkrebs Hals- und Kopfkrebs
Lachs	1 Portion oder mehr pro Woche	altersbedingte Makuladegeneration
Macadamia-Nüsse	17 Nüsse pro Tag	Dickdarmkrebs
Makrele	1 Portion oder mehr pro Woche	altersbedingte Makuladegeneration
Mango	2 Früchte pro Tag 2 Früchte pro Tag	Speiseröhrenkrebs Hals- und Kopfkrebs
Maronen	50 g pro Tag*	Blasenkrebs
Nektarinen	2 Früchte pro Tag 2 Früchte pro Tag	Speiseröhrenkrebs Hals- und Kopfkrebs
Olivenöl	3 – 4 EL pro Tag 3 – 4 EL pro Tag 3 – 4 EL pro Tag	Brustkrebs Dickdarmkrebs Kehlkopfkrebs
Orangen	1 ½ Orangen pro Tag	Lupus erythematodes
Pfirsiche	2 Früchte pro Tag 2 Früchte pro Tag	Speiseröhrenkrebs Hals- und Kopfkrebs

Nahrungsmittel, ihre Dosierung und die betreffenden Krankheiten

Lebensmittel/Getränk	Dosis beim Menschen	Krankheit
Pflaumen	2 Früchte pro Tag 2 Früchte pro Tag	Speiseröhrenkrebs Hals- und Kopfkrebs
Pinienkerne	35 g pro Tag	Dickdarmkrebs
Rotwein	1 Glas pro Tag ½ Glas pro Tag	Dickdarmkrebs Arteriosklerose
Sardinen	1 Portion oder mehr pro Woche	altersbedingte Makula-degeneration
Schwarze Himbeeren	280 g pro Tag 980 g pro Tag* 4 Beeren pro Tag	Barrett-Ösophagus Blasenkrebs Herz-Kreislauf-Erkrankungen
Schwarzer Tee	½ l pro Tag	Bluthochdruck
Schwertfisch	1 Portion oder mehr pro Woche 100 g pro Tag	altersbedingte Makula-degeneration Dickdarmkrebs
Sojamilch	240 ml pro Tag 240 ml pro Tag	Brustkrebs Arteriosklerose
Thunfisch	1 Portion oder mehr pro Woche	altersbedingte Makula-degeneration
Vollkornprodukte	2,7 Portionen pro Tag 2,7 Portionen pro Tag	Herz-Kreislauf-Erkrankungen Diabetes Typ 2
Walnüsse	22 Hälften pro Tag 29 Hälften pro Woche	Dickdarmkrebsrisiko Dickdarmkrebs Stadium 3(Mortalitätsrisiko)

* Entsprechungswert, Dosis wurde aufgrund einer präklinischen Studie errechnet

Bei Menschen, die mit ihrer Ernährung einer Erkrankung vorbeugen oder dieser Einhalt gebieten möchten, lautete die wichtigste Frage früher: »Was darf ich nicht essen?« Heute dagegen lautet die Frage: »Was kann ich zusätzlich essen?«

Diese Wendung hin zu einer positiven Denkweise ist sehr viel ermutigender und wird dazu führen, dass Sie über die Nahrungsmittel, die ich Ihnen in diesem Buch vorgestellt habe, anders denken. Sie wird Sie dahin bringen, dass Sie sich Tabellen ansehen und neue Fragen stellen: »Wie viel davon?« und »Wie oft?«

Ich habe festgestellt, dass das Prinzip der Dosierung von Nahrungsmitteln besonders wirkungsvoll ist, wenn man es mit einem Patienten oder jemandem aus dem Freundes- oder Verwandtenkreis zu tun hat, der gegen eine schwere Krankheit kämpft. Wie in Teil II beschrieben, haben Studien mit Darmkrebspatienten ergeben, dass der Verzehr von zwei Portionen Baumnüssen (z.B. 14 Walnüsse) pro Woche mit einem um 42 Prozent verringerten Rückfallrisiko der Krankheit einhergeht. Das bedeutet, dass man gar nicht erst darüber nachdenken muss, ob man sich dafür entscheidet, seine Lebensweise so preiswert zu verändern. Bei Brustkrebs reicht es, pro Tag zehn Gramm Sojaprotein zu sich zu nehmen (entspricht etwa einem Viertelliter Sojamilch), um das eigene Risiko, an dieser Krankheit zu sterben, um 29 Prozent zu senken. Wenn man diese Beweislage einmal vor Augen gehabt hat, kann man diese Informationen nicht mehr ignorieren, denn sie helfen uns, die richtige Wahl bei unserer Ernährung zu treffen.

Es gibt kein Allheilmittel

Mit der Dosierung von Nahrungsmitteln ist es wie mit allem, was im Zusammenhang mit Gesundheit und Ernährung steht. Es ist nicht immer so einfach, wie es aussieht. Ja, die Dosierung von Nahrungsmitteln ist ein ziemlich ungewöhnlicher Ansatz, aber es gibt fünf Aspekte, über die wir uns zuvor im Klaren sein müssen.

Erstens sind die meisten Forschungsergebnisse aus epidemiologischen Studien entstanden, was bedeutet, dass man anhand von Gruppen echter Menschen wie Sie und ich Zusammenhänge zwischen angegebenen oder gemessenen Ernährungsweisen und bestimmten gesundheitlichen Wirkungen hergestellt hat. Statistiker und Ernährungswissenschaftler mögen uns nun sagen, dass diese Art der Forschung Ursache und Wirkung nicht im gleichen Maße nachweisen kann, wie es Arzneimittelstudien mit Mäusen oder klinische Testverfahren tun würden. Und doch ist es eine beeindruckende Methode, und die daraus hervorgehenden Zusammenhänge können hoch informativ sein, vor allem, wenn Hunderte oder Tausende oder gar Hunderttausende von Menschen daran teilgenommen haben.

Zweitens sind die meisten klinischen Studien zu bestimmten gesundheitlichen Auswirkungen von Nahrungsmitteln (z.B. Bluthochdruck, Blutzuckerspiegel, Herzerkrankungen) häufig kleine Studien, was bedeutet, dass nur relativ wenige Menschen daran teilgenommen haben, ein paar Dutzend vielleicht oder sogar weniger. Die Ergebnisse dieser Studien sind also weniger belastbar als die pharmazeutischen Versuchsreihen mit Hunderten oder Tausenden von Teilnehmern. Die Daten, die wir daraus gewinnen, sind jedoch Teil unserer Wissensgrundlage zum Thema Ernährung und Gesundheit. Es wäre falsch, den Wert klinischer Studien, die nicht im gleichen Umfang durchgeführt wurden wie im Pharmabereich, gering zu schätzen. Daten sind Daten. Und es ist immer gut, mehr Forschungsergebnisse zu haben, um der Wahrheit auf die Spur zu kommen. Auch wenn es um Heilmittel geht.

Drittens erfahren wir durch die innovative personalisierte Medizin, dass jeder Mensch anders ist. Jeder besitzt ein ureigenes Mikrobiom, es bestehen individuelle Unterschiede in Genetik und Epigenetik. Bei jedem arbeitet der Stoffwechsel anders. Wenn wir mehrere Nahrungsmittel in verschiedenen Kombinationen zu uns nehmen, verbinden sich die sekundären Pflanzenstoffe in unserem Körper so, dass unterschiedliche Wirkungen erzielt werden, die man bei den einzelnen Nahrungsmitteln nicht hätte vorhersagen können. Das bedeutet wiederum, dass man selbst bei großen Teilnehmergruppen nicht vorhersagen kann, dass ein einzelner Mensch auf ein bestimmtes Nahrungsmittel in einer bestimmten Weise anspricht. Individuelle Reaktionen auf Nahrungsmittel müssen auch individuell betrachtet werden. Und damit sind wir wieder bei der falschen Annahme, dass jede Ernährungsstudie Hunderte von Teilnehmern braucht, um aussagekräftig zu sein.

Viertens sollten Sie, falls Sie gerade gegen eine Krankheit ankämpfen, nicht vergessen, jede Ernährungsumstellung zuvor mit Ihrem Arzt zu besprechen. Nahrungsmittel können Wechselwirkungen mit Medikamenten haben, dies ist beispielsweise der Fall bei Blutverdünnern, Chemotherapie, Antibiotika und vielen mehr, die ich aus Platzgründen hier nicht aufzählen kann. Wappnen Sie sich mit Ihrem neu erworbenen Wissen über die Heilwirkung bestimmter Nahrungsmittel und deren Dosierungen, dann können Sie mit Ihren Ärzten oder dem Pflegeteam die beste Ernährungsweise besprechen.

Fünftens, der wichtigste Grund, weshalb Sie das Thema Ernährung und Gesundheit breiter und flexibler angehen sollten, ist der, dass es kein Allheilmittel gibt, das in der Lage ist, alle Krankheiten abzuwehren. Wie ich Ihnen in Teil III gezeigt habe, ist der menschliche Körper eine Sammlung miteinander verbundener Systeme. Etwas, das auf ein Organ einwirkt, hat letztendlich Auswirkungen auf den gesamten Körper. Wenn es darum geht, welche gesunden Nahrungsmittel wir zu uns nehmen sollen, ist dieses Zusammenspiel eine gute Sache. In vielen Bereichen kann man Nahrungsmittel genauso betrachten wie Arzneimittel, aufgrund der komplexen Zusammensetzung von Nahrungsmitteln jedoch können sie Heilwirkungen erzielen, die Medikamente nicht erreichen. Medikamente nehmen wir, um eine Krankheit zu lindern oder zu behandeln – Nahrungsmittel aber nehmen wir zu uns, um gesund zu bleiben.

Viele Menschen denken »viel hilft viel« und essen dann von einem bestimmten Nahrungsmittel so viel wie möglich – weil es ja gesund ist. Bei dem komplizierten biologischen System in unserem Körper funktioniert das aber nicht, denn hier geht es um ein Gleichgewicht, nicht um Übermaß. Nur weil sich ein halber Liter Tomatensoße pro

Woche günstig auf das Senken des Prostatakrebsrisikos auswirkt, heißt das ja nicht, dass man noch besser davor geschützt ist, wenn man die Soße täglich eimerweise zu sich nimmt. Paracelsus, Schweizer Arzt und Alchimist, sozusagen Toxikologe der ersten Stunde, hat einmal gesagt: »Alle Dinge sind Gift und nichts ist ohne Gift; allein die Dosis macht's, dass ein Ding kein Gift sei.« Mehr bringt also nicht immer mehr. Manchmal ist eben auch weniger mehr.

Unser Ziel sollte sein, die Verteidigungssysteme im Gleichgewicht zu halten, um gesund zu bleiben. Es gibt in der Biologie ein wichtiges Prinzip, das eigentlich jeder kennen sollte: Das Prinzip der Hormesis. Einfach ausgedrückt handelt es sich dabei um die Reaktionen eines komplexen Systems, bei dem bereits eine kleine Menge Stimulans (wie beim Essen) hilfreich ist, ein bisschen mehr sogar noch besser. Es gibt jedoch eine Höchstmenge an Stimulans, über deren Punkt hinaus eine Steigerung keine positiven Auswirkungen mehr hat. Im Gegenteil kann eine große Menge mehr sogar bedeuten, dass von dem Nutzen etwas verloren geht oder sich möglicherweise gar eine schädliche Wirkung einstellt. Man spricht hier auch von einer U-Kurve. Gängige Beispiele aus der menschlichen Biologie sind unter anderem Training, Fasten und Wassertrinken. Jedes Einzelne ist gut für die Gesundheit, über einen gewissen Punkt hinaus allerdings nicht mehr, denn Übertraining, Hungern und Wasservergiftung können der Gesundheit schaden oder sogar tödlich enden.

Man sollte also die Zahlen und Fakten über die Dosierung von Nahrungsmitteln sorgfältig lesen und beachten. Es wäre falsch, einfach loszulegen und wie ein Roboter immer nur ein einziges Nahrungsmittel in einer festgelegten Dosis zu sich zu nehmen. Es gibt ja Diät-Apostel, die eine bestimmte Formel für sich gefunden haben und so lange wie möglich sklavisch daran festhalten, um den größtmöglichen Nutzen zu erzielen. Die positive Wirkung der Ernährung auf die Gesundheit sollte jedoch nicht erzwungen werden. Mag sein, dass es Zeit braucht, bis sich neue Gewohnheiten manifestiert haben und man sich von ein paar schlechten Gewohnheiten getrennt hat. Ich schlage daher vor, dass Sie richtig essen, um länger zu leben, indem Sie sich abwechslungsreich ernähren, und die Prinzipien und Muster aus diesem Buch befolgen. Nehmen Sie das Dosieren von Nahrungsmitteln, die Sie mögen und die einen erwiesenen Gesundheitsnutzen haben, in Ihre Ernährungsweise auf.

Den gefährlichsten Krankheiten vorbeugen

Herz-Kreislauf-Erkrankungen. Krebs. Diabetes. Adipositas. Autoimmunkrankheiten. Alterskrankheiten.

All dies sind chronische Erkrankungen, die jedes Jahr Millionen von Menschen das Leben kosten, unendliches Leid verursachen und das Gesundheitssystem belasten. Viele dieser Erkrankungen stehen in unmittelbarem Zusammenhang mit der Lebensweise. Wie man in der Risikobewertung, die ich in Anhang B eingefügt habe, ablesen kann, gibt es zahlreiche Faktoren, die unsere allgemeinen Erkrankungsrisiken beeinflussen. Egal wie hoch Ihr Risiko tatsächlich ist, falls Sie an einer chronischen Krankheit erkranken, ist es nicht unwahrscheinlich, dass es sich um eine oder mehrere der oben genannten handelt. Warum sollte man sich dann nicht sofort die Liste der Dosierungen vornehmen und Nahrungsmittel auswählen, die gegen jeweils eine dieser Erkrankungen vorgehen?

Der Hintergrund ist der, dass wir einen ganzheitlichen Ansatz wählen müssen, wenn wir die großen Krankheiten besiegen möchten. Jede von ihnen hat zahlreiche Dimensionen, bei denen jeweils mehrere Verteidigungssysteme nicht richtig funktionieren und gestärkt werden müssen. Tatsache ist, dass wir gute Chancen haben, diesen Krankheiten aus dem Weg zu gehen, wenn unsere Verteidigungssysteme gut gerüstet sind und funktionieren. Für den Erfolg ist es allerdings notwendig, dass wir zahlreiche Verteidigungssysteme auf Touren bringen, um einer Krankheit vorzubeugen oder sie zu mildern. Kein einzelnes Nahrungsmittel schafft das alleine. Wir müssen alle Verteidigungssysteme im ganzen Körper zusammentrommeln. Am Beispiel von sechs verheerenden Krankheiten möchte ich Ihnen erläutern, warum das notwendig ist. Wenn Sie dann mit diesen Informationen gewappnet sind, können Sie sich die praktischen Tabellen in Anhang A ansehen und nachschlagen, welche Nahrungsmittel auf welche der Verteidigungssysteme wirken. Sobald Sie die Verbindung zu den Verteidigungssystemen gesehen haben, werden Sie den Wunsch verspüren, Ihren persönlichen Plan zur Abwehr dieser tödlichen Gefahren aufzustellen.

Herz-Kreislauf-Erkrankungen

Herzleiden gehören zu den häufigsten Todesursachen der Welt. Mit sehr großer Wahrscheinlichkeit kennen Sie jemanden, der bereits einen Herzinfarkt erlitten hat. Herz-Kreislauf-Erkrankungen betreffen jedoch nicht nur das Herz. Auch Durchblutungsstörungen gehören dazu, die ein problemloses Funktionieren von Herz, Hirn, Beinmuskulatur und anderen Organen verhindern. Ungünstige Disposition, hoher Cholesterinspiegel (vor allem vom »schlechten« Cholesterin), Entzündungen, Adipositas, Diabetes und Rauchen sind hier relevante Faktoren. Sie alle machen es den Verteidigungssystemen unseres Körpers schwer, das Gleichgewicht und somit unsere Gesundheit zu erhalten. Bei der Vorbeugung von Krankheiten und der Reduzierung dieser Risikofaktoren spielt die Ernährung definitiv eine wichtige Rolle.

Und so könnte eine Ernährung aussehen, die die Verteidigungssysteme mobilisiert und dadurch für alle diejenigen eine grundlegende Veränderung bedeutet, die Herz-Kreislauf-Erkrankungen fürchten:

- Angiogenesestimulierende Nahrungsmittel können das Gefäßwachstum anregen, sodass die Durchblutung zu den Herz-Kreislauf-Organen verbessert wird.
- Stammzellenrekrutierende Nahrungsmittel helfen dabei, neue Blutgefäße entstehen zu lassen, und regenerieren zudem den Herzmuskel, die Gehirnzellen und andere Muskeln.
- Entzündungslindernde Nahrungsmittel senken die Wahrscheinlichkeit, dass Ablagerungen die Blutgefäße verstopfen, diese schließlich platzen und so einen Herzinfarkt oder Schlaganfall verursachen.
- Kardiologen erforschen gerade wichtige Verbindungen zwischen der Darmflora und dem Cholesterin im Blut. Eine Ernährung, welche die Darmflora verbessert, könnte sich demnach auch in mehrfacher Hinsicht als gesund fürs Herz erweisen.

Krebs

Krebs tötet Menschen auf der ganzen Welt, und seine aggressiven Behandlungsmethoden sind seit Langem ebenso gefürchtet wie die Krankheit selbst. In den USA erhält jeder Dritte im Laufe seines Lebens eine Krebsdiagnose,[1] und die Krankheit steht nach Herzerkrankungen auf Platz zwei der häufigsten Todesursachen.[2] In Großbritannien[3] und Deutschland ist das Risiko sogar noch höher: Fast jeder Zweite erkrankt im Laufe seines Lebens an Krebs. Wenn Sie das nächste Mal irgendwo auf einer Party sind, schauen Sie mal in die Runde und zählen Sie gemäß der Statistik nach (vergessen Sie sich selbst dabei nicht).

Früher dachte man, man müsste zur Krebstherapie nur die Krebszellen töten, heute aber weiß man, dass Krebs eine Krankheit ist, bei der die Verteidigungssysteme des Körpers es nicht geschafft haben, mutierte Zellen zu stoppen und loszuwerden. Genetische Disposition, persönliche Lebensweise und das Ausgesetztsein hoher

Risikofaktoren bedeuten eine große Gefahr für unsere Verteidigungssysteme. Einige innovative Krebsbehandlungen aus diesem 21. Jahrhundert zielen darauf ab, das Immunsystem zu stärken. Das, was wir essen, kann dabei eine wesentliche Rolle spielen.

Bei vielen Krebsarten, die hier erwähnt wurden, handelt es sich um solide Tumore, deren Name auf das Organ hinweist, in dem sie entstanden sind, beispielsweise Darmkrebs, Eierstockkrebs, Lungenkrebs und so weiter. Es gibt jedoch noch eine weitere Kategorie, die hämatologischen Neoplasien oder Blutkrebsarten, zu denen Leukämien zählen sowie Lymphome und das Multiple Myelom. Sie alle entstehen aus weißen Blutkörperchen im Rückenmark. Blutkrebszellen befinden sich nicht wie Tumore in einem Organ, sondern wandern durch den gesamten Körper. Falls Sie von einer dieser Krebsarten betroffen sind oder waren, beachten Sie bitte, dass für Blutkrebs genau die gleichen Grundsätze der Verteidigungssysteme gelten wie für Tumore. Auch Blutkrebs braucht zum Wachsen die Angiogenese, lässt Stammzellen zerstören, ist gespickt mit DNA-Mutationen und kann vom Immunsystem ausgelöscht werden. Wie Sie bald sehen werden, ist es möglich, Nahrungsmittel zu finden, die Blutkrebs bekämpfen.

Mangelernährung wird schon lange als Risikofaktor für Krebs betrachtet. Man hat sich zunächst darauf konzentriert, karzinogene (krebserregende) Elemente in der Ernährung zu finden und aus Lebensmitteln zu entfernen. Das jedoch ist nur ein Teil der Lösung. Es ist an der Zeit, sich zu überlegen, wie man mithilfe von Nahrungsmitteln das Krebsrisiko senken kann, indem die Verteidigungssysteme gestärkt werden. Denn auch das kann im Kampf gegen Krebs die Überlebenschancen erhöhen.

- Nahrungsmittel mit antiangiogenetischer Wirkung können Tumore aushungern, indem sie ihnen die Blutzufuhr kappen.
- Nahrungsmittel, die dazu beitragen, hartnäckige und gefährliche Krebsstammzellen loszuwerden, können die Chance erhöhen, dass der Krebs nach der Behandlung nicht zurückkehrt.

- Eine immunstärkende Ernährung, die auch dadurch erzielt werden kann, dass man Nahrungsmittel zu sich nimmt, die das Mikrobiom gesünder machen, kann helfen, den Krebs in den Griff zu bekommen und zu besiegen.
- Nahrungsmittel, welche die DNA schützen, dienen sowohl als Schutzschild wie auch als Reparaturmechanismus, der sicherstellt, dass aus Fehlern unserer DNA kein neuer Krebs entsteht.

Diabetes

Diabetes ist ein stetig wachsendes Gesundheitsproblem, das dadurch entsteht, dass der Körper nicht mehr in der Lage ist, den Stoffwechsel zu kontrollieren, was wiederum katastrophale Folgen für zahlreiche Organe hat. Bei Diabetes Typ 1 handelt es sich um eine Autoimmunkrankheit, während Diabetes Typ 2 als Wohlstandskrankheit gilt, bei welcher der Körper eine Insulinresistenz aufbaut, die häufig durch Bewegung und gesunde Ernährung aufgehoben werden kann. Genau genommen ist der beste Zeitpunkt, diese Krankheit zu bekämpfen, ganz am Anfang, im Stadium des sogenannten Prädiabetes. In einer Studie konnte nachgewiesen werden, dass ansonsten gesunde Menschen im Alter von 45 Jahren ein Prädiabetesrisiko von 49 Prozent haben. 74 Prozent von ihnen werden irgendwann den kompletten Diabetes Typ 2 entwickeln.

Diabetes ist jedoch eine Krankheit, die man um jeden Preis vermeiden sollte. Die Reduzierung von Kohlenhydraten, rotem Fleisch und zuckerhaltigen Getränken ist notwendig, um Diabetes vorzubeugen, doch ist es erwiesen, dass man sein Diabetesrisiko noch weiter senken kann, indem man aktiv diejenigen Nahrungsmittel zu sich nimmt, die die Verteidigungssysteme stärken.

Vollkornprodukte, Nüsse, pflanzliche Lebensmittel und Fisch tragen nachweislich dazu bei, Diabetes vorzubeugen. Und selbst wenn Sie bereits Diabetes haben, ist die Ernährung ein entscheidender Faktor, mit dem Sie das Risiko für zahlreiche Komplikationen senken, die im Rahmen dieser Krankheit auftreten und irgendwann verheerende Schäden bei Herz, Augen, Gehirn, Nerven, Nieren, Füßen und Immunsystem anrichten können.

- Angiogenesestimulierende Nahrungsmittel können dem Körper helfen, das durch den Diabets verlangsamte Gefäßwachstum auszugleichen. Eine bessere Angiogenesefunktion trägt entscheidend dazu bei, den Blutfluss zum Herzen zu verbessern und Wunden, die heilen müssen, stärker zu durchbluten. Nahrungsmittel, welche die Angiogenese im Auge hemmen, können Probleme abwenden, die schließlich zum Verlust der Sehkraft führen. (Der Körper weiß, wie er die Wirkung so aufteilt, dass die guten Blutgefäße gestärkt werden und nicht die schlechten. Es ist daher völlig in Ordnung, Nahrungsmittel zu sich zu nehmen, die beide Arten von Angiogenese beeinflussen.)
- Diabetiker verfügen über eine geringere Anzahl an Stammzellen, und diese sind darüber hinaus auch noch weniger aktiv. Der Verzehr von Nahrungsmitteln, die Stammzellen beleben, kann die Durchblutung optimieren, Nerven regenerieren, das Herz stärken und die Sehkraft geschädigter Augen verbessern.
- Die Darmflora von Diabetikern ist gestört; eine Ernährung, die gesunde Darmbakterien aufbaut, kann sich hier als lebensnotwendig erweisen.
- Jeder Arzt hat im Studium gelernt, dass Diabetes auch die Immunabwehr vermindert. Nahrungsmittel, die das Immunsystem stärken, können Diabetikern helfen, Entzündungen zu vermeiden.
- Das Stoffwechselchaos des Diabetes erzeugt quasi biochemische Schrotkugeln im Körper, welche die DNA schädigen und den Alterungsprozess beschleunigen können. DNA-schützende Nahrungsmittel können dem Körper helfen, sich gegen derartige Schäden zu verteidigen.

Adipositas

Weltweit sind gut 40 Prozent der Erwachsenen übergewichtig oder gar adipös, was zu mehr als drei Millionen Toten jährlich führt. China und die USA sind beim Übergewicht führend, was zum Teil an schlechter Ernährung sowie an zu wenig Bewegung liegt. Die große Gefahr, die hinter dem Übergewicht steckt, ist das metabolische Syndrom, eine Erkrankung, die mehrere Risikofaktoren für einen Herzinfarkt birgt: das sogenannte »tödliche Quartett« aus Bauchfett, erhöhten Blutfettwerten, Bluthochdruck und hohem Blutzuckerspiegel. In Amerika ebenso wie in Deutschland leidet fast ein Drittel der Bevölkerung am metabolischen Syndrom.[4] Die klügste Art und Weise, Gewicht zu reduzieren, lautet: besser essen, weniger essen und mehr bewegen.

Und so kann man Adipositas bekämpfen, indem man die Verteidigungssysteme stärkt:

- Da Fettgewebe wie ein Tumor wächst und dafür mit Blut versorgt werden muss, kann der Verzehr antiangiogenetischer Nahrungsmittel das Fett buchstäblich aushungern und dessen Wachstum einschränken.
- Nahrungsmittel, die eine gesunde Darmflora fördern, senken den Cholesterinspiegel und unterstützen die Gewichtsabnahme.
- Adipositas schädigt die DNA der Zellen. Nahrungsmittel, welche die DNA reparieren, wirken sich also günstig für übergewichtige Menschen aus.[5]
- Wissenschaftliche Studien haben ergeben, dass Adipositas im Grunde ein Entzündungszustand des gesamten Körpers ist. Entzündungshemmende Nahrungsmittel können daher diesen Zustand mindern.
- Auch die Waffen des Immunsystems sind bei adipösen Menschen abgestumpft, was wiederum Folgen für viele weitere chronische Krankheiten hat. Eine Ernährung mit immunstärkenden Nahrungsmitteln kann helfen, dieser Schwächung entgegenzuwirken.

Autoimmunkrankheiten

Autoimmunkrankheiten sind Erkrankungen, bei denen der Körper eigene Zellen angreift. Unter diesem Begriff sind mehr als 80 unterschiedliche Krankheiten zusammengefasst, unter anderem Diabetes Typ 1, Lupus, Rheumatoide Arthritis, Multiple Sklerose und Entzündliche Darmerkrankungen wie Morbus Crohn und Colitis ulcerosa. Wenn das Immunsystem den eigenen Körper angreift, führt das im gesamten Körper zu schweren und chronischen Entzündungen. Zwar kann man mithilfe von Medikamenten wie Steroiden (vor allem Kortison) und Biologika eine große Wirkung erzielen, doch haben diese gleichzeitig auch starke Nebenwirkungen. Vor allem die Steroide können furchtbare Nebenwirkungen erzeugen, unter anderem Glaukom, Gewichtszunahme, erhöhtes Infektionsrisiko und sogar Psychosen.

Eine Ernährungsweise, die bei Autoimmunkrankheiten unterstützend wirkt, muss alle fünf Verteidigungssysteme ansprechen:

- Alle Nahrungsmittel, die das Immunsystem beruhigen, können hilfreich sein, einschließlich solcher mit entzündungshemmender Wirkung.
- Chronisch-entzündliche Prozesse führen im Allgemeinen dazu, dass unerwünschte Blutgefäße gebildet werden. Die Gefäße können dann in gesundes Gewebe eindringen und es zerstören, wie es bei den Gelenken im Fall von Rheumatoider Arthritis der Fall ist. Nahrungsmittel, welche die angiogenetische Aktivität fördern, können dazu beitragen, den Schaden in Grenzen zu halten.
- Da eine gestörte Darmflora Autoimmunkrankheiten auslösen kann, hilft es, Nahrungsmittel zu sich zu nehmen, die gesunde Darmbakterien beleben. Walnüsse, Bohnen (schwarze und weiße), Kiwifrüchte und Kakao steigern beispielsweise die Butyratbildung von Darmbakterien. Das Butyrat wirkt entzündungshemmend und verringert damit nachweislich die Zerstörung von Knochen und Gelenken bei Arthritis.[6]

- Überzeugende Beweise aus klinischen Studien haben ergeben, dass einige Autoimmunkrankheiten wie Sklerodermie, Multiple Sklerose und Myasthenia gravis ausgemerzt werden können, wenn das Immunsystem durch Stammzelltransplantation wieder aufgebaut wird.[7] Bei einem anderen Ansatz wird durch Fasten ein Neustart des Immunsystems herbeigeführt. Nahrungsmittel, welche die Regeneration eines gesunden Immunsystems begünstigen, erweisen sich als hilfreich, wenn es darum geht, Ordnung zu halten und das Chaos zu vermeiden, das mit Autoimmunkrankheiten einhergeht.

Alterserkrankungen

Wenn wir älter werden, treten unausweichlich Alterserscheinungen am Körper auf, unsere Haare werden grau, und die Haut bekommt Falten. Es gibt aber auch Krankheiten älterer Menschen, die deren Wohlbefinden grundlegend vermindern und die jeder zu vermeiden sucht.

Neurodegenerative Erkrankungen wie Alzheimer und Parkinson gehen mit einem langsamen Verlust normaler Hirnfunktionen einher.[8] Es gibt Diäten, wie beispielsweise die MIND-Diät, eine Kombination aus Mittelmeerküche und DASH-Diät, sowie der *Canadian Brain Health Food Guide* helfen, die geistigen Funktionen zu erhalten, und verlangsamen gleichzeitig das unaufhaltsame Fortschreiten neurodegenerativer Krankheiten.

Nahrungsmittel, die die Verteidigungssysteme aufbauen, könnten im Alter noch wichtiger werden:

- Bei neurodegenerativen Erkrankungen können die kognitiven Funktionen davon profitieren, dass die Angiogenese stimuliert wird, wodurch sich die Durchblutung verbessert und Entzündungsprozesse gelindert werden.

- Stammzellaktivierende Ernährung kann die Regeneration von Nerven und Hirngewebe verbessern.
- Durch Ernährung beruhigte Darmflora hilft den gesunden Darmbakterien, Botschaften korrekt ans Gehirn zu übermitteln.
- Bei quasi allen neurodegenerativen Erkrankungen kommt es zu Entzündungen im Gehirn. Nahrungsmittel mit entzündungshemmender Wirkung beruhigen daher das Immunsystem.

Auch die altersbedingte Makuladegeneration (AMD) ist eine Alterskrankheit. Sie ist zudem die häufigste Ursache für den Verlust von Sehkraft bei Menschen ab 50 Jahren. Die destruktivere Variante dieser Krankheit ist die sogenannte »feuchte« Makuladegeneration, bei der krankhaft veränderte Blutgefäße unter die Netzhaut wachsen, die ja für die Sehkraft zuständig ist. Die Folge ist Erblindung. Zwar ist die Krankheit nicht tödlich, doch ein älterer Mensch, der nicht sehen kann, verliert seine Unabhängigkeit und ist bei alltäglichen Gängen und Besorgungen auf Hilfe angewiesen. Mit dem Verlust von Lebensqualität gehen oft auch Niedergeschlagenheit und Einsamkeit einher, häufig haben blinde ältere Menschen Schwierigkeiten, andere medizinische Probleme in den Griff zu bekommen, Arzttermine einzuhalten und notwendige Medikamente einzunehmen.

Ernährungsfaktoren sind für die Vorbeugung gegen AMD sehr wichtig. Grünes Blattgemüse und Fisch sind ebenso empfehlenswert wie Nahrungsergänzungsmittel aus der ARED-Studie zu altersbedingter Makuladegeneration (eine spezielle Kombination bestimmter Vitamine, Mineralien und sekundärer Pflanzenstoffe)[9].

- Ein noch umfassenderer Ansatz bei feuchter Makuladegeneration beinhaltet, dass ein älterer Mensch antiangiogenetisch wirkende Nahrungsmittel in seinen Ernährungsplan aufnimmt, um zu verhindern, dass die zerstörerischen Blutgefäße weiter wachsen.

- Da sich wichtige Nerven im hinteren Teil des Auges bei feuchter Makuladegeneration zurückbilden, können einige Nahrungsmittel dazu beitragen, die Netzhaut mit Retina-Stammzellen zu regenerieren.
- Es gibt eindeutige Beweise dafür, dass AMD-Patienten eine gestörte Darmflora haben. Nahrungsmittel, die gesunde Darmbakterien aufbauen, sind daher wichtig.[10]
- DNA-schützende und entzündungshemmende Nahrungsmittel können ebenfalls hilfreich sein, denn bei AMD bilden sich Fettablagerungen, die Entzündungen und oxidative Schäden hervorrufen, die wiederum die DNA zerstören.

Schlusswort

Gesundheit ist, wie ich Ihnen mit diesem Buch gezeigt habe, mehr als nur die Abwesenheit von Krankheit. Gesundheit bedeutet, dass die fünf Verteidigungssysteme auf vielschichtige Weise im Dienste Ihrer Gesundheit zusammenarbeiten, damit Ihr Körper normal funktioniert und gleichzeitig den Angriffen des täglichen Lebens und des Alterungsprozesses trotzt, um so Krankheiten vorzubeugen. In ihrem heutigen Zustand verfehlen die Gesundheitssysteme der meisten Länder ihr Ziel, die öffentliche Gesundheit zu schützen. Unsere Gesundheitssysteme sind von Ärzten, Krankenhäusern und Kostenträgern geschaffen und konzentrieren sich daher in erster Linie auf Krankheits-Management. Besser wäre es, die Prävention in den Vordergrund zu stellen und die Bedingungen für den Erhalt der Gesundheit zu verbessern. Die moderne Medizin ist meiner Auffassung nach ein reaktionäres System geworden, das so konzipiert ist, dass es sich erst dann mit Krankheiten beschäftigt, wenn sie nicht mehr zu vermeiden sind. Dann erst versucht man, diese mit vom Menschen erfundenen Technologien und anderen ähnlich stumpfen Waffen zu beseitigen. Zwar stellen chirurgische

Eingriffe noch immer eine häufig lebensrettende Maßnahme dar, doch die Mittel des reflexartigen Verschreibens von Medikamenten, die eine Krankheit auslöschen sollen, ohne den Patienten zu schaden, sind begrenzt und machen die Gesellschaft nicht dauerhaft gesünder. Das gesamte System verlegt sich darauf, Krankheiten zu kurieren, statt Menschen zu schützen und sie gesund und kräftig zu erhalten.

Die Medizin beruft sich darauf, dass die konventionelle Herangehensweise des Gesundheitssystems durchschlagende Erfolge im Kampf gegen Krankheiten feiern konnte. Dazu stehe ich ebenfalls, ich selbst habe viele Patienten behandelt, die direkt am Abgrund standen und heute ein erfülltes Leben führen können, was ohne Medikamente, Operationen und/oder Bestrahlungen nicht möglich gewesen wäre. Betrachtet man aber das große Ganze, so hat die unzureichende Ausrichtung auf Gesundheit und das Vorbeugen gegen Krankheiten dazu geführt, dass sich eine große Zahl von kranken Menschen auf kostenintensive Medikamente stützt, die es nicht schaffen werden, ihnen ihre Gesundheit zurückzugeben.

Die Behandlungskosten für Krankheiten sind untragbar geworden und mit »astronomisch« nur unzureichend beschrieben – sie haben in den Gesundheitssystemen weltweit die Belastungsgrenze erreicht. Eines der wichtigsten Leukämiemedikamente kostet beispielsweise 475 000 Dollar, pro Dosis wohlgemerkt.[11] So bemerkenswert einige bahnbrechende Errungenschaften die moderne Medizin auch revolutioniert haben, indem sie Krebspatienten vollständig geheilt haben, sie sind jedoch so teuer, dass die meisten Menschen, die sie wirklich brauchen, nie von ihnen werden profitieren können. Dieses Ungleichgewicht widerspricht jeglicher Vernunft im Lichte echten medizinischen Fortschritts.

So wie es mit der Gesundheit unseres Planeten bergab geht, werden wir alle immer stärker chemischen Giftstoffen, Umweltverschmutzung, Strahlungen und Infektionen ausgesetzt, und zwar unabhängig davon, wo wir leben. Erstaunlich, dass wir nicht öfter krank und so alt werden. Zwar werden Fortschritte wie Immuntherapie, Genmanipulation, Roboterchirurgie, Präzisionsmedizin, Gewebeneubildung und das Sammeln und Speichern digitaler Gesundheitsdaten die moderne Medizin verändern, doch stellen diese Innovationen lediglich eine Erweiterung des derzeitigen Gesundheitsmodells dar und behalten den Tunnelblick auf die Behandlung von Krankheiten weiterhin bei.

Gleichzeitig stellen wir fest, wie wenig wir tatsächlich über unsere Gesundheit wissen. Wir wissen, dass tagtäglich DNA-Fehler vorkommen, aber nicht, warum wir deshalb nicht häufiger an Krebs erkranken. Wir wissen, dass das Mikrobiom von entscheidender Bedeutung ist, aber nicht, warum wir durch Bakterien zwar infiziert, aber dann möglicherweise doch nicht krank werden. Wir haben zwei neue Organe entdeckt, das Interstitium (ein verwobenes Netzwerk aus flüssigkeitsgefüllten Räumen, das überall im Körper zwischen den Organen als Zwischengewebe existiert) und das Mesenterium (ein Gewebenetz, das als Aufhängeband des Darms an der hinteren Darmwand dient), aber wir wissen immer noch nicht genau, was sie leisten (vermutlich unterstützen sie das Immunsystem).[12]

Aus Forschungen im Bereich der Krebs-Immuntherapie wissen wir, dass auch das Immunsystem eines älteren Menschen in der Lage ist, metastasierten Krebs zu vernichten, doch wissen wir bei den meisten Patienten bisher noch nicht, wie dieser Prozess in Gang gesetzt wird. Wir haben herausgefunden, dass bestimmte Darmbakterien sehr wichtige Vermittler unserer Immunantwort auf Krebs sind und dass Antibiotika, die diese Bakterien vernichten, das Schicksal eines Patienten besiegeln können, da er dann nicht mehr auf Immunbehandlungen anspricht, die dem Krebs entgegenwirken (bestimmte Nahrungsmittel können helfen, diese entscheidenden Bakterien wiederherzustellen).

Es drängen sich noch zahlreiche wichtige und faszinierende Gesundheitsfragen auf. Ähnlich wie Tiefseeforscher oder Astrobiologen den Meeresgrund oder ferne Galaxien erforschen, so müssen auch wir in der medizinischen Forschung unsere Aufgabe annehmen, die Geheimnisse der Gesundheit mit einem Gefühl von Staunen und Demut zu ergründen.

Als Arzt, der bereits Tausende von Patienten behandelt hat, und als Wissenschaftler, der an vorderster Front der Forschung arbeitet, bin ich zu dem Schluss gekommen, dass der wirkungsvollste Weg, Krankheiten zu bekämpfen, der ist, ihnen von vornherein vorzubeugen. Zu diesem Zweck ist mehr wissenschaftliche Forschung dringend notwendig, und es müssen bessere Maßnahmen für das öffentliche Gesundheitswesen im Hinblick auf Gesundheit und Prävention initiiert werden. Dazu gehört ebenfalls, die Macht dahin zu legen, wo sie hingehört: in die Hände jedes Einzelnen, der selbstverantwortlich Maßnahmen ergreifen kann, um die eigene Gesundheit zu erhalten.

Wenn Sie richtig essen, um länger zu leben und Krankheiten zu bekämpfen, sind Sie in der Lage, sich selbst und Ihren Lieben zu helfen. Schauen Sie sich all die in diesem Buch aufgeführten Nahrungsmittel an. Betrachten Sie die große Auswahl. Entscheiden Sie, was Sie gerne essen. Es geht nur um Sie. Jedes gesundheitsförderliche Nahrungsmittel, das eines Ihrer Verteidigungssysteme unterstützt, weist Ihnen die richtige Richtung. Gehen Sie es vernünftig an. Das 5 × 5 × 5-Gerüst hilft Ihnen dabei, jeden Tag fünf Nahrungsmittel (oder mehr, wenn Sie mögen) aus Ihrer persönlichen Favoritenliste auszuwählen. Sorgen Sie für Abwechslung, damit Sie nicht in einen Trott verfallen und es mit einem einzelnen Nahrungsmittel übertreiben.

Sich richtig zu ernähren ist ein wichtiger Beitrag zur Lösung der Gesundheitskrise. Weltweit werden Anstrengungen im Bereich der Forschung unternommen, und es wächst die Menge an wissenschaftlichen Belegen dafür, dass unsere Gesundheit durch die Ernährung beeinflusst und optimiert werden kann. Wir können also davon ausgehen, dass in den kommenden Jahren noch mehr

Fakten hinzukommen. Anders als bei pharmazeutischer Forschung, wo Jahrzehnte vergehen und Milliarden investiert werden müssen, bevor eine neue Tablette in den Handel kommt, ist die Forschung zu Gesundheit und Ernährung unmittelbar. Man muss weder auf die Ergebnisse von Langzeitstudien noch auf eine Zulassung warten, bevor man die Empfehlung aussprechen kann, eine Mandarine oder Rübe zu essen.

Als ich im April 2018 an einer außerordentlichen Konferenz zur medizinischen Forschung mit dem Titel *Unite to Cure* im Vatikan teilnahm, richtete Papst Franziskus ein paar Worte direkt an unsere Zusammenkunft: »Der wahre Maßstab, dem der Fortschritt gerecht werden muss, ist, jedem Menschen zu helfen.« Möge das, was Sie hier erfahren haben, einen neuen Anfang für Ihre Gesundheit darstellen und Sie motivieren, das Gelernte auch an die Menschen in Ihrem Umfeld weiterzugeben.

ANMERKUNGEN ZUR FORSCHUNG

Beim Schreiben dieses Buches habe ich immer wieder Forschungsergebnisse hervorgehoben, die beweisen, dass bestimmte Nahrungsmittel unserem Körper dabei helfen, unsere Gesundheit zu verteidigen. Ich möchte Ihnen mithilfe dieser Informationen ermöglichen, Ihr neues Wissen auch in die Tat umzusetzen – und gehe davon aus, dass genau das auch der Grund ist, warum Sie dieses Buch überhaupt in die Hand genommen haben. Vielleicht aber interessiert es Sie auch, wie ich die wissenschaftlichen Daten ausgewählt habe, denn im Grunde weiß jeder, der sich mit dem Thema Gesundheit beschäftigt, dass es jede Menge und teilweise widersprüchliche Informationen über Ernährung und Gesundheit gibt.

Wissenschaftliche Neuheiten für die Öffentlichkeit zu bearbeiten kann eine echte Herausforderung darstellen, doch ich möchte Ihnen ein paar Dinge dazu mit auf den Weg geben. Erstens ist mit keiner einzelnen Studie das letzte Wort über einen Sachverhalt gesprochen. Gute wissenschaftliche Forschung ist ein strenger und anspruchsvoller Prozess, bei dem Ergebnisse durch Wiederholung und Verbesserung der Methodik geprüft, überdacht, zusammengefasst und bestätigt werden. Auf diese Weise versuchen wir, die Welt immer besser zu verstehen, auch im Hinblick auf Nahrungsmittel und unsere Gesundheit. In den Hunderten von Studien, die ich in diesem Buch vorgestellt habe, gibt es viele interessante Erkenntnisse, doch führen die Ergebnisse jeder Studie unweigerlich zu neuen Fragen. Das ist das Wesen der Wissenschaft. Die

Themen Nahrungsmittel und Verteidigung unserer Gesundheit bilden ein ganz neues und faszinierendes Forschungsgebiet, das unendlich viele Daten und Fakten bereithält. Wir haben erkannt, wie viel es noch zu lernen gibt und wie wichtig es ist, weiter daran zu arbeiten.

Alle Studien, die ich für dieses Buch ausgewählt habe, sind mit einer von diesen vier Methodikarten durchgeführt worden: klinische Studien mit Menschen, groß angelegte epidemiologische Beobachtungsstudien am Menschen unter realen Umweltbedingungen, Tierversuche und Laborstudien, bei denen die Auswirkungen von Ernährungsfaktoren auf menschliche Zellen untersucht wurden. Ich habe versucht, mich bei jeder sich bietenden Gelegenheit auf die Daten zu Menschen zu stützen, denn darauf kommt es schließlich an. Studien mit Tieren und Zellen können jedoch ebenfalls tiefe Einblicke bieten, wenn es darum geht, wie und warum etwas funktioniert. Diese Erkenntnisse sind besonders dann wertvoll, wenn sie bereits existierende Daten und Fakten über Menschen verdeutlichen und in einen Zusammenhang stellen.

In den Studien selbst werden ähnliche Verfahren angewandt wie in der Pharmaforschung: Genomsequenzierung, Proteomik, Zellkulturen, Tiermodelle, randomisierte placebokontrollierte klinische Studien an Menschen und Studien mit großen Bevölkerungsgruppen unter realen Umweltbedingungen. Ich habe diejenigen Studien herausgestellt, die eine besondere Hypothese aufgestellt oder ein Ergebnis hervorgebracht haben, das sie von anderen abhebt. Über solche Studien spreche ich mit den Wissenschaftlern und Ärzten, die an vorderster Front der medizinischen Forschung arbeiten.

Wir brauchen jedoch noch mehr Forschungsergebnisse, um die wissenschaftlichen Grundlagen weiterzuentwickeln, auf der bestimmte Ernährungsempfehlungen individuell ausgesprochen werden können. Lebensmittelwissenschaftler, Biowissenschaftler, Ernährungswissenschaftler, Agrarexperten, Ärzte, Verhaltensforscher und Epidemiologen müssen sich an einen Tisch setzen, um weiter gemeinsam zu untersuchen, welche Wirkungen Nahrungsmittel auf unseren Körper haben.

Noch ein paar letzte wichtige Punkte:

Erstens: Die Nahrungsmittelempfehlungen in diesem Buch sind kein starres Regelwerk. Jeder Mensch muss sich aufgrund seines individuellen Gesundheitszustands anders ernähren, und das 5 × 5 × 5-Gerüst ist so konstruiert, dass Sie daraus einen eigenen Plan ableiten können, der für Sie maßgeschneidert ist. In Zukunft werden immer mehr Daten und Fakten zur Ernährung veröffentlicht werden, und ich möchte Sie auffordern, sich beispielsweise mithilfe von PubMed immer auf den neuesten Stand zu bringen. Oder Sie melden sich auf meiner Webseite http://drwilliamli.com an, wo Sie entsprechende Updates erhalten.

Zweitens: Lassen Sie beim Verzehr aller in diesem Buch aufgeführten Nahrungsmittel gesunden Menschenverstand walten. Ich empfehle nicht, ein Nahrungsmittel in sehr großen Mengen in den Ernährungsplan einzuarbeiten. Gesundheitsschäden sind quasi vorprogrammiert, wenn natürliche Substanzen in unnatürlich überhöhtem Maß konsumiert werden. Gesundheit definiert sich als Gleichgewichtszustand, als Homöostase. Alles, was im Übermaß verzehrt wird, ob Alkohol, Zucker oder sogar Wasser, zerstört dieses Gleichgewicht. Für unseren Körper ist mehr nicht immer besser. Und kein Nahrungsmittel kann ein Allheilmittel sein.

Zu guter Letzt noch der Hinweis, dass Nahrungsmittel kein Ersatz für eine medizinische Behandlung sind. Es ist meine Maxime, immer die besten zur Verfügung stehenden Mittel zu nutzen. Medikamente können Leben retten. Nahrungsmittel sind jedoch Teil Ihres gesundheitlichen Werkzeugkastens und sind weder verschreibungspflichtig, noch bedürfen sie eines intravenösen Zugangs. Man hat die Wechselwirkungen von Medikamenten und Nahrungsmitteln ausgiebig daraufhin untersucht, was schädlich ist. Mögliche positive Auswirkungen aber, die in dieser Kombination stecken können, sind ein neues Feld, das noch tiefer erforscht werden muss.

Kein Vollwertlebensmittel ist gänzlich gut oder schlecht. Die Wirkung von Nahrungsmitteln ist bei jedem Menschen anders und hängt von einer Reihe von Faktoren ab, unter anderem der genetischen Disposition. Ich habe dieses Buch mit der Absicht geschrieben, Nahrungsmittel herauszuheben, die aufgrund ihrer positiven Auswirkungen auf die Verteidigungssysteme hilfreich sein können. Auf individueller Ebene gibt es allerdings natürlich immer andere Faktoren, die bestimmen, was man isst und was nicht. Besprechen Sie größere Ernährungsumstellungen stets mit Ihrem Arzt, vor allem dann, wenn Sie krank sind oder Medikamente einnehmen müssen. Auch sollten Erwägungen zu Ihrer persönlichen Situation mit einbezogen werden, beispielsweise Diabetes, Herz-Kreislauf-Erkrankungen oder andere chronische Krankheiten.

Meine Empfehlung ist, dass Sie dieses Buch als Sprungbrett nutzen. Sie haben beim Lesen selbst feststellen können, dass es wissenschaftliche Beweise für den gesundheitlichen Nutzen von mehr Nahrungsmitteln gibt, als man üblicherweise im Salat findet. Jeder kann richtig essen und länger leben, auch und vor allem mit leicht zugänglichen und sehr ansprechenden Nahrungsmitteln aus zahlreichen Küchen und Kulturen. Ich habe dieses Buch damit eingeleitet, Ihnen von faszinierenden neuen Erkenntnissen zu erzählen, wie unser Körper sich mithilfe von Verteidigungssystemen selbst heilt. Für mich wäre es ein Erfolg, wenn Sie von diesem Punkt aus losziehen und sich als mündiger und informierter Mensch täglich aufs Neue Ihre Nahrungsmittel aussuchen, um damit richtig zu essen und länger zu leben.

ANHANG A

DAS 5 × 5 × 5-GERÜST

Die persönliche Favoritenliste

Wählen Sie täglich aus jeder Verteidigungssystemliste ein Nahrungsmittel aus.

Verteidigungssystem: Angiogenese

Antiangiogenetische Wirkung

- ☐ Amerikanische Austern
- ☐ Apfelschale
- ☐ Äpfel (Granny Smith, Red Delicious, Renette)
- ☐ Aprikosen
- ☐ Arktischer Saibling
- ☐ Aubergine
- ☐ Bambussprossen
- ☐ Bier
- ☐ Blaubeeren
- ☐ Blaubeeren getrocknet
- ☐ Blauflossenthun
- ☐ Blumenkohl
- ☐ Blutpflaume
- ☐ Bottarga
- ☐ Brokkoli
- ☐ Camembert
- ☐ Cashewnüsse
- ☐ Cherrytomaten
- ☐ Chiasamen
- ☐ Chicorée
- ☐ Chilischoten
- ☐ Cranberrys
- ☐ Cranberrys getrocknet
- ☐ Dorade
- ☐ Dunkle Schokolade
- ☐ Edamame
- ☐ Edamer
- ☐ Emmentaler
- ☐ Erdbeeren
- ☐ Farnspitzen
- ☐ Fischrogen (Lachs)
- ☐ Forellenbarsch
- ☐ Frisée-Salat
- ☐ Gelbschwanzmakrele
- ☐ Gerste
- ☐ Ginseng
- ☐ Gouda
- ☐ Glatte Endivie
- ☐ Granatapfel
- ☐ Großaugenthun
- ☐ Grüner Tee
- ☐ Grünkohl
- ☐ Guave

- □ Hähnchen (dunkles Fleisch)
- □ Hanfsamen
- □ Heilbutt
- □ Herzmuscheln
- □ Himbeeren
- □ Jamón Ibérico de Bellota (Ibérico-Schinken)
- □ Japanische Teppichmuscheln
- □ Jarlsberg-Käse
- □ Jasmin-Grüntee
- □ Kaffee
- □ Kamillentee
- □ Kapern
- □ Karotten
- □ Kaviar (Stör)
- □ Kimchi
- □ Kirschen
- □ Kirschen getrocknet
- □ Kiwifrüchte
- □ Kohl
- □ Kürbiskerne
- □ Kurkuma
- □ Lachs
- □ Languste
- □ Litschi
- □ Macadamianüsse
- □ Makrele
- □ Mandarin-Tomaten
- □ Mandeln
- □ Mango
- □ Maronen
- □ Meeräsche
- □ Münsterkäse
- □ Naturtrüber Apfelsaft
- □ Nektarinen
- □ Olivenöl (nativ extra)
- □ Oolong-Tee
- □ Oregano
- □ Pak Choi
- □ Parmaschinken
- □ Pazifische Auster
- □ Pekannüsse
- □ Petersfisch
- □ Pfefferminze
- □ Pfirsich
- □ Pflaumen
- □ Pinienkerne
- □ Pink Grapefruit
- □ Pistazien
- □ Puntarelle (Vulkanspargel)
- □ Radicchio
- □ Radicchio rosso (Tardivo di Treviso)
- □ Regenbogenforelle
- □ Romanesco-Salat
- □ Rosmarin
- □ Rotbarbe
- □ Rotbarsch
- □ Roter Blattsalat
- □ Rotwein (Cabernet, Cabernet Franc, Petit Verdot)
- □ Rübe
- □ Rucola
- □ San-Marzano-Tomaten
- □ Sardellen
- □ Sardinen
- □ Sauerkraut
- □ Schwarze Bohnen
- □ Schwarze Himbeeren
- □ Schwarze Tomaten
- □ Schwarzer Tee
- □ Schwertfisch
- □ Seegurke
- □ Seehecht
- □ Sencha-Grüntee
- □ Sepiatinte
- □ Sesamsamen
- □ Soja
- □ Sonnenblumenkerne
- □ Stachelmakrele
- □ Steckrübe
- □ Stilton-Käse
- □ Sultaninen
- □ Süßholzwurzel
- □ Thunfisch
- □ Tieguanyin-Grüntee
- □ Walnüsse
- □ Wassermelone
- □ Weiße Bohnen
- □ Wildbrokkoli
- □ Wolfsbarsch
- □ Zimt
- □ Zwiebeln

Angiogenesestimulierend

- ☐ Apfelschale
- ☐ Äpfel (Granny Smith, Red Delicious, Renette)
- ☐ Blaubeeren getrocknet
- ☐ Blutpflaume
- ☐ Chiasamen
- ☐ Chilischoten
- ☐ Chicorée
- ☐ Cranberrys
- ☐ Cranberrys getrocknet
- ☐ Frisée-Salat
- ☐ Gerste
- ☐ Ginseng
- ☐ Glatte Endivie
- ☐ Hanfsamen
- ☐ Kürbiskerne
- ☐ Pfefferminze
- ☐ Puntarelle
- ☐ Radicchio
- ☐ Radicchio rosso (Tardivo di Treviso)
- ☐ Rosmarin
- ☐ Roter Blattsalat
- ☐ Sesamsamen
- ☐ Sonnenblumenkerne
- ☐ Spargel
- ☐ Sultaninen
- ☐ Zwiebeln

Verteidigungssystem: Regeneration

- ☐ Amerikanische Austern
- ☐ Apfelschale
- ☐ Äpfel (Granny Smith, Red Delicious, Renette)
- ☐ Aprikosen
- ☐ Arktischer Saibling
- ☐ Aronia
- ☐ Aubergine
- ☐ Bambussprossen
- ☐ Bier
- ☐ Bittermelone
- ☐ Blattkohl
- ☐ Blaubarsch
- ☐ Blaubeeren
- ☐ Blaubeeren getrocknet
- ☐ Blaue Kartoffeln
- ☐ Blauflossenthun
- ☐ Blutpflaume
- ☐ Bottarga
- ☐ Brombeeren
- ☐ Chiasamen
- ☐ Chicorée
- ☐ Chilischoten
- ☐ Concord-Traubensaft
- ☐ Cranberrys
- ☐ Cranberrys getrocknet
- ☐ Dunkle Schokolade
- ☐ Erdbeeren
- ☐ Erdnüsse
- ☐ Farnspitzen
- ☐ Fischrogen (Lachs)
- ☐ Forellenbarsch
- ☐ Frisée-Salat
- ☐ Gelbschwanzmakrele
- ☐ Gerste
- ☐ Ginseng
- ☐ Glatte Endivie
- ☐ Goji-Beeren
- ☐ Granatapfel
- ☐ Großaugenthun
- ☐ Grüne Bohnen
- ☐ Grünkohl
- ☐ Hanfsamen
- ☐ Heilbutt
- ☐ Herzmuscheln
- ☐ Himbeeren
- ☐ Japanische Teppichmuscheln
- ☐ Kaffee
- ☐ Kaki
- ☐ Kamillentee
- ☐ Kapern
- ☐ Karotten

- ☐ Kaviar (Stör)
- ☐ Kirschen
- ☐ Kirschen getrocknet
- ☐ Kiwifrucht
- ☐ Kürbiskerne
- ☐ Kurkuma
- ☐ Lachs
- ☐ Languste
- ☐ Litschi
- ☐ Makrele
- ☐ Mango
- ☐ Meeräsche
- ☐ Mangold
- ☐ Maronen
- ☐ Nektarine
- ☐ Olivenöl (nativ extra)
- ☐ Oregano
- ☐ Pazifische Austern
- ☐ Petersfisch
- ☐ Pfefferminze
- ☐ Pfirsich
- ☐ Pflaumen
- ☐ Pistazien
- ☐ Puntarelle
- ☐ Radicchio
- ☐ Radicchio rosso (Tardivo di Treviso)
- ☐ Regenbogenforelle
- ☐ Reiskleie
- ☐ Rosmarin
- ☐ Rotbarsch
- ☐ Roter Blattsalat
- ☐ Rote Meerbarbe
- ☐ Rotwein (Cabernet, Cabernet Franc, Petit Verdot)
- ☐ Safran
- ☐ Sardellen
- ☐ Sardinen
- ☐ Sareptasenf
- ☐ Scheidenmuscheln
- ☐ Schnittsellerie
- ☐ Schwarze Himbeeren
- ☐ Schwarzer Tee
- ☐ Schwertfisch
- ☐ Seebarsch
- ☐ Seegurke
- ☐ Seehecht
- ☐ Sepiatinte
- ☐ Sesamsamen
- ☐ Soja
- ☐ Sonnenblumenkerne
- ☐ Spinat
- ☐ Stachelmakrele
- ☐ Staudensellerie
- ☐ Sultaninen
- ☐ Thunfisch
- ☐ Thymian
- ☐ Trüffel
- ☐ Vollkornprodukte
- ☐ Walnüsse
- ☐ Wasabi
- ☐ Wasserkresse
- ☐ Weintrauben
- ☐ Zackenbarsch
- ☐ Zwiebeln

Verteidigungssystem: Mikrobiom und Darmflora

- ☐ Aprikosen
- ☐ Aubergine
- ☐ Austernpilze
- ☐ Bambussprossen
- ☐ Blaubeeren
- ☐ Blumenkohl
- ☐ Brokkoli
- ☐ Camembert
- ☐ Champignons
- ☐ Chiasamen
- ☐ Chilischoten
- ☐ Concord-Traubensaft
- ☐ Cranberrys
- ☐ Cranberrysaft
- ☐ Dunkle Schokolade
- ☐ Enoki-Pilze
- ☐ Erbsen
- ☐ Farnspitzen
- ☐ Frisée-Salat
- ☐ Glatte Endivie
- ☐ Gouda

- ☐ Granatapfelsaft
- ☐ Grüner Tee
- ☐ Grünkohl
- ☐ Hanfsamen
- ☐ Igel-Stachelbart-Pilz
- ☐ Joghurt
- ☐ Kaffee
- ☐ Kamillentee
- ☐ Karotten
- ☐ Kichererbsen
- ☐ Kimchi
- ☐ Kirschen
- ☐ Kiwifrucht
- ☐ Kohl
- ☐ Kürbiskerne
- ☐ Linsen
- ☐ Litschi
- ☐ Maitake-Pilze
- ☐ Mango
- ☐ Morcheln
- ☐ Nektarine
- ☐ Olivenöl (nativ extra)
- ☐ Oolong-Tee
- ☐ Pak Choi
- ☐ Pao Cai
- ☐ Parmesankäse (Parmigiano Reggiano)
- ☐ Pfifferlinge
- ☐ Pfirsich
- ☐ Pflaumen
- ☐ Pumpernickel
- ☐ Puntarelle
- ☐ Radicchio
- ☐ Radicchio rosso (Tardivo die Treviso)
- ☐ Rotwein (Cabernet, Cabernet Franc, Petit Verdot)
- ☐ Rucola
- ☐ Rüben
- ☐ Sauerkraut
- ☐ Sauerteigbrot
- ☐ Schwarze Bohnen
- ☐ Schwarzer Tee
- ☐ Sepiatinte
- ☐ Sesamsamen
- ☐ Shiitake-Pilze
- ☐ Sonnenblumenkerne
- ☐ Spargel
- ☐ Steckrübe
- ☐ Steinpilze
- ☐ Tomaten
- ☐ Vollkornprodukte
- ☐ Walnüsse
- ☐ Weiße Bohnen

Verteidigungssystem: DNA-Schutz

- ☐ Acerola
- ☐ Amerikanische Auster
- ☐ Aprikosen
- ☐ Arktischer Saibling
- ☐ Aubergine
- ☐ Austernsoße
- ☐ Bambussprossen
- ☐ Basilikum
- ☐ Beerensaft (gemischt)
- ☐ Blaubarsch
- ☐ Blaubeeren
- ☐ Blauflossenthun
- ☐ Blumenkohl
- ☐ Bottarga
- ☐ Brokkoli
- ☐ Brokkolisprossen
- ☐ Camu-Camu
- ☐ Cashewcreme
- ☐ Cashewnüsse
- ☐ Cherrytomaten
- ☐ Concord-Traubensaft
- ☐ Dorade
- ☐ Dunkle Schokolade
- ☐ Erdnüsse
- ☐ Erdnussbutter
- ☐ Farnspitzen
- ☐ Fischrogen (Lachs)
- ☐ Forellenbarsch
- ☐ Gelbschwanzmakrele
- ☐ Grapefruit

- ☐ Großaugenthun
- ☐ Grüner Tee
- ☐ Grünkohl
- ☐ Guave
- ☐ Hanfsamen
- ☐ Haselnüsse
- ☐ Heilbutt
- ☐ Herzmuscheln
- ☐ Japanische Teppichmuscheln
- ☐ Kaffee
- ☐ Kamillentee
- ☐ Karotten
- ☐ Kaviar (Stör)
- ☐ Kirschen
- ☐ Kiwifrucht
- ☐ Kohl
- ☐ Kürbiskerne
- ☐ Kurkuma
- ☐ Lachs
- ☐ Languste
- ☐ Litschi
- ☐ Macadamianüsse
- ☐ Majoran
- ☐ Makrele
- ☐ Mandarin-Tomaten
- ☐ Mandelcreme
- ☐ Mandeln
- ☐ Mango
- ☐ Maronen
- ☐ Meeräsche
- ☐ Nektarine
- ☐ Olivenöl (nativ extra)
- ☐ Oolong-Tee
- ☐ Orangen
- ☐ Orangensaft
- ☐ Pak Choi
- ☐ Papaya
- ☐ Paranüsse
- ☐ Pazifische Auster
- ☐ Pekannüsse
- ☐ Pfefferminze
- ☐ Petersfisch
- ☐ Pfirsich
- ☐ Pflaume
- ☐ Pinienkerne
- ☐ Pink Grapefruit
- ☐ Pistazien
- ☐ Regenbogenforelle
- ☐ Romanesco
- ☐ Rosmarin
- ☐ Rotbarsch
- ☐ Rote Meerbarbe
- ☐ Rübe
- ☐ Rucola
- ☐ Salbei
- ☐ San-Marzano-Tomaten
- ☐ Sardellen
- ☐ Sardinen
- ☐ Schwarze Tomaten
- ☐ Schwarzer Tee
- ☐ Schwertfisch
- ☐ Seegurke
- ☐ Seehecht
- ☐ Sesamsamen
- ☐ Soja
- ☐ Sonnenblumenkerne
- ☐ Stachelmakrele
- ☐ Steckrübe
- ☐ Tahini
- ☐ Thunfisch
- ☐ Thymian
- ☐ Trüffel
- ☐ Walnüsse
- ☐ Wassermelone
- ☐ Wildbrokkoli
- ☐ Wolfsbarsch
- ☐ Zackenbarsch
- ☐ Zucchiniblüten

Verteidigungssystem: Immunsystem

- ☐ Acerola
- ☐ Apfelschale
- ☐ Äpfel (Granny Smith, Red Delicious, Renette)
- ☐ Aprikosen
- ☐ Aubergine

- ☐ Austernpilze
- ☐ Bambussprossen
- ☐ Blattkohl
- ☐ Blaubeeren
- ☐ Blaubeeren getrocknet
- ☐ Blumenkohl
- ☐ Blutpflaume
- ☐ Brokkoli
- ☐ Brokkolisprossen
- ☐ Brombeeren
- ☐ Brombeeren getrocknet
- ☐ Camu-Camu
- ☐ Champignons
- ☐ Cherrytomaten
- ☐ Chiasamen
- ☐ Chicorée
- ☐ Chilischoten
- ☐ Concord-Traubensaft
- ☐ Cranberrys
- ☐ Cranberrys getrocknet
- ☐ Cranberrysaft
- ☐ Dunkle Schokolade
- ☐ Enoki-Pilze
- ☐ Erdbeeren
- ☐ Farnspitzen
- ☐ Frisée-Salat
- ☐ Gerste
- ☐ Getrockneter Knoblauch
- ☐ Ginseng
- ☐ Glatte Endivie
- ☐ Goji-Beeren
- ☐ Granatapfel
- ☐ Grapefruit
- ☐ Grüner Tee
- ☐ Grünkohl
- ☐ Guave
- ☐ Hanfsamen
- ☐ Himbeeren
- ☐ Kaffee
- ☐ Kamillentee
- ☐ Kapern
- ☐ Karotten
- ☐ Kimchi
- ☐ Kirschen
- ☐ Kirschen getrocknet
- ☐ Kiwifrucht
- ☐ Kohl
- ☐ Kürbiskerne
- ☐ Kurkuma
- ☐ Litschi
- ☐ Maitake-Pilz
- ☐ Mango
- ☐ Mangold
- ☐ Maronen
- ☐ Morcheln
- ☐ Nektarine
- ☐ Olivenöl (nativ extra)
- ☐ Orangen
- ☐ Orangensaft
- ☐ Pak Choi
- ☐ Pazifische Austern
- ☐ Pfefferminze
- ☐ Pfirsich
- ☐ Pflaume
- ☐ Radicchio
- ☐ Radicchio rosso (Tardivo di Treviso)
- ☐ Romanesco
- ☐ Rosmarin
- ☐ Roter Blattsalat
- ☐ Rotwein (Cabernet, Cabernet Franc, Petit Verdot)
- ☐ Rübe
- ☐ Rucola
- ☐ Safran
- ☐ Sareptasenf
- ☐ Sauerkraut
- ☐ Scheidenmuscheln
- ☐ Schwarze Himbeeren
- ☐ Schwarzer Tee
- ☐ Sepiatinte
- ☐ Sesamsamen
- ☐ Shiitake-Pilze
- ☐ Spinat
- ☐ Stachelmakrele
- ☐ Steckrübe
- ☐ Steinpilze
- ☐ Sultaninen
- ☐ Süßholzwurzel
- ☐ Trüffel
- ☐ Walnüsse
- ☐ Wasserkresse
- ☐ Wildbrokkoli
- ☐ Zwiebeln

ANHANG B

RISIKOBEWERTUNG

Nachdem Sie nun tief in die Materie der Verteidigungssysteme zum Schutz Ihrer Gesundheit vorgedrungen sind und wissen, wie Nahrungsmittel in den alltäglichen Ernährungsplan integriert werden können, damit sie eine noch intensivere Wirkung entfalten, habe ich für Sie ein zusätzliches Tool entwickelt. Sie können Ihr persönliches Gesundheitsrisiko mit dem folgenden Bewertungssystem errechnen, das auf einem Algorithmus basiert, wie ihn Ärzte auf der ganzen Welt benutzen.

Das von mir entwickelte System soll Ihnen helfen, Ihren gegenwärtigen Gesundheitszustand und künftige Risiken einzuschätzen, damit Sie auf dieser Grundlage Entscheidungen zum Schutz Ihrer Gesundheit treffen können. Das Wissen um persönliche Risiken kann ein ungeheuer motivierender Faktor für Veränderungen in Lebensweise und Ernährung sein. Denn die Lebensmittel und Getränke, für die wir uns heute entscheiden, können unsere Risiken für morgen verändern.

Im Grunde hat jeder Mensch individuelle Gesundheitsrisiken. Es gibt viele Faktoren, die auf unseren Körper einwirken und das Risiko, dass wir eine schwere Krankheit erleiden, beeinflussen. Von der Kindheit über die Jugend und vom Erwachsenenalter bis in die sogenannten »besten Jahre« hinein können viele Faktoren – wo wir leben, was wir arbeiten, was wir essen und wie wir unsere Freizeit verbringen – diese Risiken vergrößern oder verkleinern. Unsere Gene bereiten die Bühne für Krankheiten, die wir vielleicht irgendwann erleiden, dennoch können wir unser Schicksal selbst in die Hand nehmen, wenn wir unsere Risiken kennen und einige davon bewusst verringern.

Vielleicht ist Ihnen bereits aufgefallen, dass Ihr Hausarzt oder Ihre Hausärztin jedes Mal, wenn Sie zur Untersuchung kommen, Ihre Risiken prüft. Bei Ihrem ersten Besuch in der Praxis werden Sie zu Ihrer persönlichen Geschichte, Ihrer Familiengeschichte, Ihrer Lebensweise, Ihren Sorgen und Ängsten befragt. Alles, bevor überhaupt das Stethoskop zum Einsatz kommt. Man spricht über Ihre Arbeit, Ihre Hobbys, die Gesundheit Ihrer Eltern und Geschwister und über viele andere Dinge, die Ärzte gelernt haben zu fragen. Durch Ihre Antworten lernen Ärzte ihre Patienten persönlich kennen und können gleichzeitig auch deren Gesundheitsrisiken besser einschätzen. Im Kopf sammeln und analysieren sie Ihre Informationen und entwickeln daraus ein Bild davon, mit welcher Wahrscheinlichkeit Sie eine ernste, lebensgefährliche Erkrankung erleiden werden. Gleichzeitig entwerfen sie einen groben Plan, wie Sie vor großen gesundheitlichen Katastrophen bewahrt werden können.

Bewertung des Gesundheitsrisikos

Für diese Einschätzung habe ich ein Punktesystem entwickelt, mit dem Sie Ihr gegenwärtiges Gesundheitsrisiko errechnen können. Mein Punktesystem besteht aus drei Stufen: geringes Risiko, mittleres Risiko und hohes Risiko. In welcher Risikogruppe Sie sich befinden, ergibt sich aus Ihren Antworten auf 18 Fragen dieses Bewertungsbogens. Jede Antwort erhält eine anteilige Punktzahl, aus deren Summe dann am Ende die Bewertung Ihres Gesundheitsrisikos hervorgeht.

Bei der Bewertung des Gesundheitszustands sind Punktesysteme ein wichtiges Hilfsmittel, mit dem jeder sein oder ihr eigenes Krankheits- und Sterblichkeitsrisiko auswerten kann. Die US-Seuchenschutzbehörden *Centers for Disease Control*, die *Agency for Healthcare Research and Quality*, die dem US-Gesundheitsministerium untersteht, sowie Versicherungsgesellschaften nutzen alle unterschiedliche Systeme, um Gesundheitsrisiken zu bewerten.[1] Mein System basiert auf bekannten Risikofaktoren aus der persönlichen Krankheits- und Familiengeschichte. Ihre Gesamtpunktzahl ist daher keine Voraussage, dass Sie bestimmte Erkrankungen erleiden werden, sondern soll Ihnen verdeutlichen, welches Gewicht alle Risikofaktoren gemeinsam ausmachen, und zwar vor dem Hintergrund, dass die Gefahr größer ist, je mehr Risiken bei einem einzelnen Menschen zusammenkommen.

Ich werde Sie in allen Fragen dieses Bewertungssystems begleiten und Ihnen an Beispielen erklären, wie die Punkte zum Gesamtergebnis zusammengezählt werden.

Frage 1: Wie alt sind Sie?

Mit dem Alter steigt Ihr Risiko, eine große Zahl nicht übertragbarer Krankheiten zu entwickeln.

Punkte: Wenn Sie unter 30 sind, 0 Punkte. Wenn Sie zwischen 30 und 50 sind, +1 Punkt. Wenn Sie über 50 sind, steigt Ihr Risiko für die meisten chronischen Krankheiten von diesem Alter an, daher +2.

Frage 2: Welches Geschlecht?

Hier gibt es keine Punkte. Der Zweck dieser Frage ist, Sie für bestimmte Ernährungsfaktoren zu sensibilisieren, die nachweislich das Risiko geschlechtsspezifischer Erkrankungen reduzieren.

Wenn Sie eine Frau sind, steigt mit dem Alter Ihr Risiko für bestimmte Krankheiten wie Brust-, Eierstock-, Gebärmutterhals-, Gebärmutterkörper- und Gebärmutterkrebs. Wenn Sie ein Mann sind, steigt mit dem Alter Ihr Risiko für Prostatakrebs.

Frage 3: Wie hoch ist Ihr Body-Mass-Index?

Ihr Body-Mass-Index steht in direktem Zusammenhang mit Ihrem Krankheitsrisiko. Je höher der BMI, desto größer das Risiko für zahlreiche Beschwerden von Diabetes über Krebs bis zu Herz-Kreislauf-Erkrankungen.[2] Am BMI ist ablesbar, wie viel Fett der Körper im Verhältnis zu Größe und Gewicht hat. Der BMI[3] wird nach folgender Formel berechnet:

Gewicht (in Kilo) geteilt durch
Größe (in Metern) zum Quadrat

Jemand, der 1,70 m groß und 54 kg schwer ist, hat also einen BMI von 18,7. Ein normalgewichtiger Mensch hat einen BMI von 18–25. Wer einen BMI unter 18 hat, gilt als untergewichtig, wer einen BMI zwischen 25 und 30 hat, als übergewichtig. Alles über 30 gilt als adipös, von einer *Adipositas permagna* spricht man bei einem BMI von über 40. Das Risiko für alle Krankheiten, die im Zusammenhang mit Adipositas stehen, steigt rapide an, wenn der BMI über 30 liegt. Ein höherer BMI verschlechtert Ihre Punktzahl bei der Bewertung des Gesundheitsrisikos. Denken Sie jedoch daran, dass es Varianten der BMI-Berechnung und -Bewertung für Kinder sowie für Menschen asiatischer Herkunft gibt. Die Berechnung in diesem Beispiel folgt dem von der WHO empfohlenen Algorithmus.

Punkte: Normaler BMI (18–25), 0 Punkte. Bei BMI zwischen 26 und 30 +1 und BMI über 30 +2.

Frage 4: Wie sieht Ihre Krankheitsgeschichte aus?

Wie bei vielen anderen Dingen auch, kann auch bei der Gesundheit die Vergangenheit Aufschluss über die Zukunft geben. Je mehr Krankheiten Sie bereits hatten, desto größer ist das Risiko für gesundheitliche Probleme in der Zukunft – unabhängig von der Art der Krankheiten in der Vergangenheit. Dies bezieht sich ausdrücklich nur auf Krankheiten, nicht auf chirurgische Eingriffe oder Verletzungen. Falls jemals etwas anderes der Grund für einen Krankenhausaufenthalt gewesen ist als eine Geburt oder ein Unfall, ist es sehr wahrscheinlich, dass Ihre Krankheitsgeschichte mindestens eine Erkrankung aufweist. Mentale Probleme wie Depressionen, bipolare Störungen oder Schizophrenie sind ebenfalls ein wichtiger Teil Ihrer Krankheitsgeschichte. Falls Sie dazu Fragen haben sollten, bitten Sie Ihren Hausarzt oder Ihre Hausärztin, Ihnen Ihre Krankheitsgeschichte auszudrucken. Wenn Sie nun alle Krankheiten, die Sie je hatten, Revue passieren lassen, teilen Sie diese bitte in »aktiv«, also noch nicht überstanden, und »inaktiv« ein, wobei Letzteres Krankheiten aus der Vergangenheit sind, die nicht mehr beachtet oder behandelt werden müssen.

Punkte: Wenn Ihre Krankenakte sauber ist und Sie noch nie eine Krankheit hatten, können Sie sich glücklich schätzen und erhalten 0 Punkte. Falls Sie zuvor eine Erkrankung hatten, die aber nicht mehr aktiv ist (nicht mehr beachtet oder behandelt werden muss), vermerken Sie dafür +1. Es bedeutet, dass Ihr Körper sich zwar erholt hat, dass aber vielleicht kleine Schädigungen zurückgeblieben sind, die das Risiko für künftige Erkrankungen steigern. Falls Sie eine aktive Krankheit haben, die derzeit behandelt wird, oder in der Vergangenheit mehrmals Krankheiten diagnostiziert wurden, egal ob aktiv oder inaktiv, zählt das +2 Punkte.

Frage 5: Leiden Sie an Hochrisikokrankheiten, die Sie für künftige andere Beschwerden oder Erkrankungen besonders anfällig machen?

Es gibt gewisse Erkrankungen, von denen Ärzte wissen, dass diese ein großes Risiko darstellen, in Zukunft Beschwerden zu entwickeln, die in einer Abwärtsspirale zu weiteren Krankheiten führen. Beispiele für solche Hochrisikodiagnosen sind:

- Aktinische Keratose
- Autoimmunkrankheiten wie Entzündliche Darmerkrankungen, Zöliakie, Sklerodermie, Lupus, Rheumatoide Arthritis, Multiple Sklerose
- Alkoholbedingte Lebererkrankung
- Barrett-Ösophagus
- Herz-Kreislauf-Erkrankungen wie Bluthochdruck, koronare Arterienerkrankung, Carotisstenose oder periphere Verschlusskrankheit
- Endometriose
- Hepatitis
- HPV-Infektion
- Hyperlipidemie, einschließlich familiärer Hypercholesterinämie
- Parodontitis
- Präeklampsie
- Niereninsuffizienz
- Traumatische Kopfverletzung
- Diabetes Typ 1, Typ 2 oder Schwangerschaftsdiabetes

Punkte: Falls es in Ihrer Krankheitsgeschichte keine Hochrisiko-Erkrankungen gibt, sind das 0 Punkte. Falls Sie eine Hochrisiko-Erkrankung haben, gibt es +1 Punkt. Falls Sie mehr als eine Hochrisiko-Erkrankung haben, +2 Punkte.

Frage 6: Wie sieht Ihre Familiengeschichte aus?

Bei bestimmten Erkrankungen kann die Familiengeschichte das eigene Risiko für diese Krankheit erhöhen. Fragen Sie nach, ob jemand in Ihrer Familie – Vater, Mutter, Geschwister oder Großeltern – eine vererbbare Krankheit hatte. Dies ist eine Bürde, an der man genetisch leider (noch) nichts ändern kann. Das Wissen darum aber kann Sie motivieren, schnellstmöglich Ihre Ernährung umzustellen, um dieses Risiko zu verringern. Nach folgenden Risiken sollten Sie in der Familiengeschichte suchen:

- Krebsassoziierte Syndrome wie familiäre adenomatöse Polyposis (FAP), Li-Fraumeni-Syndrom, Lynch-Syndrom, Von-Hippel-Lindau-Krankheit oder Polyzystisches Ovarialsyndrom
- Morbus Crohn
- Familiäre Hypercholesterinämie (Störung des Lipidstoffwechsels)
- Erbliche Krebsformen wie Brust-, Eierstock-, Darm-, Prostata-, Magen-, Bauchspeicheldrüsen- und Gebärmutterkrebs sowie Melanome und hereditäres Retinoblastom
- Neurodegenerative Erkrankungen wie Alzheimer, Parkinson, Huntington-Krankheit
- Diabetes Typ 1, Typ 2 oder Schwangerschaftsdiabetes

Punkte: Falls es in Ihrer Familie niemanden mit einer vererbbaren Krankheit gibt, zählt das 0 Punkte, bei einer oder mehreren Krankheiten zählen Sie 2 Punkte dazu (+2).

Frage 7: Wo leben Sie?

Ihr Wohnort kann Sie möglicherweise umbringen. Sie müssen nicht einmal in radioaktiv verseuchten Gebieten wie Tschernobyl oder Fukushima wohnen, überall auf der Welt gibt es Orte mit überproportional hohem Anteil an bestimmten Erkrankungen wie Krebs. Dennoch leben dort Menschen, ohne das Risiko zu kennen und somit auch ohne ihm entgegenwirken zu können. In den USA zählen folgende Bundesstaaten zu den Top Ten mit dem höchsten Krebsrisiko (in dieser Reihenfolge): Kentucky, Delaware, Louisiana, Pennsylvania, New York, Maine, New Jersey, Iowa, Rhode Island und Connecticut.[4] Gesundheitsexperten vermuten, dass die Menschen in diesen Regionen bestimmten Umwelteinflüssen und anderen Faktoren ausgesetzt sind, die letztlich für das erhöhte Risiko verantwortlich sind. Weltweit haben folgende Länder die höchste Anzahl an Krebserkrankungen: Dänemark, Frankreich (Großraum Paris), Australien, Belgien, Norwegen, Irland, Korea, Niederlande und Neukaledonien. Falls Sie in einem dieser Länder leben, befinden Sie sich auf Hochrisiko-Gebiet.

Bei Diabetes sind die Gebiete in den USA mit den höchsten Zahlen: Puerto Rico, Guam, Mississippi, West Virginia, Kentucky, Alabama, Louisiana, Tennessee, Texas und Arkansas.[5] Weltweit haben folgende Gegenden die höchsten Diabetes-Zahlen: Marshall-Inseln, Mikronesien, Kiribati, Französisch Polynesien, Saudi-Arabien, Vanuatu, Kuwait, Bahrain, Mauritius und Neukaledonien.[6]

Das höchste Risiko, eine Herz-Kreislauf-Erkrankung zu erleiden, besteht in den USA in Kentucky, West Virginia, Louisiana, Oklahoma, Alabama, Mississippi, Michigan, Arkansas, Tennessee und Texas. Weltweit haben folgende Länder die höchsten Mortalitätsraten aufgrund von Herz-Kreislauf-Erkrankungen: Russland, Ukraine, Rumänien, Ungarn, Kuba, Brasilien, Tschechien, Argentinien und Mexiko.

Man muss dabei bedenken, dass Mortalitätsraten in manchen Gegenden auch mit unzureichender medizinischer Versorgung und Ärztemangel zusammenhängen können. Nichtsdestotrotz handelt es sich um die tödlichsten Gegenden der Welt. Falls Sie dort leben, ist Ihr Risiko höher als woanders.

Die drei großen Krankheiten – Krebs, Diabetes und Herz-Kreislauf-Erkrankungen – teilen sich den Löwenanteil der größtenteils vermeidbaren, nicht übertragbaren chronischen Krankheiten. Diese können jedoch in vielen Fällen nicht nur geheilt, sondern auch durch verbesserte Ernährung und veränderte Lebensweise vermieden werden.

Punkte: Falls Sie in einer Top-Ten-Risiko-Gegend für eine der drei tödlichen Krankheiten leben, zählen Sie bitte +1 Punkt, falls nicht 0 Punkte.

Frage 8: Wie groß ist Ihr genetisches Risiko?

Eine wachsende Zahl von Firmen bietet DNA-Tests beispielsweise mittels Speichelproben an, mit denen Risiken für erbliche Krankheiten ermittelt werden können. Diese Angebote sind Teil einer Revolution der Präzisionsmedizin, die durch größere Rechnerleistungen, bei der Millionen von genetischen Daten verarbeitet werden, möglich geworden ist. Unser Speichel enthält DNA, wir können also anhand einer Speichelprobe testen lassen, wie unsere Risikomarker für Krebs, Parkinson, Altersdemenz, Zöliakie und seltene Diagnosen (genetisch bedingte Thrombophilie, Hämochromatose, Glucose-6-phosphat-Dehydrogenase-Mangel, Morbus Gaucher Typ 1, angeborener Faktor-IX-Mangel, primäre Dystonie im Jugendalter und Alpha-1-Antitrypsin-Mangel) aussehen.[7]

Zwar sind nur 5 bis 10 Prozent aller Krebserkrankungen erblich bedingt, doch diese können durch DNA-Tests identifiziert werden. Es handelt sich um Brustkrebs (bei Frauen wie bei Männern), Dickdarm-, Eierstock-, Bauchspeicheldrüsen-, Prostata-, Magen- und Gebärmutterkrebs sowie Melanome. Auch das Risiko für einige Herzerkrankungen kann durch DNA-Tests ermittelt werden. Familiäre Hypercholesterinämie, Arteriopathie, Herzrhythmusstörungen und Kardiomyopathie sind alle durch diese Tests nachweisbar. Falls Sie Ihre DNA bereits haben analysieren lassen und ein positives Ergebnis bezüglich Ihres Krankheitsrisikos erfahren haben, können Sie sofort Maßnahmen in der Ernährung und der Lebensweise ergreifen, die dieses Risiko verringern, vor allem bei Krebs, Autoimmunkrankheiten, neurodegenerativen und Herzerkrankungen.

Punkte: Falls Sie noch keinen DNA-Test haben machen lassen, tragen Sie 0 Punkte ein. Falls Sie einen Test gemacht haben und kein erhöhtes Risiko festgestellt wurde, ebenfalls 0 Punkte. Falls Ihr DNA-Test für eine Krankheit ein höheres Risiko aufweist, +1 Punkt. Falls der Test zwei oder mehr Risiko-Krankheiten für Sie nennt, zählen Sie +2 Punkte.

Frage 9: Waren Sie jemals Giften ausgesetzt?

Toxische Umwelteinflüsse erhöhen unser Krankheitsrisiko. Es gibt so viele Giftquellen, dass es völlig unmöglich ist, sie hier alle aufzulisten. Sie können an Ihrem Wohnort, Ihrem Arbeitsplatz, Ihrer Wohnung oder bei Ihrem Hobby Toxinen ausgesetzt sein.[8] Überlegen Sie, ob Sie jemals erheblichen Kontakt mit einem der im Folgenden aufgelisteten, häufig vorkommenden Toxine hatten, die alle eine Gefahr für die Gesundheit darstellen.

- Arsen (altes Spielzeug)
- Asbest (alte Gebäude)
- Benzol (Treibstoff)
- Tetrachlormethan (wurde früher zur chemischen Reinigung verwendet)
- Dioxin und das Pestizid DDT
- Formaldehyd (Auspuffabgase)
- Industrielle Färbemittel (aromatische Amine und Anilin)
- Blei
- Quecksilber (alte Zahnfüllungen)
- Dichlormethan (Lösungsmittel)
- Paradichlorbenzol (Mottenkugeln, WC-Duft, Raumduft)
- Perfluorierte Verbindungen (alte antihaftbeschichtete Bratpfannen)
- Röntgenstrahlen (ungeschützt)
- Radon (Strahlung, die aus dem Boden ins Haus aufsteigt)
- Toluol (Lösungsmittel)
- E-Zigarettenrauch
- Vinylchlorid (Wasserpfeifen)

Punkte: Falls Sie nie erheblicher Belastung durch Toxine ausgesetzt waren, notieren Sie sich 0 Punkte. Falls Sie einem Toxin ausgesetzt waren, +1 Punkt. Falls Sie mehr als einem Toxin ausgesetzt waren, +2 Punkte.

Frage 10: Haben Sie jemals Tabak konsumiert oder tun Sie es derzeit?

Eigentlich muss man gar nicht darüber reden. Jeder weiß, dass Tabakkonsum (Zigaretten, Zigarren, Pfeife oder Schnupftabak) eine tödliche Gewohnheit ist. Nicht jedem aber ist bewusst, dass dies auch dann noch der Fall ist, wenn der Konsum bereits Jahre zurückliegt. Und es ist egal, ob der Tabak geraucht oder gekaut wurde. Zwar handelt es sich beim Tabakkonsum ebenfalls um eine Toxinbelastung, doch gefährdet er die Gesundheit in einem solchen Maße, dass er eigene Risikopunkte verdient. Im selben Haushalt mit einem Raucher zu leben oder regelmäßig Zeit mit einem zu verbringen ist fast genauso schlimm wie selbst rauchen. Sogar Hauskatzen, die mit Rauchern im selben Haushalt leben, entwickeln Mundkrebs, weil sie den Qualm aus ihrem Fell lecken.[9]

Punkte: Falls Sie nie geraucht haben, erhalten Sie 0 Punkte. Falls Sie früher regelmäßig geraucht haben, im selben Haushalt mit einem Raucher gelebt oder viel Zeit in verqualmten Räumen verbracht haben (Restaurant, Bar, Klub), heute jedoch nicht mehr, zählen Sie bitte +1 Punkt. Falls Sie aktiv rauchen, auch E-Zigaretten, in einer Umgebung leben oder arbeiten, wo viel geraucht wird, zählen Sie zwei Punkte dazu (+2).

Frage 11: Trinken Sie Alkohol?

Wie Sie gelesen haben, kann sich geringer bis mäßiger Konsum von Rotwein oder Bier positiv auf Ihre Gesundheit auswirken. Bei hohem Konsum steigt allerdings Ihr Risiko für eine Reihe chronischer Krankheiten, vor allem das Magen-Darm-System ist davon betroffen, denn Alkohol ist ein Toxin. Dies gilt für jede Art von alkoholischem Getränk.

Punkte: Falls Sie überhaupt keinen Alkohol trinken, erhalten Sie 0 Punkte. Falls Sie maßvoll trinken (maximal ein Glas Rotwein oder

Bier pro Tag, jedoch keine Spirituosen), ziehen Sie einen Punkt ab (–1), denn dadurch verringert sich Ihr Krankheitsrisiko. Falls Sie regelmäßig mehr als ein Glas Wein oder Bier oder ein Glas Spirituosen pro Tag trinken, zählen 1 Punkt dazu. Falls Sie regelmäßig hochprozentigen Alkohol trinken, zählen Sie zwei Punkte dazu (+2).

Frage 12: Welchem Muster folgt Ihre Ernährung im Laufe Ihres Lebens?

Die meisten denken nicht über die Ernährung im Kontext ihres ganzen Lebens nach, doch die Art und Weise, wie Sie aufgewachsen sind und was Sie jahrelang aufgrund bestimmter Ernährungsweisen zu sich genommen haben, erhöht oder senkt Ihr Risiko, krank zu werden. Wenn man plötzlich die Ernährung umstellt, ist das ein guter Anfang für eine gesündere Zukunft, die Punktzahl für Ihr Gesamtrisiko ergibt sich jedoch in Ernährungsfragen durch Berücksichtigung von Belastungen im Laufe des gesamten Lebens und gewisser langfristiger Verhaltensweisen.

Wenn Sie nun Ihr gesamtes bisheriges Leben betrachten, wie würden Sie Ihre Ernährungsweise insgesamt beurteilen? Überlegen Sie, welche der drei Ernährungsweisen in Ihrem Leben vorherrschten: eine an die Mittelmeerdiät oder die asiatische Küche angelehnte, ballaststoffreiche Ernährung mit frischen Zutaten und reichlich Gemüse; eine westliche Industriestaaten-Ernährung, die vielfach dem »Fleisch mit Kartoffeln«-Schema entspricht, also fleischlastig mit wenig Gemüse; oder aber eine minderwertige Ernährung, die hauptsächlich aus vorgefertigten, abgepackten und industriell verarbeiteten Lebensmitteln besteht, dazu Fast Food, Frittiertes aus Restaurants, gesättigte Fette, Limonaden und unkontrolliertem Snacken.

Punkte: Falls Sie in die erste Kategorie fallen, ziehen Sie einen Punkt ab (–1), denn diese Ernährungsweise ist gut für die Gesundheit. Falls Sie sich früher ungesund ernährt haben und sich heute gesünder, hauptsächlich vegetarisch ernähren, erhalten Sie 0 Punkte. Falls Ihre Antwort »Industriestaaten-Ernährung« war, bedeutet das +1 Punkt. Falls Sie sich minderwertig ernähren, +2 Punkte.

Frage 13: Wie sieht es bei Ihnen mit der Bewegung aus?

Körperliche Aktivität ist ein entscheidender Faktor für die Gesundheit, egal wie alt man ist. Bewegung ist das A und O für Kraft und Fitness, aber schon alleine regelmäßiges schnelles Gehen bringt etwas. Man muss gar nicht Mitglied in einem Fitnesscenter werden oder einen Personal Trainer haben. Vielleicht sind Sie ja auch gerne draußen und gehen regelmäßig wandern. Oder Sie arbeiten körperlich, sodass Ihre Muskeln trainiert werden und Sie in Bewegung sind.

Wenn andererseits Ihr Job es erfordert, dass Sie den ganzen Arbeitstag lang am Schreibtisch sitzen und auf einen Bildschirm starren, Sie dann mit dem Auto nach Hause fahren und es sich für den Rest des Abends auf dem Sofa vor dem Fernseher gemütlich machen, dann muss man wohl sagen, dass Sie Ihr Leben hauptsächlich im Sitzen verbringen.

Menschen, deren Lebensweise weniger Bewegung beinhaltet, neigen auch dazu, sich sehr viel in geschlossenen Räumen aufzuhalten. Ein Leben mit hauptsächlich sitzenden Tätigkeiten stellt ein Gesundheitsrisiko dar und birgt die Gefahr künftiger Erkrankungen.

Punkte: Falls Sie Wert auf Bewegung legen, beispielsweise regelmäßig Sport treiben, ziehen Sie zwei Punkte ab (–2). Falls Sie nur gelegentlich Sport treiben, sonst aber ein aktiver Mensch sind, gibt es 0 Punkte. Falls Sie gar keinen Sport treiben und sonst auch nicht körperlich aktiv sind, zählen Sie zwei Punkte dazu (+2).

Frage 14: Haben Sie ein Haustier?

Haustiere reduzieren Stress und Ängste, fördern die geistige Gesundheit und können für mehr körperliche Aktivität sorgen. Gehören zu Ihrem Haushalt auch Hund, Katze, Vogel, Eidechse,

Pferd oder andere tierische Gefährten? Selbst dann, wenn Sie nur früher einmal ein Haustier hatten, kann sich das positiv auf Ihr gesundheitliches Schicksal ausgewirkt haben.

Punkte: Falls Sie ein Haustier haben oder hatten, ziehen Sie einen Punkt ab (–1). Haben Sie kein Haustier, bekommen Sie 0 Punkte.

Frage 15: Sind Sie als Baby gestillt worden?

Durch das Stillen entsteht nicht nur das sogenannte Bonding, also die Bindung zwischen Mutter und Kind, sondern auch das Immunsystem des Säuglings bekommt einen Startvorteil. Anhand von Studien konnte nachgewiesen werden, dass das Immunsystem von Stillkindern das ganze Leben lang davon profitiert. Muttermilch enthält nicht nur die Antikörper der Mutter, sondern auch gesunde Bakterien und fungiert als Lieferant von Probiotika, welche die gesunde Darmflora des Säuglings aufbauen. Zusätzlich verlängert sie die Telomere. Mit anderen Worten: Wenn Sie ein Stillkind waren, haben Sie Vorteile gegenüber Menschen, die nicht gestillt wurden.

Punkte: Falls Sie wissen, dass Sie gestillt wurden, ziehen Sie einen Punkt ab (–1). Falls Sie es nicht genau wissen, erhalten Sie 0 Punkte. Falls Sie genau wissen, dass Sie als Baby nicht gestillt wurden, zählen Sie einen Punkt dazu (+1).

Frage 16: Arbeiten Sie in Nachtschichten?

Bei vielen wichtigen Jobs gehören Nachtschichten dazu. Gesundheitswesen, Polizeidienst, Security, Militär und IT sind alles Bereiche, in denen häufig Nachtschichten anfallen. In meiner praktischen Ausbildung zum Arzt musste ich oft und gefühlt wochenlang Nachtschichten machen. Man bekommt es zwar hin, jeden Tag die richtige Anzahl von Stunden zu schlafen, dennoch: Unser Körper ist darauf geeicht, sich nach der Sonne zu richten. Unsere Hormone, das Herz-Kreislauf-System, die Darmflora und das Immunsystem sind darauf abgestimmt, einem tagesperiodischen Biorhythmus zu folgen. Wenn wir aber die ganze Nacht über wach bleiben, geraten diese Systeme aus dem Takt ihres angeborenen Zeitplans, und die Verteidigungssysteme werden schwächer. Als Schüler oder Student hin und wieder eine Nacht durchzumachen ist kein Problem, der Körper aber bezahlt später dafür. Es geht einem danach nicht nur tagelang nicht gut, man wird auch leichter krank. Dies sind Anzeichen dafür, dass Ihre Verteidigungssysteme aus dem Takt geraten sind. In einem Beruf mit Nachtschichten zu arbeiten verstärkt diese Wirkung nur noch. Wissenschaftliche Studien haben ergeben, dass Menschen, die in Nachtschichten arbeiten, ein höheres Risiko haben, beispielsweise an Herz-Kreislauf-Krankheiten oder verschiedenen Krebsarten zu erkranken.[10]

Punkte: Wenn Sie derzeit in Nachtschichten arbeiten, zählen Sie einen Punkt dazu (+1). Falls Sie derzeit keine Nachtschichten haben, erhalten Sie 0 Punkte.

Frage 17: Wie viel Stress haben Sie?

Ein bisschen Stress im Leben ist okay und kann vielleicht sogar dazu beitragen, dass Sie bei der Arbeit oder bei Ihren Hobbys Ihre Ziele leichter erreichen, aber chronischer Stress ist eine hohe und gefährliche Belastung für Ihre Verteidigungssysteme. Die Nebennieren schütten mehr Adrenalin aus, das Herz wird über Gebühr strapaziert, das Mikrobiom verändert sich zum Schlechten, die Angiogenese wird gestört, die Funktion der Stammzellen behindert und die Immunität herabgesetzt.[11] Stress kann mit emotionalen, verhaltensbezogenen, körperlichen, sozialen oder finanziellen Faktoren zusammenhängen. Spüren Sie ständig und unvermindert Stress, Angst, Sorgen oder Ärger? Oder sind Sie eher jemand, den hin und wieder im Leben auftretenden Stressfaktoren nicht sonderlich beunruhigen? Bewerten Sie Ihren alltäglichen Stressfaktor als gering, mäßig oder hoch.

Punkte: Falls der Stressfaktor in Ihrem Leben niedrig ist, erhalten Sie 0 Punkte. Falls Sie mäßig gestresst sind, zählen Sie einen Punkt dazu (+1). Falls Sie chronisch stark im Stress sind, so zählt das +2 Punkte.

Frage 18: Ist ein Elternteil von Ihnen früh (vor dem 50. Lebensjahr) aufgrund eines gesundheitlichen Problems verstorben?

Die Gesundheit Ihrer Eltern kann Aufschluss über Ihr eigenes gesundheitliches Schicksal geben. Zusätzlich zur genetischen Disposition erben wir von unseren Eltern auch Wesenszüge und Verhaltensweisen, die Einfluss auf unsere Lebensweise haben, was wiederum frühe Belastungen zur Folge haben kann. Solche epigenetischen Einflüsse können sowohl gut wie auch schlecht sein, aber wir tragen sie unser ganzes Leben lang in uns. Wenn Eltern früh durch Krankheit (nicht etwa durch einen Unfall) sterben, kann dies ein Zeichen dafür sein, dass ein Problem genetisch oder epigenetisch vererbt wurde. Häufige Ursachen für den vorzeitigen Tod von Eltern sind Krebs, Herz-Kreislauf-Erkrankungen und Komplikationen durch Diabetes. Falls ein Elternteil von Ihnen oder gar beide vor dem 50. Lebensjahr aufgrund einer dieser multifaktoriellen Todesursachen verstorben ist, könnte es sein, dass Sie das gleiche Risiko tragen.

Punkte: Falls Ihre Eltern beide über 50 Jahre alt geworden sind, erhalten Sie 0 Punkte. Falls ein Elternteil vor dem 50. Lebensjahr gestorben ist, zählen Sie einen Punkt dazu (+1). Falls beide früh verstorben sind, zählen Sie zwei Punkte dazu (+2).

Das persönliche Gesundheitsrisiko berechnen

Wenn Sie nun alle Fragen zu Ihren Gesundheitsrisiken beantwortet haben, zählen Sie bitte alle Punkte zusammen. Je höher am Ende die Zahl ausfällt, desto größer ist auch Ihr Gesundheitsrisiko. Die höchste Zahl, die sich ergeben kann, lautet 29. Aufgrund Ihrer errechneten Gesamtzahl landen Sie in einer von drei farbcodierten Zonen: rot, gelb oder grün. Schauen Sie nach, in welcher Zone Sie sich befinden, und leiten Sie daraus Ihr Gesundheitsrisiko und den entsprechenden Handlungsbedarf ab.

Gesamtpunkzahl: 19 – 29. Sie befinden sich in der roten Zone

HOHES RISIKO

Wenn Sie aufgrund der Berechnung in dieser Kategorie landen, befinden Sie sich mitten in der Gefahrenzone. Sie sollten nun ein paar wohlüberlegte Veränderungen in Ihrem Leben vornehmen, sonst ist Ihr Schicksal bald besiegelt, denn Sie befinden sich voll auf Kollisionskurs mit künftigen schweren Krankheiten. Schauen Sie noch einmal die Fragen in diesem Kapitel an. An mindestens neun Stellen können Sie ganz bewusst etwas verändern, um Ihr Gesundheitsrisiko zu senken. Folgendes könnten Sie tun: Verringern Sie Ihr Körpergewicht, ziehen Sie in eine Gegend, die weniger belastet ist (ist nicht so einfach, wäre aber eine Überlegung wert), geben Sie das Rauchen auf (auch das von E-Zigaretten), trinken Sie weniger Alkohol, senken Sie Ihren Stresspegel, übernehmen Sie keine Nachtschichten mehr, schaffen Sie sich ein Haustier an und gehen Sie jeden Tag ein größeres Stück zügig zu Fuß. Und besonders wichtig wäre, dass Sie Ihre Ernährung schnellstmöglich mit dem 5 × 5 × 5-Gerüst umstellen, damit Sie von allem, was in diesem Buch vorgestellt worden ist, profitieren können.

Gesamtpunktzahl: 10–18. Sie befinden sich in der gelben Zone

MITTLERES RISIKO

Wenn Sie aufgrund der Berechnung in dieser Kategorie landen, besteht keine akute Gefahr, doch Sie sollten aktiv Risiken senken, damit Ihre Punktzahl nicht weiter ansteigt. Denken Sie daran: Wenn Sie das Rauchen aufgeben und regelmäßig Sport treiben, können Sie das Risiko für bestimmte Krebsarten schon dadurch um 70 Prozent senken und das Diabetesrisiko um 90 Prozent. Das Risiko für Herz-Kreislauf-Erkrankungen kann durch Ernährungsumstellung um 80 Prozent gesenkt werden.[12] Sie sind zwar noch nicht direkt in Gefahr, doch sollten Sie Vorsicht walten lassen. Nehmen Sie Nahrungsmittel, die Ihre Verteidigungssysteme stärken, in Ihren täglichen Ernährungsplan auf.

Es mag ja sein, dass Sie sich als gesunden Menschen bezeichnen würden, doch befinden Sie sich immer noch in der gelben Zone. Gut möglich, dass Sie die zugrunde liegenden Faktoren nicht beeinflussen können, beispielsweise Ihren Wohnort oder Ihr Alter. Gerade das Alter jedoch kann irgendwann zu höheren Werten führen, da das Risiko für viele Krankheiten mit der Zeit steigt. Wenn dann noch eine familiäre Vorbelastung, eine schlechte Angewohnheit oder ein Berufsrisiko hinzukommt, stecken Sie bald tiefer in der gelben Zone fest. Sie sollten das Senken von Risiken, auf die Sie Einfluss haben, mit Nachdruck angehen.

Gesamtpunktzahl: 0–9. Sie befinden sich in der grünen Zone

GERINGES RISIKO

Herzlichen Glückwunsch! Sie sind in der Gruppe mit dem geringsten Risiko. Das bedeutet, dass Sie wahrscheinlich jünger und schlanker sind, nie großen Umweltbelastungen ausgesetzt waren, nie geraucht haben, gute Ernährungsentscheidungen getroffen haben, gute Gene geerbt haben und körperlich aktiv sind. Die grüne Zone ist die Risikogruppe, in der Sie bleiben möchten. Und Sie haben die besten Voraussetzungen dafür. Sie müssen sich dennoch bewusst sein, dass Ihre Punktzahl steigen wird, wenn Sie älter werden und häufiger gefährlichen Umweltgiften ausgesetzt sind. An dieser Stelle kommt die Ernährung ins Spiel. Beginnen Sie bewusst damit, Nahrungsmittel zu sich zu nehmen, die Ihre Verteidigungssysteme stärken, und probieren Sie neue Dinge aus, die Ihnen in diesem Buch vorgestellt wurden. Überlegen Sie, wie viele Nahrungsmittel Sie mithilfe der Listen in Teil II dieses Buches jede Woche auswählen können. Führen Sie Buch über Ihre Auswahl, damit Sie immer wieder nachschlagen und überlegen können, wo es noch Optimierungsmöglichkeiten gibt. Bleiben Sie bei der Stange und bringen Sie Ihre Verteidigungssysteme in Topform, damit Sie den Angriffen des Alters und unseres modernen Lebens trotzen können.

Die Forschung zur Ernährung und den Verteidigungssystemen schreitet so schnell voran, dass regelmäßig neue Erkenntnisse veröffentlicht werden. Updates von Checklisten mit neuen Lebensmitteln, die unsere Verteidigungssysteme unterstützen, finden Sie unter www.drwilliamli.com/checklist.

DANKSAGUNG

Dieses Buch ist nicht im Alleingang entstanden, sondern war vielmehr eine Teamleistung. *Richtig essen, länger leben* ist das Ergebnis harter Arbeit, der Ausdauer und des Engagements einer Gruppe wunderbarer Menschen, denen ich zu Dank verpflichtet bin. Ich möchte mich bei meiner langjährigen Freundin und Ratgeberin Robin Colucci bedanken, die mich geradezu eindringlich ermutigt hat, mein Wissen in diesem Buch zusammenzutragen. Sie hat mir einen Leitfaden zusammengestellt und mich dann als Coach, Co-Pilotin und Korrektorin auf dem Weg zu diesem Buch begleitet. Ich muss auch meinem großartigen Forschungsteam danken. Catherine Ward, Dasha Agoulnik, Bridget Gayer, Rachel Chiaverelli, Samantha Stone und Michelle Hutnik haben mir geholfen, Hunderte von Studien kritisch durchzugehen und zu analysieren, die in diesem Buch beschrieben werden; komplexe wissenschaftliche und klinische Studien sowie Studien des Gesundheitswesens. Sie haben den Überblick behalten, während ich die Ergebnisse in einer für Laien verständlichen Form sorgfältig dargelegt habe. Ich möchte mich bei Maria Aufiero dafür bedanken, dass sie mir mit der Erarbeitung der Rezepte geholfen und sie in ihrer Küche ausprobiert hat. Dank an Katrina Markoff, dafür, dass du dein Schokoladentalent in das Kakao-Rezept eingebracht hast. Vielen Dank an Liz Alverson dafür, dass sie mich mit der Sicht von motivierten Gesundheitsinteressierten vertraut gemacht und mir geholfen hat, meine Vorstellungen in praktische Ratschläge für den Alltag meiner Leser zu übersetzen.

Besonderer Dank geht an meine wunderbaren Agenten Celeste Fine, Sarah Passick, John Maas, Andrea Mei und Emily Sweet von *Park&Fine Literary and Media.* Sie sind nicht nur das beste Team, das man sich als Autor wünschen kann, es macht darüber hinaus auch Spaß, mit Leuten zu arbeiten, die sich hundertprozentig darauf konzentrieren, bei allem immer beste Ergebnisse zu erzielen. Celeste stand mir in den entscheidenden Phasen der Entstehung dieses Buches mit klugem Rat zur Seite. John ist wichtiges Mitglied meines Schreibteams geworden und konnte dank seiner Lektoratserfahrung helfen, komplexe Sachverhalte verständlicher zu formulieren und leichter lesbar zu machen. Mein Dank und meine große Wertschätzung richten sich an meine Verlegerin Karen Murgolo und ihr Team von *Grand Central Publishing/Hachette:* Ben Sevier, Leah Miller, Amanda Pritzker und Matthew Ballast haben meine Ideen verstanden und es mir ermöglicht, meine Vorstellung davon, wie die Welt gesünder werden kann, in Worte zu fassen. Ich möchte auch Ike Williams und Brian Carey danken, die immer einen guten Rat für mich hatten.

Würdigen möchte ich an dieser Stelle auch die vielen Mentoren und Kollegen aus Forschung und Medizin, die mich inspiriert und viele Jahre lang meine Karriere gefördert haben: Anthony Vagnucci, Shang J. Yao, Franklin Fuchs, Winton Tong, Karel Liem, Judah Folkman, Pat D'Amore, Bob Langer, Chuck Watson, David Steed, Cesare Lombroso, Les Fang, Michael Maragoudakis, Moritz Konerding, Adriana Albini, Doug Losordo, Richard Beliveau und Max Ackermann. Einige sind leider nicht mehr unter uns, aber ihr Wirken ist noch immer klar und deutlich spürbar.

Ein paar Menschen gebührt ganz besonderer Dank. Vincent Li, mein Bruder, Kollege und Mit-Pionier, ist mir bei der Entwicklung vieler Ideen zu Ernährung und Gesundheit in diesem Buch ein gleichberechtigter Partner. Viele Ideen kamen uns an außergewöhnlichen Orten und zusammen mit wunderbaren Freunden. Eric Lowitt, Autor, Freund und Soziologie-Experte, hat mich mit wertvollen Ratschlägen, Humor und Scharfsinn im Entstehungsprozess dieses Buches angespornt. Meine Stabschefin Courtney Martel hat stets dafür gesorgt, dass alles ordnungsgemäß und termingerecht abgelaufen ist. Dean Ornish, mit dem ich neben dem Berufsweg auch eine Kameradschaft sowie die Leidenschaft für Forschung und bestimmte Denkweisen teile, hat Ideen eingebracht, wie meine Botschaft der Öffentlichkeit zugänglich gemacht werden kann. The Edge, mein Freund, Verbündeter und Mitstreiter für medizinischen Fortschritt, hat mir auf der Suche nach besseren Wegen, um richtig zu essen und dadurch Krankheiten zu überwinden, stets großzügig Zeit, wunderbare Gedanken und seine Begeisterung geschenkt.

Zu guter Letzt: Ich hätte dieses Buch nicht ohne den Rückhalt von Shawna, Madeleine und Oliver schreiben können, die mir den Rücken freigehalten haben, damit ich all dies zusammentragen und allen Menschen zugänglich machen konnte.

DER AUTOR

Dr. William Li ist ein weltbekannter Arzt, Wissenschaftler und Buchautor. Bekannt geworden ist er vor allem als Leiter der *Angiogenesis Foundation,* wo er seine Arbeit 1994 mit dem Ziel begann, die Angiogenese aus den wissenschaftlichen Labors herauszuholen und in der Praxis am Patientenbett anzuwenden. Aus seiner Arbeit gingen 32 revolutionäre Therapien und Verfahren hervor, die alle von der amerikanischen Lebens- und Arzneimittel-Aufsichtsbehörde *Food and Drug Administration* freigegeben und bei weltweit mehr als 50 Millionen Menschen angewendet wurden. Inzwischen ist Dr. Lis einstige Vision, die Angiogenese zu einer medizinischen Selbstverständlichkeit werden zu lassen, Tatsache geworden. Nicht nur profitieren heute Patienten davon, sondern auch in Schulen wird bereits Angiogenese gelehrt.

In Dr. Lis Pionierarbeit hinsichtlich der Bekämpfung von Krankheiten geht es vor allem darum, »gemeinsame Nenner« zu finden. Er hat mit diesem Ansatz neue Lösungen für den Kampf gegen den Krebs geschaffen, ebenso wie gegen Erblindungskrankheiten und die gefürchteten chronischen Wunden bei Diabetes. Dr. Li hat auch mit Veterinärmedizinern auf der ganzen Welt zusammengearbeitet, um mit neuen Methoden Haustiere zu behandeln und bedrohte Arten zu retten.

Der Gesundheitsvisionär Dr. Li pflegt die Zusammenarbeit mit Spitzenuniversitäten, führenden Unternehmen sowie Dutzenden von Lobbyisten, Regierungsvertretern und Institutionen auf allen fünf Kontinenten, zudem hat er Verbindungen zur *World Health Organization* und der *Food and Drug Administration* geschaffen. Sowohl das kalifornische *Milken Institute* wie auch die *Bill and Melinda Gates Foundation* haben Dr. Lis Leistungen gewürdigt, er hat bereits zweimal auf Einladung des Vatikans seine Vision von der Zukunft der Gesundheit präsentiert, und sein ungeheuer erfolgreicher TED-Talk »Can We Eat to Starve Cancer?« (»Können wir mit unserer Ernährung den Krebs aushungern?«) wurde bereits mehr als elf Millionen Mal angeklickt. Bono, Leadsänger der Band U2, hat Dr. Li in der *New York Times* als einen Mann bezeichnet, der zu den zehn einflussreichsten Menschen des kommenden Jahrzehnts gehören wird und das Zeug hat, die Welt zu verändern.

Dr. Li engagiert sich leidenschaftlich für die Zukunft der Gesundheit und glaubt fest daran, dass diese Zukunft besser wird, wenn die Grenzen aus der Vergangenheit mithilfe wissenschaftlicher Erkenntnisse überwunden werden können. Er ist ein Netzwerker, der mit gleichgesinnten Führungskräften, Innovatoren und Revolutionären der Unternehmenskultur danach strebt, die Welt jeden Tag ein bisschen besser zu machen.

Mehr als 100 Beiträge für wissenschaftliche Publikationen wurden von ihm verfasst, darunter für *Science, New England Journal of Medicine* und *The Lancet.* Er gehörte den medizinischen Fakultäten der Harvard University, der Bostoner Tufts University und des Dartmouth College an. Dr. Li fungiert als Experte mit Gastbeiträgen in *The Dr. Oz Show,* auf CNN und MSNBC und wurde in zahlreichen Zeitungen und Zeitschriften porträtiert, darunter in *USA Today, TIME, Wall Street Journal, Atlantic, O, Wine Spectator* und bei *NPR.* Dr. Li hat sein Studium an der Harvard University und an der Pittsburgh School of Medicine absolviert und die Facharztprüfung am Massachusetts General Hospital in Boston abgelegt.

Wenn er nicht gerade schreibt oder sich mit der Bekämpfung von Krankheiten beschäftigt, reist Dr. Li durch die Welt, kocht gerne daheim und erfreut sich an der Musik aus seiner umfangreichen Playlist.

ANMERKUNGEN

Kapitel 1: Angiogenese

1 J. Folkman und R. Kalluri, »Cancer without Disease«, in: *Nature* 427, Nr. 6977 (2004), 787

2 B. N. Ames, M. K. Shigenaga und T. M. Hagen, »Oxidants, Antioxidants, and the Degenerative Diseases of Aging«, in: *Proceedings of the National Academy of Sciences USA* 90, Nr. 17 (1993), 7915–7922; S. Clancy, »DNA Damage and Repair: Mechanisms for Maintaining DNA Integrity«, in: *Nature Education* 1, Nr. 1 (2008), 103

3 J. Folkman und R. Kalluri, »Cancer without Disease«, in: *Nature* 427, Nr. 6977 (2004), 787

4 M. Lovett, K. Lee, A. Edwards und D. L. Kaplan, »Vascularization Strategies for Tissue Engineering«, in: *Tissue Engineering Part B: Reviews* 15, Nr. 3 (2009), 353–370

5 Robyn D. Pereira et al., »Angiogenesis in the Placenta: The Role of Reactive Oxygen Species Signaling«, in: *BioMed Research International* (2015), ID 814543

6 L. A. DiPietro, »Angiogenesis and Wound Repair: When Enough Is Enough«, in: *Journal of Leukocyte Biology* 100, Nr. 5 (2016), 979–984

7 Orlidge and P. A. D'Amore, »Inhibition of Capillary Endothelial Cell Growth by Pericytes and Smooth Muscle Cells«, in: *Journal of Cell Biology* 105, Nr. 3 (1987), 1455–1462

8 M. A. Gimbrone, S. B. Leapman, R. S. Cotran und J. Folkman, »Tumor Dormancy In Vivo by Prevention of Neovascularization«, in: *Journal of Experimental Medicine* 136 (1972), 261

9 C. W. White et al., »Treatment of Pulmonary Hemangiomatosis with Recombinant Interferon Alfa-2a«, in: *The New England Journal of Medicine* 320, Nr. 18 (1989), 1197–1200

10 Y. Cao und R. Langer, »A Review of Judah Folkman's Remarkable Achievements in Biomedicine«, in: *Proceedings of the National Academy of Sciences USA* 105, Nr. 36 (2008), 13203–13205

11 A. H. Vagnucci Jr. und W. W. Li, »Alzheimer's Disease and Angiogenesis«, in: *The Lancet* 361, Nr. 9357 (2003), 605–608

12 J. V. Silha, M. Krsek, P. Sucharda und L. J. Murphy, »Angiogenic Factors Are Elevated in Overweight and Obese Individuals«, in: *International Journal of Obesity* 29, Nr. 11 (2005), 1308–14

13 M. A. Rupnick et al., »Adipose Tissue Mass Can Be Regulated through the Vasculature«, in: *Proceedings of the National Academy of Sciences USA* 99, Nr. 16 (2002), 10730 - 10735
14 P. Schratzberger et al., »Reversal of Experimental Diabetic Neuropathy by VEGF Gene Transfer«, in: *Journal of Clinical Investigation* 107, Nr. 9 (2001), 1083 - 1092
15 R. Kirchmair et al., »Therapeutic Angiogenesis Inhibits or Rescues Chemotherapy-Induced Peripheral Neuropathy: Taxol- and Thalidomide-Induced Injury of Vasa Nervorum Is Ameliorated by VEGF«, in: *Molecular Therapy* 15, Nr. 1 (2007), 69 - 75
16 S. R. Nussbaum et al., »An Economic Evaluation of the Impact, Cost, and Medicare Policy Implications of Chronic Nonhealing Wounds«, in: *Value Health* 21, Nr. 1 (2018), 27 - 32; D. G. Armstrong, J. Wrobel, und J. M. Robbins, »Guest Editorial: Are Diabetes-Related Wounds and Amputations Worse than Cancer?«, in: *International Wound Journal* 4, Nr. 4 (2007), 286 - 287
17 Emiko Jozuka und Yoko Ishitani, »World's Oldest Person Dies at 117«, CNN, https://www.cnn.com/2018/07/26/health/japan-centenarian-longevity/index.html

Kapitel 2: Regeneration durch Stammzellen

1 R. J. Kara et al., »Fetal Cells Traffic to Injured Maternal Myocardium and Undergo Cardiac Differentiation«, in: *Circulation Research* 110, Nr. 1 (2012), 82 - 93
2 Ron Milo und Rob Phillips, »How Quickly Do Different Cells in the Body Replace Themsleves?« Cell Biology by the Numbers, http://book.bionumbers.org/how-quickly-do-different-cells-in-the-body-replace-themselves; »Lifespan of a Red Blood Cell«, Bionumbers, http://bionumbers.hms.harvard.edu/bionumber.aspx?&id=107875
3 »Determination of Adipose Cell Size in Eight Epididymal Fat Pads by Four Methods«, in: Bionumbers, http://bionumbers.hms.harvard.edu/bionumber.aspx?&id=107076
4 J. E. Till und E. A. McCulloch, »A Direct Measurement of the Radiation Sensitivity of Normal Mouse Bone Marrow Cells«, in: *Radiation Research* 14, Nr. 2 (1961), 213 - 222
5 Eva Bianconi et al., »An Estimation of the Number of Cells in the Human Body«, in: *Annals of Human Biology* 40, Nr. 6 (2013)
6 S. Y. Rabbany, B. Heissig, K. Hattori, und S. Rafii, »Molecular pathways regulating mobilization of marrow-derived stem cells for tissue revascularization«, in: *Trends in Molecular Medicine* 9, Nr. 3 (2003), 109 - 17
7 I. Petit, D. Jin und S. Rafii, »The SDF-1-CXCR4 Signaling Pathway: A Molecular Hub Modulating Neo-Angiogenesis«, in: *Trends in Immunology* 28, Nr. 7 (2007), 299 - 307

8 E. T. Condon, J. H. Wang und H. P. Redmond, »Surgical Injury Induces the Mobilization of Endothelial Progenitor Cells«, in: *Surgery* 135, Nr. 6 (2004) in: 657–661

9 G. D. Kusuma, J. Carthew, R. Lim und J. E. Frith, »Effect of the Microenvironment on Mesenchymal Stem Cell Paracrine Signaling: Opportunities to Engineer the Therapeutic Effect«, in: *Stem Cells and Development* 26, Nr. 9 (2017), 617–631; S. Keshtkar, N. Azarpira und M. H. Ghahremani, »Mesenchymal Stem Cell-Derived Extracellular Vesicles: Novel Frontiers in Regenerative Medicine«, in: *Stem Cell Research and Therapy* 9, Nr. 1 (2018), 63

10 I. Linero und O. Chaparro, »Paracrine Effect of Mesenchymal Stem Cells Derived from Human Adipose Tissue in Bone Regeneration«, in: *PLOS One* 9, Nr. 9 (2014), 107001.

11 F. Mobarrez et al., »The Effects of Smoking on Levels of Endothelial Progenitor Cells and Microparticles in the Blood of Healthy Volunteers«, in: *PLOS One* 9, Nr. 2 (2014), e90314; S. Beyth et al., »Cigarette Smoking Is Associated with a Lower Concentration of CD105(+) Bone Marrow Progenitor Cells«, *Bone Marrow Research* 2015 (2015): 914935

12 S. E. Michaud et al., »Circulating Endothelial Progenitor Cells from Healthy Smokers Exhibit Impaired Functional Activities«, in: *Atherosclerosis* 187, Nr. 2 (2006), 423–432

13 C. Heiss et al., »Brief Secondhand Smoke Exposure Depresses Endothelial Progenitor Cells Activity and Endothelial Function: Sustained Vascular Injury and Blunted Nitric Oxide Production«, in: *Journal of the American College of Cardiology* 51, Nr. 18 (2008), 1760–1771

14 T. E. O'Toole et al., »Episodic Exposure to Fine Particulate Air Pollution Decreases Circulating Levels of Endothelial Progenitor Cells«, in: *Circulation Research* 107, Nr. 2 (2010), 200–203

15 J. K. Williams et al., »The Effects of Ethanol Consumption on Vasculogenesis Potential in Nonhuman Primates«, in: *Alcoholism: Clinical and Experimental Research* 32, Nr. 1 (2008), 155–161

16 H. Wang et al., »In Utero Exposure to Alcohol Alters Cell Fate Decisions by Hematopoietic Progenitors in the Bone Marrow of Offspring Mice during Neonatal Development«, in: *Cell Immunology* 239, Nr. 1 (2006), 75–85

17 J. A. McClain, D. M. Hayes, S. A. Morris und K. Nixon, »Adolescent Binge Alcohol Exposure Alters Hippocampal Progenitor Cell Proliferation in Rats: Effects on Cell Cycle Kinetics«, in: *Journal of Comparative Neurology* 519, Nr. 13 (2011), 2697–2710

18 Forscher der University of Colorado in Boulder haben dies in einer Studie festgestellt, bei der die Stammzellen gesunder, nicht fettleibiger älterer Männer (zwischen 60 und 70 Jahren) mit denen von jüngeren Männern (zwischen 20 und 30 Jahren) verglichen wurden. Man fand gravierende Unterschiede: Die endothelialen Vorläuferzellen der älteren produzierten um 60 Prozent weniger Faktoren, die das Überleben der Zellen unterstützen, als die der jüngeren Männer.

19 M. Pirro et al., »Hypercholesterolemia-Associated Endothelial Progenitor Cell Dysfunction«, in: *Therapeutic Advances in Cardiovascular Disease* 2, Nr. 5 (2008), 329–339
20 D. R. Pu und L. Liu, »HDL Slowing Down Endothelial Progenitor Cells Senescence: A Novel Anti-Atherogenic Property of HDL«, in: *Medical Hypotheses* 70, Nr. 2 (2008), 338–342
21 H. Kang et al., »High Glukose-Induced Endothelial Progenitor Cell Dysfunction«, in: *Diabetes and Vascular Disease Research* 14, Nr. 5 (2017), 381–394; G. P. Fadini, M. Albiero, S. Vigili de Kreutzenberg, E. Boscaro, R. Cappellari, M. Marescotti, N. Poncina, C. Agostini und A. Avogaro, »Diabetes Impairs Stem Cell and Proangiogenic Cell Mobilization in Humans«, in: *Diabetes Care* 36, Nr. 4 (2013), 943–949
22 K. Aschbacher et al., »Higher Fasting Glukose Levels Are Associated with Reduced Circulating Angiogenic Cell Migratory Capacity among Healthy Individuals«, in: *American Journal of Cardiovascular Disease* 2, Nr. 1 (2012), 12–19
23 O. M. Tepper et al., »Human Endothelial Progenitor Cells from Type II Diabetics Exhibit Impaired Proliferation, Adhesion, and Incorporation into Vascular Structures«, in: *Circulation* 106, Nr. 22 (2002), 2781–2786
24 C. J. Loomans et al., »Endothelial Progenitor Cell Dysfunction: A Novel Concept in the Pathogenesis of Vascular Complications of Type 1 Diabetes«, in: *Diabetes* 53, Nr. 1 (2004), 195–199
25 »Diabetes« World Health Organization, http://www.who.int/mediacentre/factsheets/fs312/en
26 G. P. Fadini et al., »Circulating Endothelial Progenitor Cells Are Reduced in Peripheral Vascular Complications of Type 2 Diabetes Mellitus«, in: *Journal of the American College of Cardiology* 45, Nr. 9 (2005), 1449–1457
27 T. Kusuyama et al., »Effects of Treatment for Diabetes Mellitus on Circulating Vascular Progenitor Cells«, in: *Journal of Pharmacological Sciences* 102, Nr. 1 (2006), 96–102
28 N. Werner et al., »Circulating Endothelial Progenitor Cells and Cardiovascular Outcomes«, in: *The New England Journal of Medicine* 353, Nr. 10 (2005), 999–1007
29 H. Björkbacka et al., »Plasma Stem Cell Factor Levels Are Associated with Risk of Cardiovascular Disease and Death«, in: *Journal of Internal Medicine* 282, Nr. 2 (2017), 508–521
30 A. Rivera, I. Vanzuli, J. J. Arellano und A. Butt, »Decreased Regenerative Capacity of Oligodendrocyte Progenitor Cells (NG2-Glia) in the Ageing Brain: A Vicious Cycle of Synaptic Dysfunction, Myelin Loss, and Neuronal Disruption?«, in: *Current Alzheimer Research* 13, Nr. 4 (2016): 413–418
31 Q. Wang et al., »Stromal Cell-Derived Factor 1α Decreases β-Amyloid Deposition in Alzheimer's Disease Mouse Model«, in: *Brain Research* 1459 (2012), 15–26.
32 O. Fernández et al., »Adipose-Derived Mesenchymal Stem Cells (AdMSC) for the Treatment of Secondary-Progressive Multiple Sclerosis: A Triple Blinded, Placebo Controlled, Randomized Phase I/II Safety and Feasibility Study«,

in: *PLOS One* 13, Nr. 5 (2018), e0195891; C. G. Song et al., »Stem Cells: A Promising Candidate to Treat Neurological Disorders«, in: *Neural Regeneration Research* 13, Nr. 7 (2018), 1294–1304; G. Dawson et al., »Autologous Cord Blood Infusions Are Safe and Feasible in Young Children with Autism Spectrum Disorder: Results of a Single-Center Phase I Open-Label Trial«, in: *Stem Cells Translational Medicine* 6, Nr. 5 (2017), 1332–1339

33 J. H. Houtgraaf et al., »First Experience in Humans Using Adipose Tissue-Derived Regenerative Cells in the Treatment of Patients with ST-Segment Elevation Myocardial Infarction«, in: *Journal of the American College of Cardiology* 59, Nr. 5 (2012), 539–540

34 Peter Dockrill, »Japanese Scientists Have Used Skin Cells to Restore a Patient's Vision for the First Time«, https://www.sciencealert.com/japanese-scientists-have-used-skin-cells-to-restore-a-patient-s-vision-for-the-first-time

35 Cura Foundation, »Cellular Horizons Day 2: Using Adult Stem Cells to Treat Autoimmune Disorders«, https://www.youtube.com/watch?v=Iafkr-qRnm

36 C. M. Zelen et al., »A Prospective, Randomised, Controlled, Multi-Centre Comparative Effectiveness Study of Healing Using Dehydrated Human Amnion/Chorion Membrane Allograft, Bioengineered Skin Substitute, or Standard of Care for Treatment of Chronic Lower Extremity Diabetic Ulcers«, in: *International Wound Journal* 12, Nr. 6 (2015), 724–732; T. E. Serena et al., »A Multicenter, Randomized, Controlled Clinical Trial Evaluating the Use of Dehydrated Human Amnion/Chorion Membrane Allografts and Multilayer Compression Therapy vs. Multilayer Compression Therapy Alone in the Treatment of Venous Leg Ulcers«, in: *Wound Repair and Regeneration* 22, Nr. 6 (2014), 688–693

37 Z. N. Maan et al., »Cell Recruitment by Amnion Chorion Grafts Promotes Neovascularization«, in: *Journal of Surgical Research* 193, Nr. 2 (2015), 953–962

38 E. Keelaghan, D. Margolis, M. Zhan und M. Baumgarten, »Prevalence of Pressure Ulcers on Hospital Admission among Nursing Home Residents Transferred to the Hospital«, in: *Wound Repair and Regeneration* 16, Nr. 3 (2008), 331–336

Kapitel 3: Mikrobiom/Darmflora

1 P. Hartmann et al., »Normal Weight of the Brain in Adults in Relation to Age, Sex, Body Height, and Weight«, in: *Pathologe* 15, Nr. 3 (1994), 165–170; Alison Abbott, »Scientists Bust Myth That Our Bodies Have More Bacteria than Human Cells«, in: *Nature,* Jan. 8, 2016, http://www.nature.com/news/scientists-bust-myth-that-our-bodies-have-more-bacteria-than-human-cells-1.19136

2 G. Clarke et al., »Minireview: Gut Microbiota: The Neglected Endocrine Organ«, in: *Molecular Endocrinology* 28, Nr. 8 (2014), 1221–1238

3 Jane A. Foster, Linda Rinaman und John F. Cryan, »Stress and the Gut-Brain Axis: Regulation by the Microbiome«, in: *Neurobiology of Stress* 7 (2017), 124–136
4 C. M. Schlebusch et al., »Southern African Ancient Genomes Estimate Modern Human Divergence to 350,000 to 260,000 Years Ago«, in: *Science* 358, Nr. 6363 (2017), 652–655
5 C. Menni et al., »Gut Microbiome Diversity and High Fibre Intake Are Related to Lower Long-Term Weight Gain«, in: *International Journal of Obesity* 41, Nr. 7 (2017), 1099–1105
6 I. Semmelweis, *Die Ätiologie, der Begriff und die Prophylaxis des Kindbettfiebers.* Wien 1861.
7 Joseph Lister, »On the Antiseptic Principle in the Practice of Surgery«, in: *The Lancet* 90, Nr. 2299 (1867), 353–356
8 Lina Zeldovich, »The Man Who Drank Cholera and Launched the Yogurt Craze«, in: *Nautilus*, Apr. 23, 2015, http://nautil.us/issue/23/dominoes/the-man-who-drank-cholera-and-launched-the-yogurt-craze
9 Bill Landers, »Oral Bacteria: How Many? How Fast?«, in: RDHmag.com, July 1, 2009, https://www.rdhmag.com/articles/print/volume-29/issue-7/columns/the-landers-file/oral-bacteria-how-many-how-fast.html
10 https://www.hmpdacc.org/hmp
11 Human Microbiome Project Consortium, »Structure, Function, and Diversity of the Healthy Human Microbiome«, in: *Nature* 486, Nr. 7402 (2012), 207–214
12 »The Precise Reason for the Health Benefits of Dark Chocolate: Mystery Solved«, in: American Chemical Society, March 18, 2014, https://www.acs.org/content/acs/en/pressroom/newsreleases/2014/march/the-precise-reason-for-the-health-benefits-of-dark-chocolate-mystery-solved.html; D.J.Morrison und T.Preston, »Formation of Short Chain Fatty Acids by the Gut Microbiota and Their Impact on Human Metabolism«, in: *Gut Microbes* 7, Nr. 3 (2016), 189–200
13 H. J. Kim, J. S. Noh und Y. O. Song, »Beneficial Effects of Kimchi, a Korean Fermented Vegetable Food, on Pathophysiological Factors Related to Atherosclerosis«, in: *Journal of Medicinal Food* 21, Nr. 2 (2018), 127–135
14 C. Nastasi et al., »The Effect of Short-Chain Fatty Acids on Human Monocyte-Derived Dendritic Cells«, in: *Scientific Reports* 5 (2015), 16148
15 D. Liu et al., »Low Concentration of Sodium Butyrate from Ultrabraid+NaBu Suture, Promotes Angiogenesis and Tissue Remodelling in Tendon-Bones Injury«, in: *Scientific Reports* 6 (2016), 34649
16 E. S. Chambers, D. J. Morrison und G. Frost, »Control of Appetite and Energy Intake by SCFA: What Are the Potential Underlying Mechanisms?«, in: *Proceedings of the Nutrition Society* 74, Nr. 3 (2015), 328–336
17 A. F. Athiyyah et al., »Lactobacillus Plantarum IS-10506 Activates Intestinal Stem Cells in a Rodent Model«, in: *Beneficial Microbes* (May 4, 2018), 1–6

18 M. K. Kwak et al., »Cyclic Dipeptides from Lactic Acid Bacteria Inhibit Proliferation of the Influenza A Virus«, in: *Journal of Microbiology* 51, Nr. 6 (2013), 836 – 43

19 C. Carreau, G. Flouriot, C. Bennetau-Pelissero und M. Potier, »Enterodiol and Enterolactone, Two Major Diet-Derived Polyphenol Metabolites Have Different Impact on ERalpha Transcriptional Activation in Human Breast Cancer Cells«, in: *Journal of Steroid Chemistry and Molecular Biology* 110, Nr. 1 – 2 (2008), 176 – 185

20 F. P. Martin et al., »Metabolic Effects of Dark Chocolate Consumption on Energy, Gut Microbiota, and Stress-Related Metabolism in Free-Living Subjects«, in: *Journal of Proteome Research* 8, Nr. 12 (2009), 5568 – 5579

21 »Intestinal Bacteria May Protect against Diabetes«, in: *Science Daily*, Apr. 11, 2017, https://www.sciencedaily.com/releases/2017/04/170411090159.htm

22 J. Loubinoux et al., »Sulfate-Reducing Bacteria in Human Feces and Their Association with Inflammatory Bowel Diseases«, in: *FEMS Microbiology Ecology* 40, Nr. 2 (2002), 107 – 112

23 Cassandra Willyard, »Could Baby's First Bacteria Take Root before Birth?«, in: *Nature,* Jan. 17, 2018, https://www.nature.com/articles/d41586-018-00664-8

24 E. Jašarević, C. L. Howerton, C. D. Howard und T. L. Bale, »Alterations in the Vaginal Microbiome by Maternal Stress Are Associated with Metabolic Reprogramming of the Offspring Gut and Brain«, in: *Endocrinology* 156, Nr. 9 (2015), 3265 – 3276

25 Ashley P. Taylor, »Breast Milk Contributes Significantly to Babies' Bacteria«, in: *The Scientist*, May 10, 2017, https://www.the-scientist.com/?articles.view/articleNo/49400/title/Breast-Milk-Contributes-Significantly-to-Babies-Bacteria

26 Pia S. Pannaraj et al., »Association between Breast Milk Bacterial Communities and Establishment and Development of the Infant Gut Microbiome«, in: *JAMA Pediatrics* 171, Nr. 7 (2017), 647 – 654

27 J. C. Madan et al., »Association of Cesarean Delivery and Formula Supplementation With the Intestinal Microbiome of 6-Week-Old Infants«, in: *JAMA Pediatrics* 170, Nr. 3 (2016), 212 – 219

28 G. Bian et al., »The Gut Microbiota of Healthy Aged Chinese Is Similar to That of the Healthy Young« in: *mSphere* 2, Nr. 5 (2017), e00327-17

29 E. Thursby und N. Juge, »Introduction to the Human Gut Microbiota«, in: *Biochemical Journal* 474, Nr. 11 (2017), 1823 – 1836

30 R. Kort et al., »Shaping the Oral Microbiota through Intimate Kissing«, in: *Microbiome* 17, Nr. 2 (2014), 41

31 O. Firmesse et al., »Fate and Effects of Camembert Cheese Micro-Organisms in the Human Colonic Microbiota of Healthy Volunteers after Regular Camembert Consumption«, in: *International Journal of Food Microbiology* 125, Nr. 2 (2008), 176 – 181

32 E. D. Sonnenburg et al., »Diet-Induced Extinctions in the Gut Microbiota Compound over Generations«, in: *Nature* 529, Nr. 7585 (2016), 212 – 215

33 Y. Su et al., »Ecological Balance of Oral Microbiota Is Required to Maintain Oral Mesenchymal Stem Cell Homeostasis«, in: *Stem Cells* 36, Nr. 4 (2018), 551–561; A. Khandagale und C. Reinhardt, »Gut Microbiota–Architects of Small Intestinal Capillaries«, in: *Frontiers in Bioscience* 23 (2018), 752–766; X. Sun und M. J. Zhu, »Butyrate Inhibits Indices of Colorectal Carcinogenesis via Enhancing α-Ketoglutarate-Dependent DNA Demethylation of Mismatch Repair Genes«, in: *Molecular Nutrition and Food Research* 62, Nr. 10 (2018), e1700932

34 Moises Velasquez-Manoff, »Microbes, a Love Story«, in: *New York Times*, Feb. 10, 2017, https://www.nytimes.com/2017/02/10/opinion/sunday/microbes-a-love-story.html

35 S. Carding et al., »Dysbiosis of the Gut Microbiota in Disease«, in: *Microbial Ecology in Health and Disease* 26 (2015), 10.3402/mehd.v26.26191; J. Lu et al., »The Role of Lower Airway Dysbiosis in Asthma: Dysbiosis and Asthma«, in: *Mediators of Inflammation* 2017 (2017), 3890601; A. C. R. Tanner et al., »The Caries Microbiome: Implications for Reversing Dysbiosis«, in: *Advances in Dental Research* 29, Nr. 1 (2018), 78–85; F. Lv et al., »The Role of Microbiota in the Pathogenesis of Schizophrenia and Major Depressive Disorder and the Possibility of Targeting Microbiota as a Treatment Option«, in: *Oncotarget* 8, Nr. 59 (2017), 100899–100907

36 »FDA in Brief: FDA Issues Final Rule on Safety and Effectiveness for Certain Active Ingredients in Over-the-Counter Health Care Antiseptic Hand Washes and Rubs in the Medical Setting«, U. S. Food and Drug Administration, Dec. 19, 2017, https://www.fda.gov/newsevents/newsroom/fdainbrief/ucm589474.htm; C. S. Bever et al., »Effects of Triclosan in Breast Milk on the Infant Fecal Microbiome«, in: *Chemosphere* 203 (2018), 467–473; H.Yang et al., »A Common Antimicrobial Additive Increases Colonic Inflammation and Colitis-Associated Colon Tumorigenesis in Mice«, in: *Science Translational Medicine* 10, Nr. 443 (2018)

37 »Probiotics Market to Exceed $ 65bn by 2024«, in: Global Market Insights, Oct. 10, 2017, https://globenewswire.com/news-release/2017/10/10/1143574/0/en/Probiotics-Market-to-exceed-65bn-by-2024-Global-Market-Insights-Inc.html

Kapitel 4: DNA-Schutz

1 B. N. Ames, M. K. Shigenaga und T. M. Hagen, »Oxidants, Antioxidants, and the Degenerative Diseases of Aging«, in: *Proceedings of the National Academy of Sciences USA* 90, Nr. 17 (1993), 7915–7922

2 »Deciphering the Genetic Code«, Office of NIH History, https://history.nih.gov/exhibits/nirenberg/HS1_mendel.htm; Gregor Mendel, *Versuche über Pflanzen-Hybriden.* In: Verhandlungen des naturforschenden Vereines in Brünn. Band IV (Abhandlungen 1865), Brünn 1866, S.3–47. Digitalisat und Volltext im Deutschen Textarchiv; (Volltext)

3 R. Dahm, »Friedrich Miescher and the Discovery of DNA«, in: *Developmental Biology* 278, Nr. 2 (2005), 274–288; Miescher, Johann Friedrich, *Die histochemischen und physiologischen Arbeiten,* Band 1 und 2, gesammelt u. hrsg. von seinen Freunden, Leipzig: Vogel, 1897

4 »International Consortium Completes Human Genome Project«, in: National Human Genome Research Institute, Apr. 14, 2003, https://www.genome.gov/11006929/2003-release-international-consortium-completes-hgp

5 Eva Bianconi et al., »An Estimation of the Number of Cells in the Human Body«, in: *Annals of Human Biology* 40, Nr. 6 (2013)

6 Stephen P. Jackson und Jiri Bartek, »The DNA-Damage Response in Human Biology and Disease«, in: *Nature* 461, Nr. 7267 (2009), 1071–1078

7 S. Premi et al., »Photochemistry: Chemiexcitation of Melanin Derivatives Induces DNA Photoproducts Long after UV Exposure«, in: *Science* 347, Nr. 6224 (2015), 842–847

8 M. Sanlorenzo et al., »The Risk of Melanoma in Pilots and Cabin Crew: UV Measurements in Flying Airplanes«, in: *JAMA Dermatology* 151, Nr. 4 (2015), 450–452

9 »Health Risk of Radon«, U. S. Environmental Protection Agency, https://www.epa.gov/radon/health-risk-radon

10 »Carcinogens in Tobacco Smoke«, Government of Canada, https://www.canada.ca/en/health-canada/services/publications/healthy-living/carcinogens-tobacco-smoke.html

11 P. Mikeš et al., »3-(3,4-Dihydroxyphenyl)adenine, a Urinary DNA Adduct Formed in Mice Exposed to High Concentrations of Benzene«, in: *Journal of Applied Toxicology* 33, Nr. 6 (2013), 516–520

12 M. S. Estill und S. A. Krawetz, »The Epigenetic Consequences of Paternal Exposure to Environmental Contaminants and Reproductive Toxicants«, in: *Current Environmental Health Reports* 3, Nr. 3 (2016), 202–213

13 R. H. Waring, R. M. Harris und S. C. Mitchell, »In Utero Exposure to Carcinogens: Epigenetics, Developmental Disruption, and Consequences in Later Life«, in: *Maturitas* 86 (2016), 59–63

14 »What Are Genome Editing and CRISPR-Cas9?«, in: Genetics Home Reference, U. S. National Library of Medicine, https://ghr.nlm.nih.gov/primer/genomicresearch/genomeediting

15 L. A. Macfarlane und P. R. Murphy, »MicroRNA: Biogenesis, Function and Role in Cancer«, in: *Current Genomics* 11, Nr. 7 (2010), 537–561

16 Elisa Grazioli et al., »Physical Activity in the Prevention of Human Diseases: Role of Epigenetic Modifications«, in: *BMC Genomics* 18, suppl. 8 (2017), 802

17 J. Denham, »Exercise and Epigenetic Inheritance of Disease Risk«, in: *Acta Physiologica* 222, Nr. 1 (2018)

18 C. Spindler et al., »Treadmill Exercise Alters Histone Acetyltransferases and Histone Deacetylases Activities in Frontal Cortices from Wistar Rats«, in: *Cellular and Molecular Neurobiology* 34, Nr. 8 (2014), 1097–1101

19 Lars R. Ingerslev et al., »Endurance Training Remodels Sperm-Borne Small RNA Expression and Methylation at Neurological Gene Hotspots«, in: *Clinical Epigenetics* 2018; 10, 12

20 G. V. Skuladottir, E. K. Nilsson, J. Mwinyi und H. B. Schiöth, »One-Night Sleep Deprivation Induces Changes in the DNA Methylation and Serum Activity Indices of Stearoyl-CoA Desaturase in Young Healthy Men«, in: *Lipids in Health and Disease* 15, Nr. 1 (2016), 137

21 L. Li, S. Zhang, Y. Huang und K. Chen, »Sleep Duration and Obesity in Children: A Systematic Review and Meta-analysis of Prospective Cohort Studies«, in: *Journal of Paediatrics and Child Health* 53, Nr. 4 (2017), 378–385

22 Emil K. Nilsson, Adrian E. Bostrom, Jessica Mwinyi und Helgi B. Schioth, »Epigenomics of Total Acute Sleep Deprivation in Relation to Genome-Wide DNA Methylation Profiles and RNA Expression«, in: *OMICS* 20, Nr. 6 (2016), 334–342; S. Lehrer, S. Green, L. Ramanathan und K. E. Rosenzweig, »Obesity and Deranged Sleep Are Independently Associated with Increased Cancer Mortality in 50 US States and the District of Columbia«, in: *Sleep and Breathing* 17, Nr. 3 (2013), 1117–1118

23 P. Kaliman et al., »Rapid Changes in Histone Deacetylases and Inflammatory Gene Expression in Expert Meditators«, in: *Psychoneuroendocrinology* 40 (2014), 96–107

24 A. K. Smith et al., »Differential Immune System DNA Methylation and Cytokine Regulation in Post-Traumatic Stress Disorder«, in: *American Journal of Medical Genetics Part B: Neuropsychiatric Genetics* 156B, Nr. 6 (2011), 700–708

25 B. C. J. Dirven, J. R. Homberg, T. Kozicz und M. J. A. G. Henckens, »Epigenetic Programming of the Neuroendocrine Stress Response by Adult Life Stress«, in: *Journal of Molecular Endocrinology* 59, Nr. 1 (2017), R11–R31

26 Elizabeth Blackburn, »The Science of Cells That Never Get Old«, TED, Apr. 2017, https://www.ted.com/talks/elizabeth_blackburn_the_science_of_cells_that_never_get_old

27 J. Wojcicki et al., »Exclusive Breastfeeding Is Associated with Longer Telomeres in Latino Preschool Children«, in: *American Journal of Clinical Nutrition* 104, Nr. 2 (2016), 397–405

28 M. A. Shammas, »Telomeres, Lifestyle, Cancer, and Aging«, in: *Current Opinion in Clinical Nutrition and Metabolic Care* 14, Nr. 1 (2011), 28–34

29 D. F. Terry et al., »Association of Longer Telomeres with Better Health in Centenarians«, in: *Journal of Gerontology Series A: Biological Sciences and Medical Sciences* 63, Nr. 8 (2008), 809–812

30 L. A. Tucker, »Physical Activity and Telomere Length in U. S. Men and Women: An NHANES Investigation«, in: *Preventive Medicine* 100 (2017), 145–151

31 H. Lavretsky et al., »A Pilot Study of Yogic Meditation for Family Dementia Caregivers with Depressive Symptoms: Effects on Mental Health, Cognition, and Telomerase Activity«, in: *International Journal of Geriatric Psychiatry* 28, Nr. 1 (2013), 57–65; N. S. Schutte und J. M. Malouff, »A Meta-Analytic Review of the Effects of Mindfulness Meditation on Telomerase Activity«, in: *Psycho-*

neuroendocrinology 42 (2014), 45 - 48; S. Duraimani et al., »Effects of Lifestyle Modification on Telomerase Gene Expression in Hypertensive Patients: A Pilot Trial of Stress Reduction and Health Education Programs in African Americans«, in: *PLOS One* 10, Nr. 11 (2015): e0142689

32 D. Ornish et al., »Increased Telomerase Activity and Comprehensive Lifestyle Changes: A Pilot Study«, in: *The Lancet Oncology* 9, Nr. 11 (2008), 1048 - 1057; D. Ornish et al., »Effect of Comprehensive Lifestyle Changes on Telomerase Activity and Telomere Length in Men with Biopsy-Proven Low-Risk Prostate Cancer: 5-Year Follow-Up of a Descriptive Pilot Study«, in: *The Lancet Oncology* 14, Nr. 11 (2013), 1112 - 1120

33 J. M. Wojcicki, R. Medrano, J. Lin und E. Epel, »Increased Cellular Aging by 3 Years of Age in Latino, Preschool Children Who Consume More Sugar-Sweetened Beverages: A Pilot Study«, in: *Childhood Obesity* 14, Nr. 3 (2018), 149 - 157

Kapitel 5: Immunsystem

1 C. Ceci et al., »Ellagic Acid Inhibits Bladder Cancer Invasiveness and In Vivo Tumor Growth«, in: *Nutrients* 8, Nr. 11 (2016)

2 »The Smallpox Eradication Programme–SEP (1966 - 1980)«, World Health Organization, May 2010, http://www.who.int/features/2010/smallpox/en

3 C. Chang, »Time Frame and Reasons of Kangxi Emperor Adopted Variolation« [auf Chinesisch], in: *Zhonghua Yi Shi Za Zhi* 26, Nr. 1 (1996), 30 - 32

4 Eine exzellente TED-Ed Animation über die Ausrottung der Pocken stammt von Simona Zompi, »How We Conquered the Deadly Smallpox Virus«, YouTube, Oct. 28, 2013, https://www.youtube.com/watch?v=yqUFy-t4MlQ

5 T. Araki et al., »Normal Thymus in Adults: Appearance on CT and Associations with Age, Sex, BMI and Smoking«, in: *Eur Radiol.* 26, Nr. 1 (2016), 15 - 24

6 Suzanne Wu, »Fasting Triggers Stem Cell Regeneration of Damaged, Old Immune System«, in: USC News, June 5, 2014, https://news.usc.edu/63669/fasting-triggers-stem-cell-regeneration-of-damaged-old-immune-system; C.W.Cheng et al., »Prolonged Fasting Reduces IGF-1/PKA to Promote Hematopoietic-Stem-Cell-Based Regeneration and Reverse Immunosuppression«, in: *Cell Stem Cell* 14, Nr. 6 (2014), 810 - 823

7 John Travis, »On the Origin of the Immune System«, in: *Science* 324, Nr. 5927 (2009), 580 - 582, http://science.sciencemag.org/content/324/5927/580

8 Für alle, die es genauer wissen wollen: Das Signal wird vom MHC-Klasse-II-Komplex (Haupthistokompatibilitätskomplex) ausgesendet, der sich an verschiedenen Immunzellen findet, beispielsweise Makrophagen, dendritischen Zellen, cytotoxischen T-Zellen und B-Zellen. Diese Zellen binden Partikel von Eindringlingen an MHC-Klasse-II-Komplexen, und die gesamte Gruppe bewegt sich an die Oberfläche der Immunzelle, die somit signalisiert, dass sie mitten im Kampf steckt und Hilfe gebrauchen könnte. Das zieht die T-Helferzellen an , die helfen, die Immunreaktion zu koordinieren und zu verstärken.

9 Für alle, die es genauer wissen wollen: Das Signal kommt hier vom MHC-Klasse-I-Komplex. Eine infizierte Zelle bindet das fremde Antigen des Eindringlings an den MHC-Klasse-I-Komplex und bringt diese Gruppe an die Zelloberfläche, womit sie für die cytotoxischen T-Zellen förmlich auf dem Präsentierteller liegen und somit für ihre eigene Zerstörung sorgen.
10 J. Yang und M. Reth, »Receptor Dissociation and B-Cell Activation«, in: *Current Topics in Microbiology and Immunology* 393 (2016), 27–43
11 B. Alberts et al., »B Cells and Antibodies«, in: *Molecular Biology of the Cell,* 4th ed. New York: Garland Science, 2002, https://www.ncbi.nlm.nih.gov/books/NBK26884
12 T. D. Noakes et al., »Semmelweis and the Aetiology of Puerperal Sepsis 160 Years On: An Historical Review«, in: *Epidemiology and Infection* 136, Nr. 1 (2008), 1–9
13 J. D. de Sousa, C. Alvarez, A. M. Vandamme und V. Müller, »Enhanced Heterosexual Transmission Hypothesis for the Origin of Pandemic HIV-1«, in: *Viruses* 4, Nr. 10 (2012), 1950–1983
14 P. E. Serrano, S. A. Khuder und J. J. Fath, »Obesity as a Risk Factor for Nosocomial Infections in Trauma Patients«, in: *Journal of the American College of Surgeons* 211, Nr. 1 (2010), 61–67
15 G. V. Bochicchio et al., »Impact of Obesity in the Critically Ill Trauma Patient: A Prospective Study«, in: *Journal of the American College of Surgeons* 203, Nr. 4 (2006), 533–538
16 J. Suvan et al., »Association between Overweight/Obesity and Periodontitis in Adults: A Systematic Review«, in: *Obesity Reviews* 12, Nr. 5 (2011), e381–404; M. J. Semins et al., »The Impact of Obesity on Urinary Tract Infection Risk«, in: *Urology* 79, Nr. 2 (2012), Seiten 266–269; J. C. Kwong, M. A. Campitelli und L. C. Rosella, »Obesity and Respiratory Hospitalizations during Influenza Seasons in Ontario, Canada: A Cohort Study«, in: *Clinical Infectious Diseases* 53, Nr. 5 (2011), 413–421
17 S. V. Aguayo-Patrón und A. M. Calderón de la Barca, »Old Fashioned vs. Ultra-Processed-Based Current Diets: Possible Implication in the Increased Susceptibility to Type 1 Diabetes and Celiac Disease in Childhood«, in: *Foods* 6, Nr. 11 (2017)
18 E. Y. Huang et al., »The Role of Diet in Triggering Human Inflammatory Disorders in the Modern Age«, in: *Microbes and Infection* 15, Nr. 12 (2013), 765–774

Kapitel 6: Wie wir Krankheiten aushungern und die Gesundheit nähren

1 T. Fotsis et al., »Genistein, a Dietary-derived Inhibitor of Vitro Angiogenesis«, in: *Proceedings of the National Academy of Sciences USA* 90, Nr. 7 suppl. (1993), 2690–4

2 F. Tosetti, N. Ferrari, S. De Flora und A. Albini, »Angioprevention: Angiogenesis Is a Common and Key Target for Cancer Chemopreventive Agents«, in: *FASEB Journal* 16, Nr. 1 (2002), 2–14
3 A. Albini et al., »Cancer Prevention by Targeting Angiogenesis«, in: *Nature Reviews Clinical Oncology* 9, Nr. 9 (2012), 498–509
4 J. Liu et al., »Balancing between Aging and Cancer: Molecular Genetics Meets Traditional Chinese Medicine«, in: *Journal of Cellular Biochemistry* 118, Nr. 9 (2017), 2581–2586
5 E. R. O'Brien et al., »Angiogenesis in Human Coronary Atherosclerotic Plaques«, in: *American Journal of Pathology* 145, Nr. 4 (1994), 883–894
6 P. R. Moreno et al., »Plaque Neovascularization Is Increased in Ruptured Atherosclerotic Lesions of Human Aorta: Implications for Plaque Vulnerability«, in: *Circulation* 110, Nr. 14 (2004), 2032–2038
7 Preetha Anand et al., »Cancer Is a Preventable Disease That Requires Major Lifestyle Changes«, in: *Pharmaceutical Research* 25, Nr. 9 (2008), 2097–2116
8 X. O. Shu et al., »Soy Food Intake and Breast Cancer Survival«, in: *JAMA* 302, Nr. 22 (2009), 2437–2443; C. C. Applegate et al., »Soy Consumption and the Risk of Prostate Cancer: An Updated Systematic Review and Meta-Analysis«, in: *Nutrients* 10, Nr. 1 (2018); Z. Yan et al., »Association between Consumption of Soy and Risk of Cardiovascular Disease: A Meta-Analysis of Observational Studies«, in: *European Journal of Preventive Cardiology* 24, Nr. 7 (2017), 735–747
9 S. H. Lee, J. Lee, M. H. Jung und Y. M. Lee, »Glyceollins, a Novel Class of Soy Phytoalexins, Inhibit Angiogenesis by Blocking the VEGF and bFGF Signaling Pathways«, in: *Molecular Nutrition and Food Research* 57, Nr. 2 (2013), 225–234
10 D. L. Bemis et al., »A Concentrated Aglycone Isoflavone Preparation (GCP) That Demonstrates Potent Anti-Prostate Cancer Activity In Vitro and In Vivo«, in: *Clinical Cancer Research* 10, Nr. 15 (2004), 5282–5292; J. L. McCall, R. A. Burich und P. C. Mack, »GCP, a Genistein-Rich Compound, Inhibits Proliferation and Induces Apoptosis in Lymphoma Cell Lines«, in: *Leukeumia Research* 34, Nr. 1 (2010), 69–76
11 G. C. Meléndez et al., »Beneficial Effects of Soy Supplementation on Postmenopausal Atherosclerosis Are Dependent on Pretreatment Stage of Plaque Progression«, in: *Menopause* 22, Nr. 3 (2015), 289–296
12 Z. Yan et al., »Association between Consumption of Soy and Risk of Cardiovascular Disease: A Meta-Analysis of Observational Studies«, in: *European Journal of Preventive Cardiology* 24, Nr. 7 (2017), 735–747
13 S. Lecomte, F. Demay, F. Ferrière und F. Pakdel, »Phytochemicals Targeting Estrogen Receptors: Beneficial Rather than Adverse Effects?«, in: *International Journal of Molecular Sciences* 18, Nr. 7 (2017), E1381
14 X. O. Shu et al., »Soy Food Intake and Breast Cancer Survival«, in: *Journal of the American Medical Association* 302, Nr. 22 (2009), 2437–2443

15 J. Shi, M. Le Maguer, »Lycopene in Tomatoes: Chemical and Physical Properties Affected by Food Processing«, in: *Critical Reviews in Food Science and Nutrition* 40, Nr. 1 (2000), 1 - 42
16 N. Z. Unlu et al., »Lycopene from Heat-Induced Cis-Isomer-Rich Tomato Sauce Is More Bioavailable than from All-Trans-Rich Tomato Sauce in Human Subjects«, in: *British Journal of Nutrition* 98, Nr. 1 (2007), 140 - 146
17 J. L. Rowles III et al., »Processed and Raw Tomato Consumption and Risk of Prostate Cancer: A Systematic Review and Dose-Response Meta-analysis«, in: *Prostate Cancer and Prostatic Diseases* 21 (2018), 319 - 336
18 R. E. Graff et al., »Dietary Lycopene Intake and Risk of Prostate Cancer Defined by ERG Protein Expression«, in: *American Journal of Clinical Nutrition* 103, Nr. 3 (2016), 851 - 860
19 K. Zu et al., »Dietary Lycopene, Angiogenesis, and Prostate Cancer: A Prospective Study in the Prostate-Specific Antigen Era«, in: *Journal of the National Cancer Institute* 106, Nr. 2 (2014), djt430
20 S. R. Bhandari, M.-C. Cho und J. G. Lee, »Genotypic Variation in Carotenoid, Ascorbic Acid, Total Phenolic, and Flavonoid Contents, and Antioxidant Activity in Selected Tomato Breeding Lines«, in: *Horticulture, Environment, and Biotechnology* 57, Nr. 5 (2016), 440 - 452
21 J. L. Cooperstone et al., »Enhanced Bioavailability of Lycopene When Consumed as Cis-Isomers from Tangerine Compared to Red Tomato Juice, a Randomized, Cross-over Clinical Trial«, in: *Molecular Nutrition and Food Research* 59, Nr. 4 (2015), 658 - 669
22 N. Z. Unlu et al., »Carotenoid Absorption in Humans Consuming Tomato Sauces Obtained from Tangerine or High-Beta-Carotene Varieties of Tomatoes«, in: *Journal of Agricultural and Food Chemistry* 55, Nr. 4 (2007), 1597 - 1603
23 P. Flores, E. Sánchez, J. Fenoll und P. Hellín, »Genotypic Variability of Carotenoids in Traditional Tomato Cultivars«, in: *Food Research International* 100, pt. 3 (2017), 510 - 516.
24 B. C. Chiu et al., »Dietary Intake of Fruit and Vegetables and Risk of Non-Hodgkin Lymphoma«, in: *Cancer Causes and Control* 22, Nr. 8 (2011), 1183 - 1195; K. A. Steinmetz, J. D. Potter und A. R. Folsom, »Vegetables, Fruit, and Lung Cancer in the Iowa Women's Health Study«, in: *Cancer Research* 53, Nr. 3 (1993), 536 - 543; L. I. Mignone et al., »Dietary Carotenoids and the Risk of Invasive Breast Cancer«, in: *International Journal of Cancer* 124, Nr. 12 (2009), 2929 - 2937; M. A. Gates et al., »A Prospective Study of Dietary Flavonoid Intake and Incidence of Epithelial Ovarian Cancer«, in: *International Journal of Cancer* 121, Nr. 10 (2007), 2225 - 2232; N. D. Freedman et al., »Fruit and Vegetable Intake and Esophageal Cancer in a Large Prospective Cohort Study«, in: *International Journal of Cancer* 121, Nr. 12 (2007), 2753 - 2760; E. L. Richman, P. R. Carroll und J. M. Chan, »Vegetable and fruit intake after diagnosis and risk of prostate cancer progression«, in: *International Journal of Cancer* 131, Nr. 1 (2012), 201 - 210; A. E. Millen et al., »Diet and Melanoma in a Case-Control Study«, in: *Cancer Epidemiology, Biomarkers, and Prevention* 13, Nr. 6 (2004), 1042 - 1051

25 N. D. Freedman et al., »Fruit and Vegetable Intake and Esophageal Cancer in a Large Prospective Cohort Study«, in: *International Journal of Cancer* 121, Nr. 12 (2007), 2753–2760; M. E. Wright et al., »Intakes of Fruit, Vegetables, and Specific Botanical Groups in Relation to Lung Cancer Risk in the NIH-AARP Diet and Health Study«, in: *American Journal of Epidemiology* 168, Nr. 9 (2008), 1024–1034

26 S. Katayama, H. Ogawa und S. Nakamura, »Apricot Carotenoids Possess Potent Anti- Amyloidogenic Activity In Vitro«, in: *Journal of Agricultural and Food Chemistry* 59, Nr. 23 (2011), 12691–12696

27 S. Erdoğan und S. Erdemoğlu, »Evaluation of Polyphenol Contents in Differently Processed Apricots Using Accelerated Solvent Extraction Followed by High-Performance Liquid Chromatography-Diode Array Detector«, in: *International Journal of Food Sciences and Nutrition* 62, Nr. 7 (2011), 729–739

28 F. L. Büchner et al., »Consumption of Vegetables and Fruit and the Risk of Bladder Cancer in the European Prospective Investigation into Cancer and Nutrition«, in: *International Journal of Cancer* 125 (2009), 2643–2651; S. Gallus et al., »Does an Apple a Day Keep the Oncologist Away?«, in: *Annals of Oncology* 16, Nr. 11 (2005), 1841–1844; M. E. Wright et al., »Intakes of Fruit, Vegetables, and Specific Botanical Groups in Relation to Lung Cancer Risk in the NIH-AARP Diet and Health Study«, in: *American Journal of Epidemiology* 168, Nr. 9 (2008), 1024–1034

29 D. A. Hyson, »A Comprehensive Review of Apples and Apple Components and Their Relationship to Human Health«, in: *Advances in Nutrition* 2, Nr. 5 (2011), 408–420

30 C. A. Thompson et al., »Antioxidant Intake from Fruits, Vegetables, and Other Sources and Risk of Non-Hodgkin's Lymphoma: The Iowa Women's Health Study«, in: *International Journal of Cancer* 126, Nr. 4 (2010), 992–1003

31 F. L. Büchner et al., »Fruits and Vegetables Consumption and the Risk of Histological Subtypes of Lung Cancer in the European Prospective Investigation into Cancer and Nutrition (EPIC)«, in: *Cancer Causes and Control* 21, Nr. 3 (2010), 357–371

32 L. A. Kresty, S. R. Mallery und G. D. Stoner, »Black Raspberries in Cancer Clinical Trials: Past, Present, and Future«, in: *Journal of Berry Research* 6, Nr. 2 (2016), 251–261

33 S. Lamy et al., »Delphinidin, a Dietary Anthocyanidin, Inhibits Vascular Endothelial Growth Factor Receptor-2 Phosphorylation«, in: *Carcinogenesis* 27, Nr. 5 (2006), 989–996

34 T. T. Fung et al., »Intake of Specific Fruits and Vegetables in Relation to Risk of Estrogen Receptor-Negative Breast Cancer among Postmenopausal Women«, in: *Breast Cancer Research and Treatment* 138, Nr. 3 (2013), 925–930

35 J. Kowshik et al., »Ellagic Acid Inhibits VEGF/VEGFR2, PI3K/Akt and MAPK Signaling Cascades in the Hamster Cheek Pouch Carcinogenesis Model«, in: *Anticancer Agents in Medicinal Chemistry* 14, Nr. 9 (2014), 1249–1260

36 S. Muthukumaran et al., »Ellagic Acid in Strawberry (*Frangaria* spp.): Biological, Technological, Stability, and Human Health Aspects«, in: *Food Quality and Safety* 1, Nr. 4 (2017), 227–252
37 K. K. Kim et al., »Anti-Angiogenic Activity of Cranberry Proanthocyanidins and Cytotoxic Properties in Ovarian Cancer Cells«, in: *International Journal of Oncology* 40, Nr. 1 (2012), 227–235
38 D. Mozaffarian et al., »Plasma Phospholipid Long-Chain σ-3 Fatty Acids and Total and Cause-Specific Mortality in Older Adults: A Cohort Study«, in: *Annals of Internal Medicine* 158, Nr. 7 (2013), 515–525
39 J. X. Kang und A. Liu, »The Role of the Tissue Omega-6/Omega-3 Fatty Acid Ratio in Regulating Tumor Angiogenesis«, in: *Cancer and Metastasis Reviews* 32, Nr. 1–2 (2013), 201–210
40 A. P. Simopoulos, »The Importance of the Omega-6/Omega-3 Fatty Acid Ratio in Cardiovascular Disease and Other Chronic Diseases«, in: *Experimental Biology and Medicine* 233, Nr. 6 (2008), 674–688
41 M. Gago-Dominguez et al., »Opposing Effects of Dietary n-3 and n-6 Fatty Acids on Mammary Carcinogenesis: The Singapore Chinese Health Study«, in: *British Journal of Cancer* 89, Nr. 9 (2003), 1686–1692
42 T. Norat et al., »Meat, Fish, and Colorectal Cancer Risk: The European Prospective Investigation into Cancer and Nutrition«, in: *Journal of the National Cancer Institute* 97, Nr. 12 (2005), 906–916
43 W. G. Christen et al., »Dietary ω-3 Fatty Acid and Fish Intake and Incident Age-Related Macular Degeneration in Women«, in: *Archives of Ophthalmology* 129, Nr. 7 (2011), 921–929
44 W. Zhu et al., »Fish Consumption and Age-Related Macular Degeneration Incidence: A Meta-Analysis and Systematic Review of Prospective Cohort Studies«, in: *Nutrients* 8, Nr. 11 (2016)
45 T. J. Koivu-Tikkanen, V. Ollilainen und V. I. Piironen, »Determination of Phylloquinone and Menaquinones in Animal Products with Fluorescence Detection after Postcolumn Reduction with Metallic Zinc«, in: *Journal of Agricultural and Food Chemistry* 48, Nr. 12 (2000), 6325–6331
46 T. Kayashima et al., »1,4-Naphthoquinone Is a Potent Inhibitor of Human Cancer Cell Growth and Angiogenesis«, in: *Cancer Letters* 278, Nr. 1 (2009), 34–40
47 A. Samykutty et al., »Vitamin K2, a Naturally Occurring Menaquinone, Exerts Therapeutic Effects on Both Hormone-Dependent and Hormone-Independent Prostate Cancer Cells«, in: *Evidence-Based Complementary and Alternatative Medicine* 2013, article ID 287358
48 J. M. Geleijnse et al., »Dietary Intake of Menaquinone Is Associated with a Reduced Risk of Coronary Heart Disease: The Rotterdam Study«, in: *Journal of Nutrition* 134, Nr. 11 (2004), 3100–3105
49 H. Kawashima et al. »Effects of Vitamin K2 (Menatetrenone) on Atherosclerosis and Blood Coagulation in Hypercholesterolemic Rabbits«, in: *Japanese Journal of Pharmacology* 75, Nr. 2 (1997), 135–143

50 »About Jamón Ibérico«, Jamon.com, https://www.jamon.com/about-jamon-iberico.html
51 M. R. Sartippour et al., »Green Tea Inhibits Vascular Endothelial Growth Factor (VEGF) Induction in Human Breast Cancer Cells«, in: *Journal of Nutrition* 132, Nr. 8 (2002), 2307–2311; T. Nagao, T. Hase und I. Tokimitsu, »A Green Tea Extract High in Catechins Reduces Body Fat and Cardiovascular Risks in Humans«, in: *Obesity* 16, Nr. 6 (2007), 1473–1483; D. Wu, J. Wang, M. Pae und S. N. Meydani, »Green Tea EGCG, T Cells, and T Cell-Mediated Autoimmune Diseases«, in: *Molecular Aspects of Medicine* 33, Nr. 1 (2012), 107–118; A. Basu et al., »Green Tea Supplementation Increases Glutathione and Plasma Antioxidant Capacity in Adults with the Metabolic Syndrome«, in: *Nutrition Research* 33, Nr. 3 (2013), 180–187
52 G. Yang et al., »Prospective Cohort Study of Green Tea Consumption and Colorectal Cancer Risk in Women«, in: *Cancer Epidemiology, Biomarkers, and Prevention* 16, Nr. 6 (2007), 1219–1223
53 R. Guimarães et al., »Wild Roman Chamomile Extracts and Phenolic Compounds: Enzymatic Assays and Molecular Modelling Studies with VEGFR-2 Tyrosine Kinase«, in: *Food and Function* 7, Nr. 1 (2016), 79–83
54 M. M. Markoski et al., »Molecular Properties of Red Wine Compounds and Cardio-metabolic Benefits«, in: *Nutrition and Metabolic Insights* 9 (2016), 51–57
55 J. Y. Park et al., »Baseline Alcohol Consumption, Type of Alcoholic Beverage and Risk of Colorectal Cancer in the European Prospective Investigation into Cancer and Nutrition- Norfolk Study«, in: *Cancer Epidemiology* 33, Nr. 5 (2009), 347–354
56 S. D. Crockett et al., »Inverse Relationship between Moderate Alcohol Intake and Rectal Cancer: Analysis of the North Carolina Colon Cancer Study«, in: *Diseases of the Colon and Rectum* 54, Nr. 7 (2011), 887–894
57 A. Albini et al., »Mechanisms of the Antiangiogenic Activity by the Hop Flavonoid Xanthohumol: NF-kappaB and Akt as Targets«, in: *FASEB Journal* 20, Nr. 3 (2006), 527–529
58 S. Karami, S. E. Daugherty und M. P. Purdue, »A Prospective Study of Alcohol Consumption and Renal Cell Carcinoma Risk«, in: *International Journal of Cancer* 137, Nr. 1 (2015), 238–242
59 S. D. Crockett et al., »Inverse Relationship between Moderate Alcohol Intake and Rectal Cancer: Analysis of the North Carolina Colon Cancer Study«, in: *Diseases of the Colon and Rectum* 54, Nr. 7 (2011), 887–894
60 A. Di Castelnuovo et al., »Meta-Analysis of Wine and Beer Consumption in Relation to Vascular Risk«, in: *Circulation* 105, Nr. 24 (2002), 2836–2844
61 S. Weyerer et al., »Current Alcohol Consumption and Its Relationship to Incident Dementia: Results from a 3-Year Follow-up Study among Primary Care Attenders Aged 75 Years and Older«, in: *Age and Ageing* 40, Nr. 4 (2011), 456–463
62 T. J. Koivu-Tikkanen, V. Ollilainen und V. I. Piirnen, »Determination of Phylloquinone and Menaquinones in Animal Products with Fluorescence Detec-

tion after Postcolumn Reduction with Metallic Zinc«, in: *Journal of Agricultural and Food Chemistry* 48, Nr. 12 (2000), 6325–6331; C. Vermeer et al., »Menaquinone Content of Cheese«, in: *Nutrients* 10, Nr. 4 (2018)

63 K. Nimptsch, S. Rohrmann und J. Linseisen, »Dietary Intake of Vitamin K and Risk of Prostate Cancer in the Heidelberg Cohort of the European Prospective Investigation into Cancer and Nutrition (EPIC-Heidelberg)«, in: *American Journal of Clinical Nutrition* 87, Nr. 4 (2008), 985–992

64 C. Bosetti, C. Pelucchi und C. La Vecchia, »Diet and Cancer in Mediterranean Countries: Carbohydrates and Fats«, in: *Public Health Nutrition* 12, Nr. 9A (2009), 1595–1600

65 T. Fadelu et al., »Nut Consumption and Survival in Patients With Stage III Colon Cancer: Results from CALGB 89803 (Alliance)«, in: *Journal of Clinical Oncology* 36, Nr. 11 (2018), 1112–1120

66 M. Jenab et al., »Association of Nut and Seed Intake with Colorectal Cancer Risk in the European Prospective Investigation into Cancer and Nutrition«, in: *Cancer Epidemiology, Biomarkers, and Prevention* 13, Nr. 10 (2004), 1595–1603

67 M. G. Jain, G. T. Hislop, G. R. Howe und P. Ghadirian, »Plant Foods, Antioxidants, and Prostate Cancer Risk: Findings from Case-Control Studies in Canada«, in: *Nutrition and Cancer* 34, Nr. 2 (1999), 173–184

68 T. P. Kenny et al., »Cocoa Procyanidins Inhibit Proliferation and Angiogenic Signals in Human Dermal Microvascular Endothelial Cells following Stimulation by Low-Level H2O2«, in: *Experimental Biology and Medicine* 229, Nr. 8 (2004), 765–771

69 T. Kayashima und K. Matsubara, »Antiangiogenic Effect of Carnosic Acid and Carnosol, Neuroprotective Compounds in Rosemary Leaves«, in: *Bioscience, Biotechnology, and Biochemistry* 76, Nr. 1 (2012), 115–119; M. Saberi-Karimian et al., »Vascular Endothelial Growth Factor: An Important Molecular Target of Curcumin«, in: *Critical Reviews in Food Science and Nutrition* (2017), 1–14; P. Kubatka et al., »Oregano Demonstrates Distinct Tumour-Suppressive Effects in the Breast Carcinoma Model«, in: *European Journal of Nutrition* 56, Nr. 3 (2017), 1303–1316; S. Kobayashi, T. Miyamoto, I. Kimura und M. Kimura, »Inhibitory Effect of Isoliquiritin, a Compound in Licorice Root, on Angiogenesis In Vivo and Tube Formation In Vitro«, in: *Biological and Pharmaceutical Bulletin* 18, Nr. 10 (1995), 1382–1386; J. Lu et al., »Novel Angiogenesis Inhibitory Activity in Cinnamon Extract Blocks VEGFR2 Kinase and Downstream Signaling«, in: *Carcinogenesis* 31, Nr. 3 (2010), 481–488

70 S. Agostini et al., »Barley Beta-Glucan Promotes MnSOD Expression and Enhances Angiogenesis under Oxidative Microenvironment«, in: *Journal of Cellular and Molecular Medicine* 19, Nr. 1 (2015), 227–238

71 V. Casieri et al., »Long-Term Intake of Pasta Containing Barley (1–3)Beta-D-Glucan Increases Neovascularization Mediated Cardioprotection through Endothelial Upregulation of Vascular Endothelial Growth Factor and Parkin«, in: *Scientific Reports* 7, Nr. 1 (2017), 13424

72 S. V. Penumathsa et al., »Secoisolariciresinol Diglucoside Induces Neovascularization-Mediated Cardioprotection against Ischemia-Reperfusion Injury in Hypercholesterolemic Myocardium«, in: *Journal of Molecular and Cellular Cardiology* 44, Nr. 1 (2008), 170 – 179
73 A. W. Lee et al., »Ursolic Acid Induces Allograft Inflammatory Factor-1 Expression via a Nitric Oxide-Related Mechanism and Increases Neovascularization«, in: *Journal of Agricultural and Food Chemistry* 58, Nr. 24 (2010), 12941 – 12949
74 J. Lin et al., »Ursolic Acid Inhibits Colorectal Cancer Angiogenesis through Suppression of Multiple Signaling Pathways«, in: *International Journal of Oncology* 43, Nr. 5 (2013), 1666 – 1674
75 F. Zhang et al., »Oleanolic Acid and Ursolic Acid in Commercial Dried Fruits«, in: *Food Science and Technology Research* 19, Nr. 1 (2013), 113 – 116
76 M. Sumi et al., »Quercetin Glucosides Promote Ischemia-Induced Angiogenesis, but Do Not Promote Tumor Growth«, in: *Life Sciences* 93, Nr. 22 (2013), 814 – 819
77 A. K. Maurya und M. Vinayak, »Quercetin Attenuates Cell Survival, Inflammation, and Angiogenesis via Modulation of AKT Signaling in Murine T-Cell Lymphoma«, in: *Nutrition and Cancer* 69, Nr. 3 (2017), 470 – 480; X. Zhao et al., »Quercetin Inhibits Angiogenesis by Targeting Calcineurin in the Xenograft Model of Human Breast Cancer«, in: *European Journal of Pharmacology* 781 (2016), 60 – 68

Kapitel 7: Wie wir unsere Gesundheit regenerieren

1 Y. Kim und Y. Je, »Flavonoid Intake and Mortality from Cardiovascular Disease and All Causes: A Meta-Analysis of Prospective Cohort Studies«, in: *Clinical Nutrition ESPEN* 20 (2017), 68 – 77
2 C. Heiss et al., »Improvement of Endothelial Function with Dietary Flavanols Is Associated with Mobilization of Circulating Angiogenic Cells in Patients with Coronary Artery Disease«, in: *Journal of the American College of Cardiology* 56, Nr. 3 (2010), 218 – 224
3 E. Shantsila, T. Watson und G. Y. Lip, »Endothelial Progenitor Cells in Cardiovascular Disorders«, in: *Journal of the American College of Cardiology* 49, Nr. 7 (2007), 741 – 752
4 F. L'episcopo et al., »Neural Stem Cell Grafts Promote Astroglia-Driven Neurorestoration in the Aged Parkinsonian Brain via Wnt/β-Catenin Signaling«, in: *Stem Cells* 36, Nr. 8 (2018); C. Beauséjour, »Bone Marrow-Derived Cells: The Influence of Aging and Cellular Senescence«, in: Handbook of Experimental Pharmacology 180 (2007), 67 – 88; H. E. Marei et al., »Human Olfactory Bulb Neural Stem Cells Expressing hNGF Restore Cognitive Deficit in Alzheimer's Disease Rat Model«, in: *Journal of Cell Physiology* 230, Nr. 1 (2015), 116 – 130

5 L. da Cruz et al., »Phase 1 Clinical Study of an Embryonic Stem Cell-Derived Retinal Pigment Epithelium Patch in Age-Related Macular Degeneration«, in: *Nature Biotechnology* 36, Nr. 4 (2018), 328–337

6 B. Sui et al., »Allogeneic Mesenchymal Stem Cell Therapy Promotes Osteoblastogenesis and Prevents Glucocorticoid-Induced Osteoporosis«, in: *Stem Cells Translational Medicine* 5, Nr. 9 (2016), 1238–1246

7 C. De Bari und A. J. Roelofs, »Stem Cell-Based Therapeutic Strategies for Cartilage Defects and Osteoarthritis«, in: *Current Opinion in Pharmacology* 40 (2018), 74–80

8 H. H. Izmirli et al., »Use of Adipose-Derived Mesenchymal Stem Cells to Accelerate Neovascularization in Interpolation Flaps«, in: *Journal of Craniofacial Surgery* 27, Nr. 1 (2016), 264–271; C. De Bari und A. J. Roelofs, »Stem Cell-Based Therapeutic Strategies for Cartilage Defects and Osteoarthritis«, in: *Current Opinion in Pharmacology* 40 (2018), 74–80; J. Takahashi, »Stem Cells and Regenerative Medicine for Neural Repair«, in: *Current Opinion in Biotechnology* 52 (2018), 102–108; M. Fernandes et al., »Bone Marrow-Derived Mesenchymal Stem Cells versus Adipose-Derived Mesenchymal Stem Cells for Peripheral Nerve Regeneration«, in: *Neural Regeneration Research* 13, Nr. 1 (2018), 100–104; H. Fukuoka, K. Narita und H. Suga, »Hair Regeneration Therapy: Application of Adipose-Derived Stem Cells«, in: *Current Stem Cell Research and Therapy* 12, Nr. 7 (2017), 531–534; E. L. Matz et al., »Stem Cell Therapy for Erectile Dysfunction«, in: *Sexual Medicine Reviews* (Apr. 6, 2018)

9 G. Dawson et al., »Autologous Cord Blood Infusions Are Safe and Feasible in Young Children with Autism Spectrum Disorder: Results of a Single-Center Phase I Open-Label Trial«, in: *Stem Cells Translational Medicine* 6, Nr. 5 (2017), 1332–1339; F. Pischiutta et al., »Placenta-Derived Cells for Acute Brain Injury«, in: *Cell Transplantation* 27, Nr. 1 (2018), 151–167

10 J. Turgeon et al., »Fish Oil-Enriched Diet Protects against Ischemia by Improving Angiogenesis, Endothelial Progenitor Cell Function, and Postnatal Neovascularization«, in: *Atherosclerosis* 229, Nr. 2 (2013), 295–303

11 M. Lei et al., »Study of the Radio-Protective Effect of Cuttlefish Ink on Hemopoietic Injury«, in: *Asia Pacific Journal of Clinical Nutrition* 16, Nachtrag 1 (2007), 239–243

12 N. Okarter und R. H. Liu, »Health Benefits of Whole Grain Phytochemicals«, in: *Critical Reviews in Food Science and Nutrition* 50, Nr. 3 (2010), 193–208

13 D. Lucchesi et al., »Grain and Bean Lysates Improve Function of Endothelial Progenitor Cells from Human Peripheral Blood: Involvement of the Endogenous Antioxidant Defenses«, in: *PLOS One* 9, Nr. 10 (2014), e109298

14 D. Lucchesi et al., »Grain and Bean Lysates Improve Function of Endothelial Progenitor Cells from Human Peripheral Blood: Involvement of the Endogenous Antioxidant Defenses«, in: *PLOS One* 9, Nr. 10 (2014), e109298

15 A. Parzonko, A. Oświt, A. Bazylko und M. Naruszewicz, »Anthocyans-Rich Aronia Melanocarpa Extract Possesses Ability to Protect Endothelial Proge-

nitor Cells against Angiotensin II Induced Dysfunction«, in: *Phytomedicine* 22, Nr. 14 (2015), 1238–1246

16 C. Perez-Ternero et al., »Ferulic Acid, a Bioactive Component of Rice Bran, Improves Oxidative Stress and Mitochondrial Biogenesis and Dynamics in Mice and in Human Mononuclear Cells«, in: *Journal of Nutritional Biochemistry* 48 (2017), 51–61

17 C. Perez-Ternero et al., »Rice Bran Enzymatic Extract Reduces Atherosclerotic Plaque Development and Steatosis in High-Fat Fed ApoE-/- Mice«, in: *Nutrition* 37 (2017), 22–29

18 »How Much Arsenic Is in Your Rice?«, in: *Consumer Reports,* Nov. 18, 2014, https://www.consumerreports.org/cro/magazine/2015/01/how-much-arsenic-is-in-your-rice/index.htm

19 J. You et al., »Curcumin Induces Therapeutic Angiogenesis in a Diabetic Mouse Hindlimb Ischemia Model via Modulating the Function of Endothelial Progenitor Cell«, in: *Stem Cell Research and Therapy* 8, Nr. 1 (2017), 182

20 L. Ling, S. Gu und Y. Cheng, »Resveratrol Activates Endogenous Cardiac Stem Cells and Improves Myocardial Regeneration following Acute Myocardial Infarction«, in: *Molecular Medicine Reports* 15, Nr. 3 (2017), 1188–1194

21 R. Liu et al., »Lutein and Zeaxanthin Supplementation and Association with Visual Function in Age-Related Macular Degeneration«, in: *Investigative Ophthalmology and Visual Science* 56, Nr. 1 (2014), 252–258

22 Y. Liu et al., »Precise Regulation of miR-210 Is Critical for the Cellular Homeostasis Maintenance and Transplantation Efficacy Enhancement of Mesenchymal Stem Cells in Acute Liver Failure Therapy«, in: *Cell Transplantation* 26, Nr. 5 (2017), 805–820

23 M. R. Olthof, P. C. Hollman, P. L. Zock und M. B. Katan, »Consumption of High Doses of Chlorogenic Acid, Present in Coffee, or of Black Tea Increases Plasma Total Homocysteine Concentrations in Humans«, in: *American Journal of Clinical Nutrition* 73, Nr. 3 (2001), 532–538

24 S. Li, H. Bian et al., »Chlorogenic Acid Protects MSCs against Oxidative Stress by Altering FOXO Family Genes and Activating Intrinsic Pathway«, in: *European Journal of Pharmacology* 674, Nr. 2–3 (2012), 65–72

25 L.-S. Wang et al., »Abstract 163: Metabolomic Profiling Reveals a Protective Modulation on Fatty Acid Metabolism in Colorectal Cancer Patients following Consumption of Freeze-Dried Black Raspberries«, in: *Cancer Research* 73 (2013), 163; J. H. An et al., »Effect of *Rubus occidentalis* Extract on Metabolic Parameters in Subjects with Prediabetes: A Proof-of-Concept, Randomized, Double-Blind, Placebo-Controlled Clinical Trial«, in: *Phytotherapy Research* 30, Nr. 10 (2016), 1634–1640

26 Q. S. Liu et al., »Ellagic Acid Improves Endogenous Neural Stem Cells Proliferation and Neurorestoration through Wnt/β-catenin Signaling In Vivo and In Vitro«, in: *Molecular Nutrition and Food Research* 61, Nr. 3 (2017)

27 H. S. Jeong et al., »Black Raspberry Extract Increased Circulating Endothelial Progenitor Cells and Improved Arterial Stiffness in Patients with Metabolic Syndrome: A Randomized Controlled Trial«, in: *Journal of Medicinal Food* 19, Nr. 4 (2016), 346–352

28 Y. Kurobayashi et al., »Potent Odorants Characterize the Aroma Quality of Leaves and Stalks in Raw and Boiled Celery«, in: *Bioscience, Biotechnology, and Biochemistry* 70, Nr. 4 (2006), 958–965

29 I. A. Abdoulaye und Y. J. Guo, »A Review of Recent Advances in Neuroprotective Potential of 3-N-Butylphthalide and Its Derivatives«, in: *BioMed Research International* (2016), 5012341

30 P. Zhang et al., »DL-3-n-Butylphthalide Promotes Dendrite Development in Cortical Neurons Subjected to Oxygen-Glukose Deprivation/Reperfusion«, in: *Cell Biology International* 42, Nr. 8 (2018), 1041–1049

31 H. Zhao et al., »Mobilization of Circulating Endothelial Progenitor Cells by dl-3-n-Butylphthalide in Acute Ischemic Stroke Patients«, in: *Journal of Stroke and Cerebrovascular Diseases* 25, Nr. 4 (2016), 752–760

32 Q. Deng, Y. X. Tian und J. Liang, »Mangiferin Inhibits Cell Migration and Invasion through Rac1/WAVE2 Signalling in Breast Cancer«, in: *Cytotechnology* 70, Nr. 2 (2018), 593–601; M. Du et al., »Mangiferin Prevents the Growth of Gastric Carcinoma by Blocking the PI3K-Akt Signalling Pathway«, in: *Anticancer Drugs* 29, Nr. 2 (2018), 167–175

33 H. L. Wang et al., »Mangiferin Facilitates Islet Regeneration and β-Cell Proliferation through Upregulation of Cell Cycle and β-Cell Regeneration Regulators«, in: *International Journal of Molecular Sciences* 15, Nr. 5 (2014), 9016–9035

34 H. Li et al., »Preparation and Evaluations of Mangiferin-Loaded PLGA Scaffolds for Alveolar Bone Repair Treatment under the Diabetic Condition«, in: *AAPS Pharm- SciTech* 18, Nr. 2 (2017), 529–538; Y. Bai et al., »Mangiferin Enhances Endochondral Ossification-Based Bone Repair in Massive Bone Defect by Inducing Autophagy through Activating AMP-Activated Protein Kinase Signaling Pathway«, in: *FASEB Journal* 32, Nr. 8 (2018)

35 Beim Rotwein handelte es sich um Cabernet Sauvignon (Reserve Maison Nicholas 2009) aus dem Languedoc Roussillon in Frankreich, das Bier kaum aus Taiwan, der Wodka war ein Smirnoff.

36 P. H. Huang et al., »Intake of Red Wine Increases the Number and Functional Capacity of Circulating Endothelial Progenitor Cells by Enhancing Nitric Oxide Bioavailability«, in: *Arteriosclerosis Thrombosis, and Vascular Biology* 30, Nr. 4 (2010), 869–877

37 A. Di Castelnuovo et al., »Meta-Analysis of Wine and Beer Consumption in Relation to Vascular Risk«, in: *Circulation* 105, Nr. 24 (2002), 2836–2844

38 P. E. Ronksley et al., »Association of Alcohol Consumption with Selected Cardiovascular Disease Outcomes: A Systematic Review and Meta-analysis«, in: *BMJ* 342 (2011), d671.

39 G. Chiva-Blanch et al., »The Non-alcoholic Fraction of Beer Increases Stromal Cell Derived Factor 1 and the Number of Circulating Endothelial Progenitor

Cells in High Cardiovascular Risk Subjects: A Randomized Clinical Trial«, in: *Atherosclerosis* 233, Nr. 2 (2014), 518 – 524

40 S. E. Michaud et al., »Circulating Endothelial Progenitor Cells from Healthy Smokers Exhibit Impaired Functional Activities«, in: *Atherosclerosis* 187, Nr. 2 (2006), 423 – 432

41 W. Kim et al., »Effect of Green Tea Consumption on Endothelial Function and Circulating Endothelial Progenitor Cells in Chronic Smokers«, in: *Circulation Journal* 70, Nr. 8 (2006), 1052 – 1057

42 Y. He et al., »Epigallocatechiomega-3-gallate Attenuates Cerebral Cortex Damage and Promotes Brain Regeneration in Acrylamide-Treated Rats«, in: *Food and Function* 8, Nr. 6 (2017), 2275 – 2282; A. R. Kim et al., »Catechins Activate Muscle Stem Cells by Myf5 Induction and Stimulate Muscle Regeneration«, in: *Biochemical and Biophysical Research Communications* 489, Nr. 2 (2017), 142 – 148; C. L. Shen et al., »Functions and Mechanisms of Green Tea Catechins in Regulating Bone Remodeling«, in: *Current Drug Targets* 14, Nr. 13 (2013), 1619 – 1630; S. H. Zhou et al., »Allograft Pretreatment for the Repair of Sciatic Nerve Defects: Green Tea Polyphenols versus Radiation«, in: *Neural Regeneration Research* 10, Nr. 1 (2015), 136 – 140; H. L. Kim et al., »Promotion of Full-Thickness Wound Healing Using Epigallocatechiomega-3-O-gallate/Poly (Lactic-co-glycolic Acid) Membrane as Temporary Wound Dressing«, in: *Artificial Organs* 38, Nr. 5 (2014), 411 – 417

43 D. Grassi et al., »Black Tea Increases Circulating Endothelial Progenitor Cells and Improves Flow Mediated Dilatation Counteracting Deleterious Effects from a Fat Load in Hypertensive Patients: A Randomized Controlled Study«, in: *Nutrients* 8, Nr. 11 (2016)

44 C. Marin et al., »Mediterranean Diet Reduces Endothelial Damage and Improves the Regenerative Capacity of Endothelium«, in: *American Journal of Clinical Nutrition* 93, Nr. 2 (2011), 267 – 274

45 M. Igarashi und L. Guarente, »mTORC1 and SIRT1 Cooperate to Foster Expansion of Gut Adult Stem Cells during Calorie Restriction«, in: *Cell* 166, Nr. 2 (2016), 436 – 450.

46 S. Periyasamy-Thandavan et al., »Caloric Restriction and the Adipokine Leptin Alter the SDF-1 Signaling Axis in Bone Marrow and in Bone Marrow Derived Mesenchymal Stem Cells«, in: *Molecular and Cellular Endocrinology* 410 (2015), 64 – 72

47 B. Xin et al., »Prolonged Fasting Improves Endothelial Progenitor Cell-Mediated Ischemic Angiogenesis in Mice«, in: *Cell Physiology and Biochemistry* 40, Nr. 3 – 4 (2016), 693 – 706

48 M. D. Mana, E. Y. Kuo und Ö. H. Yilmaz, »Dietary Regulation of Adult Stem Cells«, in: *Current Stem Cell Reports* 3, Nr. 1 (2017), 1 – 8

49 H. R. Park et al., »A High-Fat Diet Impairs Neurogenesis: Involvement of Lipid Peroxidation and Brain-Derived Neurotrophic Factor«, in: *Neuroscience Letters* 482, Nr. 3 (2010), 235 – 239

50 L. Wei et al., »High-Fat Diet Aggravates Postoperative Cognitive Dysfunction in Aged Mice«, in: *BMC Anesthesiology* 18, Nr. 1 (2018), 20
51 Y. L. Chen et al., »Impact of Obesity Control on Circulating Level of Endothelial Progenitor Cells and Angiogenesis in Response to Ischemic Stimulation«, in: *Journal of Translational Medicine* 10 (2012), 86
52 A. W. Joe et al., »Depot-Specific Differences in Adipogenic Progenitor Abundance and Proliferative Response to High-Fat Diet«, in: *Stem Cells* 27, Nr. 10 (2009), 2563–2570
53 S. Beyaz et al., »High-Fat Diet Enhances Stemness Tumorigenicity of Intestinal Progenitors«, in: *Nature* 531, Nr. 7592 (2016), 53–58
54 H. Kang et al., »High Glukose-Induced Endothelial Progenitor Cell Dysfunction«, in: *Diabetes and Vascular Disease Research* 14, Nr. 5 (2017), 381–394; J. Wang et al., »High Glukose Inhibits Osteogenic Differentiation through the BMP Signaling Pathway in Bone Mesenchymal Stem Cells In Mice«, in: *EXCLI Journal* 12 (2013), 584–597; H. Y. Choi et al., »High Glukose Causes Human Cardiac Progenitor Cell Dysfunction by Promoting Mitochondrial Fission: Role of a GLUT1 Blocker«, in: *Biomolecules and Therapeutics* 24, Nr. 4 (2016), 363–370
55 »Glycemic Index for 60+ Foods«, Harvard Health Publishing, Harvard Medical School, Feb. 2015, updated Mar. 14, 2018, https://www.health.harvard.edu/diseases-and-conditions/glycemic-index-and-glycemic-load-for-100-foods
56 J. R. Karcher und A. S. Greene, »Bone Marrow Mononuclear Cell Angiogenic Competency Is Suppressed by a High-Salt Diet«, in: *American Journal of Physiology–Cell Physiology* 306, Nr. 2 (2014), C123–C131
57 Charles A. Goldwater Jr., »Are Stem Cells Involved in Cancer?« Stem Cell Information, National Institutes of Health, https://stemcells.nih.gov/info/Regenerative_Medicine/2006chapter9.htm
58 M. J. Munro et al., »Cancer Stem Cells in Colorectal Cancer: A Review«, in: *Journal of Clinical Pathology* 71, Nr. 2 (2018), 110–116
59 Y. Chen et al., »(-)-Epigallocatechiomega-3-Gallate Inhibits Colorectal Cancer Stem Cells by Suppressing Wnt/β-Catenin Pathway«, in: *Nutrients* 9, Nr. 6 (2017)
60 G. Bonuccelli, F. Sotgia und M. P. Lisanti, »Matcha Green Tea (MGT) Inhibits the Propagation of Cancer Stem Cells (CSCs), by Targeting Mitochondrial Metabolism, Glycolysis, and Multiple Cell Signalling Pathways«, in: *Aging* 10, Nr. 8 (2018), 1867–1883
61 V. Charepalli et al., »Anthocyanin-Containing Purple-Fleshed Potatoes Suppress Colon Tumorigenesis via Elimination of Colon Cancer Stem Cells«, in: *Journal of Nutritional Biochemistry* 26, Nr. 12 (2015), 1641–1649
62 T. Takayama et al., »Randomized Double-Blind Trial of Sulindac and Etodolac to Eradicate Aberrant Crypt Foci and to Prevent Sporadic Colorectal Polyps«, in: *Clinical Cancer Research* 17, Nr. 11 (2011), 3803–3811; B. C. Sun et al., »Sulindac Induces Apoptosis and Protects against Colon Carcinoma in Mice«, in: *World Journal of Gastroenterology* 11, Nr. 18 (2005), 2822–2826

63 J. Lee et al., »Walnut Phenolic Extract and Its Bioactive Compounds Suppress Colon Cancer Cell Growth by Regulating Colon Cancer Stemness«, in: *Nutrients* 8, Nr. 7 (2016)
64 »Chance of Colon Cancer Recurrence Nearly Cut in Half in People Who Eat Nuts«, in: American Society of Clinical Oncology, May 17, 2017, https://www.asco.org/about-asco/press-center/news-releases/chance-colon-cancer-recurrence-nearly-cut-half-people-who-eat-nuts
65 S. Silva et al., »High Resolution Mass Spectrometric Analysis of Secoiridoids and Metabolites as Biomarkers of Acute Olive Oil Intake – An Approach to Study Interindividual Variability in Humans«, in: *Molecular Nutrition and Food Research* 62, Nr. 2 (2018)
66 B. Corominas-Faja et al., »Extra-Virgin Olive Oil Contains a Metabolo-Epigenetic Inhibitor of Cancer Stem Cells«, in: *Carcinogenesis* 39, Nr. 4 (2018), 601–613
67 L. Zhang et al., »Genistein Inhibits the Stemness Properties of Prostate Cancer Cells through Targeting Hedgehog-Gli1 Pathway«, in: *Cancer Letters* 323, Nr. 1 (2012), 48–57; P. H. Tsai et al., »Dietary Flavonoids Luteolin and Quercetin Suppressed Cancer Stem Cell Properties and Metastatic Potential of Isolated Prostate Cancer Cells«, in: *Anticancer Research* 36, Nr. 12 (2016), 6367–6380
68 S. N. Tang et al., »The Dietary Bioflavonoid Quercetin Synergizes with Epigallocathechin Gallate (EGCG) to Inhibit Prostate Cancer Stem Cell Characteristics, Invasion, Migration, and Epithelial-Mesenchymal Transition«, in: *Journal of Molecular Signaling* 5 (2010), 14
69 K. Yamagata, Y. Izawa, D. Onodera und M. Tagami, »Chlorogenic Acid Regulates Apoptosis and Stem Cell Marker-Related Gene Expression in A549 Human Lung Cancer Cells«, in: *Molecular and Cellular Biochemistry* 441, Nr. 1–2 (2018), 9–19; S. Li et al., »Chlorogenic Acid Protects MSCs against Oxidative Stress by Altering FOXO Family Genes and Activating Intrinsic Pathway«, in: *European Journal of Pharmacology* 674, Nr. 2–3 (2012), 65–72
70 J. Suh, D. H. Kim und Y. J. Surh, »Resveratrol Suppresses Migration, Invasion, and Stemness of Human Breast Cancer Cells by Interfering with Tumor-Stromal Cross- Talk«, in: *Archives of Biochemistry and Biophysics* 643 (2018), 62–71
71 N. Wang et al., »Direct Inhibition of ACTN4 by Ellagic Acid Limits Breast Cancer Metastasis via Regulation of β-catenin Stabilization in Cancer Stem Cells«, in: *Journal of Experimental and Clinical Cancer Research* 36, Nr. 1 (2017), 172
72 T. N. Seyfried et al., »Metabolic Therapy: A New Paradigm for Managing Malignant Brain Cancer«, in: *Cancer Letters* 356, Nr. 2, pt. A (2015), 289–300
73 R. T. Martuscello et al., »A Supplemented High-Fat Low-Carbohydrate Diet for the Treatment of Glioblastoma«, in: *Clinical Cancer Research* 22, Nr. 10 (2016), 2482–2495

Kapitel 8: Wie wir unser inneres Ökosystem gut versorgen

1 R. Sender, S. Fuchs und R. Milo, »Revised Estimates for the Number of Human and Bacteria Cells in the Body«, in: *PLOS Biology* 14, Nr. 8 (2016), e1002533

2 M. Schneeberger et al., »Akkermansia Muciniphila Inversely Correlates with the Onset of Inflammation, Altered Adiposetissue Metabolism, and Metabolic Disorders during Obesity in Mice«, in: *Scientific Reports* 5 (2015), 16643

3 B. Routy et al., »Gut Microbiome Influences Efficacy of PD-1-Based Immunotherapy against Epithelial Tumors«, in: *Science* 359, Nr. 6371 (2018), 91–97

4 T. Marrs und K. Sim, »Demystifying Dysbiosis: Can the Gut Microbiome Promote Oral Tolerance over IgE-Mediated Food Allergy?«, in: *Current Pediatric Reviews* 14 (2018)

5 A. Kourosh et al., »Fecal Microbiome Signatures Are Different in Food Allergic Children Compared to Siblings and Healthy Children«, in: *Pediatric Allergy and Immunology* 29, Nr. 5 (2018), 545–554

6 A. M. Sheflin, A. K. Whitney und T. L. Weir, »Cancer-Promoting Effects of Microbial Dysbiosis«, in: *Current Oncology Reports* 16, Nr. 10 (2014), 406

7 S. Ahmadmehrabi und W. H. W. Tang, »Gut Microbiome and Its Role in Cardiovascular Diseases«, in: *Current Opinion in Cardiology* 32, Nr. 6 (2017), 761–766

8 M. Carlström, J. O. Lundberg und E. Weitzberg, »Mechanisms Underlying Blood Pressure Reduction by Dietary Inorganic Nitrate«, in: *Acta Physiologica* (Apr. 25, 2018), e13080; C. D. Koch et al., »Enterosalivary Nitrate Metabolism and the Microbiome: Intersection of Microbial Metabolism, Nitric Oxide, and Diet in Cardiac and Pulmonary Vascular Health«, in: *Free Radical Biology and Medicine* 105 (2017), 48–67

9 C. Bogiatzi et al., »Metabolic Products of the Intestinal Microbiome and Extremes of Atherosclerosis«, in: *Atherosclerosis* 273 (2018), 91–97

10 M. F. Sun und Y. Q. Shen, »Dysbiosis of Gut Microbiota and Microbial Metabolites in Parkinson's Disease«, in: *Ageing Research Reviews* 45 (2018), 53–61; Z. Q. Zhuang et al., »Gut Microbiome Is Altered in Patients with Alzheimer's Disease«, in: *Journal of Alzheimer's Disease* 63, Nr. 4 (2018), 1337–1346

11 Z. Chen et al., »Comparative Metaproteomics Analysis Shows Altered Fecal Microbiota Signatures in Patients with Major Depressive Disorder«, in: *NeuroReport* 29, Nr. 5 (2018), 417–425; T. T. Nguyen et al., »Overview and Systematic Review of Studies of Microbiome in Schizophrenia and Bipolar Disorder«, in: *Journal of Psychiatric Research* 99 (2018), 50–61

12 M. A. Ghebre et al., »Biological Exacerbation Clusters Demonstrate Asthma and COPD Overlap with Distinct Mediator and Microbiome Profiles«, in: *Journal of Allergy and Clinical Immunology* 141 (2018), 2027–2036

13 A. Lerner, R. Aminov und T. Matthias, »Dysbiosis May Trigger Autoimmune Diseases via Inappropriate Post-Translational Modification of Host Proteins«, in: *Frontiers in Microbiology* 7 (2016), 84
14 M. Lee et al., »Large-Scale Targeted Metagenomics Analysis of Bacterial Ecological Changes in 88 Kimchi Samples during Fermentation«, in: *Food Microbiology* 66 (2017), 173–183
15 M. L. Marco et al., »Health Benefits of Fermented Foods: Microbiota and Beyond«, in: *Current Opinion in Biotechnology* 44 (2017), 94–102
16 V. Plengvidhya, F. Breidt Jr., Z. Lu und H. P. Fleming, »DNA Fingerprinting of Lactic Acid Bacteria in Sauerkraut Fermentations«, in: *Applied and Environmental Microbiology* 73, Nr. 23 (2007), 7697–7702
17 Becky Plotner, »Sauerkraut Test Divulges Shocking Probiotic Count«, in: *Nourishing Plot,* June 21, 2014, https://www.nourishingplot.com/2014/06/21/sauerkraut-test-divulges-shocking-probiotic-count; M.L. Marco et al., »Health Benefits of Fermented Foods: Microbiota and Beyond«, in: *Current Opinion in Biotechnology* 44 (2017), 94–102
18 C. Raak, T. Ostermann, K. Boehm und F. Molsberger, »Regular Consumption of Sauerkraut and Its Effect on Human Health: A Bibliometric Analysis«, in: *Global Advances in Health and Medicine* 3, Nr. 6 (2014), 12–18
19 A. F. Athiyyah et al., »Lactobacillus Plantarum IS-10506 Activates Intestinal Stem Cells in a Rodent Model«, in: *Beneficial Microbes* (May 4, 2018), 1–6
20 M. Tolonen et al., »Plant-Derived Biomolecules in Fermented Cabbage«, in: *Journal of Agricultural and Food Chemistry* 50, Nr. 23 (2002), 6798–803
21 American Chemical Society, »Sauerkraut Contains Anticancer Compound«, in: *EurekAlert,* Oct. 17, 2002, https://www.eurekalert.org/pub_releases/2002-10/acs-sca101702.php
22 E. J. Park et al., »Bacterial Community Analysis during Fermentation of Ten Representative Kinds of Kimchi with Barcoded Pyrosequencing«, in: *Food Microbiology* 30, Nr. 1 (2012), 197–204
23 Y. J. Oh et al., »*Lentibacillus kimchii* sp. Nov., an Extremely Halophilic Bacterium Isolated from Kimchi, a Korean Fermented Vegetable«, in: *Antonie Van Leeuwenhoek* 109, Nr. 6 (2016), 869–876
24 H. J. Kim, J. S. Noh und Y. O. Song, »Beneficial Effects of Kimchi, a Korean Fermented Vegetable Food, on Pathophysiological Factors Related to Atherosclerosis«, in: *Journal of Medicinal Food* 21, Nr. 2 (2018), 127–135
25 S.-H. Kwak, Y.-M. Cho, G.-M. Noh und A.-S. Om, »Cancer Preventive Potential of Kimchi Lactic Acid Bacteria (*Weissella cibaria, Lactobacillus plantarum*)«, in: *Journal of Cancer Prevention* 19, Nr. 4 (2014), 253–258
26 M. K. Kwak et al., »Cyclic Dipeptides from Lactic Acid Bacteria Inhibit Proliferation of the Influenza A Virus«, in: *Journal of Microbiology* 51, Nr. 6 (2013), 836–843
27 S. Y. An et al., »Beneficial Effects of Fresh and Fermented Kimchi in Prediabetic Individuals«, in: *Annals of Nutrition and Metabolism* 63, Nr. 1–2 (2013), 111–119

28 E. K. Kim et al., »Fermented Kimchi Reduces Body Weight and Improves Metabolic Parameters in Overweight and Obese Patients«, in: *Nutrition Research* 31, Nr. 6 (2011), 436–443
29 Z. Wang und Y. Shao, »Effects of Microbial Diversity on Nitrite Concentration in Pao Cai, a Naturally Fermented Cabbage Product from China«, in: *Food Microbiology* 72 (2018), 185–192
30 Z. Wang und Y. Shao, »Effects of Microbial Diversity on Nitrite Concentration in Pao Cai, a Naturally Fermented Cabbage Product from China«, in: *Food Microbiology* 72 (2018), 185–192
31 E. Gala et al., »Diversity of Lactic Acid Bacteria Population in Ripened Parmigiano Reggiano Cheese«, in: *International Journal of Food Microbiology* 125, Nr. 3 (2008), 347–351
32 X. He et al., »*Lactobacillus rhamnosus* GG Supernatant Enhance Neonatal Resistance to Systemic *Escherichia coli* K1 Infection by Accelerating Development of Intestinal Defense«, in: *Scientific Reports* 7 (2017), 43305
33 X. Li et al., »Effects of *Lactobacillus casei* CCFM419 on Insulin Resistance and Gut Microbiota in Type 2 Diabetic Mice«, in: *Beneficial Microbes* 8, Nr. 3 (2017), 421–432
34 A. Tiptiri-Kourpeti et al., »*Lactobacillus casei* Exerts Anti-Proliferative Effects Accompanied by Apoptotic Cell Death and Up-Regulation of TRAIL in Colon Carcinoma Cells«, in: *PLOS One* 11, Nr. 2 (2016), e0147960
35 G. Karimi et al., »The Anti-Obesity Effects of *Lactobacillus casei* Strain Shirota versus Orlistat on High Fat Diet-Induced Obese Rats«, in: *Food and Nutrition Research* 59 (2015), 29273
36 R. F. Slykerman et al., »Effect of *Lactobacillus rhamnosus* HN001 in Pregnancy on Postpartum Symptoms of Depression and Anxiety: A Randomised Double-Blind Placebo-Controlled Trial«, in: *EBioMedicine* 24 (2017), 159–165.
37 K. Van Hoorde, M. Heyndrickx, P. Vandamme und G. Huys, »Influence of Pasteurization, Brining Conditions, and Production Environment on the Microbiota of Artisan Gouda-Type Cheeses«, in: *Food Microbiology* 27, Nr. 3 (2010), 425–433
38 U. S. Food and Drug Administration, »Code of Federal Regulations, Title 21«, April 2018, https://www.accessdata.fda.gov/scripts/cdrh/cfdocs/cfcfr/CFRSearch.cfm?fr=1240.61
39 O. Firmesse et al., »Consumption of Camembert Cheese Stimulates Commensal Enterococci in Healthy Human Intestinal Microbiota«, in: *FEMS Microbiology Letters* 276, Nr. 2 (2007), 189–192.
40 M. Fisberg und R. Machado, »History of Yogurt and Current Patterns of Consumption«, in: *Nutrition Reviews* 73, suppl. 1 (2015), 4–7
41 D. J. Lisko, G. P. Johnston und C. G. Johnston, »Effects of Dietary Yogurt on the Healthy Human Gastrointestinal (GI) Microbiome«, in: *Microorganisms* 5, Nr. 1 (2017)

42 Y. Suzuki et al., »Association between Yogurt Consumption and Intestinal Microbiota in Healthy Young Adults Differs by Host Gender«, in: *Frontiers in Microbiology* 8 (2017), 847

43 A. Creus-Cuadros et al., »Associations between Both Lignan and Yogurt Consumption and Cardiovascular Risk Parameters in an Elderly Population: Observations from a Cross-Sectional Approach in the PREDIMED Study«, in: *Journal of the Academy of Nutrition and Dietetics* 117, Nr. 4 (2017), 609 – 622.e1

44 J. Peterson et al., »Dietary Lignans: Physiology and Potential for Cardiovascular Disease Risk Reduction«, in: *Nutrition Reviews* 68, Nr. 10 (2010), 571 – 603

45 Ben Guarino, »Scientists Have Discovered the Earliest Evidence of Bread, and It's Much Older than We Expected«, in: *Science Alert*, July 17, 2018, https://www.sciencealert.com/researchers-have-found-crumbs-of-evidence-from-the-world-s-first-bread

46 Q. Mu, V. J. Tavella und X. M. Luo, »Role of *Lactobacillus reuteri* in Human Health and Diseases«, in: *Frontiers in Microbiology* 9, Nr. 757 (2018); J. R. Lakritz et al., »Beneficial Bacteria Stimulate Host Immune Cells to Counteract Dietary and Genetic Predisposition to Mammary Cancer in Mice«, in: *International Journal of Cancer* 135, Nr. 3 (2014), 529 – 540

47 B. J. Varian et al., »Microbial Lysate Upregulates Host Oxytocin«, in: *Brain, Behavior, and Immunity* 61 (2017), 36 – 49

48 J. Zheng, X. Zhao, X. B. Lin und M. Gänzle, »Comparative Genomics *Lactobacillus reuteri* from Sourdough Reveals Adaptation of an Intestinalsymbiont to Food Fermentations«, in: *Scientific Reports* 5 (2015), 18234

49 B. J. Varian et al., »Microbial Lysate Upregulates Host Oxytocin«, in: *Brain Behavior and Immunity* 61 (2017), 36 – 49

50 C. Menni et al., »Gut Microbiome Diversity and High Fibre Intake Are Related to Lower Long-Term Weight Gain«, in: *International Journal of Obesity* 41, Nr. 7 (2017), 1099 – 1105

51 C. M. Schlebusch et al., »Southern African Ancient Genomes Estimate Modern Human Divergence to 350,000 to 260,000 Years Ago«, in: *Science* 358, Nr. 6363 (2017), 652 – 655

52 R. K. Singh et al., »Influence of Diet on the Gut Microbiome and Implications for Human Health«, in: *Journal of Translational Medicine* 15, Nr. 1 (2017), 73

53 C. De Filippo et al., »Impact of Diet in Shaping Gut Microbiota Revealed by a Comparative Study in Children from Europe and Rural Africa«, in: *Proceedings of the National Academy of Sciences USA* 107, Nr. 33 (2010), 14691 – 14696

54 F. Ounnas et al., »Whole Rye Consumption Improves Blood and Liver omega-3 Fatty Acid Profile and Gut Microbiota Composition in Rats«, in: *PLOS One* 11, Nr. 2 (2016), e0148118

55 Y. K. Lee et al., »Kiwifruit (*Actinidia deliciosa*) Changes Intestinal Microbial Profile«, in: *Microbial Ecology in Health and Disease* 23 (2012)

56 D. J. Morrison und T. Preston, »Formation of Short Chain Fatty Acids by the Gut Microbiota and Their Impact on Human Metabolism«, in: *Gut Microbes* 7, Nr. 3 (2016), 189–200
57 L. Kellingray et al., »Consumption of a Diet Rich in Brassica Vegetables Is Associated with a Reduced Abundance of Sulphate-Reducing Bacteria: A Randomised Crossover Study«, in: *Molecular Nutrition and Food Research* 61, Nr. 9 (2017)
58 J. Loubinoux et al., »Sulfate-Reducing Bacteria in Human Feces and Their Association with Inflammatory Bowel Diseases«, in: *FEMS Microbiology Ecology* 40, Nr. 2 (2002), 107–112
59 X. Li, J. Guo, K. Ji und P. Zhang, »Bamboo Shoot Fiber Prevents Obesity in Mice by Modulating the Gut Microbiota«, in: *Scientific Reports* 6 (2016), 32953
60 B. Routy et al., »Gut Microbiome Influences Efficacy of PD-1-Based Immunotherapy against Epithelial Tumors«, in: *Science* 359, Nr. 6371 (2018), 91–97
61 A. K. Pandey und V. Ojha, »Precooking Processing of Bamboo Shoots for Removal of Anti-Nutrients«, in: *Journal of Food Science and Technology* 51, Nr. 1 (2014), 43–50
62 »The Precise Reason for the Health Benefits of Dark Chocolate: Mystery Solved«, in: American Chemical Society, Mar. 18, 2014, https://www.acs.org/content/acs/en/pressroom/newsreleases/2014/march/the-precise-reason-for-the-health-benefits-of-dark-chocolate-mystery-solved.html. D. J. Morrison und T. Preston, »Formation of Short Chain Fatty Acids by the Gut Microbiota and Their Impact on Human Metabolism«, in: *Gut Microbes* 7, Nr. 3 (2016), 189–200
63 F. P. Martin et al., »Metabolic Effects of Dark Chocolate Consumption on Energy, Gut Microbiota, and Stress-Related Metabolism in Free-Living Subjects«, in: *Journal of Proteome Research* 8, Nr. 12 (2009), 5568–5579
64 R. Vanholder, R. De Smet und G. Lesaffer, »*p*-Cresol: A Toxin Revealing Many Neglected but Relevant Aspects of Uraemic Toxicity«, in: *Nephrology Dialysis Transplantation* 14, Nr. 12 (1999), 2813–2815; T. Pallister et al., »Hippurate as a Metabolomic Marker of Gut Microbiome Diversity: Modulation by Diet and Relationship to Metabolic Syndrome«, in: *Scientific Reports* 7, Nr. 1 (2017), 13670
65 X. Tzounis et al., »Prebiotic Evaluation of Cocoa-Derived Flavanols in Healthy Humans by Using a Randomized, Controlled, Double-Blind, Crossover Intervention Study«, in: *American Journal of Clinical Nutrition* 93, Nr. 1 (2011), 62–72
66 C. Bamberger et al., »A Walnut-Enriched Diet Affects Gut Microbiome in Healthy Caucasian Subjects: A Randomized, Controlled Trial«, in: *Nutrients* 10, Nr. 2 (2018)
67 H. D. Holscher et al., »Walnut Consumption Alters the Gastrointestinal Microbiota, Microbially Derived Secondary BileAcids, and Health Markers in

Healthy Adults: A Randomized Controlled Trial«, in: *Journal of Nutrition* 148, Nr. 6 (2018), 861–867

68 J. M. Monk et al., »Navy and Black Bean Supplementation Primes the Colonic Mucosal Microenvironment to Improve Gut Health«, in: *Journal of Nutritional Biochemistry* 49 (2017), 89–100

69 W. Rossouw und L. Korsten, »Cultivable Microbiome of Fresh White Button Mushrooms«, in: *Letters in Applied Microbiology* 64, Nr. 2 (2017), 164–170

70 J. Varshney et al., »White Button Mushrooms Increase Microbial Diversity and Accelerate the Resolution of *Citrobacter rodentium* Infection in Mice«, in: *Journal of Nutrition* 143, Nr. 4 (2013), 526–532

71 X. Xu, J. Yang, Z. Ning und X. Zhang, »Lentinula Edodes-Derived Polysaccharide Rejuvenates Mice in Terms of Immune Responses and Gut Microbiota«, in: *Food and Function* 6, Nr. 8 (2015), 2653–2663

72 E. Biagi et al., »Through Ageing, and Beyond: Gut Microbiota and Inflammatory Status in Seniors and Centenarians«, in: *PLOS One* 5, Nr. 5 (2010), e10667

73 Y. Ren et al., »Polysaccharide of *Hericium erinaceus* Attenuates Colitis in C57BL/6 Mice via Regulation of Oxidative Stress, Inflammation-Related Signaling Pathways, and Modulating the Composition of the Gut Microbiota«, in: *Journal of Nutritional Biochemistry* 57 (2018), 67–76

74 M. Schneeberger et al., »*Akkermansia muciniphila* Inversely Correlates with the Onset of Inflammation, Altered Adiposetissue Metabolism, and Metabolic Disorders during Obesity in Mice«, in: *Scientific Reports* 5 (2015), 16643; B. Routy et al., »Gut Microbiome Influences Efficacy of PD-1-Based Immunotherapy against Epithelial Tumors«, in: *Science* 359, Nr. 6371 (2018), 91–97

75 S. M. Henning et al., »*Pomegranate ellagitannins* Stimulate the Growth of *Akkermansia muciniphila* In Vivo«, in: *Anaerobe* 43 (2017), 56–60

76 Z. Li et al., »Pomegranate Extract Induces Ellagitannin Metabolite Formation and Changes Stool Microbiota in Healthy Volunteers«, in: *Food and Function* 6, Nr. 8 (2015), 2487–2495

77 F. F. Anhê et al., »A Polyphenol-Rich Cranberry Extract Protects from Diet-induced Obesity, Insulin Resistance, and Intestinal Inflammation in Association with Increased *Akkermansia* spp. Population in the Gut Microbiota of Mice«, in: *Gut* 64, Nr. 6 (2015), 872–883

78 J. B. Blumberg et al., »Cranberries and Their Bioactive Constituents in Human Health«, in: *Advances in Nutrition* 4, Nr. 6 (2013), 618–632

79 F. F. Anhê et al., »Triggering *Akkermansia* with Dietary Polyphenols: A New Weapon to Combat the Metabolic Syndrome?«, in: *Gut Microbes* 7, Nr. 2 (2016), 146–153

80 Z. Zhang et al., »Chlorogenic Acid Ameliorates Experimental Colitis by Promoting Growth of Akkermansia in Mice«, in: *Nutrients* 9, Nr. 7 (2017)

81 J. F. Garcia-Mazcorro et al., »Effect of Dark Sweet Cherry Powder Consumption on the Gut Microbiota, Short-Chain Fatty Acids, and Biomarkers of Gut Health in Obese db/db Mice«, in: *PeerJ* 6 (2018), e4195; S. Y. Kang, N. P. Seeram,

M. G. Nair und L. D. Bourquin, »Tart Cherry Anthocyanins Inhibit Tumor Development in Apc(Min) Mice and Reduce Proliferation of Human Colon Cancer Cells«, in: *Cancer Letters* 194, Nr. 1 (2003), 13 – 19

82 M. Larrosa et al., »Effect of a Low Dose of Dietary Resveratrol on Colon Microbiota, Inflammation, and Tissue Damage in a DSS-Induced Colitis Rat Model«, in: *Journal of Agricultural and Food Chemistry* 57, Nr. 6 (2009), 2211 – 2220

83 A. Jiménez-Girón et al., »Towards the Fecal Metabolome Derived from Moderate Red Wine Intake«, in: *Metabolites* 4, Nr. 4 (2014), 1101 – 1118

84 S. Al-Lahham et al., »Propionic Acid Affects Immune Status and Metabolism in Adipose Tissue from Overweight Subjects«, in: *European Journal of Clinical Investigation* 42, Nr. 4 (2012), 357 – 364

85 A. Cuervo et al., »Red Wine Consumption Is Associated with Fecal Microbiota and Malondialdehyde in a Human Population«, in: *Journal of the American College of Nutrition* 34, Nr. 2 (2015), 135 – 141; E. Barroso et al., »Phylogenetic Profile of Gut Microbiota in Healthy Adults after Moderate Intake of Red Wine«, in: *Molecular Nutrition and Food Research* 61, Nr. 3 (2017); L. J. Marnett, »Chemistry and Biology of DNA Damage by Malondialdehyde«, in: *IARC Scientific Publications* 150 (1999), 17 – 27

86 H. Sun et al., »The Modulatory Effect of Polyphenols from Green Tea, Oolong Tea, and Black Tea on Human Intestinal Microbiota In Vitro«, in: *Journal of Food Science and Technology* 55, Nr. 1 (2018), 399 – 407

87 S. Wang et al., »Dietary Teasaponin Ameliorates Alteration of Gut Microbiota and Cognitive Decline in Diet-Induced Obese Mice«, in: *Scientific Reports* 7, Nr. 1 (2017), 12203

88 Christen Brownlee, »The Skinny on Sweeteners: How Do They Work?«, in: *ChemMatters,* Oct. 2011, https://www.acs.org/content/dam/acsorg/education/resources/highschool/chemmatters/archive/chemmatters-oct2011-sweeteners-brownlee.pdf

89 J. Suez et al., »Artificial Sweeteners Induce Glukose Intolerance by Altering the Gut Microbiota«, in: *Nature* 514, Nr. 7521 (2014), 181 – 186

90 J. Suez et al., »Non-Caloric Artificial Sweeteners and the Microbiome: Findings and Challenges«, in: *Gut Microbes* 6, Nr. 2 (2015), 149 – 155

91 A. Rodriguez-Palacios et al., »The Artificial Sweetener Splenda Promotes Gut Proteobacteria, Dysbiosis, and Myeloperoxidase Reactivity in Crohn's Disease-Like Ileitis«, in: *Inflammatory Bowel Diseases* 24, Nr. 5 (2018), 1005 – 1020

Kapitel 9: Wie wir über unser genetisches Schicksal selbst bestimmen

1 »Dietary Supplements Market Size Worth $ 278.02 Billion by 2024«, in: *Grand View Research,* Feb. 2018, https://www.grandviewresearch.com/press-release/global-dietary-supplements-market

2 S. J. Padayatty et al., »Vitamin C as an Antioxidant: Evaluation of Its Role in Disease Prevention«, in: *Journal of the American College of Nutrition* 22, Nr. 1 (2003), 18–35

3 Y. T. Szeto, T. L. To, S. C. Pak und W. Kalle, »A Study of DNA Protective Effect of Orange Juice Supplementation«, in: *Applied Physiology, Nutrition, and Metabolism* 38, Nr. 5 (2013), 533–536

4 S. Bashir et al., »Oxidative DNA Damage and Cellular Sensitivity to Oxidative Stress in Human Autoimmune Diseases«, in: *Annals of the Rheumatic Diseases* 52, Nr. 9 (1993), 659–666.; A. Szaflarska-Poplawska et al., »Oxidatively Damaged DNA/Oxidative Stress in Children with Celiac Disease«, in: *Cancer Epidemiology, Biomarkers, and Prevention* 19, Nr. 8 (2010), 1960–1965; C. Pereira et al., »DNA Damage and Oxidative DNA Damage in Inflammatory Bowel Disease«, in: *Journal of Crohn's and Colitis* 10, Nr. 11 (2016), 1316–1323

5 A. Hoffmann, V. Sportelli, M. Ziller und D. Spengler, »Epigenomics of Major Depressive Disorders and Schizophrenia: Early Life Decides«, in: *International Journal of Molecular Sciences* 18, Nr. 8 (2017), 1711; E. Markkanen, U. Meyer und G. L. Dianov, »DNA Damage and Repair in Schizophrenia and Autism: Implications for Cancer Comorbidity and Beyond«, in: *International Journal of Molecular Sciences* 17, Nr. 6 (2016); L. Yu et al., »Association of Brain DNA Methylation in *SORL1, ABCA7, HLA-DRB5, SLC24A4,* and *BIN1* with Pathological Diagnosis of Alzheimer Disease«, in: *JAMA Neurology* 72, Nr. 1 (2015), 15–24; E. Masliah, W. Dumaop, D. Galasko und P. Desplats, »Distinctive Patterns of DNA Methylation Associated with Parkinson Disease: Identification of Concordant Epigenetic Changes in Brain and Peripheral Blood Leukocytes«, in: *Epigenetics* 8, Nr. 10 (2013), 1030–1038; K. Saavedra et al., »Epigenetic Modifications of Major Depressive Disorder«, in: *International Journal of Molecular Sciences* 17, Nr. 8 (2016), 1279; D. Simmons, »Epigenetic Influences and Disease«, in: *Nature Education* 1, Nr. 1 (2008)

6 T. Weisel et al., »An Anthocyanin/Polyphenolic-Rich Fruit Juice Reduces Oxidative DNA Damage and Increases Glutathione Level in Healthy Probands«, in: *Biotechnology Journal* 1, Nr. 4 (2006), 388-397

7 Y. S. Park et al., »Bioactive Compounds and the Antioxidant Capacity in New Kiwi Fruit Cultivars«, in: *Food Chemistry* 165, (2014), 354-361

8 A. R. Collins, V. Harrington, J. Drew und R. Melvin, »Nutritional Modulation of DNA Repair in a Human Intervention Study«, in: *Carcinogenesis* 24, Nr. 3 (2003), 511–515

9 S. B. Astley, R. M. Elliott, D. B. Archer und S. Southon, »Evidence That Dietary Supplementation with Carotenoids and Carotenoid-Rich Foods Modulates the DNA Damage: Repair Balance in Human Lymphocytes«, in: *British Journal of Nutrition* 91, Nr. 1 (2004), 63–72

10 Z. Li et al., »Profiling of Phenolic Compounds and Antioxidant Activity of 12 Cruciferus Vegetables«, in: *Molecules* 23, Nr. 5 (2018)

11 P. Riso et al., »DNA Damage and Repair Activity after Broccoli Intake in Young Healthy Smokers«, in: *Mutagenesis* 25, Nr. 6 (2010), 595–602

12 A. Gajowik und M. M. Dobrzyńska, »The Evaluation of Protective Effect of Lycopene against Genotoxic Influence of X-Irradiation in Human Blood Lymphocytes«, in: *Radiation and Environmental Biophysics* 56, Nr. 4 (2017), 413–422
13 J. K. Y. Hooi et al., »Global Prevalence of *Helicobacter pylori* Infection: Systematic Review and Meta-Analysis«, in: *Gastroenterology* 153, Nr. 2 (2017), 420–429
14 S. H. Jang, J. W. Lim, T. Morio und H. Kim, »Lycopene Inhibits *Helicobacter pylori*-Induced ATM/ATR-Dependent DNA Damage Response in Gastric Epithelial AGS Cells«, in: *Free Radical Biology and Medicine* 52, Nr. 3 (2012), 607-615
15 C. Sakai et al., »Fish Oil Omega-3 Polyunsaturated Fatty Acids Attenuate Oxidative Stress-Induced DNA Damage in Vascular Endothelial Cells«, in: *PLOS One* 12, Nr. 11 (2017), e0187934
16 Q. Meng et al., »Systems Nutrigenomics Reveals Brain Gene Networks Linking Metabolic and Brain Disorders«, in: *EBioMedicine* 7 (2016), 157–166
17 M. Song et al., »Marine ω-3 Polyunsaturated Fatty Acids and Risk of Colorectal Cancer according to Microsatellite Instability«, *Journal of the National Cancer Institute* 107, Nr. 4 (2015)
18 S. A. Messina und R. Dawson Jr., »Attenuation of Oxidative Damage to DNA by Taurine and Taurine Analogs«, in: *Advances in Experimental Medicine and Biology* 483 (2000), 355–367; L. Gaté et al., »Impact of Dietary Supplement of *Crassostrea gigas* Extract (JCOE) on Glutathione Levels and Glutathione S-Transferase Activity in Rat Tissues«, in: *In Vivo* 12, Nr. 3 (1998), 299–303
19 H. Tapiero et al., »The Antioxidant Effects of *Crassostrea gigas* Extract (JCOE) in Human Volunteers«, in: *In Vivo* 12, Nr. 3 (1998), 305–309
20 S. Ghosh, J. K. Sinha und M. Raghunath, »Epigenomic Maintenance through Dietary Intervention Can Facilitate DNA Repair Process to Slow Down the Progress of Premature Aging«, in: *IUBMB Life* 68, Nr. 9 (2016), 717–721
21 M. Z. Fang et al., »Reversal of Hypermethylation and Reactivation of p16INK4a, RARbeta, and MGMT Genes by Genistein and Other Isoflavones from Soy«, in: *Clinical Cancer Research* 11, Nr. 19, pt. 1 (2005), 7033–7041
22 W. Qin et al., »Soy Isoflavones Have an Antiestrogenic Effect and Alter Mammary Promoter Hypermethylation in Healthy Premenopausal Women«, in: *Nutrition and Cancer* 61, Nr. 2 (2009), 238–244
23 J. J. Pappas et al., »Allelic Methylation Bias of the RARB2 Tumor Suppressor Gene Promoter in Cancer«, in: *Genes, Chromosomes, and Cancer* 47, Nr. 11 (2008), 978–993
24 »CCND2 Cyclin D2 [*Homo sapiens* (human)]«, National Center for Biotechnology Information, https://www.ncbi.nlm.nih.gov/gene/894
25 I. Locke et al., »Gene Promoter Hypermethylation in Ductal Lavage Fluid from Healthy BRCA Gene Mutation Carriers and Mutation-Negative Controls«, in: *Breast Cancer Research* 9, Nr. 1 (2007), R20
26 M. Traka et al., »Transcriptome Analysis of Human Colon Caco-2 Cells Exposed to Sulforaphane«, in: *Journal of Nutrition* 135, Nr. 8 (2005), 1865–1872

27 S. Ropero und M. Esteller, »The Role of Histone Deacetylases (HDACs) in Human Cancer«, in: *Molecular Oncology 1,* Nr. 1 (2007), 19–25; E. Ho, J. D. Clarke und R. H. Dashwood, »Dietary Sulforaphane, a Histone Deacetylase Inhibitor for Cancer Prevention«, in: *Journal of Nutrition* 139, Nr. 12 (2009), 2393–2396

28 W. J. Lee und B. T. Zhu, »Inhibition of DNA Methylation by Caffeic Acid and Chlorogenic Acid, Two Common Catechol-Containing Coffee Polyphenols«, in: *Carcinogenesis* 27, Nr. 2 (2006), 269–277

29 M. Fang, D. Chen und C. S. Yang, »Dietary Polyphenols May Affect DNA Methylation«, in: *Journal of Nutrition* 137, Nr. 1 suppl. (2007), 223S–228S

30 »GSTP1 Gene (Protein Coding)«, in: *GeneCards Human Gene Database,* https://www .genecards.org/cgi-bin/carddisp.pl?gene=GSTP1

31 Z. Liu et al., »Curcumin Is a Potent DNA Hypomethylation Agent«, in: *Bioorganic and Medicinal Chemistry Letters* 19, Nr. 3 (2009), 706–709; Y. Guo et al., »Curcumin Inhibits Anchorage-Independent Growth of HT29 Human Colon Cancer Cells by Targeting Epigenetic Restoration of the Tumor Suppressor Gene DLEC1«, in: *Biochemical Pharmacology* 94, Nr. 2 (2015), 69–78

32 J. Hu et al., »Curcumin Modulates Covalent Histone Modification and TIMP1 Gene Activation to Protect against Vascular Injury in a Hypertension Rat Model«, in: *Experimental and Therapeutic Medicine* 14, Nr. 6 (2017), 5896–5902

33 S. K. Kang, S. H. Cha und H. G. Jeon, »Curcumin-Induced Histone Hypoacetylation Enhances Caspase-3-Dependent Glioma Cell Death and Neurogenesis of Neural Progenitor Cells«, in: *Stem Cells and Development* 15, Nr. 2 (2006), 165–174

34 J. Paluszczak, V. Krajka-Kuźniak und W. Baer-Dubowska, »The Effect of Dietary Polyphenols on the Epigenetic Regulation of Gene Expression in MCF7 Breast Cancer Cells«, in: *Toxicology Letters* 192, Nr. 2 (2010), 119–125

35 M. J. Gunter et al., »Coffee Drinking and Mortality in 10 European Countries: A Multinational Cohort Study«, in: *Annals of Internal Medicine* 167, Nr. 4 (2017), 236–247

36 G. H. Romano et al., »Environmental Stresses Disrupt Telomere Length Homeostasis«, in: *PLOS Genetics* 9, Nr. 9 (2013), e1003721

37 L. A. Tucker, »Caffeine Consumption and Telomere Length in Men and Women of the National Health and Nutrition Examination Survey (NHANES)«, in: *Nutrition and Metabolism* 14 (2017) 10

38 J. J. Liu, M. Crous-Bou, E. Giovannucci und I. De Vivo, »Coffee Consumption Is Positively Associated with Longer Leukocyte Telomere Length in the Nurses' Health Study«, in: *Journal of Nutrition* 146, Nr. 7 (2016), 1373–1378

39 R. Chan et al., »Chinese Tea Consumption Is Associated with Longer Telomere Length in Elderly Chinese Men«, in: *British Journal of Nutrition* 103, Nr. 1 (2010), 107–113

40 M. Guasch-Ferré et al., »Frequency of Nut Consumption and Mortality Risk in the PREDIMED Nutrition Intervention Trial«, in: *BMC Medicine* 11 (2013), 164; T. T. Hshieh, A. B. Petrone, J. M. Gaziano und L. Djoussé, »Nut Consump-

tion and Risk of Mortality in the Physicians' Health Study«, in: *American Journal of Clinical Nutrition* 101, Nr. 2 (2015), 407–412

41 L. A. Tucker, »Consumption of Nuts and Seeds and Telomere Length in 5,582 Men and Women of the National Health and Nutrition Examination Survey (NHANES)«, in: *Journal of Nutrition, Health, and Aging* 21, Nr. 3 (2017), 233–240

42 M. Crous-Bou et al., »Mediterranean Diet and Telomere Length in Nurses' Health Study: Population Based Cohort Study«, in: *BMJ* 349 (2014), g6674

43 T. von Zglinicki, »Role of Oxidative Stress in Telomere Length Regulation and Replicative Senescence«, in: *Annals of the New York Academy of Sciences* 908 (2000), 99–110

44 Y. Gong et al., »Higher Adherence to the ›Vegetable-Rich‹ Dietary Pattern Is Related to Longer Telomere Length in Women«, in: *Clinical Nutrition* 37, Nr. 4 (2018), 1232–1237

45 D. Ornish et al., »Increased Telomerase Activity and Comprehensive Lifestyle Changes: A Pilot Study«, in: *Lancet Oncology* 9, Nr. 11 (2008), 1048–1057

46 J. Zhu, H. Wang, J. M. Bishop und E. H. Blackburn, »Telomerase Extends the Lifespan of Virus-Transformed Human Cells without Net Telomere Lengthening«, in: *Proceedings of the National Academy of Sciences USA* 96, Nr. 7 (1999), 3723–3728

47 D. Ornish et al., »Effect of Comprehensive Lifestyle Changes on Telomerase Activity and Telomere Length in Men with Biopsy-Proven Low-Risk Prostate Cancer: 5-Year Follow-Up of a Descriptive Pilot Study«, in: *Lancet Oncology* 14, Nr. 11 (2013), 1112–1120

48 A. Perfilyev et al., »Impact of Polyunsaturated and Saturated Fat Overfeeding on the DNA-Methylation Pattern in Human Adipose Tissue: A Randomized Controlled Trial«, in: *American Journal of Clinical Nutrition* 105, Nr. 4 (2017), 991–1000

49 F. Rosqvist et al., »Overfeeding Polyunsaturated and Saturated Fat Causes Distinct Effects on Liver and Visceral Fat Accumulation in Humans«, in: *Diabetes* 63 (2014), 2356–2368

50 V. Shukla, C. Cuenin, N. Dubey und Z. Herceg, »Loss of Histone Acetyltransferase Cofactor Transformation/Transcription Domain-Associated Protein Impairs Liver Regeneration after Toxic Injury«, in: *Hepatology* 53, Nr. 3 (2011), 954–963

51 J. A. Nettleton et al., »Dietary Patterns, Food Groups, and Telomere Length in the Multi-Ethnic Study of Atherosclerosis (MESA)«, in: *American Journal of Clinical Nutrition* 88, Nr. 5 (2008), 140–1412

52 A. M. Fretts et al., »Processed Meat, but Not Unprocessed Red Meat, Is Inversely Associated with Leukocyte Telomere Length in the Strong Heart Family Study«, in: *Journal of Nutrition* 146, Nr. 10 (2016), 2013–2018

53 L. Shao, Q. H. Li und Z. Tan, »L-Carnosine Reduces Telomere Damage and Shortening Rate in Cultured Normal Fibroblasts«, in: *Biochemical and Biophysical Research Communications* 324, Nr. 2 (2004), 931–936

54 J. Oellgaard et al., »Trimethylamine N-oxide (TMAO) as a New Potential Therapeutic Target for Insulin Resistance and Cancer«, in: *Current Pharmaceutical Design* 23, Nr. 25 (2017), 3699-3712

55 R. A. Koeth et al., »Intestinal Microbiota Metabolism of L-Carnitine, a Nutrient in Red Meat, Promotes Atherosclerosis«, in: *Nature Medicine* 19, Nr. 5 (2013), 576–585

56 C. W. Leung et al., »Soda and Cell Aging: Associations between Sugar-Sweetened Beverage Consumption and Leukocytetelomere Length in Healthy Adults from the National Health and Nutrition Examination Surveys«, in: *American Journal of Public Health* 104, Nr. 12 (2014), 2425–2431

57 M. Du et al., »Physical Activity, Sedentary Behavior, and Leukocyte Telomere Length in Women«, in: *American Journal of Epidemiology* 175, Nr. 5 (2012), 414–422

58 C. W. Leung et al., »Sugary Beverage and Food Consumption, and Leukocyte Telomere Length Maintenance in Pregnant Women«, in: *European Journal of Clinical Nutrition* 70, Nr. 9 (2016), 1086–1088

Kapitel 10: Wie wir die Kommandozentrale unseres Immunsystems aktivieren

1 B. O. Rennard et al., »Chicken Soup Inhibits Neutrophil Chemotaxis In Vitro«, in: *Chest* 118, Nr. 4 (2000), 1150-1157; M. A. Babizhayev und A. I. Deyev, »Management of the Virulent Influenza Virus Infection by Oral Formulation of Nonhydrolizedcarnosine and Isopeptide of Carnosine Attenuating Proinflammatory Cytokine-Induced Nitric Oxide Production«, in: *American Journal of Therapeutics* 19, Nr. 1 (2012), e25–47

2 Suzanne Wu, »Fasting Triggers Stem Cell Regeneration of Damaged, Old Immune System«, in: *USC News,* June 5, 2014, https://news.usc.edu/63669/fasting-triggers-stem-cell-regeneration-of-damaged-old-immune-system

3 L. C. Kidd et al., »Relationship between Human Papillomavirus and Penile Cancer—Implications for Prevention and Treatment«, in: *Translational Andrology and Urology* 6, Nr. 5 (2017), 791–802; D. Song, H. Li, H. Li und J. Dai, »Effect of Human Papillomavirus Infection on the Immune System and Its Role in the Course of Cervical Cancer«, in: *Oncology Letters* 10, Nr. 2 (2015), 600–606; L. Zhang et al., »Nonkeratinizing Squamous Cell Carcinoma In Situ of the Upper Aerodigestive Tract: An HPV-Related Entity«, in: *Head and Neck Pathology* 11, Nr. 2 (2017), 152–161.

4 C. K. Hui und G. K. Lau, »Immune System and Hepatitis B Virus Infection«, in. *Journal of Clinical Virology* 34, suppl. 1 (2005), S44–S48; C. Zhu et al., »Hepatitis B Virus Inhibits the Expression of Complement C3 and C4, *in vitro* and *in vivo*«, in: *Oncology Letters* 15, Nr. 5 (2018), 7459–7463; Y. Liang et al., »Hepatitis

C Virus NS4B Induces the Degradation of TRIF to Inhibit TLR3-Mediated Interferon Signaling Pathway«, in: *PLOS Pathogens* 14, Nr. 5 (2018), e1007075

5 P. Bandaru, H. Rajkumar und G. Nappanveettil, »The Impact of Obesity on Immune Response to Infection and Vaccine: An Insight into Plausible Mechanisms«, in: *Endocrinology and Metabolic Syndrome* 2 (2013), 113; J. J. Milner und M. A. Beck, »The Impact of Obesity on the Immune Response to Infection«, in: *Proceedings of the Nutrition Society* 71, Nr. 2 (2012), 298–306

6 H. J. Lee et al., »Immunogenetics of Autoimmune Thyroid Diseases: A Comprehensive Review«, in: *Journal of Autoimmunity* 64 (2015), 82–90

7 K. E. Lundin und C. Wijmenga, »Coeliac Disease and Autoimmune Disease—Genetic Overlap and Screening«, in: *National Review of Gastroenterology and Hepatology* 12, Nr. 9 (2015), 507–515

8 S. C. Jeong, S. R. Koyyalamudi und G. Pang, »Dietary Intake of *Agaricus bisporus* White Button Mushroom Accelerates Salivary Immunoglobulin A Secretion in Healthy Volunteers«, in: *Nutrition* 28, Nr. 5 (2012), 527–531

9 K. I. Minato, L. C. Laan, A. Ohara und I. van Die, »Pleurotus Citrinopileatus Polysaccharide Induces Activation of Human Dendritic Cells through Multiple Pathways«, in: *International Immunopharmacology* 40 (2016), 156–163; H. Xu, S. Zou, X. Xu und L. Zhang, »Anti-tumor Effect of β-Glucan from *Lentinus edodes* and the Underlying Mechanism«, in: *Scientific Reports* 6 (2016), 28802; H. H. Chang et al., »Oral Administration of an Enoki Mushroom Protein FVE Activates Innate and Adaptive Immunity and Induces Anti-tumor Activity against Murine Hepatocellular Carcinoma«, in: *International Immunopharmacology* 10, Nr. 2 (2010), 239–246; V. Vetcicka und J. Vetvickova, »Immune-Enhancing Effects of Maitake (*Grifola frondosa*) and Shiitake (*Lentinula edodes*) Extracts«, in: *Annals of Translational Medicine* 2, Nr. 2 (2014), 14; D. Zhao et al., »Structural Characterization, Immune Regulation, and Antioxidant Activity of a New Heteropolysaccharide from *Cantharellus cibarius* Fr.«, in: *International Journal of Molecular Medicine* 41, Nr. 5 (2018), 2744–2754

10 M. P. Nantz et al., »Supplementation with Aged Garlic Extract Improves Both NK and γδ-T Cell Function and Reduces the Severity of Cold and Flu Symptoms: A Randomized, Double-Blind, Placebo-Controlled Nutrition Intervention«, in: *Clinical Nutrition* 31, Nr. 3 (2012), 337–344

11 H. Ishikawa et al., »Aged Garlic Extract Prevents a Decline of NK Cell Number and Activity in Patients with Advanced Cancer«, in: *Journal of Nutrition* 136, Nr. 3, suppl. (2006), 816S–820S

12 Y. L. Shih et al., »Sulforaphane Promotes Immune Responses in a WEHI-3-Induced Leukemia Mouse Model through Enhanced Phagocytosis of Macrophages and Natural Killer Cell Activities In Vivo«, in: *Molecular Medicine Reports* 13, Nr. 5 (2016), 4023-4029; J. W. Fahey, Y. Zhang und P. Talalay, »Broccoli Sprouts: An Exceptionally Rich Source of Inducers of Enzymes That Protect against Chemical Carcinogens«, in: *Proceedings of the National Academy of Sciences USA* 94, Nr. 19 (1997), 10367–10372

13 L. Müller et al., »Effect of Broccoli Sprouts and Live Attenuated Influenza Virus on Peripheral Blood Natural Killer Cells: A Randomized, Double-Blind Study«, in: *PLOS One* 11, Nr. 1 (2016), e0147742
14 M. Rozati et al., »Cardio-Metabolic and Immunological Impacts of Extra Virgin Olive Oil Consumption in Overweight and Obese Older Adults: A Randomized Controlled Trial«, in: *Nutrition and Metabolism* 12 (2015),28
15 Zur Verfügung gestellt von der Firma Deoleo in Cordoba, Spanien.
16 A. Bonura et al., »Hydroxytyrosol Modulates Par j 1-Induced IL-10 Production by PBMCs in Healthy Subjects«, in: *Immunobiology* 221, Nr. 12 (2016), 1374-1377
17 C. Romero und M. Brenes, »Analysis of Total Contents of Hydroxytyrosol and Tyrosol in Olive Oils«, in: *Journal of Agricultural and Food Chemistry* 60, Nr. 36 (2012), 9017 – 9022
18 C. Ceci et al., »Ellagic Acid Inhibits Bladder Cancer Invasiveness and In Vivo Tumor Growth«, in: *Nutrients* 8, Nr. 11 (2016)
19 S. Takahashi et al., »A Randomized Clinical Trial to Evaluate the Preventive Effect of Cranberry Juice (UR65) for Patients with Recurrent Urinary Tract Infection«, in: *Journal of Infection and Chemotherapy* 19, Nr. 1 (2013), 112 – 117
20 M. P. Nantz et al., »Consumption of Cranberry Polyphenols Enhances Human γδ-T Cell Proliferation and Reduces the Number of Symptoms Associated with Colds and Influenza: A Randomized, Placebo-Controlled Intervention Study«, in: *Nutrition Journal* 12 (2013), 161
21 Der Cranberrysaft wurde von der Firma *Ocean Spray Cranberries* zur Verfügung gestellt.
22 Y. M. Yoo et al., »Pharmacological Advantages of Melatonin in Immunosenescence by Improving Activity of T Lymphocytes«, in: *Journal of Biomedical Research* 30, Nr. 4 (2016), 314 – 321
23 C. A. Rowe et al., »Regular Consumption of Concord Grape Juice Benefits Human Immunity«, in: *Journal of Medicinal Food* 14, Nr. 1 – 2 (2011), 69 – 78
24 A. R. Nair, N. Mariappan, A. J. Stull und J. Francis, »Blueberry Supplementation Attenuates Oxidative Stress within Monocytes and Modulates Immune Cell Levels in Adults with Metabolic Syndrome: A Randomized, Double-Blind, Placebo-Controlled Trial«, in: *Food and Function* 8, Nr. 11 (2017), 4118 – 4128
25 Das Blaubeerpulver wurde aus zwei Beerensorten gewonnen (Rubel and Tifblue) und vom *United States Highbush Blueberry Council* zur Verfügung gestellt.
26 L. S. McAnulty et al., »Effect of Blueberry Ingestion on Natural Killer Cell Counts, Oxidative Stress, and Inflammation prior to and after 2.5 h of Running«, in: *Applied Physiology, Nutrition, and Metabolism* 36, Nr. 6 (2011), 976 – 984
27 R. Yu, J. W. Park, T. Kurata und K. L. Erickson, »Modulation of Select Immune Responses by Dietary Capsaicin«, in: *International Journal for Vitamin and Nutrition Research* 68, Nr. 2 (1998), 114 – 119
28 J. Beltran, A. K. Ghosh und S. Basu, »Immunotherapy of Tumors with Neuroimmune Ligand Capsaicin«, in: *Journal of Immunology* 178, Nr. 5 (2007), 3260 – 3264

29 M. S. Gilardini Montani et al., »Capsaicin-Mediated Apoptosis of Human Bladder Cancer Cells Activates Dendritic Cells via CD91«, in: *Nutrition* 31, Nr. 4 (2015), 578–581
30 Y. K. Wang et al., »Oyster (*Crassostrea gigas*) Hydrolysates Produced on a Plant Scale Have Antitumor Activity and Immunostimulating Effects in BALB/c Mice«, in: *Marine Drugs* 8, Nr. 2 (2010), 255–268
31 J. Y. Cheng, L. T. Ng, C. L. Lin und T. R. Jan, »Pacific Oyster-Derived Polysaccharides Enhance Antigen-Specific T Helper (Th)1 Immunity In Vitro and In Vivo«, in: *Immunopharmacology and Immunotoxicology* 35, Nr. 2 (2013), 235–240
32 K. Sakaguchi et al., »Augmentation of Cytolytic Activity in Murine Natural Killer Cells and Inhibition of Tumor Growth by the Ethanol Fraction of Oyster Extract«, in: *Integrative Cancer Therapies* 17, Nr. 1 (2018), 31–40
33 C. H. Cheng, H. Y. Wu, C. F. Wu und T. R. Jan, »Pacific Oyster-Derived Polysaccharides Attenuate Allergen-Induced Intestinal Inflammation in a Murine Model of Food Allergy«, in: *Journal of Food and Drug Analysis* 24, Nr. 1 (2016), 121–128
34 J. Hendricks, C. Hoffman, D. W. Pascual und M. E. Hardy, »18b-Glycyrrhetinic Acid Delivered Orally Induces Isolated Lymphoid Follicle Maturation at the Intestinal Mucosa and Attenuates Rotavirus Shedding«, in: *PLOS One* 7, Nr. 11 (2012), e49491.
35 J. E. Tate, A. H. Burton, C. Boschi-Pinto und U. D. Parashar, »World Health Organization-Coordinated Global Rotavirus Surveillance Network: Global, Regional, and National Estimates of Rotavirus Mortality in Children 5 Years Age 2000–2013«, in: *Clinical Infectious Diseases* 62 (2016), 96–105
36 H. R. Omar et al., »Licorice Abuse: Time to Send a Warning Message«, in: *Therapeutic Advances in Endocrinology and Metabolism* 3, Nr. 4 (2012), 125–138
37 X. Feng, L. Ding und F. Qiu, »Potential Drug Interactions Associated with Glycyrrhizin and Glycyrrhetinic Acid«, in: *Drug Metabolism Reviews* 47, Nr. 2 (2015), 229–238. https://www.ncbi.nlm.nih.gov/mesh/68019695
38 P. A. Ayeka, Y. Bian, P. M. Githaiga und Y. Zhao, »The Immunomodulatory Activity of Licorice Polysaccharides (*Glycyrrhiza uralensis* Fisch.) in CT 26 Tumor-Bearing Mice«, in: *BMC Complementary and Alternative Medicine* 17 (2017), 536
39 V. Andersen et al., »Diet and Risk of Inflammatory Bowel Disease«, in: *Digestive and Liver Disease* 44, Nr. 3 (2012), 185–194
40 P. Jantchou et al., »Animal Protein Intake and Risk of Inflammatory Bowel Disease: The E3N Prospective Study«, in: *American Journal of Gastroenterology* 105, Nr. 10 (2010), 2195–2201
41 A. Racine et al., »Dietary Patterns and Risk of Inflammatory Bowel Disease in Europe: Results from the EPIC Study«, in: *Inflammatory Bowel Diseases* 22, Nr. 2 (2016), 345–354

42 Y. Minami et al., »Diet and Systemic Lupus Erythematosus: A 4 Year Prospective Study of Japanese Patients«, in: *Journal of Rheumatology* 30, Nr. 4 (2003), 747–754
43 G. N. Y. van Gorkom et al., »Influence of Vitamin C on Lymphocytes: An Overview«, in: *Antioxidants* 7, Nr. 3 (2018)
44 K. Oyarce, M. Campos-Mora, T. Gajardo-Carrasco und K. Pino-Lagos, »Vitamin C Fosters the *In Vivo* Differentiation of Peripheral CD4+ Foxp3 T Cells into CD4+ Foxp3+Regulatory T Cells but Impairs Their Ability to Prolong Skin Allograft Survival«, in: *Frontiers in Immunology* 9 (2018), 112; E. Nikolouli et al., »Alloantigen-Induced Regulatory T Cells Generated in Presence of Vitamin C Display Enhanced Stability of Foxp3 Expression and Promote Skin Allograft Acceptance«, in: *Frontiers in Immunology* 8 (2017), 748
45 D. Wu, J. Wang, M. Pae und S. N. Meydani, »Green Tea EGCG, T Cells, and T Cell-Mediated Autoimmune Diseases«, in: *Molecular Aspects of Medicine* 33, Nr. 1 (2012), 107–118
46 D. Wu, J. Wang, M. Pae und S. N. Meydani, »Green Tea EGCG, T Cells, and T Cell-Mediated Autoimmune Diseases«, in: *Molecular Aspects of Medicine* 33, Nr. 1 (2012), 107–118
47 D. Wu, »Green Tea EGCG, T-Cell Function, and T-Cell-Mediated Autoimmune Encephalomyelitis«, in: *Journal of Investigative Medicine* 64, Nr. 8 (2016), 1213–1219
48 K. Sayama et al., »Inhibitory Effects of Autoimmune Disease by Green Tea in MRL-Faslprcg/Faslprcg Mice«, in: *In Vivo* 17, Nr. 6 (2003), 545–552
49 Zur Verfügung gestellt von Kisaku-en, Shizuoka, Japan.
50 P. Y. Tsai et al., »Epigallocatechiomega-3-Gallate Prevents Lupus Nephritis Development in Mice via Enhancing the Nrf2 Antioxidant Pathway and Inhibiting NLRP3 Inflammasome Activation«, in: *Free Radical Biology and Medicine* 51, Nr. 3 (2011), 744–754
51 H. R. Kim et al., »Green Tea Protects Rats against Autoimmune Arthritis by Modulating Disease-Related Immune Events«, in: *Journal of Nutrition* 138, Nr. 11 (2008), 2111–2116; P. Hsu et al., »IL-10 Potentiates Differentiation of Human Induced Regulatory T Cells via STAT3 and Foxo1«, in: *Journal of Immunology* 195, Nr. 8 (2015), 3665–3674
52 Z. Shamekhi et al., »A Randomized, Double-Blind, Placebo-Controlled Clinical Trial Examining the Effects of Green Tea Extract on Systemic Lupus Erythematosus Disease Activity and Quality of Life«, in: *Phytotherapy Research* 31, Nr. 7 (2017), 1063–1071
53 R. N. Carmody et al., »Genetic Evidence of Human Adaptation to a Cooked Diet«, in: *Genome Biology and Evolution* 8, Nr. 4 (2016), 1091–1103
54 R. Peltonen et al., »Faecal Microbial Flora and Disease Activity in Rheumatoid Arthritis during a Vegan Diet«, in: *British Journal of Rheumatology* 36, Nr. 1 (1997), 64–68

55 M. Saresella et al., »Immunological and Clinical Effect of Diet Modulation of the Gut Microbiome in Multiple Sclerosis Patients: A Pilot Study«, in: *Frontiers in Immunology* 8 (2017), 1391
56 K. M. Danikowski, S. Jayaraman und B. S. Prabhakar, »Regulatory T Cells in Multiple Sclerosis and Myasthenia Gravis«, in: *Journal of Neuroinflammation* 14, Nr. 1 (2017), 117
57 G. G. Konijeti et al., »Efficacy of the Autoimmune Protocol Diet for Inflammatory Bowel Disease«, in: *Inflammatory Bowel Diseases* 23, Nr. 11 (2017), 2054–2060
58 E. Scaioli et al., »Eicosapentaenoic Acid Reduces Fecal Levels of Calprotectin and Prevents Relapse in Patients with Ulcerative Colitis«, in: *Clinical Gastroenterology and Hepatology* 16, Nr. 8 (2018), 1268–1275

Kapitel 11: Das 5 × 5 × 5-Gerüst: Richtig essen, länger leben

1 1917, als während des Ersten Weltkriegs Lebensmittel knapp waren, rief der damalige US-Präsident Woodrow Wilson eine Kampagne ins Leben, stets die Teller leer zu essen. 1947 rief US-Präsident Harry S. Truman die Amerikaner dazu auf, keine Lebensmittel zu verschwenden, um so den Europäern während der Lebensmittelknappheit der Nachkriegszeit helfen zu können. So entstand der sogenannte »Clean Plate Club« (Verein zum Leeren der Teller), der aber nie dazu gedacht war, kalorienreich zu essen.
2 L. M. Redman et al., »Metabolic Slowing and Reduced Oxidative Damage with Sustained Caloric Restriction Support the Rate of Living and Oxidative Damage Theories of Aging«, in: *Cell Metabolism* 27, Nr. 4 (2018), 805–815.e4

Kapitel 12: Umdenken in der Küche

1 M. I. Greenburg und D. Vearrier, »Metal Fume Fever and Polymer Fume Fever«, in: *Clinical Toxicology* 53, Nr. 4, 195–203
2 E. Verzelloni, D. Tagliazucchi und A. Conte, »From Balsamic to Healthy: Traditional Balsamic Vinegar Melanoidins Inhibit Lipid Peroxidation during Simulated Gastric Digestion of Meat«, in: *Food and Chemical Toxicology* 48, Nr. 8–9 (2010), 2097–2102; R. Del Pino-García, M. L. González-SanJosé, M. D. Rivero-Pérez und P. Muñiz, »Influence of the Degree of Roasting on the Antioxidant Capacity and Genoprotective Effect of Instant Coffee: Contribution of the Melanoidin Fraction«, in: *Journal of Agricultural and Food Chemistry* 60, Nr. 42 (2012), 10530–10539
3 N. H. Budak et al., »Effects of Apple Cider Vinegars Produced with Different Techniques on Blood Lipids in High-Cholesterol-Fed Rats«, in: *Journal of Agricultural and Food Chemistry* 59, Nr. 12 (2011), 6638–6644

4 D. Suresh und K. Srinivasan, »Tissue Distribution and Elimination of Capsaicin, Piperine, and Curcumin following Oral Intake in Rats«, in: *Indian Journal of Medical Research* 131 (2010), 682 - 691

5 »Food Storage: Dry Beans«, Utah State University Extension, https://extension.usu.edu/foodstorage/howdoi/dry_beans

6 »How Much Arsenic Is in Your Rice?«, Consumer Reports, Nov. 18, 2014, https://www.consumerreports.org/cro/magazine/2015/01/how-much-arsenic-is-in-your-rice/index.htm

7 M. J. Oh et al., »Immunomodulatory Effects of Polysaccharide Fraction Isolated from Fagopyrumesculentum on Innate Immune System«, in: *Biochemical and Biophysical Research Communications* 496, Nr. 4 (2018), 1210 - 1216

8 Erol Uman et al., »The Effect of Bean Origin and Temperature on Grinding Roasted Coffee«, in: *Scientific Reports* 6 (2016), 24483

9 A. J. Tonks et al., »A 5.8-kDa Component of Manuka Honey Stimulates Immune Cells via TLR4«, in: *Journal of Leukocyte Biology* 82, Nr. 5 (2007), 1147 - 1155

10 L. Li und N. P. Seeram, »Maple Syrup Phytochemicals Include Lignans, Coumarins, a Stilbene, and Other Previously Unreported Antioxidant Phenolic Compounds«, in: *Journal of Agricultural and Food Chemistry* 58, Nr. 22 (2010), 11673 - 11679

11 Y. Liu et al., »Isolation, Identification, and Biological Evaluation of Phenolic Compounds from a Traditional North American Confectionery, Maple Sugar«, in: *Journal of Agricultural and Food Chemistry* 65, Nr. 21 (2017), 4289 - 4295

12 Sherri A. Mason, Victoria Welch und Joseph Neratko, »Synthetic Polymer Contamination in Bottled Water«, report, Department of Geology and Environmental Sciences, Fredonia State University of New York, https://orbmedia.org/sites/default/files/FinalBottledWaterReport.pdf

13 Kreatin und Kreatinin sind Vorprodukte für die Entstehung karzinogener heterozyklischer Amine im Fleisch.

14 E. Persson et al., »Influence of Antioxidants in Virgin Olive Oil on the Formation of Heterocyclic Amines in Fried Beefburgers«, in: *Food and Chemical Toxicology* 41, Nr. 11 (2003), 1587 - 1597; M. Gibis, »Effect of Oil Marinades with Garlic, Onion, and Lemon Juice on the Formation of Heterocyclic Aromatic Amines in Fried Beef Patties«, in: *Journal of Agricultural and Food Chemistry* 55, Nr. 25 (2007), 10240 - 10247; P. V. Nerurkar, L. Le Marchand und R. V. Cooney, »Effects of Marinating with Asian Marinades or Western Barbecue Sauce on PhIP and MeIQx Formation in Barbecued Beef«, in: *Nutrition and Cancer* 34, Nr. 2 (1994), 147 - 152

15 R. D. Semba, E. J. Nicklett und L. Ferrucci, »Does Accumulation of Advanced Glycation End Products Contribute to the Aging Phenotype?«, in: *Journal of Gerontology Series A: Biological Sciences and Medical Sciences* 65, Nr. 9 (2010), 963 - 975

Kapitel 13: Außergewöhnliche Nahrungsmittel

1 Die Blüten sind wie Kraftwerke für unsere Gesundheit, denn sie enthalten bis zu 16-mal mehr bioaktive Polyphenole als Weißkohl, Petersilie oder Sellerie. Die Blüten produzieren den sekundären Pflanzenstoff Spinasterol, der dazu beiträgt, Zellen gegen DNA-Schäden durch Chemikalien zu schützen. Spinasterol verhindert Angiogenese und vernichtet nachweislich Brustkrebs- und Eierstockkrebszellen. Zucchiniblüten enthalten viel immunstärkendes Vitamin C sowie Carotinoide, denen sie ihre kräftig orange Farbe verdanken. E. N. Aquino-Bolanos et al., »Physicochemical Parameters and Antioxidant Compounds in Edible Squash (*Cucurbita pepo*) Flowers Stored under Controlled Atmospheres«, in: *Journal of Food Quality* 36 (2013), 302 - 308; I. M. Villaseñor, P. Lemon, A. Palileo und J. B. Bremner, »Antigenotoxic Spinasterol from *Cucurbita maxima* Flowers«, in: *Mutation Research* 360, Nr. 2 (1996): 89 - 93; N. K. Sedky et al., »The Molecular Basis of Cytotoxicity of α-Spinasterol from *Ganoderma resinaceum:* Induction of Apoptosis and Overexpression of p53 in Breast and Ovarian Cancer Cell Lines«, in: *Journal of Cellular Biochemistry* 119, Nr. 5 (2017); G. N. Y. van Gorkom et al., »Influence of Vitamin C on Lymphocytes: An Overview«, in: *Antioxidants* 7, Nr. 3 (2018)

2 Extrakt aus dem orangefarbenen Fleisch der Kaki-Frucht verhindert das Wachstum von Dickdarmkrebszellen und Prostatakrebszellen. S. B. Park et al., »Anticancer Activity of Calyx of *Diospyros kaki* Thunb. through Downregulation of Cyclin D1 via Inducing Proteasomal Degradation and Transcriptional Inhibition in Human Colorectal Cancer Cells«, in: *BMC Complementary and Alternative Medicine* 17, Nr. 1 (2017), 445; Y. Ding et al., »Flavonoids from Persimmon (*Diospyros kaki* L.) Leaves Inhibit Proliferation and Induce Apoptosis in PC-3 Cells by Activation of Oxidative Stress and Mitochondrial Apoptosis«, in: *Chemico-Biological Interactions* 275 (2017), 210 - 217

3 Wasabi enthält zahlreiche sekundäre Pflanzenstoffe, unter anderem Isothiocyanate, welche die Zellen von Brustkrebs und Leberkrebs töten. S. Yano, S. Wu, K. Sakao und D. X. Hou, »Wasabi 6-(methyl-sulfinyl)hexyl Isothiocyanate Induces Apoptosis in Human Colorectal Cancer Cells through p53-Independent Mitochondrial Dysfunction Pathway«, in: *Biofactors* (May 14, 2018), doi: 10.1002/biof.1431; Y. Fuke et al., »Wasabi-Derived 6-(methylsulfinyl) Hexyl Isothiocyanate Induces Apoptosis in Human Breast Cancer by Possible Involvement of the NF-κB Pathways«, in: *Nutrition and Cancer* 66, Nr. 5 (2014), 879 - 887; P. Z. Trio et al., »DNA Microarray Profiling Highlights Nrf2-Mediated Chemoprevention Targeted by Wasabi-Derived Isothiocyanates in HepG2 Cells«, in: *Nutrition and Cancer* 69, Nr. 1 (2017), 105 - 116

4 Starke sekundäre Pflanzenstoffe in der Bittermelone, wie Triterpene, Alkaloide und Peptide dienen der Pflanze zusätzlich als natürliche Insektizide. Man konnte beobachten, dass Extrakte aus dem Fruchtfleisch Dickdarmkrebszellen und Brustkrebszellen abtöten. Möglicherweise schützt die Bittermelone gegen Herz-Kreislauf-Erkrankungen, indem sie die Lipidwerte im Blut senkt,

und schränkt das Wachstum von Fettzellen ein. Der Saft der Bittermelone verlangsamt die T-Immun-Zellen und wirkt so entzündungslindernd. V. P. Dia und H. B. Krishnan, »BG-4, a Novel Anticancer Peptide from Bitter Gourd (*Momordica charantia*), Promotes Apoptosis in Human Colon Cancer Cells«, in: *Scientific Reports* 6 (2016), 33532; J. R. Weng et al., »Cucurbitane Triterpenoid from *Momordica charantia* Induces Apoptosis and Autophagy in Breast Cancer Cells, in Part, through Peroxisome Proliferator-Activated Receptor γ Activation«, in: *Evidence-Based Complementary and Alternative Medicine* (2013), 935675; M. B. Krawinkel et al., »Bitter Gourd Reduces Elevated Fasting Plasma Glukose Levels in an Intervention Study among Prediabetics in Tanzania«, in: *Journal of Ethnopharmacology* 216 (2018), 1–7; M. Cortez-Navarrette et al., »*Momordica charantia* Administration Improves Insulin Secretion in Type 2 Diabetes Mellitus«, in: *Journal of Medicinal Food* 21, Nr. 7 (2018); Q. Chen und E. T. Li, »Reduced Adiposity in Bitter Melon (*Momordica charantia*) Fed Rats Is Associated with Lower Tissue Triglyceride and Higher Plasma Catecholamines«, in: *British Journal of Nutrition* 93, Nr. 5 (2005), 747–754; Mahwish et al., »Hypoglycemic and Hypolipidemic Effects of Different Parts and Formulations of Bitter Gourd (*Momordica charantia*)«, in: *Lipids in Health and Disease* 16, Nr. 1 (2017): 211; D. G. Popovich, L. Li und W. Zhang, »Bitter Melon (*Momordica charantia*) Triterpenoid Extract Reduces Preadipocyte Viability, Lipid Accumulation, and Adiponectin Expression in 3T3-L1 Cells«, in: *Food and Chemical Toxicology* 48, Nr. 6 (2010), 1619–1626; R. Fachinan, A. Yessoufou, M. P. Nekoua und K. Moutairou, »Effectiveness of Antihyperglycemic Effect of *Momordica charantia:* Implication of T-Cell Cytokines«, in: *Evidence-Based Complementary and Alternative Medicine* (2017): 3707046.

5 Farnspitzen enthalten viel Vitamin A und C, die das Immunsystem stärken, sowie antiangiogenetische sekundäre Pflanzenstoffe, unter anderem Omega-3-Fettsäuren, Betacarotin, Gallussäure, Lutein und Zeaxanthin. Mindestens sieben verschiedene Sorten Farnspitzen werden weltweit geerntet und gegessen, vor allem in Frankreich, Indien, Indonesien, Japan, Nepal und bei amerikanischen Ureinwohnern. Sofern Sie sich mit Farnspitzen nicht gut auskennen, sollten Sie sie nicht selbst sammeln, denn viele Sorten sind hochgiftig. Aus Studien geht hervor, dass Zeaxanthin vor Makuladegeneration schützt und zusätzlich den Stammzellen hilft, die Leber zu regenerieren. Gallussäure unterstützt das Wachstum der gesunden Lactobacillus-Bakterien im Darm. J. M. DeLong et al., »The Unique Fatty Acid and Antioxidant Composition of Ostrich Fern (*Matteuccia struthiopteris*) Fiddleheads«, in: *Canadian Journal of Plant Science* 91 (2011), 919–930; Y. Liu et al., »Precise Regulation of miR-210 Is Critical for the Cellular Homeostasis Maintenance and Transplantation Efficacy Enhancement of Mesenchymal Stem Cells in Acute Liver Failure Therapy«, in: *Cell Transplantation* 26, Nr. 5 (2017), 805–820; R. Pacheco-Ordaz et al., »Effect of Phenolic Compounds on the Growth of Selected Probiotic and Pathogenic Bacteria«, in: *Letters in Applied Microbiology* 66, Nr. 1 (2018), 25–31

6 Anandamid aktiviert auch das Immunsystem im Darm, hilft, das homöostatische Gleichgewicht wiederzuerlangen, und tötet Zellen mit Gebärmutterkörperkrebs. G. Pacioni et al., »Truffles Contain Endocannabinoid Metabolic Enzymes and Anandamide«, in: *Phytochemistry* 110 (2015), 104–110; N. Acharya et al., »Endocannabinoid System Acts as a Regulator of Immune Homeostasis in the Gut«, in: *Proceedings of the National Academy of Sciences USA* 114, Nr. 19 (2017), 5005–5010; B. M. Fonseca, G. Correia-da-Silva und N. A. Teixeira, »Cannabinoid-Induced Cell Death in Endometrial Cancer Cells: Involvement of TRPV1 Receptors in Apoptosis«, in: *Journal of Physiology and Biochemistry* 74, Nr. 2 (2018)

7 X. Jiang et al., »The Anti-Fatigue Activities of *Tuber melanosporum* in a Mouse Model«, in: *Experimental and Therapeutic Medicine* 15, Nr. 3 (2018), 3066–3073

8 A. Rosa et al., »Potential Anti-tumor Effects of *Mugil cephalus* Processed Roe Extracts on Colon Cancer Cells«, in: *Food and Chemical Toxicology* 60 (2013), 471–478; A. Rosa et al., »Effect of Aqueous and Lipophilic Mullet (*Mugil cephalus*) Bottarga Extracts on the Growth and Lipid Profile of Intestinal Caco-2 Cells«, in: *Journal of Agricultural and Food Chemistry* 59, Nr. 5 (2011), 1658–1666

9 David Tanis, »For Extraordinary Flavor, Add a Few Drops of Squid Ink«, in: *New York Times,* Apr. 1, 2016, https://www.nytimes.com/2016/04/06/dining/squid-ink-risotto.html

10 Y. P. Gu et al., »Squid Ink Polysaccharide Prevents Autophagy and Oxidative Stress Affected by Cyclophosphamide in Leydig Cells of Mice: A Pilot Study«, in: *Iranian Journal of Basic Medical Sciences* 20, Nr. 11 (2017), 1194–1199

11 T. Zuo et al., »Dietary Squid Ink Polysaccharide Could Enhance SIgA Secretion in Chemotherapeutic Mice«, in: *Food and Function* 5, Nr. 12 (2014), 3189–3196; X. Wang et al., »Sepia Ink Oligopeptide Induces Apoptosis of Lung Cancer Cells via Mitochondrial Pathway«, in: *Cell Physiology and Biochemistry* 45, Nr. 5 (2018), 2095–2106; Q. Tang et al., »Dietary Squid Ink Polysaccharides Ameliorated the Intestinal Microflora Dysfunction in Mice Undergoing Chemotherapy«, in: *Food and Function* 5, Nr. 10 (2014), 2529–2535; A. Zong et al., »Anti-metastatic and Anti-angiogenic Activities of Sulfated Polysaccharide of *Sepiella maindroni* Ink«, in: *Carbohydrate Polymers* 91, Nr. 1 (2013), 403–409

12 Z. L. Kong et al., »Immune Bioactivity in Shellfish toward Serum-Free Cultured Human Cell Lines«, in: *Bioscience, Biotechnology, and Biochemistry* 61, Nr. 1 (1997), 24–28

13 B. M. Popkin et al., »A New Proposed Guidance System for Beverage Consumption in the United States«, in: *American Journal of Clinical Nutrition* 83, Nr. 3 (2006), 529–542

14 D. X. Xiang, S. S. Wei und W. Q. Li, »Anticancer Activity and Mechanism of Xanthohumol: A Prenylated Flavonoid From Hops (*Humulus lupulus* L.)«, in: *Frontiers in Pharmacology* 9 (2018), 530; R. Costa et al., »Modulation of VEGF Signaling in a Mouse Model of Diabetes by Xanthohumol and 8-Prenylnaringenin: Unveiling the Angiogenic Paradox and Metabolism Interplay«,

in: *Molecular Nutrition and Food Research* 61, Nr. 4 (2017); C. Gallo, K. Dallaglio et al., »Hop Derived Flavonoid Xanthohumol Inhibits Endothelial Cell Functions via AMPK Activation«, in: *Oncotarget* 7, Nr. 37 (2016), 59917–59931; J. S. Samuels, R. Shashidharamurthy und S. Rayalam, »Novel Anti-Obesity Effects of Beer Hops Compound Xanthohumol: Role of AMPK Signaling Pathway«, in: *Nutrition and Metabolism* 15 (2018), 42

15 S. Karami, S. E. Daugherty und M. P. Purdue, »A Prospective Study of Alcohol Consumption and Renal Cell Carcinoma Risk«, in: *International Journal of Cancer* 137, Nr. 1 (2015), 238–242

16 Das Gute im Bier ist nicht sein Alkoholgehalt, sondern sitzt in den Zutaten, die ihm den charakteristischen Geschmack verleihen. Der Hopfen beispielsweise wirkt antiangiogenetisch. In einer spanischen Studie wurde gezeigt, dass bei biertrinkenden Männern die Zahl der Stammzellen im Blutkreislauf anstieg, und zwar auch dann, wenn sie alkoholfreies Bier tranken. G. Chiva-Blanch et al., »The Non-alcoholic Fraction of Beer Increases Stromal Cell Derived Factor 1 and the Number of Circulating Endothelial Progenitor Cells in High Cardiovascular Risk Subjects: A Randomized Clinical Trial«, in: *Atherosclerosis* 233, Nr. 2 (2014); 518–524

17 E. Patterson, S. C. Larsson, A. Wolk und A. Åkesson, »Association between Dairy Food Consumption and Risk of Myocardial Infarction in Women Differs by Type of Dairy Food«, *Journal of Nutrition* 143, Nr. 1 (2013), 74–79

18 K. Nimptsch, S. Rohrmann, R. Kaaks und J. Linseisen, »Dietary Vitamin K Intake in Relation to Cancer Incidence and Mortality: Results from the Heidelberg Cohort of the European Prospective Investigation into Cancer and Nutrition (EPIC-Heidelberg)«, in: *American Journal of Clinical Nutrition* 91, Nr. 5 (2010), 1348–1358; K. Nimptsch, S. Rohrmann und J. Linseisen, »Dietary Intake of Vitamin K and Risk of Prostate Cancer in the Heidelberg Cohort of the European Prospective Investigation into Cancer and Nutrition (EPIC-Heidelberg)«, in: *American Journal of Clinical Nutrition* 87, Nr. 4 (2008), 985–992

19 L. Djoussé et al., »Chocolate Consumption Is Inversely Associated with Prevalent Coronary Heart Disease: The National Heart, Lung, and Blood Institute Family Heart Study«, in: *Clinical Nutrition* 30, Nr. 2 (2011), 182–187; C. Matsumoto et al., »Chocolate Consumption and Risk of Diabetes Mellitus in the Physicians' Health Study«, in: *American Journal of Clinical Nutrition* 101, Nr. 2 (2015), Seiten 362–367; K. M. Strat et al., »Mechanisms by Which Cocoa Flavanols Improve Metabolic Syndrome and Related Disorders«, in: *Journal of Nutritional Biochemistry* 35 (2016), 1–21; A. Spadafranca, C. Martinez Conesa, S. Sirini und G. Testolin, »Effect of Dark Chocolate on Plasma Epicatechin Levels, DNA Resistance to Oxidative Stress and Total Antioxidant Activity in Healthy Subjects«, in: *British Journal of Nutrition* 103, Nr. 7 (2010), 1008–1014

20 L. Dugo et al., »Effect of Cocoa Polyphenolic Extract on Macrophage Polarization from Proinflammatory M1 to Anti-Inflammatory M2 State«, in: *Oxidative Medicine and Cellular Longevity* 2017 (2017), 6293740

21 Zahlreiche Studien mit großen Bevölkerungsgruppen haben ergeben, dass eine Verbindung besteht zwischen pikantem Essen und Gesundheit. Die Studie in China war die *China Kadoorie Biobank* mit 487 375 Menschen aus dem ganzen Land. Sie ergab, dass der Verzehr von mindestens einer pikanten Speise pro Tag mit einem um 14 Prozent verringerten Sterberisiko in Verbindung stand, unabhängig von der Ursache (unter anderem Krebs, Herzerkrankungen, Schlaganfall, Diabetes, Atemwegserkrankungen oder Infektionen). Dieselbe Verbindung konnte auch in einer nordamerikanischen Studie hergestellt werden, welche die Daten der *National Health and Nutritional Examination Survey III* mit 16 179 Menschen auswertete. M. Chopan und B. Littenberg, »The Association of Hot Red Chili Pepper Consumption and Mortality: A Large Population-Based Cohort Study«, in: *PLOS One* 12, Nr. 1 (2017), e0169876

22 C. Kang et al., »Gut Microbiota Mediates the Protective Effects of Dietary Capsaicin against Chronic Low-Grade Inflammation and Associated Obesity Induced by High-Fat Diet«, in: *MBio* 8, Nr. 3 (2017)

23 S. Kubow et al., »Effects of Simulated Human Gastrointestinal Digestion of Two Purple-Fleshed Potato Cultivars on Anthocyanin Composition and Cytotoxicity in Colonic Cancer and Non-Tumorigenic Cells«, in: *Nutrients* 9, Nr. 9 (2017); V. Charepalli et al., »Anthocyanin-Containing Purple-Fleshed Potatoes Suppress Colon Tumorigenesis via Elimination of Colon Cancer Stem Cells«, in: *Journal of Nutritional Biochemistry* 26, Nr. 12 (2015), 1641 - 1649; G. P. Madiwale et al., »Combined Effects of Storage and Processing on the Bioactive Compounds and Pro-Apoptotic Properties of Color-Fleshed Potatoes in Human Colon Cancer Cells«, in: *Journal of Agricultural and Food Chemistry* 60, Nr. 44 (2012), 11088 - 11096

24 Dies war die bereits erwähnte EPIC-Studie, bei welcher der Nussverzehr von 478 040 Menschen untersucht wurde. M. Jenab et al., »Association of Nut and Seed Intake with Colorectal Cancer Risk in the European Prospective Investigation into Cancer and Nutrition«, in: *Cancer Epidemiology, Biomarkers, and Prevention* 13, Nr. 10 (2004), 1595 - 1603

25 Temidayo Fadelu et al., »Nut Consumption and Survival in Stage III Colon Cancer Patients: Results from CALGB 89803 (Alliance)«, ACCO Meeting Library, June 3, 2017, https://meetinglibrary.asco.org/record/147476/abstract

26 Chicorée wirkt auch krebshemmend. P. H. Tsai et al., »Dietary Flavonoids Luteolin and Quercetin Suppressed Cancer Stem Cell Properties and Metastatic Potential of Isolated Prostate Cancer Cells«, in: *Anticancer Research* 36, Nr. 12 (2016), 6367 - 6380

27 P. Flores, E. Sánchez, J. Fenoll und P. Hellín, »Genotypic Variability of Carotenoids in Traditional Tomato Cultivars«, in: *Food Research International* 100, pt. 3 (2017), 510 - 516

28 Die Papaya ist eine süße tropische Frucht, die ursprünglich aus Asien stammt. Ihr Fruchtfleisch verdankt seine leuchtend orange Farbe Carotenoiden, dem Lycopin und β-Cryptoxanthin, das antiangiogenetische, antioxidative und

immunstärkende Eigenschaften hat. R.M. Schweiggert et al., »Carotenoids Are More Bioavailable from Papaya than from Tomato and Carrot in Humans: A Randomised Cross-Over Study«, in: *British Journal of Nutrition* 111, Nr. 3 (2014), 490–498; S. Pandey, P.J. Cabot, P.N. Shaw und A.K. Hewavitharana, »Anti-Inflammatory and Immunomodulatory Properties of *Carica papaya*«, in: *Journal of Immunotoxicology* 13, Nr. 4 (2016), 590–602.

Kapitel 15: Nahrungsmittel richtig dosieren

1 »Lifetime Risk of Developing or Dying from Cancer«, American Cancer Society, https://www.cancer.org/cancer/cancer-basics/lifetime-probability-of-developing-or-dying-from-cancer.html
2 »Cancer Stat Facts: Cancer of Any Site«, National Cancer Institute, https://seer.cancer.gov/statfacts/html/all.html
3 »Lifetime Risk of Cancer«, Cancer Research UK, http://www.cancerresearchuk.org/health-professional/cancer-statistics/risk/lifetime-risk
4 J.X. Moore, N. Chaudhary und T. Akinyemiju, »Metabolic Syndrome Prevalence by Race/Ethnicity and Sex in the United States, National Health and Nutrition Examination Survey, 1988–2012«, in: *Preventing Chronic Disease* 14 (2017), 160287; https://www.internisten-im-netz.de/krankheiten/metabolisches-syndrom/was-ist-ein-metabolisches-syndrom/
5 A. Azzarà et al., »Increased Level of DNA Damage in Some Organs of Obese Zucker Rats by γ-H2AX Analysis«, in: *Environmental and Molecular Mutagenesis* 58, Nr. 7 (2017), 477–484
6 D.S. Kim et al., »Attenuation of Rheumatoid Inflammation by Sodium Butyrate through Reciprocal Targeting of HDAC2 in Osteoclasts and HDAC8 in T Cells«, in: *Frontiers in Immunology* 9 (2018), 1525
7 Im Rahmen der Vatikankonferenzen »Cellular Horizons« (2016) wurden zwei beeindruckende Krankheitsgeschichten von Patienten vorgestellt, die ihre Autoimmunerkrankung durch Stammzelltransplantationen besiegen konnten. Hier kann man die Präsentation ansehen: https://www.youtube.com/watch?v=Iafkr-qRnm0
8 »Neurodegenerative Diseases«, National Institute of Environmental Health Sciences, https://www.niehs.nih.gov/research/supported/health/neurodegenerative/index.cfm
9 »Age-Related Eye Disease Study—Results«, National Eye Institute, https://nei.nih.gov/amd
10 M.S. Zinkernagel et al., »Association of the Intestinal Microbiome with the Development of Neovascular Age-Related Macular Degeneration«, in: *Scientific Reports* 7 (2017), 40826
11 »US Approves First Cancer Drug to Use Patient's Own Cells—with $ 475,000 Price Tag«, in: *Guardian* (US ed.), August 30, 2017, https://www.theguardian.com/us-news/2017/aug/30/cancer-drug-kymriah-leukemia-novartis

12 Rachael Rettner, »Meet Your Interstitium, a Newfound ›Organ‹«, Live Science, Mar. 27, 2018, https://www.livescience.com/62128-interstitium-organ.html; Fiona MacDonald, »It's Official: A Brand-New Human Organ Has Been Classified«, in: *Science Alert,* Jan. 3, 2017, https://www.sciencealert.com/it-s-official-a-brand-new-human-organ-has-been-classified

Anhang B: Risikobewertung

1 G. A. Bello, G. G. Dumancas und C. Gennings, »Development and Validation of a Clinical Risk-Assessment Tool Predictive of All-Cause Mortality«, in: *Bioinformatics and Biology Insights* 9, suppl. 3 (2015), 1–10

2 S. S. Khan et al., »Association of Body Mass Index with Lifetime Risk of Cardiovascular Disease and Compression of Morbidity«, *JAMA Cardiology* 3, Nr. 4 (2018): 280–287

3 »Children's BMI Formula«, Centers for Disease Control and Prevention, https://www.cdc.gov/healthyweight/assessing/bmi/childrens_bmi/childrens_bmi_formula.html; »Calculating BMI Using the English System«, Centers for Disease Control and Prevention, https://www.cdc.gov/nccdphp/dnpao/growthcharts/training/bmiage/page 5_2.html

4 »United States Cancer Statistics: Data Visualizations«, Centers for Disease Control and Prevention, https://gis.cdc.gov/grasp/USCS/DataViz.html

5 »Diagnosed Diabetes, Age-Adjusted Percentage, Adults with Diabetes—Total«, Centers for Disease Control and Prevention, https://gis.cdc.gov/grasp/diabetes/DiabetesAtlas.html

6 »Countries with the Highest Rates of Diabetes«, World Atlas, https://www.worldatlas.com/articles/countries-with-the-highest-rates-of-diabetes.html

7 »FDA Allows Marketing of First Direct-to-Consumer Tests That Provide Genetic Risk Information for Certain Conditions«, U. S. Food and Drug Administration, Apr. 6, 2017, https://www.fda.gov/newsevents/newsroom/pressannouncements/ucm551185.htm

8 Arthur L. Frank, »Taking an Exposure History«, in: *Environmental Medicine: Integrating a Missing Element into Medical Education,* ed. A. M. Pope und D. P. Rail (Washington, DC: National Academies Press, 1995), https://www.ncbi.nlm.nih.gov/books/NBK231990

9 »Secondhand Smoke Is a Health Threat to Pets«, Science Daily, Sept. 3, 2007, https://www.sciencedaily.com/releases/2007/08/070831123420.htm

10 S. Manohar et al., »Associations of Rotational Shift Work and Night Shift Status with Hypertension: A Systematic Review and Meta-analysis«, in: *Journal of Hypertension* 35, Nr. 10 (2017), 1929–1937; X. Yuan et al., »Night Shift Work Increases the Risks of Multiple Primary Cancers in Women: A Systematic Review and Meta-analysis of 61 Articles«, in: *Cancer Epidemiology, Biomarkers, and Prevention* 27, Nr. 1 (2018), 25–40; J. Shilts, G. Chen und J. J. Hughey,

»Evidence for Widespread Dysregulation of Circadian Clock Progression in Human Cancer«, in: *PeerJ* 6 (2018), e4327

11 H. Xie et al., »Chronic Stress Promotes Oral Cancer Growth and Angiogenesis with Increased Circulating Catecholamine and Glucocorticoid Levels in a Mouse Model«, in: *Oral Oncology* 51, Nr. 11 (2015), 991–997; K. Aschbacher et al., »Circulating Angiogenic Cell Function Is Inhibited by Cortisol In Vitro and Associated with Psychological Stress and Cortisol In Vivo«, in: *Psychoneuroendocrinology* 67 (2016), 216–223

12 Walter Willet, *Eat, Drink, and Be Healthy: The Harvard Medical School Guide to Healthy Eating* (New York: Simon & Schuster, 2001)

REGISTER